Toets online alle basiskennis uit d

Maak gebruik van:

- Het digitale studieboek
- De samenvattingen
- De multimediale, betrouwbare achtergrondlinks
- De controlevragen
- Je eigen college-aantekeningen

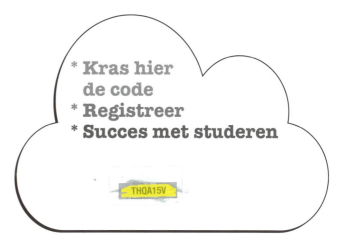

* Kras hier de code
* Registreer
* Succes met studeren

THQA15V

Hoe maak ik gebruik van StudieCloud?

1. Kras de code te voorschijn.
2. Vul de code in op **www.studiecloud.nl**.
3. Vul eenmalig het aanmeldingsformulier in om een account voor www.studiecloud.nl aan te maken.
4. Daarna is jouw e-mailadres in combinatie met jouw wachtwoord de manier om toegang te krijgen tot StudieCloud.

Elk volgend boek met scratchcode kun je, na inloggen, direct toevoegen aan jouw account.

Wat moet ik doen als ik vragen heb over StudieCloud?

Stuur een e-mail naar **studiecloud@reedbusiness.nl**

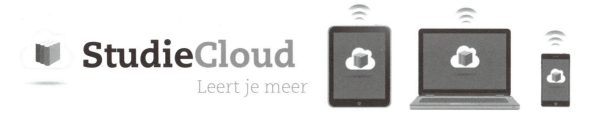

Op dit product zijn de algemene leveringsvoorwaarden van toepassing, te vinden op www.studiecloud.nl/voorwaarden.

Anamnese en lichamelijk onderzoek

Anamnese en lichamelijk onderzoek

redactie
prof.dr. J.W.M. van der Meer
prof.dr. J. van der Meer
dr. G. Linthorst
dr. C.T. Postma
prof.dr. D. Blockmans

REED BUSINESS EDUCATION, AMSTERDAM

Eerste druk, Wetenschappelijke uitgeverij Bunge, Utrecht 1997
Tweede druk, Elsevier gezondheidszorg, Maarssen 2001
Derde druk, 2004
Vierde druk, 2006
Vijfde druk, 2008
Zesde druk, Reed Business, Amsterdam 2012
De belangrijkste wijziging van de zesde druk ten opzichte van de vijfde druk is de onlinetoevoeging StudieCloud.
Zevende druk, Reed Business Education, Amsterdam 2014

© Reed Business, Amsterdam 2014

Basisontwerp binnenwerk en omslag: Martin Majoor, Arnhem
Foto's: Frank Muller, Nijmegen
Illustraties: Inge van Noortwijk, Amerongen; Kurt de Reus, Zoelmond; Maarten Breuker, Haarlem

Reed Business Education is onderdeel van Reed Business bv, Postbus 152, 1000 AD Amsterdam.

Aan de totstandkoming van deze uitgave is de uiterste zorg besteed. Voor informatie die nochtans onvolledig of onjuist is opgenomen, aanvaarden auteur(s), redactie en uitgever geen aansprakelijkheid. Voor eventuele verbeteringen van de opgenomen gegevens houden zij zich gaarne aanbevolen.

Waar dit mogelijk was, is aan auteursrechtelijke verplichtingen voldaan. Wij verzoeken eenieder die meent aanspraken te kunnen ontlenen aan in dit boek opgenomen teksten en afbeeldingen, zich in verbinding te stellen met de uitgever.

Behoudens de in of krachtens de Auteurswet van 1912 gestelde uitzonderingen mag niets uit deze uitgave worden verveelvoudigd, opgeslagen in een geautomatiseerd gegevensbestand, of openbaar gemaakt, in enige vorm of op enige wijze, hetzij elektronisch, mechanisch, door fotokopieën, opnamen of op enige andere manier, zonder voorafgaande schriftelijke toestemming van de uitgever. Voor zover het maken van reprografische verveelvoudigingen uit deze uitgave is toegestaan op grond van artikel 16h Auteurswet 1912, dient men de daarvoor wettelijk verschuldigde vergoedingen te voldoen aan de Stichting Reprorecht (Postbus 3051, 2130 KB Hoofddorp, www.reprorecht.nl). Voor het overnemen van (een) gedeelte(n) uit deze uitgave in bloemlezingen, readers en andere compilatiewerken (artikel 16 Auteurswet 1912) kan men zich wenden tot de Stichting PRO (Stichting Publicatie- en Reproductierechten Organisatie, Postbus 3060, 2130 KB Hoofddorp, www.stichting-pro.nl). Voor het overnemen van (een) gedeelte(n) van deze uitgave ten behoeve van commerciële doeleinden dient men zich te wenden tot de uitgever.

ISBN 978 90 352 3792 6
NUR 870

Redactie en auteurs

Redactie

prof.dr. Jos W.M. van der Meer, Nijmegen
prof.dr. Jan van der Meer, Amstelveen
dr. Gabor E. Linthorst, Amsterdam
dr. Cor T. Postma, Nijmegen
prof.dr. Daniel E. Blockmans, Leuven

Auteurs

hoofdstukken 1 t/m 18
prof.dr. Jan van der Meer, Amstelveen
prof.dr. Jos W.M. van der Meer, afd. Algemeen Interne Geneeskunde, Radboud universitair medisch centrum, Nijmegen
dr. Gabor E. Linthorst, afd. Endocrinologie en Metabolisme, Academisch Medisch Centrum, Amsterdam
dr. Cor T. Postma, afd. Algemeen Interne Geneeskunde, Radboud universitair medisch centrum, Nijmegen
prof.dr. Daniel E. Blockmans, afd. Algemene Interne Geneeskunde, Universitair Ziekenhuis Leuven

hoofdstuk 8
prof.dr. Richard P. Koopmans, afd. Interne Geneeskunde, Maastricht Universitair Medisch Centrum

hoofdstuk 9
dr. Friso L.H. Muntinghe, afd. Interne Geneeskunde, Universitair Medisch Centrum Groningen

hoofdstuk 10
dr. Paul L.A. van Daele, afd. Interne Geneeskunde, Erasmus Medisch Centrum, Rotterdam

hoofdstuk 11
dr. Gerlof D. Valk, afd. Endocrinologie, Universitair Medisch Centrum Utrecht

hoofdstuk 12
dr. Joris I. Rotmans, afd. Nierziekten, Leids Universitair Medisch Centrum

hoofdstuk 13
dr. Sander W. Tas, afd. Klinische Immunologie en Reumatologie, Academisch Medisch Centrum, Amsterdam

hoofdstuk 14
dr. Fop van Kooten, afd. Neurologie, Erasmus Medisch Centrum, Rotterdam

hoofdstuk 15
dr. Oscar J. de Vries, afd. Interne Geneeskunde, VU medisch centrum, Amsterdam

website
dr. Cor T. Postma, afd. Algemeen Interne Geneeskunde, Radboud universitair medisch centrum, Nijmegen
drs. Jonathan H.M. van der Meer, Amsterdam

foto- en filmmateriaal
dr. Petra J.M. van Gurp, afd. Algemeen Interne Geneeskunde, Radboud universitair medisch centrum, Nijmegen
dr. Edith M. Klappe, afd. Algemeen Interne Geneeskunde, Radboud universitair medisch centrum, Nijmegen
drs. C. (Karin) M. Haring, afd. Nierziekten, Radboud universitair medisch centrum, Nijmegen

Voorwoord

'To study the phenomena of disease without books is to sail an uncharted sea, while to study books without patients is not to go to sea at all.'
– *William Osler*

Dit is de zevende, geheel herziene druk van *Anamnese en lichamelijk onderzoek*. Bij de verschijning van de eerste druk in 1997 vroegen de initiatiefnemers en redacteuren, professor Jan van der Meer en professor Albert van 't Laar (emeriti hoogleraren algemeen interne geneeskunde, respectievelijk in Amsterdam en Nijmegen), zich af: waarom een nieuw Nederlands leerboek over anamnese en lichamelijk onderzoek terwijl er uitstekende boeken in de Engelse taal verkrijgbaar zijn? Hun antwoord luidde dat er ook tussen westerse landen verschillen zijn in de patiënt-artsrelatie en in het opnemen van de anamnese. Omdat er geen modern leerboek op dit gebied in het Nederlands beschikbaar was, zorgden ze ervoor dat dit er kwam.

De primaire doelgroep van het leerboek zijn medisch studenten in de eerste fase van de opleiding en coassistenten interne geneeskunde, het domein van de geneeskunde waar van oudsher het onderricht in de theorie en praktijk van het klinisch denken en handelen plaatsvindt. Doordat in *Anamnese en lichamelijk onderzoek* ook aandacht wordt besteed aan zeldzame aandoeningen en aan technieken van onderzoek die niet tot de dagelijkse routine behoren, richt de uitgave zich tevens op basisartsen en specialisten (in opleiding). Inmiddels wordt het boek ook gebruikt door *physician assistants* en verpleegkundig specialisten.

Bij de eerste druk in 1997 stelden Van der Meer en Van 't Laar al dat kritische collega's hun voorhielden dat veel onderdelen van het lichamelijk onderzoek tot de medische folklore behoren. Nog in sterkere mate dan in 1997 is het vandaag de dag zo dat moderne beeldvormende technieken een veel grotere diagnostische opbrengst hebben dan het lichamelijk onderzoek. In de hedendaagse medische praktijk bestaat dan ook de neiging het lichamelijk onderzoek vluchtig uit te voeren en meteen over te gaan op beeldvorming en laboratoriumonderzoek. Het pleidooi uit 1997 dat – ondanks de beperkingen van het klassieke lichamelijk onderzoek – het onderwijs in deze vaardigheden behouden moet blijven, geldt onverminderd. De dokter moet immers in acute situaties belangrijke gegevens van de lichamelijke toestand van de patiënt kunnen verkrijgen voordat de resultaten van aanvullend onderzoek bekend zijn. Bovendien werken veel artsen korte of lange tijd in een omgeving met beperkte of afwezige technologische mogelijkheden. Het staat vast dat in de inwendige geneeskunde vooral een zorgvuldige anamnese een zeer hoog rendement heeft en aanvullend – vaak geldverslindend – beeldvormend onderzoek en laboratoriumonderzoek overbodig maakt.

Gegevens over de specificiteit, sensitiviteit, voorspellende waarde en reproduceerbaarheid van anamnese en lichamelijk onderzoek zijn weliswaar beperkt, maar indien beschikbaar zijn ze hier en daar opgenomen. Een aantal methoden uit de fysische diagnostiek is inmiddels tot folklore of een rituele handeling verklaard en dus niet meer opgenomen. In de hoofdstukken over het lichamelijk onderzoek ligt de nadruk op de methoden die in de interne geneeskunde dagelijks worden toegepast. Om zich het diagnostisch handwerk eigen te maken is evenwel meer nodig dan een leerboek. Ten behoeve van dit leerboek hebben we daartoe op de website www.studiecloud.nl een aantal speciaal gemaakte instructieve films geplaatst die de student op weg kunnen helpen; log in op StudieCloud met behulp van de scratchcode die voor in dit boek staat. Dit laat onverlet dat het echte onderwijs in anamnese en lichamelijk onderzoek plaatsvindt in de spreekkamer of aan het ziekbed.

Omdat de patiënt zich meestal presenteert met een klacht waarvan de oorzaak nog niet duidelijk is, is dit leerboek niet volgens orgaansystemen opgezet. Als een rode draad loopt het vormen van diagnostische hypothesen door dit boek. Zulke hypothesen geven in het contact met de patiënt richting aan de verdieping van de anamnese en het onderzoek. Als leidraad hierbij beschrijft hoofdstuk 16 de differentiaaldiagnostiek van een aantal veelvoorkomende klachten en afwijkingen. Hierbij worden zo veel mogelijk de pathofysiologie en de anatomie gehanteerd als basis voor een systematische differentiaaldiagnose, waarna de relevante verdiepende vragen en het gerichte lichamelijk onderzoek aangegeven worden.

Aparte hoofdstukken zijn gewijd aan het neurologisch onderzoek, waarin de nadruk ligt op neurologische afwijkingen die geregeld op een afdeling voor inwendige ziekten worden gezien, en aan het onderzoek van de geriatrische patiënt.

In deze zevende druk zijn veel veranderingen doorgevoerd. In de eerste plaats is het aantal redacteuren en auteurs aanzienlijk uitgebreid. Vanuit alle universitair medische centra in Nederland zijn specialisten met een warme interesse in anamnese en lichamelijk onderzoek toegetreden. Daardoor is het boek wellicht nog meer hét Nederlandse leerboek op dit terrein geworden. Tegelijkertijd is prof.dr. Daniel Blockmans uit Leuven toegetreden tot onze redactie, waarmee het boek zich nu ook richt op Nederlandstalige Belgische studenten geneeskunde en artsen. Dit betekent dus dat *Anamnese en lichamelijk onderzoek* eigenlijk hét Nederlandstalige leerboek over dit onderwerp is geworden. De consequentie daarvan is wel dat hier en daar het medisch jargon is aangepast aan de Belgische situatie. Begrippen als 'speciële anamnese' en 'ecoulement' maken bijvoorbeeld geen deel uit van de Belgische terminologie. Hoe groot de verschillen kunnen zijn, is twee decennia geleden al beschreven in het *Nederlands Tijdschrift voor Geneeskunde* (Gyssens e.a. 1994).

Een tweede belangrijke verandering is de aanzienlijke StudieCloud-uitbreiding, te vinden op www.studiecloud.nl. Op de pagina met de scratchcode die u voor in het boek vindt, staat uitgelegd hoe u van StudieCloud gebruik kunt maken. Enkele nieuwe korte films over de juiste uitvoering van het lichamelijk onderzoek zijn op www.studiecloud.nl te zien. Zo is onder andere een duidelijke instructiefilm over het vaginale onderzoek opgenomen. Op verzoek van studenten hebben we tevens het volledige routineonderzoek toegevoegd.

De ▶-tekentjes geven aan dat u op www.studiecloud.nl geluids- en/of videofragmenten kunt vinden over het besproken onderwerp. StudieCloud heeft echter nog meer te bieden. U vindt er ook samenvattingen, studielinks en oefenvragen. Er zijn tientallen koppelingen aangebracht naar instructieve casuïstiek met beelden, zoals gepubliceerd in *The New England Journal of Medicine* (in de rubriek Images in Clinical Medicine) en in het *Nederlands Tijdschrift voor Geneeskunde* (in de rubriek Diagnose in beeld). Deze nieuwe *links* zijn toegevoegd door Jonathan van der Meer. We zijn beide tijdschriften erkentelijk voor het verschaffen van de toegang tot deze rubrieken. De ℮-tekentjes in de kantlijn van het boek verwijzen naar deze koppelingen.

Als een aanwinst beschouwt de redactie de toevoeging van relevante toetsvragen uit de Voortgangstoets Geneeskunde (waarin de medische faculteiten in Groningen, Maastricht, Nijmegen en Leiden participeren) en Nijmeegse toetsvragen die worden gebruikt bij het praktisch klinisch onderwijs. De Commissie voor de Voortgangstoets danken wij voor de toestemming de eerdergenoemde vragen te mogen opnemen.

NB Ten behoeve van de leesbaarheid wordt de patiënt in de meeste gevallen met 'hij' aangeduid. Daar waar 'hij' of juist 'zij' in de tekst wordt gebruikt, leze men 'hij of zij'.

Voorjaar 2014
De redactie

Dankwoord

We zijn het team van de uitgever dank verschuldigd voor de wijze waarop het ons heeft bijgestaan bij deze herziening en voor de geboden mogelijkheden om het studiemateriaal, zowel in druk als online, uit te breiden en te vernieuwen.

Door vele collega's zijn belangrijke bijdragen geleverd aan de voorafgaande drukken. Wij zijn hen hiervoor zeer erkentelijk. In de eerste plaats prof.dr. A van 't Laar en verder in alfabetische volgorde: prof.dr. J.H. Bolk, prof.dr. H.Th.M. Folgering, prof.dr. M.W. Hengeveld, prof.dr. W.H.L. Hoefnagels, dr.ir. R. Hoekema, prof.dr. P.J. Koudstaal, prof.dr. M. Levi, prof.dr. J.A. Lutterman, prof.dr. M.G.M. Olde Rikkert, dr. P.J. Poels, prof.dr. I. van der Waal, prof.dr. T.S. van der Werf en M.J. Zaal.

Met speciale dank aan mevr. M. Rantong (docent gynaecologisch onderzoek) en dr. L. Dukel.

Inhoud

Kijk voor verdieping op www.studiecloud.nl.

1 **De patiënt-artsrelatie** 13

2 **Het diagnostisch proces** 17
   Het patiëntendossier 19
   De medische brief 20

3 **De anamnese: algemene principes** 21
   Communicatiekanalen 21
   Reactiemogelijkheden 22
   De structuur van het gesprek 23
   Specifieke situaties 24
   De informatieplicht 26
   De eed of belofte 27

4 **De anamnese gericht op de hoofdklacht** 29
   Algemene opmerkingen 29
   De aanloop naar de anamnese 30
   Het verhaal van de patiënt 30
   Verduidelijking van het verhaal 30
   Stagneren van de anamnese 32
   Ordenen en noteren 32
   Het differentiaaldiagnostisch 'uitvragen' 32

5 **De algemene anamnese** 35

6 **Methoden van het lichamelijk onderzoek** 41
   Inleiding 41
   Hoe uitvoerig moet het onderzoek zijn? 44
   De onderzoeksmethoden 45
   Eenvoudig instrumenteel onderzoek 50
   De volgorde bij het lichamelijk onderzoek 63

7 **Het algemeen onderzoek** 65
   Inleiding 65
   De gemoedstoestand 65
   De bewustzijnsgraad 65
   Hoe ziek is de patiënt? 66
   Is de patiënt uitgedroogd? 66
   De huidskleur 66
   De ademhaling 67
   Foetor 68
   De pols 70
   Oedeem 72
   Meningeale prikkeling 72
   De voedingstoestand 72
   Lichaamsbouw 73
   Beharing 74
   Het onderzoek van de huid 75
   Andere bevindingen bij de algemene inspectie 79

8 **Hoofd en hals** 83
   Het hoofd 83
   De hals 93

9 **De thorax** 97
   Anatomie 97
   Het onderzoek van de thorax 100
   Het onderzoek van de mammae 127

10 **De buik** 133
   Inleiding 133
   Anatomie 134
   De volgorde bij het onderzoek 134
   Inspectie 135
   Auscultatie 138
   Percussie 139
   Palpatie 141
   Speciale onderzoeksmethoden 147
   Enkele veelvoorkomende oorzaken 150

11 **Genitaliën en rectum** 153
   Het onderzoek bij de man 153
   Het onderzoek bij de vrouw 157

12 De extremiteiten 161
Inleiding 161
Armen en handen 161
Benen en voeten 166

13 De gewrichten 171
Inleiding 171
Hoofd/hals en thorax 172
Het schoudergewricht 173
Het ellebooggewricht 174
Het polsgewricht 175
De vingergewrichten 175
Het heupgewricht 177
Het kniegewricht 177
Het enkelgewricht 179
De voetgewrichten 180
De wervelkolom 180
Het sacro-iliacale gewricht 182

14 Het neurologisch onderzoek 185
Inleiding 185
Bewustzijn 185
De hogere cerebrale functies 186
Meningeale prikkeling 189
De hersenzenuwen 189
De motoriek 197
Coördinatie 199
Sensibiliteit 200
De reflexen 201
Romp en wervelkolom 204

15 De geriatrische patiënt 207
Inleiding 207
Definitie 207
Voorwaarden voor een goed onderzoek 208
De anamnese 209
Het lichamelijk onderzoek 216

16 Veelvoorkomende klachten 221
Inleiding 221
Moeheid 221
Gewichtsverlies 223
Gewichtstoename 224
Koorts 225
Jeuk 229

Dorst en polyurie 230
Verhoogde bloedingsneiging 231
Verwijzing wegens anemie 232
Zwelling in de hals 233
Pijn op de borst 235
Dyspneu 238
Dikke voeten/enkeloedeem 241
Hartkloppingen 242
Pijn in de benen 244
Verwijzing wegens hypertensie 248
Hoesten 249
Hemoptoë 250
Slik- en passageklachten 252
Misselijkheid en braken 252
Buikpijn 254
Obstipatie 259
Diarree 260
Haematemesis en melaena 262
Rectaal bloedverlies 264
Geelzucht 265
Mictieklachten 267
Bewusteloosheid en syncope 271
Hoofdpijn 273

17 Het patiëntendossier 277
Inleiding 277
De anamnese 277
Het lichamelijk onderzoek 278
De probleemanalyse 278
Plannen voor verder onderzoek en behandeling 280
Het ziektebeloop 280

18 De samenvatting van het onderzoek 281
Inleiding 281
De anamnese 281
Het lichamelijk onderzoek 282
Diagnostische conclusies 282
Plannen voor verder onderzoek 282
De behandeling 282
Voorbeelden van samenvattingen 283

Literatuur 285

Register 287

1 De patiënt-artsrelatie

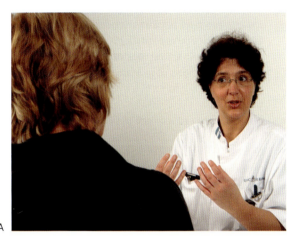 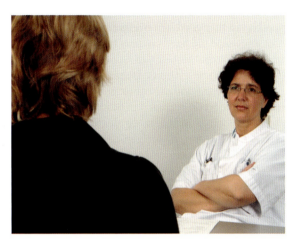

Afbeelding 1.1 A Een geïnteresseerde 'empathische' dokter. B Een dokter met een negatieve lichaamstaal.

De geneeskunde bestudeert ziekten, maar in de praktijk wordt de geneeskunde uitgeoefend door een individuele arts bij een individuele patiënt. Voor het welslagen van het geneeskundig proces is het van fundamenteel belang dat tussen beiden een optimale relatie ontstaat. Dit is noodzakelijk voor het verkrijgen van de nodige informatie en goede samenwerking, voor het succesvol uitvoeren van een behandeling en voor een goede langdurige begeleiding van de patiënt als deze nodig is.

De relatie die ontstaat, wordt in hoge mate bepaald door de eerste ontmoeting tussen de arts en de patiënt. Deze ontmoeting is van zeer bijzondere aard. Al enkele minuten na de kennismaking vertelt de een aan de ander over zijn grootste zorgen en angsten; die andere persoon, de arts, stelt vragen over intieme onderwerpen en nog enkele minuten later betast en beluistert hij het ontblote lichaam van de gesprekspartner. De patiënt zou dat aan geen ander mens dan de arts toestaan. Waarom stelt hij zoveel vertrouwen in de arts, die hij maar nauwelijks kent?

In onze maatschappij wordt een arts over het algemeen beschouwd als iemand voor wie men respect heeft en die men kan vertrouwen. De patiënt heeft hulp nodig. Hij heeft misschien lang geaarzeld en een weerstand overwonnen voor hij ertoe kwam naar een arts te gaan. Hij maakt zich zorgen over zijn kostbaarste bezit, zijn gezondheid. Degene aan wie hij dit toevertrouwt, moet hij wel zijn vertrouwen geven.

Niet altijd krijgt de arts zo gemakkelijk het vertrouwen van de patiënt. Af en toe kost het veel moeite tot de kern van de problematiek door te dringen. Soms moet bij elke stap in het proces dit vertrouwen weer opnieuw worden gewonnen. Het zal duidelijk zijn dat een ontactisch optreden bij de eerste kennismaking het ontstaan van een vertrouwensrelatie ernstig bemoeilijkt. Maar ook als bij het eerste contact een goede relatie is ontstaan, betekent dit niet dat die automatisch zo blijft. Tijdens een langdurige behandeling of begeleiding moet de arts er zich steeds van bewust zijn dat hij het vertrouwen van de patiënt moet blijven behouden.

De patiënt is
- een medemens die hulp vraagt
- uit zijn doen
- nerveus, angstig

De arts dient te zijn:
- bewust van zijn verantwoordelijkheid
- invoelend
- belangstellend
- vriendelijk
- kalm
- geduldig
- aandachtig
- eerlijk
- zorgvuldig
- deskundig

De houding die de arts behoort aan te nemen tegenover de patiënt moet berusten op inzicht in de situatie van de patiënt en inzicht in de taak van de arts.

De patiënt maakt zich zorgen of is zelfs angstig. Hij heeft iets moeten overwinnen om naar de arts te gaan. Hij is uit zijn gewone doen en maakt zich zorgen over zijn gezondheid. De patiënt is bang dat hij zijn boodschap niet goed kan overbrengen of dat de arts niet voldoende tijd heeft om naar hem te luisteren. Hij moet zijn verhaal vertellen in een vreemde omgeving (spreekkamer, ziekenhuis). De taak van de arts is de patiënt te helpen op basis van zijn medische competentie. Hij moet de oorzaak van de klachten opsporen, een behandeling instellen, de ziekte genezen of de klachten verlichten. Aangezien de arts niet alleen te maken heeft met een ziekte, maar ook met een persoon, gaat zijn taak echter verder. Hij dient belangstelling te hebben voor de patiënt als medemens en moet oog hebben voor diens emotionele beleving. Hij begeleidt de patiënt, ook als hij medisch-technisch weinig kan uitrichten.

Aan de houding van de arts zijn dus twee aspecten te onderscheiden. Het ene aspect is het winnen van vertrouwen om informatie en coöperatie te verkrijgen. Dit is het medisch-technische aspect. Het andere is het ideële aspect, voortkomend uit de idealen die sinds Hippocrates de basis vormen van het handelen van de arts: verantwoordelijkheidsgevoel en het belang van de patiënt steeds boven het eigen belang stellen.

In de praktijk dient de arts de volgende factoren in zijn gedrag ten opzichte van de patiënt tot uitdrukking te brengen.

- Het vermogen en de bereidheid zich in te leven in de persoon en de omstandigheden van de patiënt zijn essentiële voorwaarden om een goede patiënt-artsrelatie op te bouwen. Dit moet een automatisme worden bij elk contact met een patiënt. Alleen dan kan de arts begrijpen wat de patiënt van hem verwacht en daarop inspelen. Voor het maken van de juiste keuze in wat hij de patiënt zal zeggen en voor de aanpassing van zijn taalgebruik aan het ontwikkelingsniveau van de patiënt is deze inleving noodzakelijk. Maar de arts moet zich ook kunnen inleven in de patiënt om te kunnen begrijpen wat de ziekte, de klacht of het artsbezoek voor de patiënt betekent, zowel sociaal als emotioneel.
- Hiermee hangt samen dat de arts belangstelling moet hebben voor de patiënt als persoon en dat hij die belangstelling ook moet tonen. Zo zal hij bijvoorbeeld bij een patiënt die van ver komt niet direct moeten beginnen met de medische anamnese, maar eerst moeten informeren hoe de reis is geweest. Bij een patiënt die hij al langer kent, zal hij informeren naar de gezinsleden, het werk, de studie, de vakantie enzovoort. Terwijl de patiënt aan het woord is, moet hij luisteren, de patiënt aankijken en niet schrijven of typen.
- De arts moet de patiënt vriendelijk tegemoet treden. Vriendelijkheid uit zich vooral in de psychomotoriek. Ook als de arts om de een of andere reden ontstemd is of geïrriteerd raakt door de patiënt, moet hij zijn kritiek op een niet-emotionele wijze uiten.
- Tijdens het contact met patiënten dient de arts altijd kalm te zijn. De patiënt is vaak onzeker en nerveus. Dit wordt alleen maar erger als hij tegenover een onrustige of zenuwachtige arts zit. Er is dan behoefte aan iemand van wie rust uitgaat.
- Een patiënt die 'uit zijn doen' is, kan er moeite mee hebben zijn klachten of problemen goed onder woorden te brengen. De arts toont dan geen tekenen van ongeduld, maar gedraagt zich vriendelijk, geduldig en bemoedigend.
- Bij oudere patiënten ligt het tempo meestal lager. Dit geldt zowel voor het spreken als voor het uit- en aankleden. Wil men hun een hoger tempo opleggen, dan raken ze gemakkelijk in de war of vertellen ze maar de helft van hun verhaal. Men krijgt dan onvoldoende informatie en moet daarom later het gesprek nog eens overdoen. Door bij het eerste bezoek geduldig te zijn en de patiënt te laten uitspreken, wint men uiteindelijk dikwijls tijd.
- De arts dient zich tijdens het gesprek volledig te concentreren op de patiënt, zodat hij goed onthoudt wat de patiënt zegt en opmerkt wanneer deze aarzelt of er moeite mee heeft over een bepaald onderwerp te praten. Net als ieder ander heeft ook de arts momenten of dagen dat hij er met zijn hoofd niet bij is, met zijn gedachten ten dele bij iets anders is (vorige patiënt, problemen thuis enzovoort). Achteraf weet men dan niet meer alles wat de patiënt heeft verteld. Dit kan tot fouten of tot tijdverlies leiden. Dit kan worden voorkomen door zich erin te trainen iedere patiënt steeds weer de volle aandacht te geven. Bovendien versterkt dit het vertrouwen van de patiënt, die in de regel de mate van aandacht wel degelijk opmerkt.
- Als regel moet de arts eerlijk en naar waarheid de vragen beantwoorden en de patiënt voorlichten, al hoeft hij niet onder alle omstandigheden op elk

moment de volledige waarheid aan de patiënt te vertellen. Ook als hij iets niet weet, moet hij dit eerlijk zeggen. De patiënt zal dat meer waarderen dan een ontwijkend antwoord. Iedereen begrijpt dat ook de arts niet alles weet.

- De arts geeft in principe geen uiting aan gevoelens van afkeuring, verbaal of non-verbaal, ten aanzien van gedragingen of uitingen van patiënten. De verleiding hiertoe kan groot zijn wanneer deze haaks staan op het eigen besef van waarden en normen, bijvoorbeeld wat betreft de omgang met gezinsleden of mensen van een andere afkomst of een ander ras. Een neutrale houding heeft dan meestal de voorkeur. Het is niet de taak van de arts als zedenmeester voor zijn patiënten te fungeren. Dit zou het ontstaan van een vertrouwensrelatie ernstig bemoeilijken. Dit wil niet zeggen dat de arts niet directief mag zijn, bijvoorbeeld daar waar het gaat om rookgedrag of andere leefgewoonten die de gezondheid kunnen schaden.
- De gewetensvolle arts zal vaak emotioneel betrokken zijn bij een patiënt. Zonder een dergelijke betrokkenheid is een volledige inzet van zijn persoon ook niet mogelijk. Een te sterke emotionele binding belemmert echter het functioneren en het vermogen tot objectief oordelen van de arts. Men moet dan ook leren zich hiertegen te beschermen. Een voorwaarde hiervoor is dat de arts zich bewust is van zijn eigen gevoelens. Deze bewustwording is nodig om een gedragspatroon te kunnen kiezen. Als deze bewustheid ontbreekt, kan de arts gemakkelijk ontsporen in boosheid, ongeduld of overmatig medelijden. Voldoende afstand en noodzakelijke nabijheid en empathie zijn essentieel voor de professionele relatie tussen de arts en de patiënt.
- Soms kunnen in de verhouding met een patiënt bij de arts erotische gevoelens ontstaan. Men moet dergelijke gevoelens zo vroeg mogelijk herkennen en krachtig onderdrukken. Het aangaan van een seksuele relatie met een patiënt is in de geneeskunde altijd als een zeer ernstige fout beschouwd. Een dergelijke relatie is strijdig met het vertrouwen dat in de arts gesteld moet kunnen worden. Men moet bedenken dat in de relatie de arts en de patiënt niet gelijk zijn. De patiënt heeft hulp nodig en is afhankelijk van de arts. De arts heeft, uit hoofde van zijn functie, gezag. Het gebruiken van deze verhouding ten bate van eigen gevoelens is een ernstige misstap.
- Ook bij de patiënt kunnen erotische gevoelens voor de arts ontstaan. Een tijdige herkenning hiervan door de arts moet leiden tot het bewaren van de nodige afstand. Wanneer in de patiënt-artsrelatie te sterke gevoelens ontstaan, die niet voldoende beheerst kunnen worden, doet de arts er goed aan de situatie met een collega te bespreken en eventueel de patiënt aan een andere arts over te dragen.

Iedere arts dient ten aanzien van zijn patiënten een houding te ontwikkelen zoals hiervóór is beschreven. Het is niet gemakkelijk om onder alle omstandigheden aan deze eisen te voldoen. In het bijzonder geldt dat voor de beginner in het vak, de coassistent. De eerste zelfstandige contacten met patiënten worden gekenmerkt door onzekerheid. Benader ik de patiënt wel goed? Vergeet ik iets te vragen? Beschouwt de patiënt, die weet dat ik nog geen arts ben, mij niet als een indringer? Kortom: de beginnende coassistent is meestal meer geconcentreerd op zijn eigen functioneren dan op de patiënt. Iedere coassistent moet door deze periode van onzekerheid heen. Hij dient zich te realiseren dat bijna alle patiënten begrip hebben voor zijn situatie. Hij moet dan ook eerlijk zeggen dat hij student is en niet voor arts willen spelen. De meeste patiënten waarderen het dat zij kunnen meewerken aan de opleiding van artsen. Bovendien levert het onderzoek door de coassistent vaak winst op voor de patiënt. Niet zelden komen bij het uitvoerige, systematische onderzoek immers gegevens tevoorschijn die nog niet bekend waren en die van belang blijken voor de diagnostiek of de therapie. De coassistent moet niet bang zijn om bij de anamnese en het onderzoek iets te vergeten. Hij kan altijd teruggaan naar de patiënt met de mededeling dat hij iets heeft vergeten. Hij hoeft niet voor te wenden dat hij foutloos werkt.

Een direct uitvloeisel van de vertrouwenspositie van de arts is zijn plicht tot geheimhouding van de gegevens van zijn patiënt. Deze plicht is neergelegd in de plechtige eed of belofte die wordt afgelegd bij de uitreiking van de artsenbul. Maar ook de student heeft vanzelfsprekend deze plicht tot geheimhouding van de gegevens van de patiënten waarvan hij kennisneemt tijdens zijn opleiding.

Kijk voor verdieping op www.studiecloud.nl.

2 Het diagnostisch proces

Het patiëntendossier   19
De medische brief   20

De diagnose behoort de basis van het medisch handelen te zijn: zonder diagnose is een rationele behandeling niet goed mogelijk. Gestreefd wordt naar een diagnose die zowel functionele en anatomische als etiologische elementen bevat, bijvoorbeeld links- en rechtszijdige decompensatio cordis (functie) op basis van mitralisklepstenose (anatomie), veroorzaakt door acuut gewrichtsreuma (etiologie).

Diagnostiek houdt meer in dan het vaststellen van de ziekte waaraan een patiënt lijdt. Diagnose is geen confectiewerk, maar maatwerk: diagnostische conclusies moeten alle elementen bevatten die voor het beleid ten aanzien van een bepaalde patiënt van belang zijn. Het stellen van de diagnose 'diabetes mellitus' is niet voldoende. Het type diabetes en de eventuele complicaties moeten eveneens worden genoemd. Ook psychosociale factoren moeten vaak expliciet in de diagnostische conclusies worden vermeld. Recent verlies van een partner kan leiden tot verwaarlozing, met als gevolg ontregeling van diabetes mellitus.

Aan de andere kant moet worden nagegaan wat de effecten van de ziekte op de psychosociale toestand zijn. Bij de diagnose 'reumatoïde artritis' moet worden aangegeven in welke mate de patiënt in zijn functioneren belemmerd is. Angina pectoris kan angst voor een plotselinge dood, impotentie en andere psychosociale klachten veroorzaken.

Bij de diagnostiek is de volgorde in de regel: anamnese, lichamelijk onderzoek en zo nodig aanvullend onderzoek, zoals laboratoriumonderzoek en beeldvormende diagnostiek.

Anamnese en lichamelijk onderzoek hebben zeker in de interne geneeskunde een hoog diagnostisch rendement. Pas na anamnese en lichamelijk onderzoek kan zinvol aanvullend onderzoek worden aangevraagd. In de praktijk is het niet zo dat eerst op een objectieve wijze de gegevens van de anamnese en het lichamelijk onderzoek worden verzameld en dat daarna wordt nagedacht over diagnostische mogelijkheden. Het is veeleer zo dat ervaren artsen al vroeg tijdens de anamnese enkele diagnostische hypothesen (zogeheten vroege hypothesen) overwegen die richting geven aan het verdere gesprek en het lichamelijk onderzoek. Beginnende artsen en coassistenten moeten echter oppassen niet in de valkuil van de voortijdige conclusies (*premature closure*) te vallen. Bij deze hypothesevorming spelen uiteindelijk twee factoren een rol: waarschijnlijkheid en klinisch belang (tabel 2.1).

Volgorde van de diagnostiek
- hoofdklacht/reden van verwijzing
- anamnese gericht op de huidige klachten
- algemene anamnese
- lichamelijk onderzoek
- probleemlijst
- zo nodig laboratoriumonderzoek en/of beeldvormend onderzoek

Wanneer een patiënt met klachten van een keelontsteking naar zijn huisarts gaat, is een onschuldige virale infectie zeer veel waarschijnlijker dan agranulocytose. Het is dan ook onzinnig om bij alle patiënten met keelontsteking bloedonderzoek te laten doen. Koorts heeft talloze oorzaken, waaronder bacteriële infecties. Het is onjuist bij alle patiënten met koorts bloedkweken te laten doen, maar bij een patiënt met een hartklepgebrek is dit wel aangewezen omdat het missen van de diagnose 'bacteriële endocarditis' noodlottige gevolgen kan hebben.

Diagnostiek speelt zich af in het spanningsveld tussen twee polen: diagnosen die op grond van de prevalentie het waarschijnlijkst zijn en diagnosen die in het belang van de individuele patiënt niet gemist mogen worden (tabel 2.1). Voor de eerste categorie is het van belang waar het onderzoek plaatsvindt (huisartsenpraktijk, algemeen ziekenhuis of universitaire kliniek). Voor de tweede categorie moet de arts een aantal regels in gedachten hebben; zo moet bijvoorbeeld bij iedere patiënt die uit de tropen terugkeert met verschijnselen van hoofdpijn, spierpijn en malaise, zeker met daarbij koorts, malaria worden uitgesloten.

In de dagelijkse praktijk is het bij sommige specialismen niet altijd mogelijk een volledige anamnese af te nemen en een compleet lichamelijk onderzoek te doen. De keuze wordt dan voor een deel bepaald door de diagnostische hypothesen die tijdens de anamnese en het lichamelijk onderzoek opkomen. De coassistent moet zich wel oefenen in een zo compleet mogelijke anamnese en een zo volledig mogelijk lichamelijk onderzoek. De coassistent mist eenvoudigweg de ervaring om in korte tijd voldoende bruikbare hypothesen te genereren. Voor de coassistent is het daarom belangrijk dat hij aan het ziekbed zo veel mogelijk tijd krijgt en neemt om juist deze ervaring op te doen.

Tabel 2.1 Waarschijnlijkheid versus klinisch belang

Patiënt	Klacht of afwijking	Diagnose op grond van waarschijnlijkheid	Diagnose die niet gemist mag worden
50-jarige taxichauffeur	bloedverlies per anum	hemorroïden	coloncarcinoom
23-jarige vrouw, moeder kortgeleden overleden	dyspneu met diepe, snelle ademhaling	hyperventilatiesyndroom	diabetische ketoacidose
70-jarige alleenwonende vrouw	verminderde mobiliteit	arthrosis deformans	polymyalgia rheumatica

De huisarts kent meestal de voorgeschiedenis van de patiënt en zijn gezin. De anamnese is dan ook vooral op de actuele klacht gericht. De specialist mist deze voorkennis en zal een uitgebreidere anamnese moeten afnemen. Op een afdeling inwendige geneeskunde worden patiënten gepresenteerd en opgenomen met klachten die door afwijkingen in diverse orgaansystemen kunnen worden veroorzaakt. Interne aandoeningen hebben vaak grote gevolgen voor het persoonlijk leven van de patiënt en zijn omgeving. Daarom is niet alleen het zorgvuldig bijeenbrengen van gegevens met betrekking tot de lichamelijke toestand nodig, maar dient ook altijd ruim aandacht besteed te worden aan de psychosociale omstandigheden. Een volledige anamnese en uitgebreid lichamelijk onderzoek zijn daarom noodzakelijk.

Vaak is het mogelijk om op grond van een goede anamnese en het lichamelijk onderzoek al vroege hypothesen te vormen en eventueel een waarschijnlijkheidsdiagnose op te stellen. Bij een bleke patiënt met moeheid, hartkloppingen en een wisselend defecatiepatroon zal de ervaren clinicus de waarschijnlijkheidsdiagnose 'ijzergebreksanemie op basis van coloncarcinoom' kunnen stellen. Andere mogelijkheden die op grond van de waarschijnlijkheid of het klinisch belang worden overwogen, zijn bijvoorbeeld ulcus pepticum en pernicieuze anemie. Deze alternatieven voor de waarschijnlijkheidsdiagnose noemt men *differentiaaldiagnose* (afgekort tot DD). Dit begrip wordt ook nog in een wat andere betekenis gebruikt, namelijk voor een aantal oorzaken van een klacht of afwijking. De differentiaaldiagnose van hemoptoë bestaat onder andere uit longtumor, tuberculose en longinfarct. Bij de aanvullende anamnese en het verdere onderzoek wordt dan eerst aandacht besteed aan deze differentiaaldiagnostische mogelijkheden.

Een te vroege focus op een waarschijnlijkheidsdiagnose is niet ongevaarlijk; het is goed zichzelf steeds de vraag te stellen of er alternatieven zijn.

Het diagnostisch proces verloopt dikwijls cyclisch: tijdens het lichamelijk onderzoek of bij het aanvullend onderzoek worden gegevens verkregen die weer aanleiding kunnen geven tot nieuwe vragen aan de patiënt (afbeelding 2.1).

Na de anamnese en het lichamelijk onderzoek is meestal aanvullend onderzoek nodig voordat het verdere beleid kan worden bepaald. Hierbij is het formuleren van een *probleemlijst* een belangrijke tussenstap. De probleemlijst omvat de actuele problemen

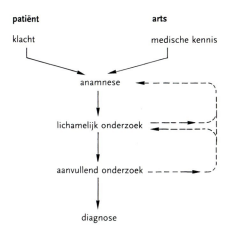

Afbeelding 2.1 Het diagnostisch proces. Tijdens lichamelijk onderzoek of bij het aanvullende laboratoriumonderzoek of radiologisch onderzoek kunnen gedachten worden gevormd (hypothesen) of afwijkingen worden gevonden die herhaling van een deel van het proces noodzakelijk maken.

waarmee en waarom de patiënt bij de dokter komt. De probleemlijst is als het ware een soort samenvatting van de klachten en de afwijkingen bij anamnese en lichamelijk onderzoek. Alles wat in de probleemlijst staat, berust op feiten die bij de patiënt zijn vastgesteld. Naar aanleiding van de probleemlijst worden hypothesen geformuleerd omtrent de oorzaken en de gevolgen van de problemen. De mogelijke oorzaken vormen de differentiaaldiagnose. Op basis hiervan bepaalt men het aanvullend onderzoek en eventueel maatregelen om de gevolgen te bestrijden. Zo zal bij een patiënt met een bloeding in het maagdarmkanaal niet alleen onderzoek worden ingezet naar de oorzaak van de bloeding, maar zullen ook onmiddellijk maatregelen worden genomen om de circulatie op peil te houden. Het proces dat leidt tot de differentiaaldiagnose en het aanvullend onderzoek wordt door het opstellen van de probleemlijst inzichtelijk. In de regel bestaat het aanvullend onderzoek uit klinisch-chemisch onderzoek, eventueel aangevuld met beeldvorming en microbiologisch of cytologisch onderzoek.

Het diagnostisch proces komt voorlopig tot stilstand wanneer een of meer conclusies worden bereikt op grond waarvan plannen kunnen worden gemaakt om de klacht of afwijking van de patiënt te verhelpen. In een groot aantal gevallen is geen volledige diagnostische zekerheid nodig om een behandeling in te stellen of de patiënt gerust te stellen. Ook kan worden besloten het natuurlijk beloop van de klachten af te wachten voordat uitvoeriger (specialistisch) onderzoek plaatsvindt. Dan wordt volstaan met een waarschijnlijkheidsdiagnose.

Tijdens anamnese en lichamelijk onderzoek behoort een persoonlijke relatie tussen de arts en de patiënt te ontstaan, maar wel een die van de kant van de arts professioneel wordt ingevuld. Deze verstandhouding is niet alleen nodig voor het verkrijgen van gegevens die van belang zijn voor de diagnostiek, maar vormt ook de basis van de daaropvolgende voorstellen voor behandeling.

> **Een grondige anamnese en een zorgvuldig lichamelijk onderzoek vormen de basis van de patiënt-artsrelatie en daarmee voor het succes van het diagnostisch proces en de behandeling.**

HET PATIËNTENDOSSIER

Om allerlei redenen is het nodig de gegevens van anamnese en lichamelijk onderzoek vast te leggen in het patiëntendossier (in Nederland ook wel 'status' genoemd), al dan niet elektronisch. Bij de anamnese wordt allereerst de *hoofdklacht* of de reden van verwijzing genoteerd. Dan volgt de zogenoemde speciële anamnese (deze term wordt in België niet gebruikt). Hier wordt nader ingegaan op het hoofdprobleem van de patiënt. De gegevens die nodig zijn voor de differentiaaldiagnose worden geregistreerd. Daarna volgt de algemene anamnese of tractusanamnese. Hier worden de gegevens over de functies van diverse orgaansystemen (circulatie, longen, tractus digestivus, tractus urogenitalis enzovoort) genoteerd en tevens andere informatie zoals geneesmiddelengebruik, operaties, sociale omstandigheden en gegevens uit de familieanamnese. Onder de kop Lichamelijk onderzoek wordt allereerst de algemene indruk genoteerd: heel belangrijk is aan te geven of de patiënt een al dan niet zieke indruk maakt. Bij het weergeven van de bevindingen kan gebruik worden gemaakt van een voorgedrukte schets van het menselijk lichaam waarin kan worden getekend.

De belangrijke gegevens die uit anamnese en lichamelijk onderzoek worden verkregen, worden vermeld in de probleemlijst. Deze probleemlijst levert de structuur en de argumenten voor de *diagnostische overwegingen* en de differentiële diagnose(n). Op grond van deze diagnostische overwegingen worden voorstellen voor het verdere beleid gedaan. Het beloop van de klachten en het ziekteproces worden genoteerd in het patiëntendossier. Regelmatig vat de arts de stand van zaken samen en geeft hij aan wat het verdere beleid zal zijn. Voor de kwaliteit van de patiëntenzorg is het zeer belangrijk dat gegevens, gedachtevormingen en meningen goed worden geregistreerd en dat het patiëntendossier goed wordt bijgehouden, ook omdat de behandeling van een bepaalde patiënt regelmatig van de ene arts aan een andere wordt overgedragen.

Het patiëntendossier is een belangrijk document wanneer de patiënt klachten heeft over zijn behandeling en ook bij tuchtrechtszaken en civiele rechtspraak.

Meer en meer zijn voor de diagnostiek en behandeling lokale en zelfs (inter)nationale protocollen beschikbaar. Men kan goede redenen hebben om van een protocol af te wijken. Dit is geoorloofd, maar de overwegingen om dat te doen moeten wel in het patiëntendossier worden gedocumenteerd, niet in de laatste plaats om juridische redenen.

In hoog tempo wordt het papieren patiëntendossier vervangen door het zogeheten *elektronisch patiëntendossier* (EPD). Veel ziekenhuizen werken al papierloos; in de overige ziekenhuizen zullen in de komende tijd de papieren dossiers volledig vervangen worden door een EPD. Het gebruik van het EPD zal naast voordelen (goede leesbaarheid, beschikbaarheid op vele plaatsen in het ziekenhuis, testbaarheid) ook een aantal (nieuwe) problemen opleveren, zoals de bescherming van privacygevoelige informatie.

DE MEDISCHE BRIEF

Het is de gewoonte onder artsen dat er door middel van brieven over patiënten wordt gecommuniceerd. Vaak wordt de brief van de specialist aan de huisarts niet alleen gebruikt als communicatiemiddel, maar ook als een reflectie op het verrichte onderzoek en de ingestelde behandeling. Het gevaar bestaat dan dat het meer een brief 'voor zichzelf' is dan een middel om de zorg voor de patiënt goed over te dragen aan andere medici die hierbij betrokken zijn. Ook bij deze communicatie tussen de diverse hulpverleners wordt er steeds meer gebruikgemaakt van elektronische versies.

Kijk voor verdieping op www.studiecloud.nl.

3 De anamnese: algemene principes

Communicatiekanalen 21
Reactiemogelijkheden 22
De structuur van het gesprek 23
Specifieke situaties 24
De informatieplicht 26
De eed of belofte 27

COMMUNICATIEKANALEN

De anamnese of het medisch vraaggesprek levert niet alleen informatie op over de actuele klachten, ziekte en gezondheid, maar verschaft ook altijd informatie over de patiënt als persoon, diens beleving en emoties. In de communicatie tussen de arts en de patiënt zijn deze beide aspecten van groot belang voor de diagnostiek, voor het geven van adviezen en voor het bepalen van het verdere beleid. Ze zijn de basis voor de patiënt-artsrelatie.

De eerste serie gegevens wordt ook wel de artsgerichte en de tweede serie de patiëntgerichte factoren genoemd. Bij deze uitwisseling van informatie wordt een aantal communicatiekanalen gebruikt. Schematisch kan men deze indelen in verbale, non-verbale en paraverbale informatie. Hierbij is er uiteraard sprake van een wisselwerking: ook de arts geeft informatie aan de patiënt, gebruikmakend van dezelfde kanalen.

Een deel van de informatie geeft de arts overigens niet bewust, maar deze wordt door de patiënt op de een of andere wijze wel opgepikt. Het is belangrijk dat de arts zich daarvan bewust is. Alleen al de manier van kijken en non-verbaal reageren kan erin resulteren dat een patiënt die zich ergens ongerust over maakte dat een heel stuk minder doet na het gesprek met de arts zonder dat de arts expliciet geruststellende taal heeft gebruikt. Het omgekeerde kan uiteraard ook het geval zijn. Zich bewust zijn van deze wisselwerking is van groot belang.

Onder *verbale informatie* wordt verstaan: datgene wat inhoudelijk gevraagd en gezegd wordt in het kader van de anamnese gericht op de hoofdklacht en de algemene anamnese. Een belangrijk onderdeel hiervan is de zogenoemde *vraagverheldering*: het bespreekbaar maken van de reden van de komst vanuit het perspectief van de patiënt. De arts zou een antwoord moeten kunnen geven op de vraag: 'Waarom komt deze patiënt *juist nu* bij *mij* met *deze klacht*?' Het bespreken daarbij van gedachten of ideeën over de klacht en van de verwachting van de patiënt over wat de dokter kan en als plan voorstelt, levert belangrijke informatie op. Het uiteindelijke plan voor verder onderzoek en behandeling wordt opgesteld in nauw overleg tussen de patiënt en de arts. Acute situaties uiteraard uitgezonderd, maar ook dan dient de patiënt zo veel mogelijk betrokken te worden bij wat er gaat gebeuren.

Behalve somatische gegevens zal men idealiter in dit deel van de anamnese ook gegevens over *cognities, emoties, gedrag en sociale context* verzamelen, de patiëntgerichte factoren (in een aantal Nederlandse universiteiten wordt dit afgekort als SCEGS, zie tabel 3.1C).

Naast verbale is er *non-verbale informatie*, lichaamstaal genoemd, die tot uiting komt in een groot aantal veelal visuele kenmerken, zoals de kleur van de huid, het ademhalingspatroon, de zweetsecretie, de lichaamshouding, de uitdrukking van de ogen, gebaren en de mimiek. Dit type informatie kan een teken zijn van een achterliggende aandoening (symptoom), maar ook van emoties en beleving. Zo kan bijvoorbeeld bleekheid veroorzaakt worden door anemie, maar ook door grote spanning of angst. Mimiekarmoede kan bij depressiviteit voorkomen, maar ook bij de ziekte van Parkinson en hypothyreoïdie. Het is van groot belang dat de arts zich bewust is van deze mogelijkheden en ze toetst door middel van aanvullende vragen of verder onderzoek. Het is, zoals eerder gesteld, belangrijk dat de arts zich realiseert dat hij ook net zo goed non-verbale signalen uitzendt.

Auditieve informatie wordt ook wel *paraverbale informatie* genoemd. Hiermee worden onder meer bedoeld: bepaalde taalkundige kenmerken als dialect, het gebruik van juiste of gebrekkige grammatica, erg formeel of juist familiair taalgebruik enzovoort. Dit zegt vaak iets over de achtergrond en opleiding van de patiënt en is medebepalend voor het reactiepatroon (inclusief het taalgebruik) van de arts. Zogenoemde ondergeschoven boodschappen zijn ook paraverbale signalen. Het herkennen ervan kan belangrijk zijn. Achter zinnen als: 'Je hoort zoveel ...' gaat meestal de ongerustheid van de patiënt zelf schuil. Ook het stemgebruik is een paraverbale informatiebron, met kenmerken als intonatie, klank (bijvoorbeeld een nasale klank of heesheid), melodie, volume, articulatie, stamelen en stotteren. Deze kenmerken kunnen wederom uitingen zijn van emotionele beleving, maar evengoed van organische stoornissen. Men kan hees zijn door spanning, maar ook door stembandlaesies; men kan slecht articuleren door gewoonte, maar ook door een neurologische stoornis.

Tijdens een anamnese treden vaak wisselingen op in een bepaald patroon van visuele of auditieve kenmerken. Het constateren van deze patroonswisselingen kan heel belangrijk zijn, zeker als men deze verbindt met de inhoud van het gesprek. Het kan bij iemand die plotseling een andere mimiek vertoont of een ander stemvolume gebruikt belangrijk zijn om op dat ogenblik speciaal te letten op datgene wat hij zegt.

De verschillende signalen kunnen elkaar aanvullen (bijvoorbeeld een patiënt met bloedverlies die erg bleek ziet) of elkaar juist tegenspreken (denk maar aan de adipeuze patiënt die zegt geen hap door z'n keel te kunnen krijgen). Dit laatste kan natuurlijk gedurende de afgelopen dagen zeer zeker het geval zijn geweest, maar niet gedurende het afgelopen halfjaar of langer.

Naast de louter inhoudelijke informatie bestaan er dus andere kanalen, waarlangs belangrijke deels andere informatie wordt geleverd over de patiënt zelf en over de redenen waarvoor deze bij de arts komt. Het hanteren van deze verschillende soorten informatie is van belang voor de diagnostiek en voor het opbouwen van een goede relatie met de patiënt. Nu is lang niet alle informatie van een patiënt even belangrijk. De arts maakt daarom een bepaalde keuze en zal zich hierbij laten leiden door de omstandigheden (een acute situatie of niet, beschikbare tijd, kliniek of polikliniek), door kennis en ervaring, en binnen bepaalde grenzen door diens eigen karakter en voorkeur.

Behalve het herkennen en hanteren van visuele en auditieve signalen is nog een ander aspect in het medisch vraaggesprek belangrijk, namelijk de zelfwaarneming. Patiënten roepen bij de arts bepaalde gevoelens en associaties op, die meespelen bij het uiteindelijke gedrag van die arts. Gevoelens van betrokkenheid, sympathie, medelijden of ontroering, maar ook van irritatie, onverschilligheid, machteloosheid, ongeduld of boosheid. Er kunnen zelfs erotische gevoelens ontstaan, of men wil of niet. De bewustwording ervan, zelfwaarneming genoemd, geeft de arts de mogelijkheid om deze gevoelens te hanteren en om bewust een reactiepatroon te kiezen. Dit is van belang om een goede relatie met de patiënt te bewaren. Deze zelfwaarneming moet ervoor zorgen dat bepaalde grenzen in deze relatie niet worden overschreden en dat ontoelaatbaar gedrag van de arts wordt voorkomen.

Soorten informatie tijdens de anamnese
- verbale informatie
- non-verbale informatie
- paraverbale informatie
- zelfwaarneming

REACTIEMOGELIJKHEDEN

Hoe moet of kan een arts nu reageren op alle informatie die op hem afkomt? In de eerste plaats reageert de arts verbaal op de gespreksinhoud. Dit is de reactie op de bovenstroom. Patiënten vertonen daarnaast altijd een onderstroom: langs non- en paraverbale weg worden vaak de belevingswereld en de achterliggende gedachten van de patiënt getoond. Een arts kan beslissen om delen daarvan bespreekbaar te maken: de onderstroom wordt zo bovenstroom, een stap die duidelijkheid schept en buitengewoon bevorderlijk blijkt voor de patiënt-artsrelatie en veel aanvullende informatie kan verschaffen aan zowel de arts als de patiënt.

Naast de verbale weg heeft de arts de mogelijkheid bewust langs non-verbale en paraverbale weg te reageren op de patiënt. Vaak gebeurt dit onbewust. Door dit bewust te doen kan het contact met de patiënt worden verbeterd.

De arts kan over het algemeen tijdens het gesprek gebruikmaken van drie reactiemogelijkheden om de informatiestroom te optimaliseren, goed duidelijk te krijgen wat de patiënt precies bedoelt en de structuur van het gesprek te bewaren. Men kan deze samenvatten met drie termen: volgen, sturen en toetsen.

> **Reactiepatronen**
> - volgen
> - sturen
> - toetsen

Non-verbale en paraverbale reactiewijzen kunnen daarbij een belangrijke rol spelen.

Volgen betekent aansluiten op de vorm en inhoud van datgene wat de patiënt zegt. Volgen kan tot uiting worden gebracht in de houding (bijvoorbeeld door rust, door de patiënt aan te kijken, door niet te schrijven), door te luisteren, door mimiek (knikken, bevestigend hummen) en door open vragen te stellen. Vooral aan het begin van de anamnese is dit van belang (hoofdstuk 4). Nadelen zijn dat het tijd kost, soms veel overbodige en weinig gestructureerde informatie oplevert of tot niets concreets leidt.

Met *sturen* wordt getracht ordening aan te brengen, bijvoorbeeld door het opheffen van onduidelijkheden ('als ik het goed begrijp ...'), door een tussentijdse samenvatting te geven, door gesloten en gerichte vragen te stellen tijdens de anamnese gericht op de hoofdklacht en de algemene anamnese of door het bespreekbaar maken van non-verbale en paraverbale signalen.

Met *toetsen* wordt bedoeld: het verifiëren van de werkelijke klachten of problemen en van veronderstellingen, hypothesen en interpretaties die bij de arts zijn ontstaan in de loop van het gesprek. De arts dient zich steeds af te vragen: heb ik de patiënt begrepen? En: heeft de patiënt mij begrepen?

DE STRUCTUUR VAN HET GESPREK

Naast het herkennen en hanteren van verschillende informatiekanalen zijn de vorm en de structuur van de anamnese eveneens belangrijk. Bij de aanvang van het gesprek volgt de arts de patiënt, waarmee duidelijk wordt gemaakt dat het verhaal van de patiënt er wezenlijk toe doet. Door open vragen te stellen ('Wat is de reden van uw komst?', 'Kunt u daar iets meer over vertellen?', 'Wat bedoelt u?') krijgt de patiënt de ruimte en komt de arts veel te weten, niet alleen over de klacht, maar ook over de patiënt zelf. Dit is de fase van de zogenoemde vraagverheldering, waarbij niet alleen aandacht wordt gegeven aan de somatische aspecten (klachten, andere medische informatie), maar ook aan de psychische en sociale dimensies van de klacht. Dit wordt het *biopsychosociale ziektemodel* genoemd. De arts gaat daarbij tevens in op de cognities van de patiënt (eigen ideeën en verklaringen van de klacht) en op de emotionele beleving (angst, onzekerheid, onmacht enzovoort). Ook dient de arts in te gaan op de vraag in hoeverre het gedrag van de patiënt door de klacht wordt beperkt of anderszins wordt beïnvloed. En ten slotte is het belangrijk de sociale context van de klacht te bespreken: 'Hoe reageren de mensen in uw omgeving?' Deze componenten in de anamnese worden met SCEGS aangeduid (zie tabel 3.1C).

Vraagverheldering en anamnese gericht op de hoofdklacht zijn in de praktijk met elkaar vervlochten. Zorg ervoor dat deze twee niet gekunsteld van elkaar worden gescheiden. U dient de patiëntgerichte elementen op natuurlijke wijze door de anamnese te vlechten. Als dat tijdens de anamnese gericht op de hoofdklacht niet allemaal kan, komt het later wel ter sprake.

Bij het uitdiepen van de hoofdklacht worden ook gesloten vragen gebruikt. De vrijheid van antwoorden wordt hiermee ingeperkt, omdat de arts uit is op specifieke en feitelijke informatie. Het stellen van suggestieve vragen ('U hebt zeker geen pijn in de buik?') levert onbetrouwbare informatie op. Ook onnodige herhalingen van wat de patiënt net heeft gezegd, het stellen van meer vragen tegelijk en het hanteren van moeilijke taal zijn niet bevorderlijk voor de informatieverwerving. Onnodige herhalingen kunnen de patiënt de indruk geven dat de arts niet goed luistert. Dit kan fnuikend zijn voor de patiënt-artsrelatie en dient dus vermeden te worden. Ronduit hinderlijk is het als de arts ook op andere punten niet goed blijkt te luisteren, continu zit te schrijven, de blik op het beeldscherm houdt, de klachten bagatelliseert of veel te voorbarig interpreteert.

Tabel 3.1 Structuur van de anamnese

A *Introductie*
- begroet de patiënt en stel u voor
- maak uw functie kenbaar
- geef aan wat de patiënt te wachten staat: de procedure (anamnese gevolgd door lichamelijk onderzoek, daarna overleg met supervisor en gezamenlijk overleg over de verdere gang van zaken)

B *Stel een open vraag naar de klacht(en) en vat deze samen; laat de patiënt vooral uitpraten en zijn eigen verhaal vertellen*

C *Vraagverheldering: exploreren van de SCEGS*
- Somatische aspecten (klachten, medische gegevens)
- Cognitieve aspecten
- Emoties
- Gedrag
- Sociale aspecten

D *Anamnese gericht op de hoofdklacht*
- gebruik open vragen in het begin
- vraag door met gesloten vragen
- gebruik toetsvragen
- maak beperkt gebruik van suggestieve vragen
- geef een samenvatting

E *Algemene anamnese*
- leid deze in: het nalopen van de gezondheidstoestand in het algemeen

F *Afsluiting*
- vat het gesprek samen

Heel goed daarentegen werkt het stellen van toetsende vragen, niet alleen om zekerheid te krijgen over wat de patiënt bedoelt, maar ook om gedachten, interpretaties en hypothesen van de arts te toetsen. Het maken van tussentijdse samenvattingen, bijvoorbeeld na afloop van de anamnese gericht op de hoofdklacht, werkt eveneens verhelderend, voor zowel de arts als de patiënt. Enerzijds kan de arts zijn gedachten ordenen, anderzijds is de samenvatting onmisbaar om te controleren of de patiënt en de arts elkaar hebben begrepen.

De samenvatting is een goed middel om een belangrijk deel van de informatie in het patiëntendossier op te schrijven. Daarmee wordt voorkomen dat veel onnodige informatie wordt neergepend.

Een aanbevolen structuur van de anamnese wordt in tabel 3.1 weergegeven.

Uit het voorgaande moge blijken dat het medisch vraaggesprek geen gewoon gesprek is. Er is training voor nodig en het kan niet worden vervangen door een vragenlijst. Het is een zeer complex gebeuren, waarbij via allerlei bronnen zinvolle informatie kan worden verkregen, noodzakelijk om het beleid vast te stellen en voor het tot stand brengen en in stand houden van een goede patiënt-artsrelatie.

SPECIFIEKE SITUATIES

Naast de eerder beschreven algemene principes van anamnesevoering zijn er specifieke situaties in de communicatie tussen arts en patiënt die vaak als moeilijk worden ervaren. Een aantal daarvan zal hierna kort worden behandeld.

Het tweede consult: de uitslag van het onderzoek

Bedoeld wordt de situatie waarbij een patiënt, nadat er aanvullend onderzoek is verricht, terugkomt op een spreekuur van de huisarts of specialist en hoopt te vernemen wat de oorzaak van zijn klachten is en wat ermee zal worden gedaan. Dit moment wordt vaak met grote spanning tegemoetgezien. Daarom moet er ook niet lang omheen worden gedraaid: de conclusie kan vaak in weinig woorden worden meegedeeld, waarna kan worden toegelicht op welke gronden de arts tot die conclusie is gekomen. Gebruik duidelijke taal zonder allerlei medisch-technische details. Vooral als patiënten iets anders te horen krijgen dan wat zij hadden verwacht, dringt informatie heel moeilijk door. Vaak hoort iemand in een dergelijke situatie alleen wat hij of zij wíl horen. Daar moet u rekening mee houden. Het is niet ongewoon dat uitvoerige uitleg is gegeven, terwijl de patiënt later toch verklaart nooit enige uitleg te hebben gehad. Toets dus of de patiënt uw uitleg heeft begrepen en ga in op vragen, zonder al te veel medisch-technisch jargon te gebruiken. Vraag expliciet om een reactie. Aan allerlei non-verbale signalen valt mede af te leiden hoe informatie overkomt. Het is belangrijk om deze signalen bespreekbaar te maken: 'Ik zie dat u schrikt', 'Ik merk dat u opgelucht bent', 'Zo te zien bent u teleurgesteld'.

Er doet zich nogal eens de situatie voor dat het onderzoek geen afwijkingen aan het licht heeft gebracht. De mededeling hiervan kan een reactie veroorzaken van onbegrip, ongeloof of zelfs boosheid. Als u niet goed met deze situatie omgaat, leidt dat er gemakkelijk toe dat de patiënt zich niet serieus genomen of zich zelfs buitenspel gezet voelt. Het gebruik van dooddoeners ('U moet er maar mee zien te leven') is onjuist en moet worden vermeden, evenals het geven van surrogaatverklaringen ('Het zullen wel zenuwen op de buik zijn') of het meedelen van regelrechte onzin ('Uw buikpijn kan veroorzaakt zijn door een tekort aan vitaminen'). In deze situaties waarbij de patiënt zich teleurgesteld voelt en de conclusies van de arts niet meteen wil aanvaarden, laten artsen zich gemakkelijk verleiden tot het aanvragen van nog meer onderzoek of tot verwijzingen naar andere artsen.

Het is echter niet eenvoudig op eenduidige wijze aan te geven hoe deze situaties wél moeten worden aangepakt. Enkele algemene adviezen kunnen wellicht van nut zijn.

- Stel de patiënt duidelijk op de hoogte van de bevindingen en uw interpretatie daarvan. Laat daarbij de patiënt in zijn waarde en geef hem niet het gevoel dat de klachten verzinsels zijn.
- Bespreek de beperkingen van het medisch onderzoek bij het zoeken van verklaringen: het komt vaak voor dat klachten bestaan zonder dat een somatische oorzaak kan worden gevonden.
- Bespreek andere mogelijkheden om tot een oplossing te komen, zoals afwachten en (voorlopig) aanzien, terugverwijzen naar de verwijzende arts (die dan vervolgens wel met hetzelfde probleem zit), exploreren of laten exploreren van persoonlijke achtergronden en belevingsaspecten van de klacht, en het instellen van een louter symptomatische behandeling.
- Wanneer er goede geschreven informatie beschikbaar is (gedrukt, op internet of anderszins), is het zinvol hiernaar te verwijzen.

Gevoelige onderwerpen

Er bestaat vaak schroom om te praten over gevoelige onderwerpen zoals seksuele functies en gewoonten, over intieme relaties, over alcoholgebruik en over drugs. Vaak is deze schroom groter bij de coassistent of de arts dan bij de patiënt.

Over het algemeen is het niet moeilijk deze onderwerpen bespreekbaar te maken, mits ze goed worden ingeleid: 'Vindt u het goed dat ik nog een paar strikt persoonlijke zaken aan de orde stel?' of: 'Ik vind het belangrijk iets te weten over uw seksuele contacten. Is het goed als ik u daar een paar vragen over stel?'

Gaat de patiënt daarmee akkoord, wat bijna altijd het geval is, noem dan de dingen die u wilt weten gewoon bij hun naam.

De aanwezigheid van anderen bij de anamnese

De aanwezigheid van een familielid, de partner of anderen bij de anamnese kan plezierig en verhelderend zijn. Men kan zo aanvullende informatie krijgen over de aard en ernst van de klachten en over het functioneren van de patiënt. Soms krijgt de arts ook een aardig inzicht in bijvoorbeeld de interactie tussen partners. Het is dus niet alleen een kwestie van beleefdheid om deze aanwezigen bij het gesprek te betrekken.

Het mag natuurlijk niet zo zijn dat deze aanwezigheid zo overheersend werkt dat de patiënt zelf niet meer aan bod komt. Een opmerking tegen de patiënt (zoals: 'Ik zou toch graag willen weten wat u er zelf van vindt') kan helpen. Lukt dat niet, dan mag de arts best verzoeken om alleen met de patiënt te praten, waarna de anamnese in het bijzijn van de anderen kan worden afgesloten. Het is ook mogelijk om de begeleidende personen te verzoeken de spreekkamer te verlaten bij het uitvoeren van het lichamelijk onderzoek. Daarna kunt u nog vragen stellen waarvan u het vermoeden had dat ze in aanwezigheid van anderen niet afdoende zouden zijn beantwoord. Vraag dan ook of er specifieke vragen of wensen zijn waarop nog niet is ingegaan.

De anamnese bij adolescenten

In een aantal gevallen zullen beide ouders of zal een van de ouders aanwezig zijn. Het is van groot belang dat ook altijd met de patiënt alleen wordt gepraat. Daarbij kan een beter beeld gevormd worden van de feitelijke klachten en van de beleving van deze klachten. Ook kan vrijer gesproken worden over onderwerpen die speciaal bij deze leeftijdsgroep van belang zijn: problemen op school, insufficiëntiegevoelens, het functioneren in het gezin, de omgang met leeftijdsgenoten (pesten!), het al dan niet voldoen aan de verwachtingen van de ouders, seksuele problemen, druggebruik enzovoort.

Heftige emotionele uitingen

Het is geen uitzondering dat patiënten agressief reageren. De slechtste reactie van de kant van de arts is om dan hetzelfde reactiepatroon te ontwikkelen. Dit leidt meestal tot een onherstelbare breuk in de patiënt-artsrelatie. Het is beter om te proberen rustig te blijven en bewust een ander reactiepatroon te kiezen, bijvoorbeeld door de boosheid bespreekbaar te maken, door begrip te tonen en door te trachten erachter te komen wat de reden is.

In principe geldt hetzelfde voor de situatie waarbij de patiënt plotseling gaat huilen. Ook hier moet de arts zich niet laten meeslepen. Vaak is het nuttig gewoon eens even te wachten en te zwijgen, zodat de patiënt de gelegenheid krijgt om tot zichzelf te komen. Laat de patiënt verbaal en non-verbaal merken dat er ruimte is voor emoties. Een papieren zakdoekje aanreiken en geruststellende en begrijpende woorden kunnen de patiënt weer wat tot zichzelf doen komen.

De anamnese bij mensen uit andere culturen

Verschillende problemen kunnen zich voordoen bij een anamnese die wordt verricht bij mensen uit andere culturen: een taalbarrière, andere culturele gewoonten, een andere ziektebeleving, maar ook een andere ziekte-epidemiologie.

Het taalprobleem is op te lossen door het inschakelen van een professionele tolk, bijvoorbeeld met behulp van de zogenoemde Tolkentelefoon. Het is niet aan te bevelen een kennis of familielid van de patiënt als tolk te laten optreden. Gebleken is dat daardoor in de thuissituatie problemen kunnen ontstaan, en bovendien strookt dit niet altijd met de vertrouwelijkheid van de anamnese.

Door culturele verschillen kunnen allerlei praktische problemen ontstaan. Meestal komen een of meer familieleden mee. Als de patiënt een vrouw is met een islamitische culturele achtergrond, komt bijna altijd de echtgenoot mee, wiens plicht het is om het woord te voeren. Het is heel goed mogelijk hem te zeggen dat u liever alleen met de patiënt praat. Is de arts een man, dan moet goed worden besproken welke onderdelen van het lichamelijk onderzoek bij een vrouw wel of niet kunnen worden uitgevoerd. Bespreek dit bij voorkeur met de patiënt alleen en niet met de begeleiders. Over het algemeen levert dit geen enkel probleem op.

Een ander probleem dat kan optreden, is de sterkere neiging tot externalisatie die zich in andere culturen kan voordoen. De oplossing van de klachten wordt dan bij de arts of andere hulpverleners gezocht en veel minder door eigen inzet. Ook zijn mensen uit andere culturen wellicht om die reden gewend aan meer autoritair optredende artsen, die voor alle problemen een somatische verklaring hebben. Het is belangrijk dit gedragspatroon te onderkennen om erop in te kunnen spelen.

Ook het vertrouwen tussen de arts en de patiënt is niet in alle culturen vanzelfsprekend. U moet dus nog meer dan anders proberen een vertrouwensband op te bouwen, rekening houdend met de genoemde gedragspatronen. Het niet beantwoorden van verzoeken om verder onderzoek kan dit vertrouwen schaden, omdat de patiënt zich tekortgedaan kan voelen vanwege het feit dat hij uit een andere cultuur komt. Uw aanpak kan dus wel enige uitleg vergen. Het zich bewust zijn van de verschillende reactiepatronen kan al heel erg helpen. Daarbij bestaan er niet alleen culturele verschillen door het land van herkomst, maar ook – en soms veel sterker – sociaaleconomische verschillen. Deze bestaan evenzeer bij autochtone patiënten, maar deze worden dan gecompenseerd door de eerdergenoemde vanzelfsprekende vertrouwensrelatie. Het ontbreken daarvan versterkt dan het onbegrip.

Algemene verschillen anders dan de genoemde zijn er niet veel. In principe komen alle patiënten om hulp, vergeet dat niet. Vanuit die gedachte optredend is er meestal wel een gezamenlijke modus te vinden waarin u en de patiënt zich kunnen vinden. Heel goed is het om naar het land van herkomst te vragen en uw belangstelling daarvoor te tonen. Dat kan erg plezierig zijn voor de patiënt en het kan de verstandhouding ten goede komen.

Neem de tijd en toon respect voor andere gewoonten.

DE INFORMATIEPLICHT

Het geven van informatie is een plicht die in de Wet op de geneeskundige behandelingsovereenkomst (WGBO, Nederland) en in de Wet betreffende de rechten van de patiënt van september 2002 (België) is vastgelegd. Uit tabel 3.2 blijkt dat heel uitvoerig aandacht moet worden gegeven aan het informeren van de patiënt, waarbij de arts zelf verplicht is hiervan aantekening te maken in het medisch dossier. De wijze waarop deze informatie wordt verstrekt, is dus zeer belangrijk. Het is uiteraard nodig begrijpelijke taal te gebruiken, afgestemd op de individuele patiënt. Mondelinge informatie moet, ook volgens de wet, centraal staan. Deze zal vaak gefaseerd en bij herhaling worden gegeven. Daarbij kan het gebruik van folders, brochures, video en internet een aanvullend hulpmiddel zijn.

Tabel 3.2 De informatieplicht

De arts moet de patiënt duidelijk inlichten over de volgende onderwerpen:
1 aard en doel van het onderzoek of de behandeling;
2 te verwachten gevolgen en eventuele risico's daarvan voor de gezondheid van de patiënt;
3 andere methoden van onderzoek en behandeling die in aanmerking komen (eventuele alternatieven);
4 de vooruitzichten met betrekking tot de gezondheid van de patiënt: bij niet-behandelen, bij de voorgestelde behandeling en bij de alternatieve mogelijkheden.

DE EED OF BELOFTE

Aan het eind van dit hoofdstuk is het nuttig ook enkele woorden te wijden aan de artseneed of de belofte die men bij het artsexamen (Nederland) of voor de Orde van Geneesheren (België) aflegt. Hoewel deze eed/belofte inhoudelijk overeenkomsten vertoont met de WGBO (zie eerder) en dus juridisch overbodig is, hebben alle universiteiten in Nederland besloten de eed/belofte te handhaven als een belangrijke ceremoniële bekrachtiging bij de verkregen professionaliteit.

Er wordt sinds 2003 gebruikgemaakt van een nieuwe eed/belofte. Deze vertoont weinig overeenkomst meer met de vroegere Nederlandse eed/belofte (afkomstig uit de negentiende eeuw) en zeker met de eed van Hippocrates. Een aantal belangrijke hedendaagse elementen zijn erin vervat, zoals de informatieplicht, geheimhouding, het erkennen van de grenzen van de eigen mogelijkheden en de toetsbare opstelling.

Belangrijk is de zinsnede 'ik zal zo het beroep van arts in ere houden'. Een element dat daarmee samenhangt, maar in de eed/belofte niet wordt geëxpliciteerd, is het doen van uitspraken over andere artsen. Het is niet goed om zich tijdens het gesprek met de patiënt te laten verleiden tot uitspraken over andere artsen ('Die dokter had u wel eens eerder mogen doorsturen!', 'Dat uw huisarts dit gemist heeft!'). Besef dat men zelden de context van het eerdere medisch onderzoek precies kent en dat het niet van fatsoen getuigt misprijzende uitspraken te doen over anderen die niet aanwezig zijn en niet hun kant van het verhaal kunnen vertellen.

Kijk voor verdieping op www.studiecloud.nl.

4 De anamnese gericht op de hoofdklacht

Algemene opmerkingen 29
De aanloop naar de anamnese 30
Het verhaal van de patiënt 30
Verduidelijking van het verhaal 30
Stagneren van de anamnese 32
Ordenen en noteren 32
Het differentiaaldiagnostisch 'uitvragen' 32

ALGEMENE OPMERKINGEN

De anamnese gericht op de hoofdklacht (in Nederland vaak speciële anamnese genoemd) is het deel van de anamnese dat plaatsvindt naar aanleiding van de voornaamste klacht van de patiënt. Het doel hiervan is de klacht van de patiënt duidelijk in beeld te krijgen en af te grenzen, en daardoor zo ver mogelijk te komen op de weg naar het stellen van een diagnose of het vinden van een verklaring voor de klachten. Als de hoofdklacht duidelijk op een bepaald orgaansysteem (tractus) wijst, moeten ook de routinevragen, die anders bij de algemene anamnese (hoofdstuk 5) over deze tractus gesteld zouden worden, in de anamnese gericht op de hoofdklacht worden opgenomen. Bijvoorbeeld: pijn op de borst bij inspanning wijst op het cardiovasculaire stelsel; de vragen naar pijn in de benen bij lopen, naar kortademigheid bij inspanning, naar een hoog cholesterolgehalte in de familie en naar vroegere aandoeningen op dit gebied worden dan in dit deel van de anamnese vermeld. Zo ontstaat een compleet verhaal over de ziekte van de patiënt dat leidt naar de diagnose. De hoofdklacht zoals de patiënt die brengt, is echter niet altijd het belangrijkste aanknopingspunt voor de diagnose. Bijvoorbeeld: een patiënt met moeheid als hoofdklacht vertelt bij de algemene anamnese (tractus digestivus) dat hij al enige tijd af en toe pekzwarte ontlasting heeft. Dit wijst op bloedverlies uit het maag-darmkanaal, met als gevolg bloedarmoede (moeheid). Dit gegeven en de aanvullende vragen over deze tractus moeten nu in het patiëntendossier bij de anamnese gericht op de hoofdklacht worden opgenomen. Soms heeft een patiënt twee of meer verschillende klachten, die geen verband met elkaar lijken te hebben. Als beide klachten belangrijk zijn, dient u twee speciële anamneses af te nemen: 'ad hoofdklacht 1' en 'ad hoofdklacht 2'.

Om een goede anamnese gericht op de hoofdklacht te kunnen opnemen, moet u een degelijke kennis hebben van ziektebeelden: welke ziekten kunnen dergelijke klachten geven en welke andere symptomen kan men dan eventueel ook verwachten? Deze kennis moet niet gebaseerd zijn op het uit het hoofd leren van rijtjes symptomen, maar op anatomisch, pathofysiologisch en epidemiologisch inzicht: in welke anatomische structuren kan een bepaald symptoom ontstaan? Wat komt bij deze patiënt het meest in aanmerking op grond van de leeftijd, het geslacht enzovoort?

Een tweede voorwaarde is het hebben van een juiste houding ten opzichte van de patiënt en een goede gesprekstechniek (hoofdstukken 1 en 3). In een vroeg stadium van de studie zijn de kennis en techniek natuurlijk nog niet voldoende om geheel op eigen kracht een goede anamnese te kunnen opnemen. Toch moet de student vroeg beginnen met het oefenen hierin, omdat de anamnese het belangrijkste, maar ook het moeilijkste deel van de diagnostiek is.

DE AANLOOP NAAR DE ANAMNESE

U begint met uzelf aan de patiënt voor te stellen, niet alleen bij naam, maar ook wat betreft de functie die u hebt (coassistent, arts, specialisme). Vervolgens maakt u enkele inleidende opmerkingen, waaruit belangstelling voor de patiënt blijkt. Komt de patiënt uit eigen initiatief of is hij doorverwezen? Bij verwijzing door een andere arts of indien de voorgeschiedenis van de patiënt bekend is, laat u blijken dat u al informatie hebt. U overtuigt uzelf ervan dat de patiënt comfortabel zit of in bed ligt. Dan vraagt u naar de personalia van de patiënt. Als deze al bekend zijn, verifieert u ze: naam, leeftijd, adres, telefoonnummer, beroep, gezinsverband.

In dit stadium moeten nog niet al te persoonlijke vragen worden gesteld. Als het relevant lijkt, vraagt u ook naar de afkomst, bijvoorbeeld bij buitenlanders. De naam van een beroep is soms weinigzeggend of misleidend, zoals 'classificeerder' of 'productiemedewerker'. U moet dan vragen wat de patiënt in feite doet. Zo nodig kunt u bij de sociale anamnese nader op deze punten ingaan. U vertelt de patiënt wat hem te wachten staat: eerst een gesprek over de klachten, dan de algemene vragen over zijn gezondheid en ten slotte het lichamelijk onderzoek. Geef een schatting van hoelang dit ongeveer gaat duren.

HET VERHAAL VAN DE PATIËNT

> **Laat de patiënt altijd enkele minuten ongestoord zijn verhaal vertellen.**

De patiënt wordt nu uitgenodigd over zijn klachten te vertellen. U doet dit met een neutrale, open vraag, zoals: 'Wat is de reden van uw komst?' of: 'Vertelt u eens wat er aan de hand is'. Laat de patiënt gedurende enkele minuten zonder onderbreking uitspreken. Hoogstens moedigt u hem aan met gebaren of opmerkingen zoals: 'Gaat u verder' en 'Ja, dat kan ik begrijpen'. Alleen als het beslist nodig is, bij lange uitweidingen of als de patiënt een minder relevant zijpad opgaat, kunt u hem met een sturende vraag terugbrengen naar de hoofdlijnen: 'Zullen we nog even bij de pijnklachten blijven?', 'Kunt u nog wat meer zeggen over die aanvallen?' De patiënt zal niet altijd met de voornaamste klacht beginnen. Soms wordt pas tijdens het gesprek duidelijk wat de hoofdklacht is. De kwaliteit van het verhaal kan zeer verschillend zijn, variërend van een glasheldere uiteenzetting in een logische volgorde tot een onsamenhangend geheel van vaag verwoorde klachten, heen en weer schietend door de tijd. In dat geval moet de arts, als de patiënt is uitgesproken, proberen een helder beeld te krijgen van de klachten en het moment van ontstaan.

VERDUIDELIJKING VAN HET VERHAAL

Vroeg in de anamnese moet de aard van de klachten geheel duidelijk worden. Wat bedoelt de patiënt met bepaalde woorden of wanneer hij medische termen gebruikt? Het woord 'benauwd' wordt bijvoorbeeld gebruikt voor zeer verschillende sensaties: kortademigheid (astma), een drukkende pijn op de borst (angina pectoris), een opvlieger (in het climacterium), plotseling optredende angst enzovoort. Met een dergelijke term mag men dus zonder nadere analyse nooit genoegen nemen.

> **Verduidelijking van het verhaal**
> - Wat bedoelt de patiënt?
> - Hoe beleeft de patiënt de klacht en de gevolgen?
> - Heeft de patiënt een idee over de oorzaak?
> - De acht eigenschappen van een (pijn)klacht (zie verderop)

Vervolgens moet u proberen de tijdsrelaties nauwkeurig vast te stellen. Wanneer is de klacht begonnen? Heeft de patiënt deze klacht al eens eerder gehad? Vaak kan een patiënt moeilijk aangeven hoelang een klacht al bestaat. U kunt dan soms helpen door te vragen naar bepaalde markante tijdstippen: was de aandoening er al met Kerstmis/op uw laatste verjaardag?

> **Structureer de klachten in de tijd.**

Men moet pogen een klacht enigszins te kwantificeren om een indruk te krijgen van de ernst. Dit spreekt vanzelf bij objectief meetbare zaken, zoals gewichtsverlies en koorts. Maar ook bij subjectieve sensaties kan men dit proberen. Bij kortademigheid kan men vragen wat de patiënt nu niet meer kan doen in vergelijking met bijvoorbeeld een jaar geleden.

Bij welke inspanning treedt de klacht op? U moet erachter zien te komen wat het euvel voor de patiënt betekent. Kan hij zijn werk nog normaal doen? Hoe is het met boodschappen doen? (Bekijk ook wat op pagina 21 staat over vraagverheldering.)

> **De acht dimensies van een (pijn)klacht**
> **Vragen naar:**
> 1 lokalisatie, uitstraling
> 2 karakter
> 3 ernst
> 4 tijdsrelaties
> 5 beloop
> 6 begeleidende verschijnselen
> 7 verergerende factoren
> 8 verzachtende factoren

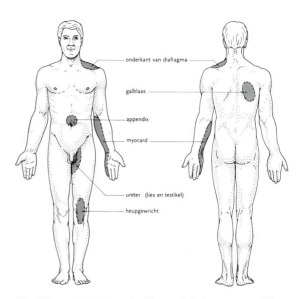

Afbeelding 4.1 Enkele voorbeelden van lokalisatie van gerefereerde pijn bij aandoening van de vermelde structuren.

In principe moeten van elke klacht de volgende karakteristieken worden nagegaan, voor zover dat mogelijk is. Dit geldt vooral voor pijnklachten.

1 *De lokalisatie in het lichaam.* Uitstraling naar een andere plaats? Wat de lokaliseerbaarheid van pijn betreft, moet onderscheid worden gemaakt tussen pijn die wordt voortgeleid door het somatische zenuwstelsel en pijn die wordt voortgeleid door het viscerale of vegetatieve zenuwstelsel. De somatische pijn kan door de patiënt exact worden gelokaliseerd (bijvoorbeeld een wespensteek op de rug). De viscerale pijn is meestal niet nauwkeurig te lokaliseren, maar wordt vager, in een groter gebied, aangewezen (pijn ontstaan in de ingewanden van thorax of abdomen). Viscerale pijn kan vergezeld gaan van pijn op afstand op het lichaamsoppervlak in een dermatoom dat geïnnerveerd wordt door afferente zenuwvezels, die door dezelfde achterwortel het ruggenmerg binnengaan als de afferente zenuwvezels uit het pijn veroorzakende ingewand. Men noemt dit gerefereerde pijn (*referred pain*) en de betreffende somatische zone wordt de zone van Head genoemd (afbeelding 4.1). U vraagt de patiënt om de plaats van maximale pijn met één vinger aan te wijzen.
2 *Het karakter.* Waar lijkt de pijn op? Is de pijn stekend, diep borend, drukkend, zeurend?
3 *De ernst.* Zo mogelijk kwantificeren.
4 *De tijdsrelaties.* Wanneer begonnen? Voortdurend aanwezig of intermitterend? In kortdurende aanvallen of langere perioden? Tijd van de dag?
5 *Het beloop.* Wordt de klacht vanaf het begin erger? Worden de aanvallen frequenter? Of is er juist een verbetering?
6 *Begeleidende verschijnselen.* Is er misselijkheid, bewegingsdrang, angst, transpireren?
7 *Uitlokkende of verergerende factoren.* Vanuit het milieu? Lichaamshouding? Maaltijden? Inspanning? Menstruatie? Spanningen?
8 *Verzachtende factoren.* Wanneer minder last? Hoe kan de patiënt de klacht zelf onderdrukken?

Naast deze *somatische* vragen moet aandacht worden gegeven aan de overige SCEGS.

- *Cognities.* Het is belangrijk te weten of de patiënt zelf een idee heeft van de oorzaak van zijn klachten. Als hij dit niet spontaan vertelt, moet u ernaar vragen. Soms is een patiënt bang een ziekte te hebben die onlangs in zijn omgeving is voorgekomen (hartinfarct, kanker) of waaraan een van zijn familieleden is overleden. Het is dan van belang hier gericht naar te vragen. Ook kan het zijn dat de klachten gevolgen hebben voor de cognitieve functies, zoals problemen met de concentratie en het geheugen, onrustige en gejaagde gedachten.
- *Emoties.* Welke emoties heeft de patiënt over het ziek-zijn? Heeft het invloed op zijn humeur? Is er sprake van somberheid, angst of boosheid? Maakt hij zich ernstig ongerust? Zo ja, waaraan denkt hij dan? Angst voor bijvoorbeeld kanker kan het best

worden uitgesproken. Een gevoelsreflectie van de kant van de arts is dan op haar plaats ('Ja, ik kan me voorstellen dat u zich daar zorgen over maakt'). Voor een geruststelling is het in dit stadium nog te vroeg. Ook patiënten stellen een op zwakke gronden gebaseerde geruststelling niet op prijs.

- *Gedragsmatige gevolgen (gevolgen voor het doen en laten).* Het gaat dan bijvoorbeeld om slaapproblemen, spierspanning, een verstoorde ademhaling, minder fysieke inspanning, meer rusten, overmatig gebruik van hulpmiddelen of medicamenten, veelvuldig krabben, wrijven of controleren van het aangedane lichaamsdeel, aanpassingen van eetgewoonten of hygiënische maatregelen en frequent artsenbezoek ter geruststelling.
- *Sociale gevolgen.* Wat is de invloed van de klachten op de sociale context? Hierbij is het praktisch de drie psychosociale 'terreinen' in het achterhoofd te hebben.

  Eerste milieu:
  – gevolgen voor de relatie (verdeling van huishoudelijke taken, opvoeding van de kinderen, intimiteit, seksualiteit);
  – gevolgen voor de kinderen (belasting, eigen problemen van de kinderen);
  – gevolgen voor de huisvesting.

  Tweede milieu:
  – gevolgen voor en op het werk;
  – werkloosheid, arbeidsongeschiktheid;
  – financiële gevolgen.

  Derde milieu:
  – gevolgen voor de vrijetijdsbesteding;
  – gevolgen voor de sociale contacten en vriendschappen.

STAGNEREN VAN DE ANAMNESE

Zeker bij de beginnende medicus zal het gesprek af en toe stagneren. Een geruststellende gedachte is dat dit ook bij ervaren medici voorkomt, in dat geval meestal niet omdat men zo gauw niets meer te vragen heeft, maar eerder omdat een gedachte over een mogelijke diagnose zich opdringt. Een stilte in het gesprek is niet erg. Om weer op gang te komen zijn er enkele simpele technieken.

- Herhaal het laatste deel van de zin (patiënt: 'Dan voel ik dat in mijn rechterarm'; arts: 'In uw rechterarm?'). De patiënt gaat dan door.
- Vat samen wat inmiddels bekend is ('Als ik het goed heb begrepen, hebt u sinds ...').
- Ga over tot ordenen en noteren (zie hierna).
- Ga over op de tractusanamnese, te beginnen met de tractus die voor de hoofdklacht het meest relevant is.

ORDENEN EN NOTEREN

Als een duidelijk beeld van de klachten is verkregen, kan de arts structuur aanbrengen in het verhaal van de patiënt en het noteren. De arts zal nu verifiëren of hij een juist beeld heeft gekregen door een korte samenvatting van de hoofdzaken te geven voordat hij begint met noteren. De patiënt merkt dan of zijn boodschap is overgekomen. Een ervaren arts zal vaak pas gaan schrijven als hij klaar is met de speciële anamnese. Voor een beginnende arts is dat te veel gevraagd. Deze kan het best tijdens de speciële anamnese gaan noteren, meestal aanvankelijk in de vorm van trefwoorden. Om twee redenen doet hij dat niet eerder: hij moet ten eerste aandachtig naar de patiënt luisteren en hem observeren, en ten tweede moet de structuur van het verhaal hem eerst duidelijk zijn, anders wordt het een chaotisch verslag. U kondigt het opschrijven aan: 'Nu ga ik eerst eens noteren wat u me hebt verteld.' De patiënt heeft dan een paar minuten rust.

Eerst wordt de hoofdklacht in één regel opgeschreven. Bij meer dan één hoofdklacht worden ze genummerd. Daarna volgt in een logische volgorde een bondig relaas over de klachten. Irrelevante gegevens en interpretaties worden weggelaten.

Men moet aan klachten geen medische namen geven, maar zo veel mogelijk de woorden van de patiënt gebruiken. Zo nodig moeten deze verduidelijkt worden. Bijvoorbeeld: 'De patiënt spreekt over aanvallen van benauwdheid; hij bedoelt kortademigheid.' Vastgelegd is dan wat deze patiënt bedoelt als hij later weer over benauwdheid spreekt.

Gebruik in dit stadium van het onderzoek nog geen termen die eigenlijk al een conclusie of een diagnose inhouden. Daarmee stuurt u zichzelf te vroeg in een bepaalde diagnostische richting. Als de patiënt spreekt over 'maagpijn' terwijl hij pijn in de bovenbuik bedoelt, kan men beter dit laatste opschrijven. De pijn kan immers ook haar oorsprong hebben in een ander orgaan, zoals de galblaas of het pancreas. Als de patiënt ervan overtuigd is dat de pijn van zijn maag komt, moet men dit er wel bij vermelden.

HET DIFFERENTIAALDIAGNOSTISCH 'UITVRAGEN'

Wanneer het verduidelijkte verhaal van de patiënt genoteerd is, volgt het tweede deel van de anamnese gericht op de hoofdklacht. De arts heeft inmiddels al een of meer ('vroege') hypothesen gevormd over de oorzaak of de ontstaanswijze van de klachten. Hij gaat nu vragen stellen om die hypothese(n) waarschijnlijk of onwaarschijnlijk te maken. Zijn kritisch wetenschappelijke instelling moet hem er nu voor *behoeden suggestieve vragen* te stellen als hij een mooie hypothese graag bevestigd zou zien. Bijvoorbeeld: denkend aan een ulcus duodeni zou hij kunnen vragen: 'U wordt 's nachts zeker wel eens wakker van de pijn?' Een weinig assertieve patiënt zal deze vraag uit vriendelijkheid algauw bevestigend beantwoorden. De vragen moeten zo neutraal mogelijk worden gesteld. Wel kunnen in dit stadium toetsende vragen nodig zijn om zeker te weten of u het juiste spoor volgt. Bijvoorbeeld: 'Heb ik goed begrepen dat u de pijn nooit voelt als u in een stoel zit?'

Een ervaren arts zal tijdens het verhaal van de patiënt vaak al snel hypothesen vormen. Hij zal dan vragen ter verduidelijking en differentiaaldiagnostische vragen met elkaar mengen. Een beginner doet er goed aan de hierna beschreven volgorde aan te houden. Hij kan het vormen van diagnostische hypothesen bevorderen door systematisch aan de volgende aspecten te denken:

- anatomische structuren waarin de oorzaak gelegen zou kunnen zijn (bijvoorbeeld bij gelokaliseerde pijn);
- pathogenetische mechanismen – door welke oorzaken zou de ziekte kunnen zijn ontstaan (ontsteking, al dan niet infectieus, maligniteit enzovoort); bij oedeem, cyanose of icterus gaat u systematisch de pathogenese na (zie hoofdstuk 16);
- de epidemiologische context en eventuele risicofactoren van de patiënt die de kans op bepaalde ziekten veel groter maken (bij een man van 60 jaar die altijd veel heeft gerookt, is bijvoorbeeld de kans op een coronaire aandoening en longkanker groot, terwijl deze kans bij een man van 20 jaar vrijwel nihil is).

In hoofdstuk 16 zullen van een aantal veelvoorkomende klachten de differentiaaldiagnostische overwegingen en de daaruit voortvloeiende vragen aan de patiënt worden besproken.

Kijk voor verdieping op www.studiecloud.nl.

5 De algemene anamnese

Vroegere ziekten en operaties   36
Algemene symptomen   36
Het cardiovasculaire stelsel (tractus circulatorius)   36
Tractus respiratorius   36
Tractus digestivus   37
Tractus urogenitalis   37
Het centrale zenuwstelsel   37

Tractus locomotorius   37
Voeding en dieet   37
Intoxicaties en medicamenten   37
Beroep, gezin en sociale omstandigheden   38
Familieanamnese   38
Psychosociale en psychiatrische symptomen   38
Standaardvragen   38

Na een inleidende kennismaking, het vaststellen van de hoofdklacht en de reden van verwijzing, en de anamnese gericht op de hoofdklacht volgt de algemene anamnese, waarbij systematisch gegevens over de gezondheidstoestand van de patiënt en eventuele vroegere ziekten worden verzameld. De algemene anamnese bevat gegevens over de functie van de verschillende orgaansystemen – de zogenoemde *tractus-anamnese* – en andere feiten die voor de diagnostiek en behandeling van belang zijn, zoals sociale omstandigheden en leefgewoonten. Vaak blijkt dat gegevens die tijdens de algemene anamnese worden verkregen, samenhangen met de hoofdklacht. Deze kunnen dan ook beter in de anamnese gericht op de hoofdklacht worden vermeld. Daarom verdient het aanbeveling de definitieve tekst van de anamnese gericht op de hoofdklacht pas in het patiëntendossier te noteren nadat de algemene anamnese is afgenomen. Dit heeft als bijkomend voordeel dat de arts niet meteen tijdens het begin van het gesprek begint met schrijven en zich geheel kan concentreren op de patiënt en zijn verhaal (zie het begin van hoofdstuk 3). Voor de patiënt is dat een positieve ervaring, omdat hij het gevoel krijgt dat de arts tijd en aandacht heeft. Dat is bevorderlijk voor het contact en de communicatie.

Wanneer de arts de hoofdklacht heeft benoemd en een aantal diagnostische hypothesen heeft kunnen overwegen, kan hij de anamnese gericht op de hoofdklacht afsluiten met: 'Ik heb een goed beeld gekregen van uw klachten. Ik wil nu een aantal gegevens over uw gezondheid en omstandigheden noteren die voor het verdere onderzoek en de behandeling van belang kunnen zijn.' Het wordt door de patiënt dan niet als storend ervaren wanneer tijdens deze fase van het gesprek aantekeningen worden gemaakt. Tijdens het schrijven kan de arts geregeld aan de patiënt vragen of de formulering overeenkomt met wat de patiënt bedoeld heeft.

Wanneer de hoofdklacht retrosternale pijn is en er duidelijke argumenten voor angina pectoris zijn, verdient het aanbeveling de onderwerpen die bij de tractus circulatorius worden genoemd, te noteren in de anamnese gericht op de hoofdklacht.

Bij de algemene anamnese kan de patiënt belangrijke medische klachten noemen die voor hemzelf kennelijk geen aanleiding waren de dokter te bezoeken. Voorbeelden van dergelijke klachten die altijd verdere aandacht vereisen, zijn: hematurie, bloedverlies per anum, hemoptoë, onverklaard gewichtsverlies en een veranderd defecatiepatroon.

Wanneer de patiënt een vraag naar een klacht of symptoom ontkennend beantwoordt, kan dit met een minteken in het patiëntendossier worden genoteerd. Mededelingen als 'hartkloppingen' of 'pijn op de borst' zijn evenwel zinloos als niet gedetailleerdere informatie wordt verstrekt.

De uitgebreidheid van de algemene anamnese is onder andere afhankelijk van de aard van de klachten. Bij een patiënt met typische klachten en verschijnselen van hyperthyreoïdie is diepgaand vragen naar het geslachtsleven in de regel niet zinvol. Daarentegen vereisen algemene klachten zoals moeheid en buikpijn een grondige algemene anamnese.

Structuur van de algemene anamnese
- vroegere ziekten en operaties
- algemene symptomen
- het cardiovasculaire stelsel (in Nederland meestal als tractus circulatorius aangeduid)
- tractus respiratorius
- tractus digestivus
- tractus urogenitalis
- het centrale zenuwstelsel
- tractus locomotorius
- voeding en dieet
- intoxicaties en medicamenten
- beroep, gezin en sociale omstandigheden
- familieanamnese
- psychosociale en psychiatrische symptomen

Vroegere ziekten en operaties
Chronologische volgorde, namen ziekenhuizen en/of behandelend artsen.

Algemene symptomen
- *Moeheid.* Sinds wanneer, op welk moment van de dag, ook tijdens vakantie en weekend, effect op eventuele sportieve prestaties en dagelijks werk?
- *Gewichtsverlies.* Hoeveel kilo in hoeveel tijd, eetlust, maaltijden per dag (eventueel dieetanamnese)?
- *Gewichtstoename.* Hoeveel kilo in hoeveel tijd, maaltijden (eventueel dieetanamnese), veranderingen in lichamelijke activiteit, oedeem?
- *Koorts.* Hoogte van de temperatuur, op welk moment van de dag en hoe gemeten, koude rillingen (duur, schudden van het bed, klappertanden), nachtzweten?
- *Jeuk.* Lokalisatie, verband met medicijngebruik, allergieën?
- *Dorst en polyurie.* Nycturie, geneesmiddelen, diabetes mellitus in de familie?
- *Abnormale bloedingsneiging.* Verband met chirurgische en tandheelkundige ingrepen, familiair voorkomen, gebruik van aspirine en andere NSAID's?
- *Slaap.* Duur, moeite met inslapen en/of doorslapen, slaperigheid overdag?

Het cardiovasculaire stelsel (tractus circulatorius)
- *Ischemische hartziekte.* Retrosternale pijn, verband met inspanning, emoties, maaltijden en overgang van de warmte naar de kou, eventuele uitstraling, duur van de klacht in minuten, factoren die de klacht verminderen, progressie gedurende de afgelopen weken of maanden, begeleidende gevoelens van doodsangst.
- *Decompensatio cordis.* Linkszijdig hartfalen: dyspnée d'effort en orthopneu, trappenlopen. Rechtszijdig hartfalen: oedemen, op welk moment van de dag, opzetting van de buik.
- *Ritme- en geleidingsstoornissen.* Hartkloppingen, beschrijving van wat de patiënt voelt, snel of langzaam, regelmatig of onregelmatig, plotseling begin en eind, factoren die de klacht doen ontstaan en doen verdwijnen, duur van de klachten in minuten of uren.
- *Perifere vaten.*
  Arteriën: claudicatio intermittens, lokalisatie van de pijn, loopafstand, eventuele progressie van de klachten tijdens de afgelopen weken en maanden. Fenomeen van Raynaud.
  Venen: varices aan de benen, veneuze trombose (welk been, bedrust, operatie, behandeling), longembolie (bedrust, operatie, duur van de behandeling).
- *Hypertensie.* Sinds wanneer bekend, naar aanleiding van welke klachten ontdekt, specialistisch onderzoek gedaan, medicamenteuze behandeling, welke medicamenten en hoelang gebruikt.

Tractus respiratorius
- *Hoesten.* Met of zonder opgeven van sputum, moment van de dag, invloed van de houding, periodiek in de loop van het jaar, longontsteking gehad, tbc gehad, zijn er ooit thoraxfoto's gemaakt.
- *Sputum.* Moment van de dag, houding, duur van de klacht, invloed van seizoenen, hoeveelheid, kleur, bloedbijmenging.
- *Dyspneu.* Lichamelijke inspanning, trappenlopen, aanvallen, uitlokkende factoren, moment van de dag of nacht.
- *Stridor.* In- of expiratoir, uitlokkende factoren.
- *Pijn bij de ademhaling.* Plotseling begin of langer bestaand, lokalisatie.

Tractus digestivus
- *Oesofagus*. Slikklachten, verslikken; passageklachten: pijn, last bij vloeibaar of vast voedsel, plaats waar het voedsel blijft steken, zuurbranden, houding (bukken, 's nachts); regurgitatie: relatie met maaltijd, houding, aspect materiaal.
- *Maag en duodenum*. Pijn in epigastrio, relatie met de maaltijden, moment van de dag (hongerpijn, nachtelijke pijn), bevorderende en verlichtende factoren; misselijkheid en braken: tijd van de dag, verband met maaltijden, aspect van het braaksel, hoeveelheid braaksel, zuurbranden, hartwater.
- *Dunne en dikke darm*. Ontlasting: frequentie, verandering van frequentie, bloed (gemengd door de ontlasting of onafhankelijk van de defecatie), zwarte ontlasting (teerachtige consistentie, moeilijk wegspoelbaar), aambeien; buikpijn: lokalisatie, uitlokkende factoren, bewegingsdrang, begeleidende verschijnselen (zoals misselijkheid en braken), verband met de defecatie.
- *Galblaas en lever*. Aanvallen van pijn in de bovenbuik met bewegingsdrang en misselijkheid en braken, geelzucht (gepaard met jeuk).

Tractus urogenitalis
- *Pijn*. Aanvallen van pijn, uitstraling, bewegingsdrang met misselijkheid en braken.
- *Mictie*. Frequentie, pijn, nadruppelen, moeizame mictie (strangurie); kleur urine: troebel, rood; polyurie: hoeveelheid urine, polydipsie; nycturie; incontinentie voor urine: gevoel dat de blaas vol is, verlies van urine bij persen of hoesten; steentjes uitgeplast.
- *Seksualiteit*. Wisselende partners. Problemen op het gebied van de seksualiteit. (Hierbij gaat het vooral om seksuele problemen die samenhangen met de lichamelijke ziekte, met de lichamelijke klachten of met de behandeling. Wanneer de patiënt aangeeft dat er problemen zijn: doorvragen naar de te onderscheiden seksuele disfuncties.) Seksueel verlangen: zin in seks of belangstelling voor seks: seksuele opwinding; (bij de vrouw) lubricatie: vochtig worden; (bij de man) erectie: stijf worden of blijven van de penis; orgasme of zaadlozing: niet kunnen klaarkomen, te snel klaarkomen; pijn: tijdens of na de seksuele gemeenschap; vaginisme: de penis kan niet goed naar binnen.

Vrouwen
- *Menstruatie*: menarche, menstruatiepatroon, laatste menstruatie, bloedverlies tussen de menstruaties, pijn bij de menstruatie, eventuele menopauze.
- *Fluor*: jeuk, afwijkingen van de vulva.
- *Zwangerschap*: aantal, leeftijd kinderen, abortus, anticonceptie.

Mannen
- *Afscheiding (ook wel als ecoulement aangeduid)*: abnormale vlekken in ondergoed, pijn bij mictie, afwijkingen glans penis.

Het centrale zenuwstelsel
- *Bewustzijn*. Aanvallen van bewustzijnsverlies, uitlokkende factoren, voorafgaande verschijnselen, trekkingen, tongbeet, duur van de bewusteloosheid, verwondingen.
- *Verlammingen*. Lokalisatie, duur, functiebeperking.
- *Gevoelsstoornissen*. Tintelingen.
- *Hoofdpijn*. Lokalisatie, bevorderende factoren, moment van de dag, duur, doordeweeks of tijdens het weekend en de vakantie.
- *Ogen*. Visus, uitval deel van het gezichtsveld, dubbelzien.
- *Oren*. Achteruitgang van het gehoor, enkel- of dubbelzijdig, middenoorontsteking.
- *Evenwicht*. Aanvallen van duizeligheid (draaisensatie of anders), al dan niet met misselijkheid en braken.

Tractus locomotorius
- *Gewrichten*. Pijn, zwelling, roodheid, lokalisatie, tijdstip van de dag, ochtendstijfheid, functiebeperking, startpijn.
- *Spieren*. Zwakte, lokalisatie, distaal of perifeer.
- *Skelet*. Fracturen, afgenomen lichaamslengte (osteoporose).

Voeding en dieet
- *Maaltijden*. Gevarieerdheid van het dieet, eventuele beperkingen en voedingsvoorschriften.

Intoxicaties en medicamenten
- *Intoxicaties*. Roken: sigaretten, sigaren of pijp, op welke leeftijd begonnen, hoeveelheid per dag, wanneer gestaakt; alcohol: eenheden per dag en per week, wanneer begonnen, wanneer gestaakt; druggebruik (juist ook recreatief gebruik van softdrugs): welke middelen, wanneer begonnen, welke toedieningswijze, hoeveelheid per dag, wanneer gestaakt; koffiegebruik per dag; (bij hypertensie) drop, zoethoutthee.
- *Medicamenten*. (Deze kunnen tal van klachten en afwijkingen veroorzaken, die in dit boek niet alle

besproken kunnen worden. Zorgvuldige registratie van geneesmiddelen in het patiëntendossier is altijd van belang. Later kan dan in bijvoorbeeld PubMed of in het *Farmacotherapeutisch Kompas* worden opgezocht of de klacht van de patiënt zou kunnen samenhangen met het gebruik van geneesmiddelen.) Naam, hoeveelheid, begin van het gebruik, eind van het gebruik, indicatie (reden voor het gebruik).
- *Allergieën*. Welke stoffen of geneesmiddelen, welke verschijnselen, tijdsrelatie tussen inname stof of middel en de verschijnselen, noodzaak tot behandeling en reactie daarop.

Beroep, gezin en sociale omstandigheden
- *Opleiding*.
- *Beroep*. Sinds wanneer, recente wisseling, verandering arbeidsomstandigheden, tevredenheid. Lichamelijke activiteit tijdens het werk.
- *Gezin*. Samenstelling, kinderen in- of uithuizig, huisdieren, kwaliteit woning.
- *Vrijetijdsbesteding*. Hobby's, sport, verenigingsleven.
- *Reisanamnese*. Wanneer waar geweest (vooral (sub)tropenverblijf).

Familieanamnese
Leeftijd vader en moeder, eventuele doodsoorzaak en leeftijd van overlijden; broers en zussen: aantal, gezondheid, eventueel overlijden en zo ja, op welke leeftijd en aan welke aandoening (diabetes mellitus, hypertensie); kinderen: aantal, leeftijd, gezondheid. Aandoeningen die familiair voorkomen. Liefst in een stamboommodel vastleggen.

Psychosociale en psychiatrische symptomen
Psychosociale en psychiatrische symptomen komen veel voor en kunnen verstorend werken op de beoordeling of op het herstel van de patiënt. Daarom is het van belang om bij de algemene anamnese ook enkele vragen te stellen over de symptomen van de meest voorkomende psychiatrische stoornissen.
- *Depressiviteit*. Bent u somber? Kunt u nog genieten van de gewone dingen van het leven?
- *Angst*. Voelt u zich vaak bezorgd, angstig? Piekert u veel?
- *Paniekaanvallen*. Hebt u wel eens aanvallen van hevige angst? Bent u dan bang alle controle te verliezen of dood te gaan?
- *Fobieën*. Zijn er alledaagse situaties die u probeert te vermijden omdat u anders te angstig zou worden?
- *Hypochondrie*. Bent u erg bezorgd dat u lijdt aan een ernstige ziekte?

Sommige *algemene symptomen* kunnen passen bij een depressieve stoornis: moeheid en gewichtsverlies. Zeker wanneer er geen goede somatische verklaring voor is, dient men te vragen naar depressiviteit en naar eerdere psychiatrische behandelingen.

Ook klachten en verschijnselen uit de *tractus circulatorius* (pijn op de borst, hartkloppingen), de *tractus respiratorius* (kortademigheid), de *tractus digestivus* (verminderde eetlust, eten blijft steken, misselijkheid, opboeren, borborygmi, flatulentie, diarree), de *tractus urogenitalis* (polyurie, premenstruele klachten, seksuele klachten) en het *centrale zenuwstelsel* (flauwvallen, hoofdpijn, duizeligheid, beven) kunnen samengaan met een psychosociale dan wel psychiatrische stoornis, in het bijzonder een angststoornis.

Bij het punt Vroegere ziekten en operaties doet de arts er goed aan in één vraag zowel de somatische als de psychiatrische voorgeschiedenis te achterhalen: 'Bent u wel eens voor een lichamelijke of psychiatrische ziekte behandeld of in een ziekenhuis opgenomen geweest?'

Wanneer bij de familieanamnese blijkt dat in de familie een psychiatrische stoornis voorkomt, is er een goede reden om te vragen naar het optreden van deze aandoening bij de patiënt.

Standaardvragen
In het voorgaande is de algemene anamnese gedetailleerd besproken. Wanneer er geen aanleiding is om zo uitvoerig op elke tractus in te gaan, kan worden volstaan met enkele standaardvragen. Als op een vraag een bevestigend antwoord van de patiënt volgt, moet natuurlijk wel verder gevraagd worden. Van groot belang is ook om deze gegevens te structureren in de tijd. Dus niet alleen vragen: 'Rookt u?', maar ook: 'Sinds wanneer?' en 'Hoeveel?'

De standaardvragen zijn aangegeven in tabel 5.1.

Tabel 5.1 Standaardvragen bij de algemene anamnese

Vroegere ziekten en operaties:
- Bent u vroeger ziek geweest of geopereerd?

Algemene symptomen:
- Bent u vaker moe dan vroeger?
- Is uw gewicht de laatste tijd veranderd?
- Hebt u koorts gehad?

Het cardiovasculaire stelsel:
- Hebt u wel eens pijn op de borst?
- Wordt u snel kortademig bij inspanning of bij platliggen?
- Hebt u 's avonds dikke voeten?
- Op hoeveel kussens slaapt u?
- Moet u 's nachts het bed uit om te plassen?
- Hebt u wel eens hartkloppingen?
- Krijgt u pijn in de benen als u een eindje loopt?

Tractus respiratorius:
- Hoest u vaak? Hebt u fluimen?
- Hebt u last van benauwdheid?
- Hebt u last van hooikoorts of astma?
- Hebt u wel eens een longontsteking of tuberculose gehad?

Tractus digestivus:
- Hoe is het met slikken? Zakt het eten?
- Kunt u alles eten?
- Hebt u last van zuurbranden (eventueel opboeren)?
- Bent u wel eens misselijk? Braakt u wel eens?
- Hebt u wel eens buikpijn?
- Hebt u wel eens geelzucht gehad?
- Hoe vaak per dag/week hebt u ontlasting?
- Hoe ziet de ontlasting eruit (kleur/consistentie)?
- Hebt u wel eens bloed bij de ontlasting gezien?
- Hebt u wel eens zwarte ontlasting?

Tractus urogenitalis:
- Gaat het plassen gemakkelijk; moet u persen?
- Moet u erg vaak plassen?
- Doet het plassen pijn?
- Hebt u last van nadruppelen?
- Verliest u ongewild wel eens urine?
- Hebt u ooit wat aan de blaas of aan de nieren gehad?

Bij vrouwen, afhankelijk van de leeftijd:
- Menstrueert u nog?
- Om de hoeveel dagen komt de menstruatie?
- Hoeveel dagen duurt de menstruatie?
- Verliest u dan ook bloedstolsels?
- Verliest u tussendoor wel eens bloed?
- Hebt u last van afscheiding?
- Hebt u zwangerschappen doorgemaakt?
- Gebruikt u een anticonceptiepil?

(vervolg tabel 5.1)

Het centrale zenuwstelsel:
- Hebt u vaak hoofdpijn?
- Kunt u goed horen?
- Kunt u goed zien?
- Bent u wel eens duizelig?

Tractus locomotorius:
- Hebt u wel eens een pijnlijk of dik gewricht gehad?
- Bent u erg stijf als u uit bed komt? Zo ja, hoelang duurt dat?
- Hebt u rugklachten?

Genotmiddelen:
- Rookt u? Zo ja, hoeveel?
- Gebruikt u alcoholhoudende dranken? Zo ja, hoeveel?
- Hebt u wel eens drugs gebruikt? Welke? Hoe frequent?
- Hoeveel koppen koffie drinkt u per dag?

Geneesmiddelen:
- Gebruikt u geneesmiddelen?
- Gebruikt u pijnstillers of slaapmiddelen?

Allergieën:
- Bent u overgevoelig voor bepaalde medicijnen of andere stoffen?

Beroep, gezin en sociale omstandigheden:
- Wat is uw beroep?
- In welk gezinsverband woont u?
- Hebt u hobby's?

Familieanamnese:
- Gezondheidstoestand van de eerstegraadsfamilieleden nagaan.
- Komen in de familie suikerziekte, hoge bloeddruk of hartinfarcten voor?

Psychosociale en psychiatrische symptomen:
- Somber?
- Angstig? Zo ja, in welke situaties?
- Paniekaanvallen?
- Erg bezorgd?

Kijk voor verdieping op www.studiecloud.nl.

6 Methoden van het lichamelijk onderzoek

Inleiding 41
    Normaal/abnormaal 41
    Kenmerken van onderzoeksmethoden 42
    Overlap met anamnese 42
    Algemene adviezen 42
Hoe uitvoerig moet het onderzoek zijn? 44
De onderzoeksmethoden 45
    Inspectie 46
    Percussie 46
    Auscultatie 47
    Palpatie 49

Eenvoudig instrumenteel onderzoek 50
    De arteriële bloeddruk 51
    De centraalveneuze druk 54
    Lengte en gewicht 58
    De lichaamstemperatuur 61
De volgorde bij het lichamelijk onderzoek 63

INLEIDING

Onder het lichamelijk onderzoek, ook wel fysische diagnostiek genoemd, wordt dat deel van het onderzoek van de patiënt verstaan dat de arts uitvoert met behulp van zijn zintuigen en enkele eenvoudige instrumenten, die in elke onderzoekskamer aanwezig zijn en waarvan hij de meeste in zijn zak kan meedragen.

Normaal/abnormaal

Het doel van het onderzoek is om zo objectief mogelijk relevante afwijkingen van de norm op te sporen, te kwantificeren en te beschrijven. Hierbij doen zich steeds weer twee vragen voor: 'Wat is nog als normaal te beschouwen?' en: 'Welke afwijking van de norm is bij deze patiënt relevant voor de gezondheid?' Voor biologische variabelen wordt meestal het gemiddelde van een normale populatie ± 2 SD als het normale gebied beschouwd. Om deze maat te kunnen hanteren moet men echter beschikken over gegevens van onderzoek bij een representatieve steekproef uit de populatie waaruit de patiënt afkomstig is. Van sommige variabelen bij het lichamelijk onderzoek zijn dergelijke gegevens bekend, bijvoorbeeld de lichaamslengte en groeisnelheid bij Nederlandse kinderen. Voor bevolkingsgroepen uit andere culturen zijn ze echter niet bruikbaar. Van de meeste variabelen ontbreken deze gegevens helaas. De arts moet zijn oordeel 'normaal' of 'abnormaal' dan baseren op zijn persoonlijke ervaring. Een bruikbare ervaring kan pas ontstaan door het onderzoeken van een groot aantal personen. Moeilijk is vooral het beoordelen van variabelen die niet in maat en getal uit te drukken zijn, zoals de consistentie van een palpabele lever of het scherp dan wel stomp zijn van de leverrand.

Ook ervaren artsen zullen het dan niet altijd met elkaar eens zijn. Bovendien wordt de ervaring sterk gekleurd door de deelpopulatie waarmee de arts specifieke ervaring heeft. Zo zal een hemato-oncoloog een palpabel lymfekliertje aan de hals veel eerder als abnormaal duiden dan een huisarts.

Vaak kan men voor de beoordeling gebruikmaken van een referentieobject dat men in vrijwel alle gevallen bij de hand heeft, namelijk de andere helft van de patiënt: voor het oordeel of een pijnlijke rechterenkel gezwollen is, vergelijkt men die met de niet-pijnlijke linkerenkel. Soms kan de arts zichzelf als referentiepersoon gebruiken, bijvoorbeeld voor de beoordeling van de kleur van het nagelbed.

Het is gemakkelijk om tot 'abnormaal' te besluiten wanneer men iets vindt wat er niet hoort te zijn, bijvoorbeeld een geruis aan het hart of een vaste weerstand in de onderbuik. Maar ook dan blijft nog de vraag naar de relevantie bestaan. Ook afwijkingen die niet relevant lijken te zijn moeten, vooral door de coassistent, wel worden beschreven, omdat ze later misschien wel van belang kunnen worden.

Kenmerken van onderzoeksmethoden

Methoden van diagnostisch onderzoek leveren lang niet altijd een betrouwbare uitslag op. Dit geldt niet alleen voor het lichamelijk onderzoek, maar ook voor de laboratoriumdiagnostiek en het beeldvormend onderzoek. Om een indruk te krijgen van de betrouwbaarheid van een laboratoriumbepaling of beoordeling van biopten en röntgenfoto's kan het nuttig zijn over de kenmerken van het desbetreffende onderzoek te beschikken. De belangrijkste zijn de volgende begrippen: reproduceerbaarheid, sensitiviteit en specificiteit. De *sensitiviteit* geeft het percentage aan van personen met de gezochte aandoening en een positieve testuitslag, de *specificiteit* het percentage personen zonder de afwijking en een negatieve testuitslag. Met behulp van de sensitiviteit en specificiteit en de prevalentie van de ziekte kan de zogeheten *likelihood ratio* (LR) worden bepaald. Deze geeft een beeld van het onderscheidend vermogen van een test. De LR van een positieve testuitslag (LR+) is een maat voor de waarschijnlijkheid dat de gezochte aandoening aanwezig is; hoe hoger het getal, des te waarschijnlijker. Het omgekeerde geldt voor de LR van een negatieve uitslag (LR-). Deze testkarakteristieken zijn ook onderzocht voor verschillende klinische symptomen en onderdelen van het lichamelijk onderzoek. In dit boek worden bij wijze van voorbeeld enkele getallen genoemd. De waarde ervan is betrekkelijk, omdat – veel meer dan bij het aanvullend onderzoek – de subjectieve waarneming en de ervaring van de onderzoeker een grote rol spelen. De reproduceerbaarheid van de uitkomsten is vaak beperkt en de getallen in de literatuur variëren sterk. Voor meer gegevens wordt naar de literatuurlijst achter in het boek verwezen (item 3).

Overlap met anamnese

Het lichamelijk onderzoek volgt na de anamnese. Maar al tijdens de kennismaking en het anamnesegesprek vindt een belangrijk deel van de inspectie van de patiënt plaats, een onderdeel van het lichamelijk onderzoek. Als men een ambulante patiënt uit de wachtkamer haalt, ziet men al hoe hij loopt. Verder ziet men de huidskleur, de gelaatsuitdrukking, een abnormale ademhaling, geagiteerd of apathisch gedrag, een tremor, een anisocorie enzovoort. De schatting van de biologische leeftijd kan het best op dit moment plaatsvinden. Men kan een abnormale stem horen of een abnormale geur ruiken. Soms moet een specifieker deel van het onderzoek al tijdens de anamnese worden verricht, bijvoorbeeld als de patiënt klaagt over pijn in een hand of been. Als men dan eerst de pijnlijke plaats bekijkt, waarvoor de patiënt zich nog niet hoeft uit te kleden, weet men beter wat deze precies bedoelt. Omgekeerd zullen ook vaak vragen die bij de anamnese horen tijdens het lichamelijk onderzoek worden gesteld: vragen waar men nu pas opkomt of aanvullende vragen op grond van een bevinding bij het onderzoek.

Algemene adviezen

Veel patiënten zien op tegen het lichamelijk onderzoek. Ze voelen zich kwetsbaar in ontklede toestand, terwijl ze niet precies weten wat de arts gaat doen. De arts moet zich hiervan steeds bewust zijn. Respect voor de patiënt en voor diens lichaam dienen zijn wijze van optreden te beheersen. Het betasten van een lichaamsdeel kan door de patiënt worden aangevoeld als een inbreuk op zijn privacy en op de integriteit van zijn lichaam. De benadering door de arts moet altijd beleefd en vriendelijk, maar ook competent en efficiënt zijn en niet verlegen en aarzelend. Deze houding wordt vaak aangeduid met *bedside manners*. De coassistent krijgt hiervan tijdens zijn opleiding dikwijls goede, maar helaas ook nogal eens slechte voorbeelden te zien. Een slechte gewoonte is bijvoorbeeld om in het ziekenhuis op de rand van het bed te gaan zitten. Het bed en het nachtkastje vormen het enige privéterritorium dat de patiënt nog heeft. Ook uit oogpunt van ziekenhuishygiëne is het verwerpelijk om op het bed van een patiënt te gaan zitten. Men neme liever een stoel of krukje.

Bij het ontkleden houdt men eveneens zo veel mogelijk rekening met de gevoelens van de patiënt. De ambulante patiënt die op de onderzoeksbank moet gaan liggen, kan in eerste instantie de onderbroek aanhouden. De arts laat de patiënt de onderbroek pas omlaag schuiven als het onderzoek van de liezen en genitaliën aan de orde is. Het onderzoek van de thorax kan bij een vrouw alleen maar goed plaatsvinden na afdoen van de beha. Maar als men gevoelens van gêne vermoedt, laat men de patiënt de beha en eventueel andere kledingstukken weer aandoen voordat men aan het onderzoek van het abdomen begint. Indien de patiënt na het onderzoek nog even moet blijven liggen, bijvoorbeeld voor een controle van het onderzoek door een supervisor, laat men de patiënt zich eerst ten dele aankleden. Als de patiënt in bed ligt, kunt u deze tijdens het onderzoek gedeeltelijk met het laken blijven bedekken. De voorzichtigheid moet echter niet zover gaan dat een onvoldoende beeld van het lichaam van de patiënt verkregen wordt.

> **Niet vergeten tijdens onderzoek**
> - naakt is kwetsbaar (dus niet onnodig volledig laten ontkleden)
> - voldoende comfort?
> - communiceer met de patiënt
> - verontrust de patiënt niet

Idealiter vindt het lichamelijk onderzoek altijd plaats in een aparte onderzoekskamer. In de praktijk zal het in ziekenhuizen echter vaak voorkomen dat de coassistent een patiënt in diens bed op de kamer moet onderzoeken. Doe dit alleen als het niet anders kan in aanwezigheid van andere patiënten. In elk geval moeten dan de gordijnen die het bed afschermen dicht worden getrokken. Andere patiënten kunnen dan echter nog wel meeluisteren. Houd daar rekening mee en stel vragen waar anderen niets mee te maken hebben pas wanneer u met de patiënt alleen bent.

De ruimte moet warm zijn, zodat de patiënt het niet koud krijgt als hij ontkleed is. Onzichtbaar rillen van de patiënt geeft spiergeruis en bemoeilijkt de auscultatie. Ook de dokter moet het niet koud hebben: palpatie met koude handen geeft schrikreacties, zoals het aanspannen van de buikspieren (de handen wassen met warm water helpt). De patiënt dient comfortabel te liggen, zodat hij zich kan ontspannen. Voor een ambulante patiënt die op een onderzoeksbank wordt onderzocht, betekent dit dat er een hoofdkussen moet zijn en dat eventueel het hoofdeinde van de bank wat omhoog moet worden gezet, zodat hij niet langdurig overstrekt hoeft te liggen. Ook de houding van de arts moet zo comfortabel mogelijk zijn. Verstelbare banken en bedden moeten dusdanig hoog worden gezet dat de arts niet langdurig gebukt hoeft te staan. Bij de inrichting van de onderzoekskamers wordt ervan uitgegaan dat de dokter rechtshandig is.

Bij het lichamelijk onderzoek wordt de patiënt *van de rechterkant* benaderd (zie figuur 6.10). Voor een linkshandige kan dit enig ongemak opleveren. Ook bij de beschrijving van de onderzoeksmethoden wordt geen rekening gehouden met linkshandigen. Voor de percussie maakt het weinig verschil of men met de rechter- of met de linkerhand klopt. Bij de palpatie, bijvoorbeeld van de leverrand, is dit wel het geval. De ervaring leert echter dat linkshandigen zich de eenvoudige handgrepen bij het lichamelijk onderzoek, zoals beschreven voor rechtshandigen, meestal gemakkelijk op deze wijze kunnen aanleren.

Een goede verlichting van de patiënt is essentieel. Daglicht heeft de voorkeur voor het beoordelen van de natuurlijke huidskleur. Meestal moet het onderzoek echter bij kunstlicht plaatsvinden (inpandige onderzoekskamers). Om een lichte graad van icterus en andere subtiele huidafwijkingen zoals roseolen te kunnen vaststellen, dient men dan de patiënt naar een raam mee te nemen.

Ook tijdens het onderzoek vindt verbale communicatie met de patiënt plaats. Zoals al is aangegeven, kan dit een aanvulling van de anamnese betreffen, maar er wordt ook gepraat over het onderzoek dat plaatsvindt. De arts kondigt aan wat hij gaat doen en vraagt de medewerking van de patiënt: 'Wilt u nu rechtop gaan zitten, dan kan ik de achterkant van de longen onderzoeken.' Zo nodig wordt verdere uitleg gegeven. Als de patiënt verbaasd is dat hij helemaal onderzocht moet worden, terwijl hij alleen maar een lokale klacht heeft, kan men iets zeggen in de volgende trant: 'Uw klacht kan de uiting zijn van een afwijking elders in uw lichaam.' Of: 'Ik wil een indruk krijgen van uw algemene conditie.' En bij de meting van de centraalveneuze druk: 'U moet nu even helemaal platliggen, dan kan ik de aderen van uw hals bekijken; daaraan kan ik iets aflezen over uw bloedsomloop.' De patiënt is vaak bang dat er iets afwijkends wordt gevonden. Is de bloeddruk te hoog? Is het hart wel gezond? Is er een knobbeltje in de borst? Een ervaren arts zal de patiënt tijdens het onderzoek zo mogelijk gerust moeten stellen: 'Ik voel niets bijzonders, uw hart is normaal' enzovoort. Dit moet vooral gebeuren als de arts merkt dat de patiënt gespannen is tijdens een bepaald deel van het onderzoek. Vindt men wél iets afwijkends, dan moet men in dit stadium voorzichtig zijn met mededelingen, vooral als de betekenis van de afwijking nog niet geheel te overzien is: 'Ik hoor wel een ruisje aan uw hart, maar of het iets te betekenen heeft, kan ik pas zeggen na verder onderzoek.' Als de patiënt vraagt hoe hoog de bloeddruk is, moet men als regel de getallen noemen. Bij verhoogde waarden moet er wel bij worden vermeld dat één meting tijdens een eerste onderzoek weinig zegt.

Voor de coassistent gelden andere regels. Voor hem is het gevaarlijk uitspraken te doen op grond van zijn bevindingen, omdat die nog onbetrouwbaar zijn. Bovendien draagt hij niet de verantwoordelijkheid van behandelend arts.

Als hij er niet onderuit kan om iets te zeggen, moet hij altijd toevoegen dat hij nog weinig ervaren is en dat gewacht moet worden op het oordeel van de dokter. Soms is hij lang bezig met een bepaald deel van het onderzoek en herhaalt hij het vele malen, bijvoorbeeld als hij een longgrens niet goed kan vaststellen of als hij niet zeker weet of hij een leverrand voelt. Dan moet hij de patiënt wel zeggen dat het niet betekent dat er iets afwijkends is, maar dat hij zelf wat moeite heeft met dit deel van het onderzoek. Tijdens het onderzoek door de coassistent moet er zo weinig mogelijk worden gepraat, omdat hij zich volledig moet concentreren op de onderzoekstechniek. Als de patiënt iets wil vertellen, kan hij het best even stoppen met het onderzoek. Zo nodig vraagt hij de patiënt om even niet te praten.

De arts en de coassistent moeten ervoor oppassen geen tekenen van schrik, verrassing of afkeer te uiten, noch verbaal, noch in mimiek, wanneer onverwachts een ernstige of afschuwelijke afwijking wordt ontdekt (grote tumor in de mamma, stinkende zweer). Dergelijke uitingen zijn niet professioneel. Ook afkeurende opmerkingen over verwaarlozing van het lichaam passen niet bij een professionele houding.

HOE UITVOERIG MOET HET ONDERZOEK ZIJN?

Het lichamelijk onderzoek, zoals dat in dit boek wordt beschreven, is een volledig en zeer uitvoerig lichamelijk onderzoek. In de praktijk vindt een dergelijk uitvoerig onderzoek bij geen enkele patiënt plaats, omdat het niet nodig is en omdat het te veel tijd zou kosten voor de arts en voor de patiënt. Het zogenoemde volledige onderzoek vindt in de praktijk wel vaak plaats, maar in veel minder uitvoerige vorm. Dit wordt *het screenende volledige onderzoek* genoemd. Bijvoorbeeld: wanneer de anamnese geen enkele aanwijzing geeft voor een aandoening in de buik, wordt het screenende onderzoek van de buik uitgevoerd: inspectie, auscultatie, globale percussie, palpatie van de lever en de milt en globale palpatie van de buik om abnormale weerstanden uit te sluiten. Wanneer dit geen afwijkingen oplevert, blijft het hierbij. Er wordt geen onderzoek ingesteld om ascites aan te tonen. Wanneer er geen klachten over de benen of de rug zijn, omvat het screenende onderzoek van de benen inspectie, palpatie van de arteriepulsaties en het opwekken van de peesreflexen. De proef van Lasègue en het onderzoek naar bewegingsbeperking in de heupgewrichten blijven achterwege.

Maar ook het screenende, volledige lichamelijk onderzoek wordt in de praktijk bij lang niet alle patiënten en zeker door lang niet alle artsen toegepast. Een orgaanspecialist, zoals de oogarts of de kno-arts, zal in de regel alleen zijn specifieke gebied onderzoeken. De huisarts zal bij een patiënt met een ontstoken vinger alleen de status localis onderzoeken, maar bij een patiënt met klachten over moeheid en vermagering zal hij wel het screenende, volledige lichamelijk onderzoek uitvoeren. De internist is de specialist die in de praktijk het vaakst de patiënt volledig onderzoekt. Van de coassistent wordt verwacht dat hij zo veel mogelijk iedere patiënt volledig screenend onderzoekt. Hij moet zo veel mogelijk ervaring opdoen met het hele onderzoek om de technieken onder de knie te krijgen en te leren wat als normaal mag worden beschouwd. Wanneer op grond van de anamnese een afwijking in een bepaald gebied wordt verwacht of wanneer bij het onderzoek in een gebied een afwijking wordt gevonden, zal dat gebied vaak met aanvullende methoden nader onderzocht moeten worden.

Naar uitgebreidheid kan men in de praktijk dus de volgende *drie vormen van lichamelijk onderzoek* onderscheiden:
1 onderzoek van alleen de status localis;
2 het screenende volledige onderzoek;
3 als 2, maar aangevuld met extra onderzoek van een bepaalde regio.

Wat moet nu tot het screenende volledige onderzoek worden gerekend en wat niet? Idealiter zou de keuze moeten berusten op onderzoek naar de waarde van alle aparte onderdelen van het lichamelijk onderzoek. Voor de meeste onderdelen is dergelijk onderzoek helaas echter niet verricht. De keuze berust in de praktijk op een aantal factoren: ervaring van de arts, tijdrovendheid van het onderdeel, gemak van uitvoering en traditie. Het mag u dus niet verbazen dat er op dit punt verschil van mening kan bestaan tussen ervaren artsen. In dit boek wordt de keuze bepaald door de persoonlijke ervaring van de auteurs, voor zover althans geen resultaten van goed onderzoek beschikbaar zijn.

Soms wordt de volledigheid van het onderzoek belemmerd door de toestand van de patiënt. Voor een zieke kan het onderzoek, vooral wanneer het door een onervaren iemand wordt uitgevoerd, te vermoeiend worden. De student moet dan stoppen en eerst met zijn supervisor overleggen. Bij een ernstig zieke patiënt moeten sommige onderdelen van het screenende onderzoek soms achterwege worden gelaten. Dit levert echter het gevaar op dat iets belangrijks gemist wordt, wat juist bij een ernstig zieke noodlottig kan zijn. Soms moet de dokter in de ogen van de patiënt en het verplegend personeel 'hard' zijn. Bijvoorbeeld: als een patiënt niet rechtop kan gaan zitten, moet men hem normaliter toch even overeind trekken met hulp van anderen. Dan kan de achterzijde worden onderzocht, om een pneumonie of sacraal oedeem niet te missen.

In tabel 6.1 zijn de onderdelen van het screenende volledige onderzoek samen met aanvullend onderzoek op indicatie opgenomen.

Tabel 6.1 Het lichamelijk onderzoek

Screenend volledig onderzoek	Aanvullend onderzoek op indicatie
algemeen	
• compos mentis • cognitieve functie • biologische leeftijd • zieke indruk • huidturgor • huidskleur • ademhaling • pols • oedeem • voedingstoestand • lichaamsbouw • huid: globale inspectie • arteriële bloeddruk, rechts en links • centraalveneuze druk • lengte en gewicht	• bewustzijnsgraad • meningeale prikkeling • beharingspatroon • tremor • orthostatische hypotensie • pulsus paradoxus • middel-heupratio, zithoogte, spanwijdte • lichaamstemperatuur
hoofd	
• inspectie hoofd • inspectie ogen • inspectie mond	• palpatie a. temporalis • oogspiegelen • doorgankelijkheid neus • doorlichten neusbijholten • oorspiegelen, fluisterstem
hals	
• inspectie • palpatie lymfeklierstations • palpatie trachea • palpatie schildklier • palpatie en auscultatie a. carotis	• auscultatie schildklier
thorax	
• inspectie: vorm, beweging bij respiratie, pulsaties • palpatie ictus cordis • percussie hartgrenzen • percussie longvelden • percussie longgrenzen en verschuiving bij respiratie • auscultatie longvelden • auscultatie hart • mammae	• palpatie ribben en opwekken compressiepijn • stemfremitus en bronchofonie • auscultatie hart in linker zijligging en in zittende houding
abdomen	
• inspectie in rust en tijdens zuchten • auscultatie: peristaltiek, vaatgeruis • percussie: buik, lever, milt • oppervlakkige palpatie • diepe palpatie • palpatie liezen • palpatie lever, milt, nieren	• onderzoek breukpoorten staand en tijdens persen • opwekken clapotage • aantonen ascites • loslaatpijn • hyperesthesie, hyperalgesie • palpatie tijdens oprichten hoofd • psoastest, obturatortest • rectaal toucher • vaginaal toucher

(vervolg tabel 6.1)

Screenend volledig onderzoek	Aanvullend onderzoek op indicatie
uitwendige genitaliën man	
• inspectie penis en scrotum • palpatie testikels en epididymides	• inspectie glans penis • uitdrukken afscheiding • doorlichting zwelling in scrotum
uitwendige genitaliën vrouw	
	• inspectie vulva
bovenste extremiteiten	
• inspectie armen, polsen, handen: huid, nagels, spieren, zwellingen, oedeem, standafwijking, contractuur	• symptoom van Trousseau • knijpkracht
onderste extremiteiten	
• inspectie benen en voeten: huid, nagels, spieren, zwellingen, oedeem, venentekening, standafwijking, temperatuur • pulsaties a. femoralis, a. poplitea, a. dorsalis pedis, a. tibialis posterior	• staand onderzoek op varices • trendelenburgproef • capillaire refill, capillairpols
gewrichten	
• globale inspectie van handen, voeten, enkels, knieën, polsen en wervelkolom	• gericht onderzoek van gewrichten en wervelkolom: inspectie, palpatie, bewegingsonderzoek
neurologisch onderzoek	
• pupilreflexen op licht en convergentie • kniepeesreflex • achillespeesreflex • voetzoolreflex	• masseterreflex • bicepsreflex • tricepsreflex • reflex van Hoffmann-Trömner • overig neurologisch onderzoek (hoofdstuk 14)

DE ONDERZOEKSMETHODEN

Bij het lichamelijk onderzoek worden vier fundamentele methoden van onderzoek gebruikt:

- inspectie;
- percussie;
- auscultatie;
- palpatie.

In Nederland wordt in de regel deze volgorde aangehouden. In België is het gangbaar vóór de percussie te palperen.

Daarnaast worden voor bepaalde delen van het lichaam specifieke methoden gebruikt, die in de desbetreffende hoofdstukken worden besproken. Slechts in enkele bijzondere gevallen speelt het reukvermogen van de arts een rol. Het gebruik van enkele eenvoudige instrumentele methoden wordt eveneens tot het lichamelijk onderzoek gerekend.

Inspectie

De algemene inspectie van de patiënt begint al bij de kennismaking. Als een ervaren arts met het lichamelijk onderzoek begint, is hij al veel te weten gekomen door observatie. Deze observatie vindt plaats met ogen en oren: gang, huidskleur, tremor, maar ook de spraak, een piepende ademhaling enzovoort. Een beginner zal vaak dusdanig geconcentreerd zijn op de anamnese dat hem nog veel ontgaat. Dit tekort wordt ingehaald tijdens het lichamelijk onderzoek, dat begint met een grondige algemene inspectie. Daarna begint ook het onderzoek van elk lichaamsdeel weer met een inspectie.

Een veelgemaakte fout is dat men het te onderzoeken lichaamsdeel meteen gaat betasten. 'Eerst kijken en handen thuis' is echter de stelregel. Gelet wordt op afwijkingen in kleur en vorm, op abnormale bewegingen en pulsaties. Een belangrijk hulpmiddel, vooral bij het onderzoek van de extremiteiten, is het vergelijken van links en rechts. Op het belang van goede belichting is eerder al gewezen. Om kleine zwellingen of gevulde aders beter zichtbaar te maken is strijklicht met een zaklampje nuttig.

Percussie

Dit is het bekloppen van het lichaamsoppervlak om een klank te produceren die informatie geeft over de dichtheid van het onderliggende weefsel. De percussie wordt in hoofdzaak gebruikt bij het onderzoek van de thorax en het abdomen. Een groot aantal afwijkingen kan met deze methode worden vastgesteld, zoals verminderde luchthoudendheid van longweefsel, een verplaatsing van de grens tussen twee organen met verschillende dichtheid (long-lever) of een verdringing van gashoudende organen (long, darm) door een ophoping van vocht. Soms wordt percussie ook gebruikt om de pijnlijkheid van het onderliggende weefsel vast te stellen (sinusitis, peritonitis).

Percussie veroorzaakt alleen een klank wanneer geklopt wordt op iets hards. In vroegere tijden werd een metalen plaatje – de plessimeter – op de borstkas gelegd, waarop dan met een hamertje – de percussiehamer – werd geklopt. Nu wordt de middelvinger van de rechterhand als percussiehamer gebruikt, terwijl de middelvinger van de linkerhand als plessimeter wordt ingezet. Deze moet stevig op het te onderzoeken lichaamsdeel worden gedrukt. De belangrijke functie van de plessimetervinger kan iedereen gemakkelijk bij zichzelf aantonen: klop met een vinger van de rechterhand direct op de dij, vervolgens op de losjes op de dij gelegde middelvinger van de andere hand en ten slotte op een stevig aangedrukte middelvinger.

Men kan alleen zonder plessimeter percuteren wanneer op een bot wordt geklopt dat vlak onder de huid ligt. Dit wordt *directe percussie* genoemd. Hiervan wordt alleen gebruikgemaakt bij percussie van de longtop op de clavicula en bij het bekloppen van de schedel (sinus frontalis). In alle andere gevallen wordt de *indirecte of bimanuele percussie* gebruikt.

Techniek van de indirecte percussie (afbeelding 6.1)

Men gebruikt meestal de rechter middelvinger als hamer. De volaire zijde van de plessimetervinger wordt stevig op de huid gedrukt, terwijl de handpalm en de andere vingers van die hand iets boven de huid worden gehouden. Het stevig aandrukken is essentieel, anders wordt de percussietoon gesmoord in de subcutane vetlaag, vooral bij obese personen. Met de hamervinger wordt bij voorkeur op het distale interfalangeale gewricht geklopt, omdat op die plaats het bot van de vinger aan de volaire zijde het minst met weke delen overdekt is. Sommige artsen zijn er echter aan gewend te kloppen op de middelste falanx of de eindfalanx, met goed resultaat. De hamervinger wordt zodanig gebogen gehouden dat het eindkootje haaks op de plessimetervinger staat, terwijl de onderarm horizontaal gehouden wordt (althans bij percussie van bovenaf op een horizontaal vlak). De hamerbeweging wordt soepel uitgevoerd vanuit het polsgewricht, terwijl er geen beweging is in het metacarpofalangeale gewricht en in het elleboog- en schoudergewricht. De hamervinger tikt met zijn uiteinde, en niet met de volaire zijde, op de plessimetervinger. De nagel moet dus kortgeknipt zijn. De tik is kort en fel, als van het hamertje op een pianosnaar. Men tikt meestal twee- of driemaal terwijl de plessimetervinger op dezelfde plaats ligt, om de klank goed in zich op te nemen. Om de percussietoon op verschillende plaatsen te kunnen vergelijken moet men steeds even hard tikken en de vinger even hard aandrukken.

Hoe hard moet men percuteren? Over het algemeen gebruikt men de zachtste percussie die nog een heldere toon geeft. Hoe dikker de subcutane vetlaag, hoe harder men moet kloppen. Het geluid dat met het percuteren wordt geproduceerd, is geen zuivere toon waarvan de toonhoogte (frequentie) precies kan

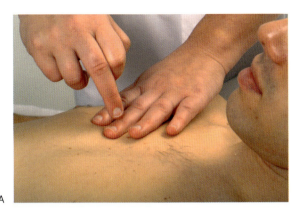 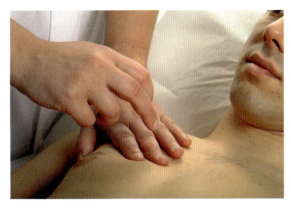

Afbeelding 6.1 Percussietechniek. Met de rechter middelvinger wordt soepel vanuit de pols geklopt op het distale interfalangeale gewricht van de linker middelvinger, die stevig op de huid wordt gedrukt.

worden vastgesteld. Aan het geluid kunnen drie variabelen worden onderscheiden: de toonhoogte, de luidheid en de duur. Het is praktisch niet mogelijk deze apart te horen; samen geven ze een klankimpressie die een naam krijgt. De student kan de verschillende percussiegeluiden leren kennen door veelvuldig zichzelf op de hierna genoemde lichaamsdelen te percuteren. De volgende percussietonen worden onderscheiden.

- *Mat.* De matte toon wordt verkregen door te percuteren op een dikke laag niet-luchthoudend weefsel of vocht. De laag moet minstens 5 cm dik zijn. Bijvoorbeeld: percussie op het dijbeen.
- *Gedempt.* De gedempte toon ontstaat door percussie op een minder dikke laag niet-luchthoudend weefsel of vocht of op weinig luchthoudend weefsel. De toon ligt tussen de matte en de sonore in. Bijvoorbeeld: door te percuteren over het hart en de lever kan men gebieden met gedempte toon vinden naast eventueel gebieden met matte toon.
- *Sonoor.* De sonore toon is diepgalmend en wordt opgewekt door percussie over normale longen.
- *Hypersonoor.* Deze toon is nog wat dieper en galmender dan de sonore en komt alleen voor bij een abnormaal sterk luchthoudende thorax (emfyseem, pneumothorax). Bijvoorbeeld: men kan het subtiele verschil tussen sonoor en hypersonoor enigszins benaderen door de long te percuteren, achtereenvolgens boven de levergrens en vlak onder de clavicula. Men hoort dan eerst een gewone sonore toon en vervolgens een toon die wat meer naar hypersonoor toegaat, althans bij mensen zonder obesitas.
- *Tympanisch.* Een tympanische toon (of tympanie) is hoger dan de sonore en wordt gehoord bij percussie boven een gasbel die onder enige spanning staat, zoals een gasbel in een darmlis. Bij percussie van de buik hoort men dan ook wisselend tympanische en gedempte tonen. Bijvoorbeeld: in liggende houding tympanie zoeken door over de hele buik te percuteren. Bij sommige mensen kan tympanie benaderd worden door percussie van een opgeblazen wang.

Vaak wordt tussen sonoor en gedempt in nog de term 'verkorte percussietoon' gebruikt om lichte graden van demping aan te geven. Tabel 6.2 geeft een overzicht van de percussietonen.

Het goed bepalen van een grens tussen gedempt en sonoor wordt vaak moeilijk gevonden. Het nauwkeurigst gaat dit door de plessimetervinger op de huid te fixeren en met de huid te verschuiven terwijl u met de hamervinger klopt.

Auscultatie

Auscultatie is het luisteren naar spontane geluiden uit het inwendige van het lichaam met behulp van de stethoscoop. De stethoscoop, uitgevonden door de Franse clinicus Laënnec in 1816, is het belangrijkste diagnostische instrument geworden van de arts. Vóór deze uitvinding werden het hart en de longen wel beluisterd door het oor direct tegen de thoraxwand te leggen (*auscultation directe*), maar deze methode had grote praktische bezwaren en een goede analyse van de hoorbare geluiden vond niet plaats. In de loop van de negentiende en twintigste eeuw is uiteindelijk de moderne, flexibele stethoscoop voor twee oren ontstaan.

Tabel 6.2 Percussietonen

Naam toon	Luidheid*	Toonhoogte	Voorbeeld bij gezond persoon	Voorbeeld afwijking
mat	zacht	hoog	dij	groot pleura-exsudaat
gedempt	luider dan mat	lager dan mat	hart	longinfiltraat, klein exsudaat
verkort	luider dan gedempt	lager dan gedempt	rand hartfiguur	dun laagje pleuravocht
sonoor	luider dan verkort	lager dan verkort	normale long	-
hypersonoor	luider dan sonoor	lager dan sonoor	-	emfyseem, pneumothorax
tympanisch	ongeveer als gedempt	hoger dan mat	buik, opgeblazen wang	-

* bij even harde percussie

Een goede stethoscoop voldoet aan de volgende eisen.
- De oordoppen sluiten de uitwendige gehoorgang geheel af om storende geluiden van buitenaf zo veel mogelijk af te schermen.
- Het laatste stukje van de metalen buis voor de oordop wijst in de richting van de uitwendige gehoorgang.
- De veer is sterk genoeg om de stethoscoop in de oren te houden, maar niet zo sterk dat het pijn doet.
- De slang heeft een dikke en stijve wand, maar is nog wel gemakkelijk opvouwbaar voor het opbergen in de zak. De binnendiameter is gelijk aan die van de metalen buis: 3 à 4 millimeter.
- De slang is zo kort mogelijk voor een optimale overbrenging van het geluid. Een zekere lengte is echter weer gewenst om te voorkomen dat de arts diep moet bukken. Een lengte van 30 à 35 centimeter tussen de splitsing en het borststuk is meestal een goed compromis.
- Het borststuk beschikt over een membraangedeelte en een kelkgedeelte.

De geluiden die men bij de auscultatie kan horen, liggen binnen het frequentiebereik van 50 tot 500 Hz. De laagfrequente tonen (50-200 Hz) hoort men beter met de kelk, de hoogfrequente (200-500 Hz) beter met de membraan, omdat deze de zeer laagfrequente niet doorgeeft. Laagfrequente geluiden zijn onder andere de derde en vierde harttoon (galopritme) en het geruis van de mitralisklepstenose. De meeste andere geluiden liggen in het hogere frequentiebereik, bijvoorbeeld de crepitaties in de longen. De membraan wordt dan ook het meest gebruikt. Bij het luisteren naar laagfrequente geluiden moet de kelk niet te vast op de huid worden geplaatst omdat anders de strakgespannen huid als membraan gaat werken. De membraan wordt altijd stevig aangedrukt.

Tijdens het ausculteren kunnen storende bijgeluiden optreden, die men als zodanig moet herkennen. Allereerst moet u ervoor zorgen dat u de stethoscoop goed op de huid gefixeerd houdt. Het schuren van kleding langs de huid kan men voorkómen door de kleding verder weg te schuiven. Het wrijven van haren tegen de membraan kan worden voorkomen door de membraan steviger aan te drukken en stil te houden, of door het haar te bevochtigen. Spiergeruis ten gevolge van rillen (zacht continu geruis) moet men proberen te voorkomen door de patiënt in een warm vertrek te onderzoeken.

> **Auscultatie**
> - membraan stevig aandrukken
> - kelk niet aandrukken
> - naar elk geluid afzonderlijk luisteren

Wat men tijdens de auscultatie kan horen aan normale en abnormale geluiden en wat hun betekenis is, wordt uitvoerig besproken in de volgende hoofdstukken. Hier volgt slechts een korte vermelding van de toepassingen van de stethoscoop. Het belangrijkste gebied voor auscultatie is de thorax. Aan het hart kunnen tonen (kortdurend) en geruis of souffles (langer durend) worden gehoord. Aan de longen wordt geluisterd naar het ademgeruis, dat normaal of abnormaal kan zijn, naar diverse bijgeluiden en naar de voortgeleiding van de stem. Op de buik kunnen de peristaltische geluiden van de darm gehoord worden en eventueel vaatgeruis, dat op een stenose in een arterie wijst. Ook aan de hals wordt geluisterd naar vaatgeruis (stenose van de a. carotis; abnormaal vaatrijke schildklier). Zelfs op de schedel wordt soms geausculteerd om het geruis van een arterioveneuze fistel te horen. Ten slotte is de stethoscoop een onmisbaar instrument voor de meting van de bloeddruk met behulp van een manometer. Van de menselijke zintuigen is het gehoor het geschiktst om een ritme waar te nemen. Daarom kan het ritme van het hart veel beter worden bestudeerd door het ausculteren van het hart dan door het voelen van de pols.

Het ausculteren van het hart en de longen is moeilijk. De student moet veel oefenen voordat hij abnormale geluiden met enige zekerheid kan herkennen. Hij moet zich er daarbij steeds bewust van zijn dat ausculteren niet bestaat uit het op de borst plaatsen van de stethoscoop en dan passief afwachten wat hij te horen krijgt. Hij moet gericht luisteren naar één ding tegelijk en zich achtereenvolgens concentreren op de verschillende geluiden, bijvoorbeeld eerst het inspirium, dan het exspirium, dan het soort ademgeruis en vervolgens de bijgeluiden. Aan het hart: eerst de eerste toon, dan de tweede toon, daarna het interval tussen de eerste en tweede toon (systole), dan de diastole, de eventuele extra tonen en geruis en tot slot het ritme.

Palpatie

Het betasten van het lichaam van de patiënt (palperen) dient veel verschillende doelen, waarvan de belangrijkste hier worden opgesomd.

- Enkele kwaliteiten van de huid kunnen worden vastgesteld door de huid te betasten en een huidplooi tussen duim en wijsvinger te nemen, zoals de temperatuur, vochtigheid, dikte van de subcutane vetlaag en de weefselspanning (turgor: hoe snel verstrijkt een huidplooi?).
- Onder de huid gelegen structuren, die een vastere consistentie hebben dan het subcutane vetweefsel, kan men voelen. Dit kunnen normaal aanwezige structuren zijn (arterie, trachea, leverrand), maar ook abnormaal grote organen (lymfoom, grote lever of milt) en structuren die er in het geheel niet behoren te zijn (tumor, abces). Van tumoren en vergrote organen moet een aantal variabelen op grond van de palpatie worden beschreven: de grootte, vorm, aard van het oppervlak (glad, hobbelig), consistentie (week, vast, hard), beweeglijkheid ten opzichte van de omgevende weefsels, al dan niet pijnlijk bij druk, en eventuele pulsaties.
- Plekken met pijnlijkheid bij druk kunnen door palpatie worden opgespoord. Bijvoorbeeld: een ontstekingsproces in de buik zal, ook als het geen spontane pijn geeft, vaak wel pijnlijk zijn bij druk ter plaatse, omdat een ontsteking de pijndrempel van het weefsel verlaagt.
- Naar het lichaamsoppervlak voortgeleide trillingen van de stem (stemfremitus) of van een stroomwerveling in het hart of in een arterie, die ook een souffle veroorzaakt (thrill of frémissement), kunnen met de hand worden gevoeld.
- Bijzondere fenomenen die door palpatie kunnen worden opgewekt, komen in de volgende hoofdstukken aan de orde. Hier wordt alleen genoemd: het opwekken van fluctuatie om aan te tonen dat een zwelling berust op een met vocht gevulde holte.

Palpatie van een zwelling
- afgrensbaarheid
- grootte in cm
- vorm
- aard van het oppervlak
- consistentie
- beweeglijkheid
- drukpijnlijkheid
- fluctuatie
- pulsaties

Palpatietechniek

De palpatie (afbeelding 6.2) wordt bij voorkeur zittend uitgevoerd, omdat de gevoeligheid van de vingers in die houding groter is dan staand. De tastzin is het fijnst aan de volaire zijde van de vingertoppen. Palpatie vindt dan ook in de regel plaats met de volaire kant van de vingers. Volgens sommigen biedt het voordelen om met beide handen (bimanueel) te

Afbeelding 6.2 De palpatie van de buik. De onderzoeker zit naast de patiënt en palpeert met de vlakke rechterhand rustig de buik. Hierbij wordt voorzichtige verticale druk uitgeoefend. Wanneer naar het oordeel van de onderzoeker voldoende informatie is opgedaan op die plaats, wordt de hand verzet (zie verder afbeelding 10.11).

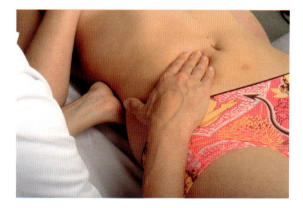

palperen. Daarbij wordt met de linkerhand druk uitgeoefend op de palperende rechterhand, zodat de spieren van de rechterhand ontspannen kunnen blijven en deze hand zich geheel op de tastzin kan concentreren. Temperatuurverschillen tussen lichaamsdelen (bijvoorbeeld tussen de voeten) kan men juist het best voelen met de dorsale zijde van de vingers. Om trillingen waar te nemen wordt de hele hand op het lichaamsoppervlak gelegd (stemfremitus op de thorax), tenzij daar geen plaats voor is (thrill in a. carotis). De palpatie wordt altijd voorzichtig gedaan om de patiënt niet onnodig pijn te doen of te laten schrikken. De palperende handen moeten warm zijn om afweerreacties te voorkomen. Zo nodig worden ze eerst onder de warme kraan gehouden. Als men een pijnlijke plek vermoedt, wordt de palpatie eerst elders op het betreffende lichaamsdeel begonnen. Men werkt dan met zachte, oppervlakkige palpatie naar de pijnlijke plek toe. In tweede instantie, als duidelijk is geworden hoe pijnlijk het is, en de patiënt aan de palperende hand gewend is, kan diepere palpatie geprobeerd worden.

Fluctuatie wordt als volgt opgewekt (afbeelding 6.3). De wijsvingers van beide handen (bij een grote zwelling de hele handen) worden elk op tegenover elkaar liggende zijden van de zwelling gelegd. Eén vinger blijft stilliggen. Met de andere vinger wordt de zwelling even ingedrukt. Bij een holte met vocht ziet en voelt men dan de andere vinger omhoogkomen door de verplaatsing van het vocht. De proef wordt herhaald in een richting die haaks op de eerste staat. Als het fenomeen in beide richtingen positief is, mag men van echte fluctuatie spreken. Anders noemt men het pseudofluctuatie.

Het meten van de grootte van een orgaan, een tumor, een vergrote lymfeklier en dergelijke gebeurt met behulp van een meetlint of een schuifmaat. Hetzelfde geldt voor het meten van een omtrek of de afstand tussen twee punten op het lichaam. Vroeger was het gebruikelijk te spreken van kersgroot, sinaasappelgroot, vingerbreed enzovoort. Het uitdrukken van de grootte in centimeters is uiteraard veel nauwkeuriger en maakt het mogelijk dat de afmeting in de tijd gevolgd wordt, ook door verschillende artsen. Zo nodig wordt een afmeting uitgedrukt in centimeters vanaf een vast punt op het lichaam (bijvoorbeeld de leverrand reikt in de medioclaviculaire lijn 5 cm onder de ribbenboog tijdens expiratie).

Specifiekere methoden van palpatie van bepaalde lichaamsdelen of organen worden later besproken.

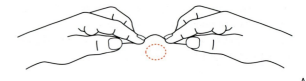

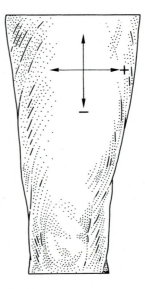

Afbeelding 6.3 Het aantonen van fluctuatie. A Er wordt geprobeerd fluctuatie aan te tonen in een zwelling. De wijsvinger van één hand (rechts) wordt stilgehouden om waar te nemen, met de andere vinger wordt de huid ingedrukt. B Op een normaal dijbeen is de fluctuatie in dwarse richting positief en in lengterichting negatief. Dit heet pseudofluctuatie.

EENVOUDIG INSTRUMENTEEL ONDERZOEK

De volgende instrumenten draagt de arts of coassistent bij zich:

- stethoscoop;
- reflexhamer;
- veneuze boog;
- zaklampje;
- meetlint (100 cm).

Bovendien moeten in de onderzoekskamer aanwezig zijn:

- houten tongspatels;
- bloeddrukmeter;
- thermometer;
- stemvork (128 Hz);
- oogspiegel;
- wegwerphandschoenen en glijmiddel;
- weegschaal;
- meetlat.

Het gebruik van de stethoscoop is al besproken. Het gebruik van de oogspiegel komt aan de orde in hoofdstuk 8 en het opwekken van reflexen en het gebruik van de stemvork in hoofdstuk 14.

De arteriële bloeddruk

Bij het lichamelijk onderzoek wordt de bloeddruk op indirecte wijze gemeten. In de tweede helft van de negentiende eeuw zijn diverse apparaten ontwikkeld om de bloeddruk op indirecte wijze te benaderen, maar ze waren nog onpraktisch en onnauwkeurig. De huidige methode werd uitgevonden door Riva-Rocci (1896) en verbeterd door von Recklinghausen (1901) en Korotkov (1905).

De meest gebruikte bloeddrukmeter bestaat uit een manometer en een manchet die om de bovenarm wordt gelegd (afbeelding 6.4A). De manchet bestaat uit stevig, niet-elastisch textiel, waarin zich een opblaasbare, rechthoekige rubberzak bevindt die via een slang verbonden is met de manometer en eveneens via een slang met een rubberbal waarmee de zak kan worden opgepompt. Tussen de bal en de slang bevindt zich een ventiel, dat men dicht kan draaien voor het oppompen en open kan draaien om de lucht uit de zak te laten lopen. De manometer geeft de druk in de rubberzak weer. De bloeddruk werd van oudsher gemeten door te bepalen hoe hoog een kwikkolom door de druk van het bloed omhoog werd geduwd. Om die reden wordt de bloeddruk weergegeven in mm kwik (Hg). Een voorbeeld: de hoogste (systolische) druk duwt de kwikkolom 130 mm omhoog en bij de onderste (diastolische) druk staat de kwikkolom nog 70 mm hoog; de bloeddruk wordt dan weergegeven als 130/70 mmHg.

Alle onderzoek betreffende de bloeddruk en de consequenties van hoge bloeddruk zijn gebaseerd op metingen met behulp van de kwiksfygmomanometer. Aangezien kwik een giftig, zwaar metaal is, zijn de import en productie van kwikhoudende producten en ook de verkoop ervan tegenwoordig verboden. Om die reden worden er geen kwiksfygmomanometers meer gebruikt. Nu in gebruik zijn veermanometers die geijkt zijn aan de sfygmomanometer en waarvan de resultaten eveneens worden weergegeven in mmHg of ook wel in kPa (kilopascal), maar deze laatste eenheid wordt nog niet veel gebruikt. De eenheden kunnen worden omgerekend met behulp van omrekentabellen. Er zit dus geen kwik meer in deze meters, die even betrouwbaar zijn als de kwikmanometers. Bloeddrukmeters dienen uiteraard regelmatig nagekeken te worden en opnieuw geijkt te worden.

De volgende eisen worden aan de bloeddrukmeter gesteld.
- De verbindingen moeten goed open zijn, wat getest kan worden door de druk tot 200 mmHg op te pompen en dan het ventiel wijd te openen. De druk moet dan binnen 3 seconden van 200 tot 0 dalen.
- Het systeem mag niet lekken: na oppompen tot 200 mmHg mag de druk niet spontaan zakken.

Afbeelding 6.4 Bloeddrukmeting. A Palpatoir. B Auscultatoir.

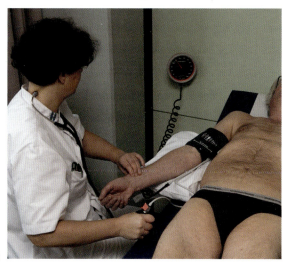
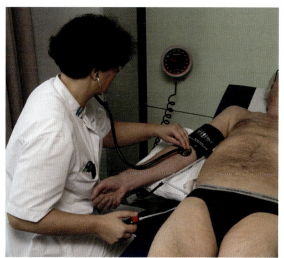

A   B

- De rubberzak in de manchet moet voldoende breed zijn (voor een volwassene 13-15 cm) en lang genoeg om ook bij een dikke arm minstens twee derde van de omtrek te omvatten: 30-35 cm is in de regel voldoende. Manchetten met veel kortere rubberzakken, die ook in de handel zijn (23 cm), kunt u beter niet gebruiken. Een sluiting met klittenband is het handigst.

▶ De meting

De houding van de patiënt en de omstandigheden kunnen grote invloed hebben op de bloeddruk. Emoties en onaangename sensaties (pijn, volle blaas, kou) kunnen de bloeddruk sterk verhogen. Bij de overgang van een liggende in een staande houding volgt zeer snel een reflectoire aanpassing van de circulatie (toename hartfrequentie en perifere weerstand), waardoor de bloeddruk bij gezonde jonge mensen vrijwel gelijk blijft. Hoogstens daalt de systolische en stijgt de diastolische druk enkele mmHg. Bij ouderen is deze aanpassing minder optimaal en bij patiënten met orthostatische hypotensie (uitdroging, latente shock, autonome insufficiëntie) kan ze vrijwel geheel ontbreken.

Men spreekt van orthostatische hypotensie wanneer de systolische bloeddruk in staande houding meer dan 20 mmHg lager is dan in liggende houding. De bloeddruk moet dus zo veel mogelijk onder dezelfde omstandigheden en in dezelfde houding worden gemeten: bij de liggende of zittende patiënt na 5 à 10 minuten rust. Als er reden is een orthostatische bloeddrukdaling te vermoeden, wordt de meting herhaald bij de staande patiënt na minstens 1 minuut staan.

Gebruik van genotmiddelen kort voor de meting kan de bloeddruk sterk beïnvloeden. Nicotine en cafeïne verhogen de bloeddruk, een geringe hoeveelheid alcohol verlaagt de uitslag van de meting en flinke hoeveelheden alcohol verhogen de uitslag. Bij ouderen leidt een maaltijd vaak tot een aanzienlijke verlaging van de bloeddruk; er kan zelfs een symptomatische (orthostatische) hypotensie ontstaan.

De manometer wordt buiten het gezichtsveld van de patiënt geplaatst, omdat die anders gespannen meekijkt.

De arm van de patiënt ligt met de handpalm naar boven ontspannen op tafel of op een andere steun. Daarbij wordt ervoor gezorgd dat de arm zich ter hoogte van het hart bevindt. (Een te laag gehouden arm veroorzaakt een te hoge uitkomst en een te hoog gehouden arm een te lage uitkomst.) De manchet wordt goed aansluitend om het midden van de bovenarm gelegd, waarbij het midden van de rubberzak op de mediale zijde van de arm (a. brachialis) moet liggen. De elleboogplooi moet vrij blijven. Een dik opgerolde mouw bemoeilijkt het aanleggen; het kledingstuk kan dan beter uitgetrokken worden. Een kwikmanometer moet precies verticaal staan en het liefst op ooghoogte van de onderzoeker. De arm van de patiënt moet worden ondersteund. Als de arm niet ondersteund wordt, moet de patiënt isometrische spierarbeid verrichten, wat de bloeddruk verhoogt. Terwijl de a. radialis gepalpeerd wordt, wordt de manchet opgeblazen tot 20 mmHg boven het punt waar de pols verdwijnt. Daarna laat men de manchet langzaam leeglopen (2-3 mmHg/sec.) en stelt men de druk vast waarbij de pols terugkomt. Dit is de palpatoir gemeten systolische bloeddruk. Laat de manchet geheel leeglopen en wacht 15 seconden.

Pomp vervolgens de manchet weer snel op tot 20 mm boven de palpatoir gemeten systolische druk voor de nauwkeuriger auscultatorische meting. De manchet moet niet hoger dan nodig worden opgepompt en mag niet lang op een hoge druk worden gelaten: dit veroorzaakt pijn, waardoor de bloeddruk kan stijgen. Plaats de stethoscoop in de elleboogplooi op de a. brachialis en laat de druk weer langzaam (2-3 mmHg/sec.) zakken. Nu worden achtereenvolgens de verschillende fasen van de zogenoemde korotkovtonen hoorbaar (afbeelding 6.5):

- fase 1: wanneer de druk in de manchet iets onder de systolische druk daalt, stroomt bij elke hartslag een klein beetje bloed door de a. brachialis. Dit veroorzaakt een zachte, kloppende toon. Naarmate de druk verder daalt, wordt de toon luider;
- fase 2: de toon wordt langer en gaat over in een geruis;
- fase 3: het geluid wordt weer korter, helderder en luider;
- fase 4: de tonen worden plotseling zacht en dof;
- fase 5: het geluid is geheel verdwenen omdat de arterie niet meer wordt ingedrukt door de manchet.

Het begin van fase 1 wordt als de systolische bloeddruk beschouwd, het begin van fase 5 als de diastolische bloeddruk. De overgangen tussen de fasen 1, 2 en 3 zijn vaak niet scherp aan te geven en zijn niet van belang. Het verdient aanbeveling de gemeten waarden af te lezen op veelvouden van 2 en niet op 0 of 5 af te ronden, bijvoorbeeld 126/84.

Er is vroeger veel discussie geweest over de vraag of de diastolische bloeddruk het best bepaald werd door het begin van fase 4 of het begin van fase 5. Het verschil tussen beide punten is in de regel niet groot, gemiddeld 6 mmHg. Bij internationale afspraak is echter gekozen voor het begin van fase 5.

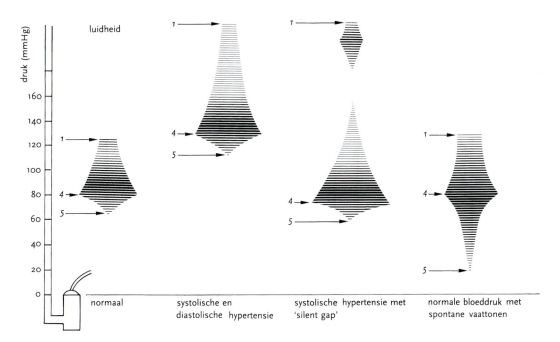

Afbeelding 6.5 *Fasen van de korotkovtonen bij de auscultatorische meting van de bloeddruk. Fase 1: de tonen worden hoorbaar; fase 4: de tonen worden dof en minder luid; fase 5: de tonen verdwijnen.*

De auscultatorische meting wordt driemaal achtereen verricht met intervallen van een halve minuut. De eerste meting dient om het bloeddrukniveau globaal vast te stellen. De tweede en derde meting zijn zo nauwkeurig mogelijk. Beide waarden of het gemiddelde van de twee noteert men. Als er een groot verschil is tussen beide waarden, wordt enkele minuten gewacht en nog eens tweemaal gemeten. Bij een nieuwe patiënt, zeker wanneer het om hypertensie gaat, meet u de bloeddruk aan beide armen om vast te stellen of er een verschil is tussen beide armen. Indien het verschil minder dan 10 mmHg bedraagt, meet u in het vervolg aan de rechterarm. Is er wel een groot verschil, dan wordt de bloeddruk voortaan aan de arm met de hoogste bloeddruk gemeten.

Bloeddrukmeting
- eerst palpatoir meten
- vervolgens driemaal auscultatoir meten
- de druk in de manometer langzaam laten zakken (2-3 mmHg/sec.)
- tijdens het dalen van de druk nooit opnieuw pompen
- de uitkomsten van de laatste twee metingen of het gemiddelde daarvan noteren

De meting in de spreekkamer kan slechts een zeer beperkte indruk geven van de bloeddruk, die in de loop van de dag en van dag tot dag sterk kan variëren. Het verschijnen van een arts of een verpleegkundige kan er al toe leiden dat de bloeddruk stijgt (de zogenoemde wittejashypertensie). Zelfmeting door de patiënt maakt het mogelijk waarnemingen onder normale omstandigheden te doen. Hiervoor zijn diverse elektronische bloeddrukmeters op de markt die eenvoudig te bedienen zijn. Deze meters maken geen gebruik van de eerder beschreven manometrische methode, maar van oscillometrie. Het apparaat pompt de druk in de manchet op tot boven de systolische druk en laat die dan langzaam zakken. Tijdens het dalen van de druk worden de oscillaties van de wand van de arteria brachialis geregistreerd. Als de uitslagen maximaal zijn, wordt dat beschouwd als de gemiddelde bloeddruk. Met een algoritme berekent het apparaat hieruit de systolische en diastolische waarden.

Bij de bloeddrukmeting kunnen zich enkele problemen voordoen.
- *Spontane vaattonen.* Soms ontbreekt fase 5; men hoort dan zachte tonen tot het nulpunt. Men noteert dan het begin van fase 4 en het nulpunt: 142/84/0. Bij kinderen, zwangere vrouwen,

- ouderen met atherosclerose en bij inspanning komt dit geregeld voor.
- *Auscultatory gap* (of *silent gap*). Tijdens fase 1 verdwijnen de tonen geheel om bij een lagere druk weer terug te komen. De voorafgaande palpatoire meting voorkomt dat het terugkomen ten onrechte wordt aangezien voor de systolische druk. Door na het verdwijnen van de tonen nog even te blijven luisteren, voorkomt men dat dit punt voor de diastolische druk wordt aangezien. Het fenomeen is echter zeldzaam en komt voor bij sterk atherosclerotische bloedvaten.
- *Pulsus alternans.* Dit verschijnsel kan zich voordoen bij een falend linkerventrikel. Krachtige en zwakke slagen van het hart wisselen elkaar af, waardoor de systolische druk afwisselend hoger en lager is. Bij het begin van fase 1 hoort men dan slechts de helft van het aantal slagen. Bij wat lagere druk wordt het aantal ineens verdubbeld.
- *Bigeminie.* Hierbij zijn er afwisselend gewone hartslagen en extrasystolen. De extrasystole geeft een kleiner slagvolume dan de gewone slag, omdat de voorafgaande pauze korter is. Door aan het hart te luisteren kan men het afwisselen van de duur van de pauze vaststellen en zo het onderscheid met pulsus alternans maken.
- *Boezemfibrilleren.* Hierbij is de hartactie volstrekt onregelmatig. Elke hartslag geeft een ander slagvolume, zodat de systolische druk per slag wisselt. Bij het dalen van de kwikkolom hoort men eerst alleen enkele krachtige slagen, vervolgens neemt het aantal toe. Het punt waar ongeveer 25% van het aantal slagen wordt gehoord, beschouwt men als de systolische druk en het punt waar nog 25% over is als diastolische.
- *Verschil tussen rechts en links.* Bij het eerste onderzoek van een patiënt wordt de bloeddruk gemeten aan beide armen. In de regel is het verschil kleiner dan 10 mmHg. Men zal dan voortaan om praktische redenen alleen aan de rechterarm meten. Is het verschil groter, dan moet worden aangenomen dat aan de kant met de laagste druk een vernauwing in een arterie bestaat. Men meet dan voortaan aan de andere arm.
- *Pulsus paradoxus.* Tijdens de inspiratie neemt de veneuze bloedstroom naar het hart toe (*venous return*) ten gevolge van de negatieve druk in de thorax. Op zich zou dit leiden tot een groter slagvolume en stijging van de systolische bloeddruk, ware het niet dat het gecompenseerd wordt door de gelijktijdige vergroting van het vaatbed in de longen. Normaliter is de variatie van de systolische bloeddruk tijdens de ademhalingscyclus dan ook maar gering, hoogstens 3 à 4 mmHg. Wanneer de instroom van bloed in het hart belemmerd is, zoals bij harttamponnade, overheerst echter het effect van de vergroting van het vaatbed in de longen en daalt de systolische bloeddruk aanzienlijk tijdens de inspiratie. Door op het niveau van de systolische druk de druk in de manchet zeer langzaam te laten dalen, kan men het verschil meten tussen de druk aan het einde van de expiratie en die aan het einde van de inspiratie. Als de laatste meer dan 10 mmHg lager is dan de eerste, spreekt men van een pulsus paradoxus. Dit is een belangrijke aanwijzing voor een pericarditis en/of harttamponnade. De voorspellende waarde is groter naarmate het verschil groter is. Het fenomeen is ook positief bij een inspiratieobstructie en bij asthma bronchiale.

De centraalveneuze druk

De centraalveneuze druk (CVD) is de druk in de grote venen vlak bij het rechteratrium. Deze druk is vrijwel gelijk aan die in het atrium wanneer dat zich in diastole bevindt. De centraalveneuze druk wordt bepaald door de hoeveelheid bloed die per tijdseenheid terugstroomt naar het rechterhart en de capaciteit van het rechterhart om bloed door te pompen. De centraalveneuze druk stijgt wanneer deze capaciteit absoluut of relatief tekortschiet, zoals bij rechtszijdige decompensatio cordis, bij harttamponnade en bij overbelasting van het hart door intraveneuze infusie of door water- en zoutretentie (bijvoorbeeld bij anurie). Bij shock door een grote longembolie (acute rechtsdecompensatie) is de CVD hoog, bij shock door bloedverlies of door perifere vasodilatatie daarentegen laag (afgenomen *venous return*). Bij een instroombelemmering door een mediastinaal proces meet men (niet zelden eenzijdig) aan de hals een verhoogde veneuze druk, maar deze is geen maat voor de *centraal*veneuze druk; er is dan geen open verbinding tussen de vena jugularis en het rechteratrium.

Een nauwkeurige meting van de CVD is van groot belang voor de diagnostiek van hartfalen en overvulling. Maar ook om het effect van therapie te vervolgen is de meting belangrijk, zoals bij de behandeling van decompensatio cordis en het infuusbeleid bij shock. De CVD kan op invasieve wijze worden gemeten met behulp van een hartkatheter. Dit gebeurt echter alleen in bijzondere omstandigheden op afdelingen voor intensieve zorg.

Voor het routinegebruik wordt in Nederland de hierna beschreven niet-invasieve methode van Borst en Molhuysen ('de veneuze boog') gebruikt. Hoewel de methode in principe eenvoudig en waardevol is, blijkt geduldig oefenen nodig om de meting met de veneuze boog onder de knie te krijgen. Vele artsen houden zich in de praktijk niet aan de zorgvuldig gestandaardiseerde methode, maar doen een haastige, globale schatting, waardoor de meting vrijwel waardeloos wordt. Ten onrechte menen sommigen dan ook dat de methode weinig betrouwbaar is en heeft ze buiten Nederland weinig ingang gevonden. Ook in Nederland wordt ze in de praktijk, jammer genoeg, steeds minder toegepast.

In België wordt de veneuze boog niet gebruikt, maar wordt gebruikgemaakt van een meting met twee linialen. Deze methode wordt op StudieCloud nauwkeurig beschreven.

Principe van de meting

De v. jugularis externa is een oppervlakkige ader aan de hals, die schuin over de m. sternocleidomastoideus loopt, volgens een lijn van iets achter de kaakhoek naar ongeveer het midden van de clavicula, en uitmondt in de v. subclavia. Als men deze zichtbare ader als manometerbuis beschouwt, geeft de hoogte van de bloedkolom in de v. jugularis externa boven het rechteratrium de druk in dit atrium weer ten opzichte van de atmosferische druk, althans wanneer voldaan wordt aan enkele voorwaarden.

Ten eerste moet een ideale manometerbuis van boven open zijn aan de lucht. Dit is niet het geval, maar de slappe wand van de ader valt direct samen wanneer de druk onder de atmosferische druk komt, zodat er geen onderdruk ontstaat. Ten tweede mag er geen stroom in de ader zijn als men meet. Dit wordt bereikt door met een vinger de ader onder de kaakhoek dicht te drukken en te meten op het laagste punt van de drukcurve (afbeelding 6.6). Men moet niet op het hoogste punt (atriumcontractie) meten, omdat er dan een terugstroom van bloed kan zijn, die tegengehouden kan worden door in de v. jugularis externa aanwezige kleppen. Het is een wijdverbreid misverstand te menen dat de aanwezigheid van kleppen een goede meting zou belemmeren. Deze kleppen zijn meestal insufficiënt, en ze belemmeren de meting niet als men het laagste punt van de drukcurve neemt omdat de kleppen dan openstaan.

Vanzelfsprekend dient er een open verbinding te zijn tussen de v. jugularis externa en het rechteratrium om een betrouwbare meting mogelijk te maken.

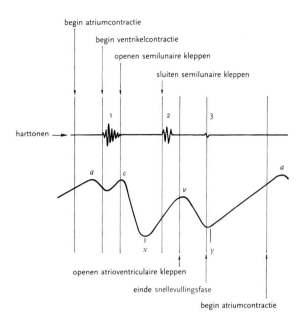

Afbeelding 6.6   De polscurve van de vena jugularis interna. Deze is in principe gelijk aan de drukcurve in het rechteratrium: a wordt veroorzaakt door de atriumcontractie: retrograde bloedstroom; c is waarschijnlijk een artefact dat ten dele veroorzaakt is door de carotispols, ten dele door het opwaarts bollen van de tricuspidalisklep in het begin van de systole; x wordt veroorzaakt door relaxatie van het atrium na contractie en daling van de druk in het atrium doordat het contraherende ventrikel de tricuspidalisklep omlaag trekt: het atrium wordt groter; v wordt veroorzaakt door het vollopen van het atrium terwijl de tricuspidalisklep gesloten is; y wordt veroorzaakt door een drukdaling in het atrium door het leeglopen van het atrium in het ventrikel (snellevullingsfase). In de praktijk ziet men vooral de a-top en het x-dal, dat abrupter ontstaat dan het y-dal; de v-top en het y-dal zijn minder prominent. Het c-topje is vrijwel altijd onzichtbaar en ook niet van belang. Het laagste punt van samenvallen van de ader komt overeen met het x-dal of y-dal.

Het horizontale vlak door het centrum van het rechteratrium blijkt bij volwassenen gemiddeld 5 cm onder de angulus Ludovici (in België de hoek van Louis, dit is de knik in het sternum ter hoogte van de tweede rib) te liggen, zowel in liggende als in zittende houding (afbeelding 6.7). Deze hoek wordt als referentiepunt voor de meting gebruikt. De CVD wordt uitgedrukt in cm (bloedkolom) tussen het horizontale vlak door de angulus Ludovici en het horizontale vlak door het laagste punt waar de v. jugularis externa dichtvalt tijdens het van boven dichtdrukken van de bloedstroom tijdens een normale inspiratie. Er wordt gemeten tijdens een inspiratie omdat de CVD tijdens de expiratie

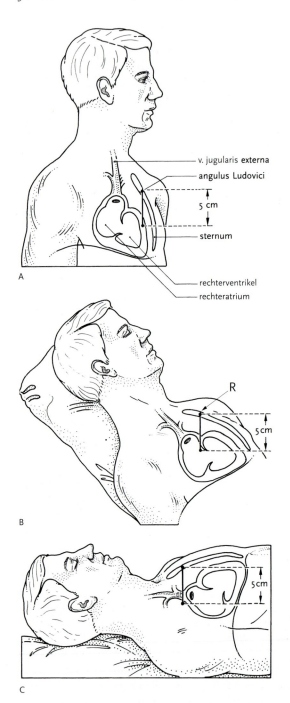

Afbeelding 6.7 Het horizontale vlak door het centrum van het rechteratrium ligt zowel in de liggende als in de zittende houding gemiddeld zo'n 5 cm onder de angulus Ludovici (de hoek in het sternum bij de aanhechting van de tweede rib).

enigszins stijgt door verhoging van de druk in de thorax. Het openstaan van de kleppen is dan niet gegarandeerd. De gemeten druk wordt weergegeven als R (referentiepunt) ± x cm.

Uitvoering van de meting

Het benodigde instrumentarium bestaat uit een zaklampje met een homogene lichtbundel en een veneuze boog (afbeelding 6.8A). In België wordt de meting met twee linialen uitgevoerd (zie StudieCloud).

- *Stap 1*. De patiënt wordt op het bed of op de onderzoeksbank gelegd in de voor de meting ideale houding: de thoracale wervelkolom en de hals gestrekt of zelfs iets overstrekt. Een goede houding bij een niet-verhoogde CVD is platliggen op een hard matras zonder hoofdkussen. Wel is het vaak nuttig een klein kussen onder de schouders te leggen. Men begint de meting aan de rechter v. jugularis externa en draait daartoe het hoofd van de patiënt iets naar links. De m. sternocleidomastoideus moet ontspannen (onzichtbaar) zijn.
- *Stap 2*. Nu wordt de v. jugularis externa gezocht (afbeelding 6.8B). Als deze niet al meteen in het oog springt, kan ze worden opgestuwd door haar vlak boven de clavicula dicht te drukken. Is de ader gelokaliseerd, dan wordt getracht veneuze pulsaties in de ader zichtbaar te maken.

Dit lukt het best in een halfverduisterde kamer onder zijdelingse belichting met het zaklampje, zodat de ader een slagschaduw werpt. Als de ader geheel leeg zakt na het opheffen van het stuwen, is de CVD te laag om in deze houding gemeten te worden. Men moet dan het voeteneinde van het bed of de onderzoeksbank zoveel verhogen (houding van Trendelenburg) dat het punt van samenvallen van de ader zich ongeveer halverwege kaakhoek-clavicula bevindt (als dit praktisch niet uitvoerbaar is, noteert men: CVD lager dan x cm). Als de hele ader gestuwd blijft, ligt de patiënt met zijn hoofd te laag en moet het hoofdeinde worden verhoogd. Het is gemakkelijk als het bed in zijn geheel kan worden gekanteld. Is dat niet mogelijk, dan moet het bovenlichaam van de patiënt met behulp van kussens worden verhoogd tot het punt van dichtvallen zichtbaar wordt. Daarbij moet de gestrekte houding van de nek gehandhaafd blijven door niet alleen kussens onder het hoofd, maar ook onder het bovenste deel van de rug te leggen. Blijft in deze houding de ader nog geheel gestuwd, dan is de CVD zeer hoog of de ader wordt aan haar caudale einde afgeknikt. Men tracht dan geduldig toch pulsaties zichtbaar te maken via kleine veranderingen in de houding van de patiënt en in de draaiing van het hoofd. Lukt dit in het geheel niet, dan is de meting niet mogelijk, omdat er blijkbaar geen open verbinding met het atrium is. Het zien van veneuze pulsaties in de v. jugularis externa is het teken dat de vene in open verbinding staat met het rechteratrium. Deze pulsaties kunnen worden verward met die in de a. carotis (tabel 6.3).

- *Stap 3*. Tijdens zachtjes dichtdrukken van de ader aan de craniale zijde wordt nu zorgvuldig het laagste punt bepaald waar de ader tijdens een normale inspiratie collabeert (afbeelding 6.8C). Op dit punt wordt een streepje op de huid gezet. Vervolgens wordt met de veneuze boog het verschil in hoogte in cm tussen dit punt en de angulus Ludovici bepaald. Houd er rekening mee dat zowel het dichtdrukken van de ader als de inspiratie het laagste punt iets omlaag doet schuiven. Nogmaals aanpassen van de houding van de patiënt kan daardoor nodig zijn.

> **Meting van de CVD**
> - patiënt in gestrekte houding
> - zoek de v. jugularis externa
> - probeer veneuze pulsaties te zien
> - pas de houding van de patiënt aan
> - druk de ader dicht onder de kaakhoek
> - bepaal het hoogteverschil tussen het laagste punt van dichtvallen van de ader en R
> - noteer: CVD (rechts) = R – ... of + ... cm
> - normale CVD: tussen R-4 en R-9 cm

Het is niet nodig de vene van craniaal naar caudaal leeg te strijken voordat de meting wordt verricht. Bij een onbelemmerde bloedstroom van de vene naar het rechterhart valt de vene vanzelf samen op het punt dat overeenkomt met de CVD. In de praktijk ziet men de onderzoeker vaak vele malen over de hals van de patiënt strijken in plaats van naar de houding van de patiënt te zoeken waarbij een open verbinding tussen de vene en het rechteratrium bestaat.

Bij een moeilijke meting of bij onervarenheid doet men er goed aan de procedure enkele malen te herhalen en ook aan de linkerzijde uit te voeren. Het

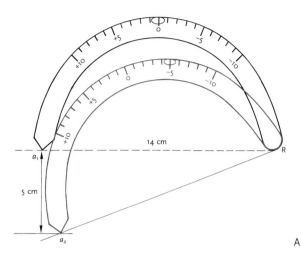
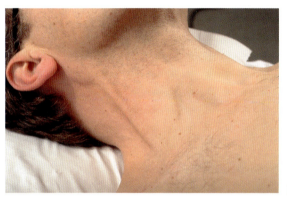
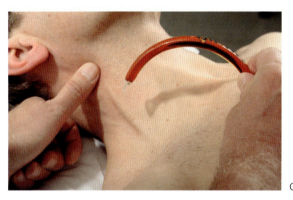

Afbeelding 6.8 A Schematische voorstelling van de veneuze boog. Dit instrument is een boogvormige buis van doorzichtig kunststof die met vloeistof gevuld is en als een waterpas werkt. De luchtbel verplaatst zich een streepje wanneer het hoogteverschil tussen R en a met 1 cm toe- of afneemt. a_1, a_2 = punt van collaberen van de vene; R = referentiepunt op het sternum. B en C Het meten van de centraalveneuze druk (CVD) met behulp van de veneuze boog. Er wordt een streepje gezet op het laagste punt waar de v. jugularis externa collabeert tijdens een inspiratie, terwijl de toevoer van bloed van bovenaf door drukken met de duim wordt geblokkeerd.

Tabel 6.3 Onderscheid tussen veneuze en arteriële pulsaties aan de hals

	v. jugularis	a. carotis
contour	dubbele top en dal	enkele top
karakter	golvend, niet te voelen	fel, expansief, palpabel
houdingsverandering	verschuiven, verdwijnen	onveranderd
auscultatie van het hart	top voor eerste harttoon	top na eerste harttoon
	dal na eerste harttoon	top na veneuze top
inspectie hals	top voor arteriële top	

verschil tussen rechts en links bij goed zichtbare pulsaties mag niet meer dan 0,5 cm bedragen. In het dossier wordt genoteerd of het getal van de rechter- of linkerzijde afkomstig is en of de veneuze pulsaties goed zichtbaar waren. De getallen worden op 0,5 cm afgerond.

Normale waarden

Borst en Molhuysen bepaalden met hun methode de CVD bij 352 polikliniekpatiënten zonder afwijkingen in de circulatie. Bij ongeveer 90% lag de CVD tussen R -4,5 en R -8,5 cm. Er was geen verschil tussen mannen en vrouwen. De dag-tot-dagvariatie bij gezonde personen was vrijwel steeds kleiner dan 1 cm. Bij meting van de CVD bij 332 patiënten door twee ervaren onderzoekers vonden zij bij 59% precies dezelfde waarde en bij slechts 10% een verschil groter dan 1 cm. Globaal kan men dus van een normale waarde spreken tussen R -4 en R -9. Deze grote spreiding wordt onder andere veroorzaakt door verschillen in de lichaamsbouw. Het kan dus zijn dat voor een patiënt R -4 duidelijk te hoog is als hij eerder R -9 had. Men moet dus geen absolute diagnostische betekenis hechten aan een meting die in het grensgebied uitvalt. Bij het vervolgen van een patiënt gedurende enige tijd zijn kleine verschillen echter wel relevant.

De hepatojugulaire reflux

Wanneer men ondanks een CVD in het normale gebied toch een beginnende rechtsdecompensatie vermoedt, kan men de volgende handgreep toepassen. Men drukt met de vlakke hand onder de rechter ribbenboog, maar niet zo hard dat de patiënt zijn spieren gaat aanspannen. Men drukt daarmee bloed uit de lever, zodat de *venous return* acuut toeneemt. Bij gezonde personen geeft dit nauwelijks of geen stijging van de CVD, als de patiënt tenminste rustig kan blijven ademen. Bij patiënten met rechtsdecompensatie stijgt de CVD echter verscheidene centimeters, om vervolgens weer snel te dalen: een positieve hepatojugulaire reflux.

De volgende moeilijkheden kunnen bij de meting optreden.
- De veneuze boog heeft een vaste lengte. Voor sommige patiënten is hij te kort, voor enkele te lang. Men moet dan door het gevonden punt aan de hals een horizontaal vlak denken, waar men de punt van de boog op kan zetten.
- Bij een patiënt met een afwijkend ademhalingstype kunnen problemen bij de meting ontstaan. Bij een geforceerde inspiratie zullen de halsvenen vaak in elke stand geheel leeg worden getrokken. Bij patiënten met obstructieve longziekten kan de voor-achterwaartse diameter van de thorax sterk zijn toegenomen. Het rechteratrium kan dan veel lager liggen ten opzichte van R. Men meet dan een te lage CVD.
- Bij het vena-cava-superiorsyndroom is er per definitie geen open verbinding tussen de v. jugularis externa en het rechteratrium. Zoals eerder werd opgemerkt, vindt men bij zo'n instroombelemmering een verhoogde veneuze druk. De hoge druk in de vene is dan echter geen afspiegeling van de druk in het rechteratrium.

Lengte en gewicht

Van iedere nieuwe patiënt moeten de lengte en het gewicht worden bepaald. Samen geven deze een indruk van de voedingstoestand. Vaak wordt de *body mass index*, BMI – ook wel als queteletindex (QI) aangeduid – gebruikt: kg/m^2, waarbij het gewicht in kg en de lengte in m is uitgedrukt. Een BMI van 22 wordt als ideaal beschouwd, tot 25 als acceptabel, 25-30 als overgewicht en > 30 als obesitas.

Het vervolgen van het gewicht in de tijd is van groot belang bij de behandeling van obesitas, bij de behandeling van een ziekte die tot vermagering leidt en bij ziekten die met vochtretentie gepaard gaan, zoals decompensatio cordis. Aanzienlijke gewichtsveranderingen in korte tijd (bijvoorbeeld 2 kg in drie dagen) berusten altijd op veranderingen in het vochtgehalte van het lichaam.

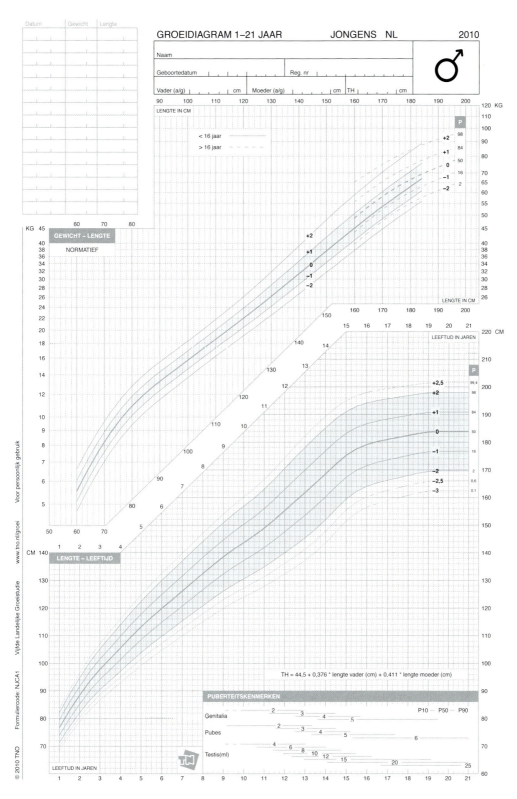

Afbeelding 6.9A Groeidiagram van 1-21 jaar, Nederlandse jongens.
Bron: Talma e.a. (2010).

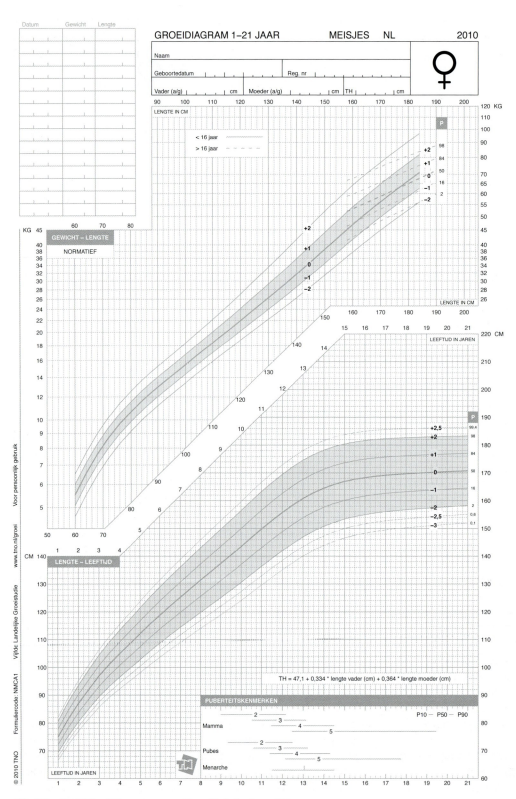

Afbeelding 6.9B Groeidiagram van 1-21 jaar, Nederlandse meisjes.
Bron: Talma e.a. (2010).

Het vervolgen van de lichaamslengte is belangrijk bij kinderen dan wel adolescenten bij wie men een ontwikkelingsstoornis vermoedt. De lengte kan dan worden vergeleken met het groeidiagram, waarop de lichaamslengte in percentielen van de normale populatie tegen de leeftijd is uitgezet (afbeelding 6.9). Behalve de totale lichaamslengte meet men dan ook de verhouding tussen enerzijds de lengte van de romp plus het hoofd en anderzijds de lengte van de benen. Bij de zuigeling zijn de romp en het hoofd relatief groot. De extremiteiten groeien harder, zodat rond het 10e jaar de verhouding van het hoofd en de romp ten opzichte van de benen 1 is. Dit blijft daarna zo. Bij primair hypogonadisme groeien de extremiteiten ook na het 10e jaar nog harder, zodat de verhouding < 1 wordt, terwijl bij hypofysaire dwerggroei de verhouding normaal is. Ook wordt in dit verband de spanwijdte gemeten. Dit betreft de afstand tussen de uiterste vingertoppen van de rechter- en linkerhand bij zijwaarts strekken van de armen en de handen. Normaliter is de spanwijdte ongeveer gelijk aan tweemaal de zithoogte. Bij relatief te lange extremiteiten is de spanwijdte groter.

Het gewicht wordt bepaald op een goede, liefst geijkte weegschaal. De patiënt is zover ontkleed dat de kleding een te verwaarlozen gewicht heeft. Bij het poliklinisch vervolgen van het gewicht moet men ernaar streven de patiënt steeds op dezelfde weegschaal te wegen. Het uittrekken van de zwaarste kledingstukken (schoenen, jasje, dikke trui of vest) en het uit de zak halen van de portemonnee en sleutelbos zijn dan in de regel voldoende.

De lengte wordt gemeten door de patiënt blootsvoets met de rug tegen een aan de muur bevestigde meetlat te plaatsen. De meetlat is uitgerust met een verschuifbaar horizontaal plankje dat op het hoofd van de patiënt wordt gelegd. Men verzoekt de patiënt rechtop te gaan staan en diep in te ademen (strekking van de wervelkolom). De lengte wordt bij het plankje afgelezen. De lengte van de benen wordt bepaald door de zithoogte te meten en die van de totale lengte af te trekken.

Als er bij een patiënt sprake is van overgewicht of obesitas (BMI > 25), wordt ook gelet op de vetverdeling. Is het vet vooral gelokaliseerd ter hoogte van de buik, dan spreekt men van een abdominale obesitas (de appelvorm) of van het androïde type. Dit type komt meer bij mannen voor. Is de vetstapeling vooral ter hoogte van de heupen en billen, dan wordt dit aangeduid als onderlichaamsobesitas (de peervorm) of als het gynaecoïde type, voornamelijk bij vrouwen voorkomend.

Uit epidemiologisch onderzoek is gebleken dat bij het androïde type vaker een hart- en vaataandoening voorkomt dan bij het gynaecoïde type. Het is echter de vraag of dit onderscheid voor de individuele patiënt veel betekenis heeft. Het onderscheid wordt gemaakt door de verhouding te bepalen tussen de middelomtrek (meetlint over de navel) en de heupomtrek (op de breedste plaats rond de heupen). Een middel-heupverhouding > 1 bij mannen en > 0,85 bij vrouwen past bij het androïde type.

De lichaamstemperatuur

Twee aspecten van deze eenvoudige meting moeten worden besproken: de plaats en het instrument.

Van oudsher waren er drie gebruikelijke plaatsen voor de meting: rectaal, sublinguaal en axillair. In de laatste decennia is de meting aan het trommelvlies sterk in opkomst. De temperatuur in het rectum en aan het trommelvlies benadert de kerntemperatuur van het lichaam het dichtst.

Bij *de meting in het rectum* moet de punt van de thermometer ruim voorbij de sphincter ani worden geschoven. Bij een slappe sfincter kan de thermometer naar buiten glijden. Zo nodig wordt de thermometer vastgehouden.

De sublinguale temperatuur is gemiddeld 0,5 °C lager dan de rectale. Er zijn echter belangrijke foutbronnen: ademen met open mond, tachypneu en/of het drinken van een gekoelde drank kort tevoren kunnen de temperatuur in de mond aanzienlijk verlagen. Bij een ademfrequentie van 30 per minuut of meer kan het verschil met de rectale temperatuur zelfs tot 3 °C oplopen. Maar ook zonder tachypneu kan het verschil wel 1 °C bedragen. Toch wordt deze methode in andere landen nog veel gebruikt.

De axillaire methode (thermometer in de oksel met geadduceerde arm) is altijd af te raden. De huidtemperatuur kan aanzienlijk lager zijn dan de rectale. En doordat zwakke en zieke mensen de arm niet geadduceerd houden, wil de thermometer nog wel eens losschieten.

De meting aan het trommelvlies met de infraroodthermometer geplaatst in de uitwendige gehoorgang is snel, gemakkelijk uitvoerbaar en niet belastend voor de patiënt. Om deze redenen worden deze thermometers tegenwoordig veel gebruikt. Men moet bedacht zijn op foutbronnen: verstopping van de uitwendige gehoorgang met cerumen en het niet goed richten van het apparaat op het trommelvlies.

Voor de rectale en sublinguale meting is de glazen kwikthermometer vervangen door moderne digitale thermometers, die niet breekbaar zijn en veel sneller (na 45 seconden) de lichaamstemperatuur aangeven. De infraroodthermometer geeft al binnen 1 seconde de temperatuur van het trommelvlies aan. Alle meetapparaten zijn nauwkeurig tot op 0,1 °C. Wanneer het apparaat geen temperatuur kan meten of een

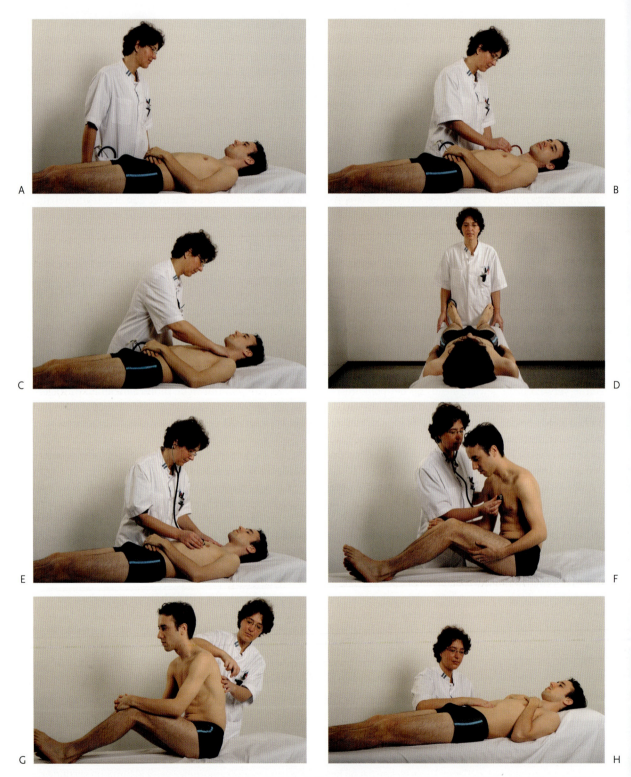

Afbeelding 6.10 De gebruikelijke houdingen bij het onderzoek. A Algemene inspectie. B Meten van CVD. C Hoofd, hals, voorzijde thorax. D Beoordeling thoraxsymmetrie en ademexcursies. E Hart in rugligging. F Hart in zittende houding. G Achterzijde thorax, wervelkolom, nierloges, sacrum. H Buik. I Palpatie van de milt. J Onderzoek extremiteiten.

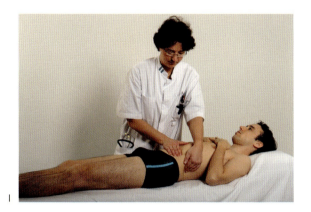 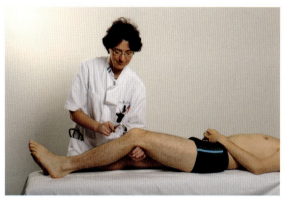

Afbeelding 6.10 Vervolg

temperatuur aangeeft aan de ondergrens van het meetbereik, moet de meting worden herhaald met een thermometer met een groter temperatuurbereik. Een ondertemperatuur heeft namelijk een ernstige betekenis en mag daarom niet gemist worden. Dit geldt zeker bij patiënten met een verlaagd bewustzijn.

DE VOLGORDE BIJ HET LICHAMELIJK ONDERZOEK

Op het eerste gezicht lijkt het logisch om bij het lichamelijk onderzoek dezelfde volgorde aan te houden als bij de anamnese: eerst die delen van het lichaam die vooral van belang lijken in verband met de hoofdklacht, dan de algemene toestand en vervolgens de verschillende orgaansystemen. Dit is echter onpraktisch. Men moet dan meermalen teruggaan naar hetzelfde lichaamsdeel (bijvoorbeeld naar de benen in het kader van de circulatie, het zenuwstelsel, de gewrichten), waarbij de patiënt bij herhaling hetzelfde lichaamsdeel moet ontbloten. Bovendien kost deze aanpak meer tijd. Daarom vindt het onderzoek in principe plaats per regio: hoofd-hals, voorzijde thorax en oksels, achterzijde thorax en lumbale regio, abdomen, liezen en genitalia externa (bij de man), extremiteiten, rectaal en vaginaal toucher, en zo nodig staand onderzoek van het bewegingsapparaat. Voordat met dit onderzoek per regio wordt begonnen, vindt de algemene inspectie plaats. Hieronder valt ook het verzamelen van enkele gegevens die van vitaal belang zijn (pols, bloeddruk, ademhaling, CVD, lengte, gewicht, temperatuur).

De volgorde bij het onderzoek en de lichaamshouding daarbij van de arts en de patiënt worden in afbeelding 6.10 weergegeven. Er zijn soms echter redenen om van deze volgorde af te wijken. Als de patiënt bijvoorbeeld een duidelijk gelokaliseerde klacht heeft, zal hij vaak niet begrijpen waarom de dokter bij een heel ander lichaamsdeel begint. Deze kan dan de volgorde aanpassen. Als hij dat niet doet, moet hij de patiënt wel enige uitleg geven ('Ik zal straks uitvoerig naar uw pijnlijke been kijken, maar om niets over het hoofd te zien begin ik bovenaan').

Kijk voor verdieping op www.studiecloud.nl.

7 Het algemeen onderzoek

Inleiding 65
De gemoedstoestand 65
De bewustzijnsgraad 65
Hoe ziek is de patiënt? 66
Is de patiënt uitgedroogd? 66
De huidskleur 66
De ademhaling 67
Foetor 68
De pols 70
Oedeem 72
Meningeale prikkeling 72
De voedingstoestand 72
Lichaamsbouw 73
Beharing 74
Het onderzoek van de huid 75
Andere bevindingen bij de algemene inspectie 79

INLEIDING

Het lichamelijk onderzoek begint met een algemene inspectie. Het doel hiervan is een indruk te krijgen van de ernst van de ziektetoestand, om afwijkingen in het uiterlijk en in de psychische toestand op te merken en te letten op aspecten die het hele lichaam betreffen (huid, beharing, lichaamsbouw). Bij het algemene deel van het onderzoek hoort tevens het meten van een aantal variabelen die van vitaal belang zijn, zoals de bloeddruk, de centraalveneuze druk en de temperatuur. De techniek van deze metingen is al in het vorige hoofdstuk behandeld. Ook de lengte en het gewicht worden bij iedere patiënt bepaald als dat mogelijk is. Van patiënten die in het ziekenhuis zijn opgenomen, zijn de lengte en het gewicht normaliter bekend; bij een nieuwe patiënt op het spreekuur kunnen ze ook aan het eind van het onderzoek worden gemeten.

DE GEMOEDSTOESTAND

Al tijdens de anamnese is duidelijk geworden of de patiënt nerveus, opgewonden, angstig of juist rustig, beheerst of opgewekt is. Dit wordt met enkele woorden in het patiëntendossier genoteerd, evenals opvallende aspecten van de psychische gesteldheid: agressief, passief, depressief. Zo nodig overtuigt u zich ervan of de patiënt goed georiënteerd is in tijd, plaats en ruimte. Voor een patiënt die geheel adequaat reageert, wordt van oudsher de term *compos mentis* gebruikt.

DE BEWUSTZIJNSGRAAD

De bewustzijnsgraad kan variëren van een helder bewustzijn tot comateus. Globaal kan de bewustzijnsgraad beschreven worden op grond van de reacties van de patiënt op aanspreken, aanraken of pijnprikkels. Tabel 7.1 geeft definities van enkele veelvoorkomende toestanden van een gestoord bewustzijn. Voor het vervolgen van de bewustzijnsgraad in de tijd kan het nuttig zijn die getalsmatig uit te drukken, bijvoorbeeld met de Glasgow Coma Scale (tabel 7.2). Bij een patiënt met een verlaagd bewustzijn merkt men niet direct of er verlammingen zijn (bijvoorbeeld een hemiparese). Men kan hiervan een globale indruk krijgen door de armen en benen van de liggende patiënt een voor een op te tillen en los te laten. Een verlamde extremiteit plopt dan neer, terwijl een niet-verlamde extremiteit meestal langzamer zakt (tenzij de patiënt in coma is).

Tabel 7.1 Bewustzijnsgraden

- suf, maar reageert op aanspreken
- bewusteloos, reageert niet op aanspreken, wel op aanraken
- bewusteloos, reageert alleen op sterke pijnprikkels
- bewusteloos, geen enkele reactie

Tabel 7.2 De Glasgow Coma Scale

openen van de ogen (E)	score
spontaan	4
bij aanspreken	3
bij pijnprikkel	2
niet	1
motorische reactie (M)	
voert opdracht uit	6
lokaliseert pijn	5
terugtrekken bij pijn	4
buigen bij pijn	3
strekken bij pijn	2
geen reactie	1
verbale reactie (V)	
georiënteerd	5
verward	4
inadequaat	3
onverstaanbaar	2
geen	1

score = E + M + V: maximaal 15, minimaal 3

HOE ZIEK IS DE PATIËNT?

Op grond van vele bewuste en onbewuste waarnemingen vormt de arts zich een indruk van de mate waarin de patiënt ziek is: gezond, weinig ziek, matig ziek, ernstig ziek of eventueel chronisch ziek. Voor de beginner is de keuze moeilijk, maar ervaren artsen zijn het zelden oneens over de te kiezen beoordeling. Men leert dit door ervaring.

Factoren die bijdragen aan een 'ernstig zieke indruk' zijn onder andere: koorts, tachypneu, sterk zweten, tachycardie, een angstige gelaatsuitdrukking, zeer bleke gelaatskleur, cyanose, een ingevallen gezicht, tekenen van uitdroging en cachexie.

IS DE PATIËNT UITGEDROOGD?

Tekenen van uitdroging (dehydratie) zijn verminderde weefselspanning (turgor) van de huid, droog mondslijmvlies, orthostatische hypotensie en ingezonken ogen.

- *Huidturgor*. Een indruk van de huidturgor wordt verkregen door tussen duim en wijsvinger een huidplooi op te nemen, deze vervolgens los te laten en te kijken hoe snel de plooi weer verstrijkt. Door dit bij veel personen te doen leert men wat normaal is. Bij jonge mensen is de turgor sterker dan bij ouderen: plooien verstrijken veel sneller. Met name de dunne, atrofische huid die vele ouderen op de onderarmen en handruggen hebben, geeft vaak ten onrechte de indruk van uitdroging. Plaatsen met een sterkere huidturgor zijn dan bijvoorbeeld de huid op het voorhoofd en de huid op het sternum. Ook het drukken van een kuiltje in een vingertop geeft een indruk van de huidturgor. Men moet zich aanleren om op enkele standaardplaatsen de turgor te onderzoeken.
- *Mondslijmvlies*. Bij uitdroging vermindert of stopt de speekselsecretie. De patiënt heeft een kurkdroge tong. Bij hyperpneu met open mond droogt het mondslijmvlies echter ook uit wanneer er geen dehydratie is.
- *Orthostatische hypotensie*. Wordt vastgesteld door de bloeddruk in liggende houding en na een minuut staan te meten, wanneer de toestand van de patiënt dit toelaat. Ernstige uitdroging geeft altijd orthostatische hypotensie, maar er zijn ook veel andere oorzaken: ouderdom, onvoldoende hartfunctie enzovoort. Bij verdenking van orthostatische hypotensie moet men voorzichtig te werk gaan, omdat de patiënt tijdens het staan kan collaberen. Meet in dat geval de bloeddruk liggend en in zittende houding.
- *Ingezonken ogen*. Bij zeer sterke uitdroging heeft de patiënt een 'ingevallen' gezicht (verminderde turgor van de wangen) en ingezonken ogen. De turgor van de oogbol is verminderd. Men ziet dit vooral als men de patiënt reeds kent.

DE HUIDSKLEUR

De kleur van de normale huid varieert sterk. De bepalende factoren zijn de hoeveelheid melanine in de epidermis (bruinzwart), de hoeveelheid caroteen in de epidermis (goudgeel), de hoeveelheden oxyhemoglobine (helderrood) en deoxyhemoglobine (donkerder paarsrood) in de capillairen van de dermis, de dikte van de epidermis en de eigen kleur van vooral het collagene bindweefsel (bleekgeel) in de dermis.

Bij de algemene inspectie wordt altijd expliciet gelet op drie afwijkingen in de kleur die van vitaal belang zijn: bleekheid door anemie, cyanose en icterus. Andere afwijkingen komen aan de orde bij de bespreking van de huid (pagina 75 en verder).

- *Een bleke huid* hoeft niet op anemie te wijzen, maar kan een gevolg zijn van vasoconstrictie in de dermis (koude, shock) of kan normaal zijn voor de persoon (dikke epidermis, weinig melanine). Om te zien of er een anemie is, moet daarom naar die plaatsen gekeken worden waar de kleur vooral bepaald wordt door de kleur van het bloed (dunne epidermis, geen melanine): lippen, tong, mondslijmvlies, nagelbed en conjunctiva. Een ernstige anemie – Hb 5 mmol/l (8 g/dl) of minder – kan men zo altijd wel vaststellen, maar voor lichtere graden blijft de beoordeling onbetrouwbaar.
- *Cyanose* is een paarsblauwe verkleuring die ontstaat door een te hoog gehalte van deoxyhemoglobine in het bloed. In de regel is cyanose aan de huid en de slijmvliezen zichtbaar wanneer dit gehalte 3 mmol/l (5 g/dl) of meer is. Er moet onderscheid worden gemaakt tussen perifere en centrale cyanose (tabel 7.3). Perifere cyanose komt tot stand door een overmatige extractie van zuurstof uit het bloed in perifere weefsels, zodat het gehalte aan deoxyhemoglobine ter plaatse in de capillairen hoog is. Dit doet zich voor bij al die toestanden waarbij de doorbloeding van die weefsels sterk verminderd is: verminderd hartminuutvolume, perifere vasoconstrictie of stase door veneuze stuwing. De cyanose is vooral zichtbaar aan de huid van de acra (uitsteeksels): de vingers, tenen, oren en neuspunt. Bij centrale cyanose is het gehalte van deoxyhemoglobine in het arteriële bloed te hoog. De oorzaak is gelegen in het hart of de longen: een diffusiestoornis, hypoventilatie, gestoorde ventilatie-perfusieverhouding of een rechts-linksshunt. Het onderscheid met perifere cyanose wordt verkregen door inspectie van de tong en het mondslijmvlies: deze zijn bij de centrale vorm wel en bij de perifere vorm niet cyanotisch. Cyanotische lippen wijzen met onvoldoende zekerheid op centrale cyanose; bij sterke perifere cyanose kunnen ook de lippen blauw zijn. Centrale cyanose kan eveneens optreden wanneer een abnormale hemoglobine, die geen zuurstof bindt, in het bloed aanwezig is: methemoglobinemie en sulfhemoglobinemie.
Het feit dat de absolute hoeveelheid deoxyhemoglobine per liter bloed bepaalt of cyanose zichtbaar wordt, verklaart dat bij anemie een veel sterkere en bij polyglobulie een veel minder sterke onderverzadiging met zuurstof van het bloed nodig is om cyanose te krijgen.
- *Icterus* is een gele verkleuring van de huid, slijmvliezen en sclerae door een ophoping van bilirubine in de weefsels als gevolg van hyperbilirubinemie. Bij bilirubinegehalten onder 30 μmol/l is icterus in de regel niet waarneembaar. De gele verkleuring is het eerst te zien aan de sclerae. Op de huid ziet men lichte graden van icterus het best op een groot, blank oppervlak, zoals de buikhuid. Ook aan het verhemelte is icterus goed te zien. Lichte icterus is bij kunstlicht minder goed te zien dan bij daglicht. Icterus moet niet worden verward met carotenemie, waarbij de gele verkleuring door bètacaroteen vooral zichtbaar is aan de handpalmen, voetzolen en het gezicht (bij hypothyreoïdie en overmatig eten van wortelen). Bij icterus zijn de sclerae geel, bij carotenemie niet.

DE ADEMHALING

De spontane ademhaling wordt geobserveerd, zo mogelijk zonder dat de patiënt het merkt, omdat hij dan soms de ademhaling verandert. De volgende variabelen worden beoordeeld: frequentie, diepte, ritme, de inspanning die het kost en de productie van geluid tijdens inspirium en exspirium.
- *Frequentie*. Geteld wordt gedurende ten minste een halve minuut. Dit kan het best worden gedaan tijdens het voelen van de pols, zodat de patiënt de indruk heeft dat de pols wordt geteld.
De normale ademfrequentie bij een volwassene ligt tussen 14 en 20 per minuut. Bij dyspneu is de frequentie bijna altijd verhoogd: tachypneu. Een

Tabel 7.3 Cyanose

	Perifere cyanose	Centrale cyanose
lokalisatie	acra	tong
	(lippen)	mondslijmvlies
		lippen
		acra
oorzaak	• verminderde cardiac output	verhoogd arterieel deoxyhemoglobine
	• perifere vasoconstrictie	• pulmonaal
	• veneuze stuwing	– hypoventilatie
		– gestoorde ventilatie-perfusieratio
		– diffusiestoornis
		• cardiaal
		– rechts-linksshunt

te langzame ademhaling (bradypneu) is meestal een uiting van ademdepressie door een intracranieel proces of door sederende middelen (bijvoorbeeld morfine).

- *Diepte.* De ademhaling is meestal oppervlakkig als ze pijn veroorzaakt. Hyperpneu of hyperventilatie is een ademhaling die dieper dan normaal is. Meestal is de frequentie dan ook te hoog. Er zijn vele oorzaken voor hyperpneu: lichamelijke inspanning, koorts, metabole acidose, longembolie, hyperventilatiesyndroom, intracerebraal proces enzovoort. De term 'kussmaulademhaling' wordt gebruikt om de hyperpneu bij diabetische ketoacidose te beschrijven.
- *Ritme.* Een veelvoorkomend, afwijkend ritme is de zogenoemde cheyne-stokesademhaling, waarbij korte perioden van hyperpneu worden afgewisseld door apneu (ademstilstand). Dit wijst op een onvoldoende fijne afstemming van het ademcentrum op de pCO2 van het bloed. Het komt voor bij onvoldoende hersendoorbloeding (ouderen, decompensatio cordis, cerebrale vaataandoening) en wordt bevorderd door geneesmiddelen die de ademhaling deprimeren. Met het ademhalingstype van Biot wordt een volkomen onregelmatige ademhaling aangeduid met perioden van apneu en af en toe diepe zuchten. Er is hypoventilatie. Dit type wijst op hersenbeschadiging.
- *Inspanning.* De inspanning die de ademhaling de patiënt kost, kan zeer aanzienlijk zijn. Dit geldt vooral als bij elke ademhaling de hulpademhalingsspieren moeten worden aangespannen. Men ziet dit het best aan de m. sternocleidomastoideus. De patiënt kan deze spieren alleen efficiënt gebruiken wanneer hij zit met de ellebogen gesteund op stoelleuningen of een tafel.
- *Geluid dat zonder stethoscoop hoorbaar is.* Bij verzwakte of suffe patiënten die niet goed kunnen ophoesten, hoort men dikwijls grove reutels van slijm in de grote luchtwegen. Dit hoeft nog niet een belangrijke verstoring van de ademhaling te betekenen. Stridor is een gierend geluid tijdens de ademhaling. Een inspiratoire stridor wijst op een vernauwing in de trachea; expiratoir piepen (Engels: *wheezing*) wijst op vernauwing van de kleine bronchiën. Een piepend, verlengd exspirium is te horen bij asthma bronchiale en bij ernstig emfyseem.
- *Orthopneu.* Van orthopneu spreekt men wanneer de patiënt wegens dyspneu niet plat kan liggen, maar rechtop moet gaan zitten. Dit symptoom moet bij de anamnese al naar voren gekomen zijn. Bij het onderzoek wordt het natuurlijk opgemerkt als men de patiënt plat wil laten liggen (CVD-meting, onderzoek van de buik). Het komt voor bij linksdecompensatie (verergering van de longstuwing door toename van de *venous return* bij het aannemen van een liggende positie), maar ook bij ernstig asthma bronchiale en emfyseem, waarbij de hulpademhalingsspieren moeten worden gebruikt. Afbeelding 7.1 geeft enkele voorbeelden van ademhalingstypen.

Observeren van de ademhaling
- frequentie
- diepte
- ritme
- inspanning
- geluid
- houding

FOETOR

Soms kan een patiënt een opvallende geur verspreiden. Een onaangename geur wordt foetor genoemd. Bij enkele ziektetoestanden hoort een specifieke geur. Het is echter hachelijk om op basis van alleen een geur een diagnose te stellen. Het reukvermogen is bij de mens namelijk maar matig ontwikkeld en verschilt sterk van mens tot mens. Bovendien kan meer dan één aandoening tegelijk in het spel zijn (bijvoorbeeld een comateuze patiënt met een alcoholfoetor, bij wie het coma veroorzaakt wordt door een slaapmiddel of een cerebrovasculair accident).

De foetor kan afkomstig zijn van de huid en het ondergoed: lichaamsgeur. Dit kan een gevolg zijn van sterk transpireren of van verwaarlozing, maar sommige mensen verspreiden ondanks een goede hygiëne toch een opvallende lichaamsgeur. Gangreen van de huid (bijvoorbeeld een diabetische voet) kan een rottingslucht verspreiden.

Vaker komt de foetor met de uitademingslucht: foetor ex ore of halitose. Hiervoor zijn vele mogelijke oorzaken. Meestal is de oorzaak in de mondholte gelegen: parodontitis met pus bevattende gingivapockets of stase van speeksel in de mond (apathische, zieke patiënt of tijdens slaap), wat bacteriegroei bevordert. Ulcererende tumoren in de mond, de nasofarynx en de neusholten kunnen foetor ex ore geven. Zeldzamer

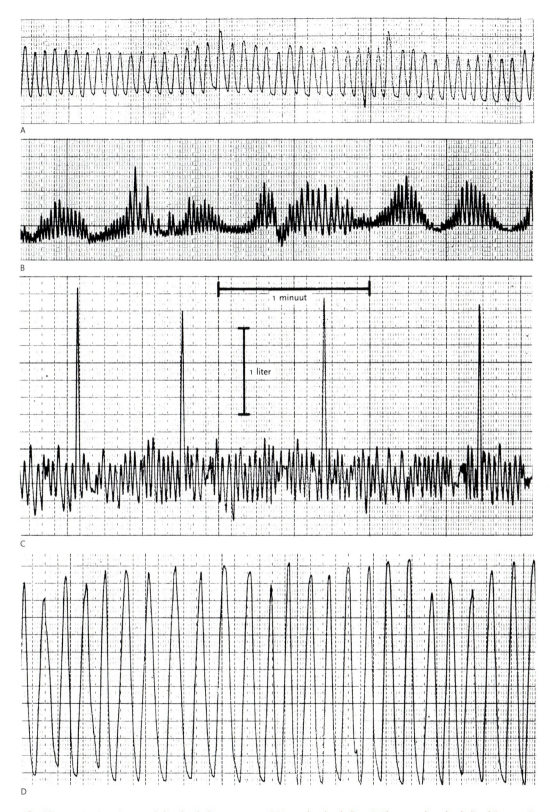

Afbeelding 7.1 Registratie van enkele ademhalingspatronen. A Normale ademhaling. B Cheyne-stokesademhaling bij een patiënt met een ernstige obstructieve longaandoening. C Hyperventilatiesyndroom: er bestaat een tachypneu, de ademhaling is qua diepte zeer onregelmatig, af en toe is er een diepe zucht. D Kussmaulademhaling bij een patiënt met een metabole acidose: er is een diepe, regelmatige ademhaling. In dit geval is de ademhaling opvallend langzaam (7 per minuut); meestal is de frequentie normaal of verhoogd.

zijn de oorzaken in de lagere luchtwegen (stinkend sputum bij bronchiëctasieën en longabces) en het maag-darmkanaal (fecale lucht van het braaksel bij ileus, rottend voedsel in een zenkerdivertikel).

De zoete, weeë geur van de uitademingslucht die soms bij leverinsufficiëntie waarneembaar is, wordt foetor hepaticus genoemd.

Bij diabetische ketoacidose is een acetongeur te ruiken, maar niet iedereen is in staat deze geur waar te nemen. Degenen die deze kunnen ruiken, kunnen door oefening hun sensitiviteit vergroten. Ook na enkele dagen hongeren kan deze geur voorkomen (hongerketose).

Een alcoholfoetor komt vaak voor. Het is van groot belang deze geur te herkennen, omdat het vaak de enige manier is om alcoholisme, dat veel andere ziekteverschijnselen kan verklaren, op het spoor te komen.

DE POLS

Het voelen van arteriepulsaties dient tot het verzamelen van algemene gegevens over de circulatie en van gegevens over de lokale arteriële doorbloeding. De plaatsen van het lichaam waar arteriepulsaties goed te voelen zijn, worden aangegeven in afbeelding 7.2. De algemene gegevens die van vitaal belang zijn, worden verkregen door palpatie van de a. radialis (het 'voelen van de pols'). De overige plaatsen van palpatie worden besproken bij de betreffende regio's.

Voordat de meting van de bloeddruk gemeengoed werd, nam de zorgvuldige bestudering van de radialispols een belangrijke plaats in bij het lichamelijk onderzoek. Men trachtte een aantal kwaliteiten van de pols te onderscheiden, waarvan sommige nu met de bloeddrukmeter veel exacter vastgesteld kunnen worden. Aan andere kwaliteiten wordt nu weinig of geen diagnostische betekenis meer toegekend. De volgende benamingen worden nog wel gebruikt.

- *Pulsus celer* (letterlijk: snelle pols; Engels: *waterhammer pulse, collapsing pulse* of *Corrigan's pulse*). Abrupt, snel oplopende drukgolf, die ook snel weer daalt, grote polsdruk (verschil tussen systolische en diastolische bloeddruk). Komt voor bij groot slagvolume en lage perifere weerstand (koorts, hyperthyreoïdie) of aortaklepinsufficiëntie.
- *Pulsus tardus* (letterlijk: trage pols). Langzaam oplopende drukgolf, plateauvorming, lage polsdruk. Komt voor bij ernstige aortaklepstenose.
- *Dicrote pols*. Bij elke hartslag zijn twee topjes te voelen omdat de eerste top laag is (lage systolische

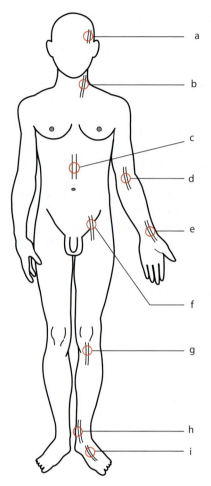

Afbeelding 7.2 De plaatsen op het lichaam waar arteriepulsaties kunnen worden gevoeld. a: arteria temporalis; b: a. carotis, mediaal van m. sternocleidomastoideus; c: aorta abdominalis (bij slanke personen); d: a. brachialis, mediaal van m. biceps; e: a. radialis, tussen proc. styloideus radii en de buigpezen; f: a. femoralis, onder het ligament van Poupart halverwege de afstand van os pubis tot spina iliaca; g: a. poplitea, in knieholte bij gebogen knie, diep, ongeveer in middenlijn; h: a. tibialis posterior, achter de malleolus medialis; i: a. dorsalis pedis, op voetrug, nogal variabel van plaats.

bloeddruk) en het dicrote golfje meer uitgesproken is. Deze pols is wel eens te voelen bij jonge mensen met een lage bloeddruk. Vroeger werd aan het verschijnsel waarde toegekend bij de diagnostiek van buiktyfus.

In onbruik geraakte termen zijn: pulsus durus (harde pols): moeilijk dicht te drukken, bij hoge bloeddruk;

pulsus mollis (zachte pols): gemakkelijk dicht te drukken, bij lage bloeddruk.

Enkele polstypen zijn grafisch afgebeeld in afbeelding 7.3.

De a. radialis wordt gebruikt omdat deze bij vrijwel iedereen gemakkelijk te voelen is en de patiënt zich hiervoor niet hoeft te ontkleden. De rechter a. radialis wordt gepalpeerd door de tweede en derde vinger van de rechterhand te plaatsen in de groeve tussen de processus styloideus van de radius en de buigpezen aan de volaire zijde van de pols (afbeelding 7.4).

Aandacht wordt besteed aan de volgende aspecten.

- *Frequentie.* De pols wordt geteld gedurende minimaal 20 of 30 seconden en dan vermenigvuldigd met 3 of 2 om de frequentie per minuut te krijgen. De normale frequentie bij volwassenen in rust ligt tussen 60 en 80 slagen per minuut. Bij nervositeit, koorts of hyperthyreoïdie kunnen veel hogere waarden worden gevonden: sinustachycardie. Getrainde sportmensen hebben vaak lagere waarden (50-60): sinusbradycardie. Bij vrouwen is de frequentie gemiddeld wat hoger dan bij mannen, en bij kinderen is de frequentie hoger dan bij volwassenen. Bij zeer hoge frequenties (boven 150) raakt men gemakkelijk de tel kwijt tijdens het palperen. Het is dan beter te tellen tijdens de auscultatie van het hart.
- *Regelmaat.* Het normale sinusritme hoeft niet absoluut regelmatig te zijn. Vooral bij jonge mensen kan men vaak de zogenoemde respiratoire aritmie (of sinusaritmie) vaststellen: enige versnelling tijdens de inspiratie en vertraging tijdens de expiratie. Bij elke irregulariteit moet worden nagegaan of er een vast patroon te herkennen is, bijvoorbeeld een regulair grondritme met daarop gesuperponeerd extra slagen of uitval van slagen. Een irregulariteit kan altijd het best worden geanalyseerd door het hart te ausculteren en tegelijk de pols te voelen. Als er geen enkel grondritme te onderkennen is ('geen touw aan vast te knopen'), spreekt men van een totaal irregulaire pols (pulsus irregularis totalis). Vrijwel altijd wordt deze veroorzaakt door boezemfibrilleren. Als bij een regulair grondritme zo nu en dan een slag uitvalt, kan dit worden veroorzaakt door een tweedegraads atrioventriculair blok of door een vroeg in de diastole vallende extrasystole. In het laatste geval hoort men over het hart de extrasystole, maar wordt er geen polsslag gevoeld doordat de linkerkamer zich onvoldoende heeft kunnen vullen. Bij een tweedegraads atrioventriculair blok valt een slag uit terwijl het over het hart stil is.
- *Amplitude.* De amplitude van de polsslag wordt met de bloeddrukmeter veel exacter vastgesteld (polsdruk) dan met het voelen van de pols. Toch

Afbeelding 7.3 Arteriële polscurven.

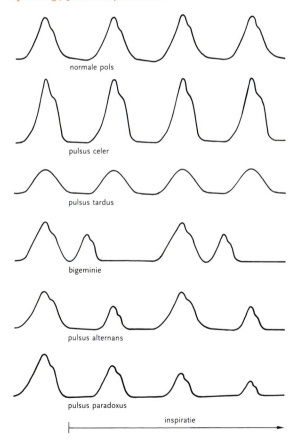

Afbeelding 7.4 Palpatie van de radialispols.

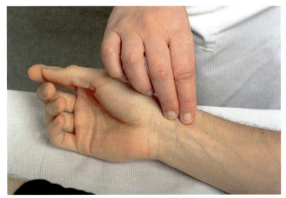

is vaak goed te voelen of de opeenvolgende slagen ongeveer dezelfde amplitude hebben (even hard zijn). Is dit niet het geval, dan is er sprake van een inequale pols (pulsus inaequalis).

Een irregulaire pols is altijd ook inequaal, omdat het slagvolume varieert door de wisselende vulling van het ventrikel. Bij boezemfibrilleren is er dus een 'pulsus irregularis et inaequalis totalis'. Maar ook een regulaire pols kan inequaal zijn: bij pulsus alternans en pulsus paradoxus (pagina 54) en bij een atrioventriculaire dissociatie (wisselende vulling van het ventrikel).

Bij abnormale hartritmen kan het slagvolume van sommige hartslagen zo klein zijn dat de drukgolf niet of nauwelijks naar de periferie wordt voortgeleid en de slag niet meer waarneembaar is aan de a. radialis. Dit wordt een polsdeficit genoemd. Dit doet zich vaak voor bij boezemfibrilleren met een hoge ventrikelfrequentie. Het polsdeficit wordt vastgesteld door gelijktijdig (door twee personen) tellen aan het hart en aan de pols (bijvoorbeeld hartfrequentie 140/min. totaal irregulair en inequaal, polsdeficit 16/min.).

Voelen van de pols
- frequentie
- ritme
  - regulair
  - irregulair (beschrijven)
  - totaal irregulair
- amplitude
  - equaal
  - inequaal
- polsdeficit?

OEDEEM

Oedeem is een dusdanige toename van het interstitiële (extracellulaire) vocht dat met de vinger een kuiltje in het lichaamsdeel te drukken is, dat enige tijd blijft staan (*pitting oedema*, afbeelding 7.5). Oedeemvocht hoopt zich op in de laagst gelegen gedeelten van het lichaam onder invloed van de zwaartekracht. Het is gebruikelijk om bij het algemene deel van het lichamelijk onderzoek ook de aan- of afwezigheid van oedeem te vermelden. Bij een in bed liggende patiënt is oedeem meestal pas zichtbaar bij inspectie van het onderste deel van de rug (sacraal oedeem) en de achterkant van de dijbenen, dus bij het onderzoek van die regio's. Als een patiënt met oedeem een aantal uren plat in bed heeft gelegen, kan er ook oedeem zichtbaar zijn rond de ogen (zeer losmazig weefsel met lage weefseldruk). Bij de ambulante patiënt bevindt het oedeem zich hoofdzakelijk bij de voeten en enkels. Bij blokkering van de lymfafvloed ontstaat lymfoedeem, dat veel rijker aan eiwit is dan oedeem. Er is geen putje in te drukken. Ook bij lang bestaand oedeem (geïndureerd oedeem) is er vaak geen putje te drukken: *non-pitting oedema*.

Myxoedeem is een pasteuze verdikking (*non-pitting*) van de huid door een ophoping van mucopolysachariden, die voorkomt bij hypothyreoïdie. Het woord 'myxoedeem' wordt ook wel als synoniem voor hypothyreoïdie gebruikt.

MENINGEALE PRIKKELING

Het onderzoek naar tekenen van meningeale prikkeling is van vitaal belang bij patiënten met zware hoofdpijn en bij ernstig zieke mensen met koorts. De techniek wordt besproken in hoofdstuk 14.

DE VOEDINGSTOESTAND

De voedingstoestand van de patiënt moet globaal worden beoordeeld. Bij de bespreking van de meting van de lengte en het gewicht (pagina 58) werd al een definitie van obesitas gegeven op grond van de BMI. Maar ook als de lengte en het gewicht niet zijn bepaald (ernstig zieke patiënten), kan men wel op het oog schatten of er sprake is van obesitas.

Zeer magere mensen hoeven nog geen voedseldeficiëntie te hebben. Zij worden beschreven als mager, zeer mager of cachectisch. Onder cachexie wordt een extreme magerte verstaan, waarbij ook altijd een aanzienlijke spieratrofie bestaat.

Afbeelding 7.5 Oedeem aan de voet. Met de vinger is een kuiltje in de voet gedrukt.

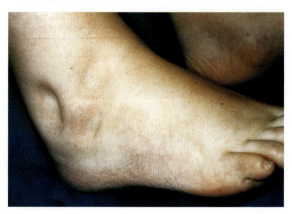

LICHAAMSBOUW

Over de lichaamsbouw geven de lengte en het gewicht nog onvoldoende informatie. Een betrekkelijk hoog gewicht voor een bepaalde lengte kan zowel door een grote hoeveelheid vetweefsel als door een zware lichaamsbouw worden veroorzaakt. Voor een zeer globale beschrijving van de lichaamsbouw worden van oudsher drie benamingen gebruikt:

- pycnische habitus: brede, zware lichaamsbouw;
- atletische habitus: gemiddelde lichaamsbouw;
- leptosome habitus (in Nederland ook wel asthene habitus genoemd): smalle lichaamsbouw.

Een abnormale lichaamsbouw komt voor bij een aantal aangeboren en verworven aandoeningen. Enkele worden hier kort beschreven.

- *Dwerggroei.* Er zijn vele oorzaken voor een abnormaal geringe lichaamslengte bij volwassenen. Het is gebruikelijk onderscheid te maken tussen dwerggroei met verder normale proporties en dwerggroei met abnormale proporties. Het syndroom van Down is de meest voorkomende vorm van dwerggroei met abnormale proporties. Het is het gevolg van een chromosomale afwijking (trisomie 21). Van de vele afwijkingen die daarbij voorkomen, worden hier genoemd: een relatief klein hoofd, schuin naar lateraal boven staande oogspleten, epicanthusplooien, kleine laagstaande oorschelpen, een korte nek, korte en brede handen. Bij allen komt in mindere of meerdere mate zwakzinnigheid voor.
  Achondroplasie (chondrodystrofie) is eveneens een bekende vorm van dwerggroei met abnormale proporties. De afwijking is autosomaal dominant erfelijk. Er bestaat een stoornis in de enchondrale botvorming. De extremiteiten zijn kort ten opzichte van de romp. Het hoofd is relatief groot met een prominerend voorhoofd. De vingers zijn kort en dik.
  Normaal geproportioneerde dwerggroei kan worden veroorzaakt door ernstige ondervoeding, door chronische ziekten in de jeugd en door endocriene afwijkingen, zoals groeihormoondeficiëntie en congenitale hypothyreoïdie (cretinisme). Ook een langdurige behandeling met corticosteroïden tijdens de jeugd remt de lengtegroei.
- *Reusgroei.* Deze vorm is veel zeldzamer dan dwerggroei. Overproductie van groeihormoon door een eosinofiel adenoom van de hypofyse leidt alleen tot reusgroei wanneer ze al in de jeugd optreedt, voor de sluiting van de epifysaire schijven: hypofysair gigantisme. Hierbij komen altijd ook acromegale trekken (pagina 74) voor.
  Het syndroom van Marfan is een autosomaal dominant erfelijke aandoening, waarbij een algemene stoornis in de vorming van bindweefsel bestaat.
  De patiënten zijn lang ten gevolge van abnormaal lange extremiteiten: de spanwijdte van de armen is groter dan de lichaamslengte en de zithoogte is minder dan de helft van de lichaamslengte. De vingers zijn zeer lang en dun (arachnodactylie of spinvingers, afbeelding 7.6) en hyperextensie in de gewrichten is mogelijk door de slapheid van de banden. Het verhemelte is abnormaal hoog. Bij dit syndroom komen nog vele andere afwijkingen voor, zoals subluxatie van de ooglens, aortaklepinsufficiëntie en aneurysma aortae.
- *Hypogonadisme.* In de jeugd heeft hypogonadisme invloed op de lichaamsbouw. Hypogonadisme kan primair zijn (insufficiëntie of agenesie van de testes of ovaria) of secundair (hypogonadotroop hypogonadisme). De onvoldoende secretie van geslachtshormonen leidt tot een verlate sluiting van de epifysaire schijven, waardoor de extremiteiten relatief lang worden ten opzichte van de romp (spanwijdte, zithoogte). Bij mannen zijn de secundaire geslachtskenmerken onvoldoende ontwikkeld (penis, scrotum, pubis- en okselbeharing, baardgroei). Bij vrouwen met primair hypogonadisme is er wel een normale oksel- en pubisbeharing.
- *Syndroom van Cushing.* Dit syndroom wordt veroorzaakt door een overproductie van glucocorticoïden door de bijnierschors of door een

Afbeelding 7.6 Arachnodactylie. Zeer lange, dunne vingers bij een patiënt met het syndroom van Marfan.

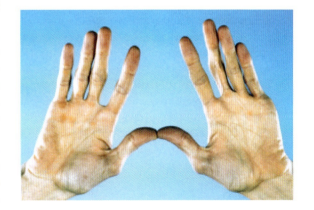

behandeling met glucocorticoïden. Kenmerkende verschijnselen zijn: centripetale obesitas (vetophoping aan de romp, de nek en het hoofd) bij opvallend magere armen en benen, een 'vollemaansgezicht', een vetkussen in de nek (*buffalo hump*), verse striae en een kwetsbare huid. In typische gevallen is de diagnose op het eerste gezicht te stellen (afbeelding 8.2).

- *Acromegalie*. Dit syndroom ontstaat bij overproductie van groeihormoon door een eosinofiel adenoom van de hypofyse op volwassen leeftijd. Over het algemeen is er een verbreding van botten en een verdikking van de weke delen en de huid. Kenmerken zijn: verbreding van de neus, promineren van de oogkasranden, prognathie (vooruitsteken van de onderkaak waarbij de ondertanden voor de boventanden komen te staan), ruimte tussen de gebitselementen, een vergrote tong, verdikte huidplooien (voorhoofd, nek), verbrede handen en excessief zweten (afbeelding 8.3). Als men de aanwezigheid vermoedt van dergelijke ziekten, waarbij het uiterlijk van de patiënt geleidelijk verandert, moet men de patiënt vragen foto's van vroeger mee te nemen ter vergelijking.

BEHARING

Bij het lichamelijk onderzoek moet worden gelet op de beharing van het hoofd (schedel, wenkbrauwen, baard), de oksels en de onderbuik en op eventueel aanwezige abnormale beharing bij vrouwen. Hoewel de normale en abnormale beharing hier wordt beschreven, zal bij onderzoek van een patiënt de beharing pas worden geïnspecteerd bij het onderzoek van de betreffende lichaamsdelen.

- *Schedel*. Bij de volwassen man heeft de haargrens op het voorhoofd de neiging zich geleidelijk terug te trekken, vooral aan beide zijkanten (in Nederland wel met de Duitse term *Geheimratsecken* aangeduid; afbeelding 7.7). Als zich dit bij een vrouw voordoet, kan het een uiting zijn van virilisatie. De meest voorkomende ziekte van het hoofdhaar is de alopecia areata: ronde plekken waar het haar is uitgevallen. Sterke haaruitval in korte tijd treedt soms op tijdens of na het doormaken van een ernstige (infectie)ziekte of intoxicatie (thallium) of tijdens de zwangerschap. Hetzelfde gebeurt bij behandeling met cytostatica en bij röntgenbestraling.

- *Wenkbrauwen*. De hoeveelheid haar van de wenkbrauwen varieert sterk tussen gezonde personen. Het dunner worden of verdwijnen van de beharing van het laterale deel van de wenkbrauwen komt voor bij hypothyreoïdie, maar ook bij veel gezonde mensen, vooral bij ouderen, zodat het symptoom weinig diagnostische waarde heeft.

De haargroei op het gezicht, de romp en de extremiteiten varieert eveneens sterk van mens tot mens, zowel bij mannen als bij vrouwen. Deze variatie berust niet op hormonale verschillen. Ook het ras heeft invloed. Zo is bij Japanse en Chinese mannen de baardgroei en de beharing op het lichaam en de extremiteiten in de regel veel minder dan bij Europeanen.

- *Het vrouwelijke beharingspatroon*. Bij volwassen vrouwen is de pubisbeharing driehoekig: de bovengrens is horizontaal. In veel gevallen breidt de beharing zich niet uit in de richting van de navel en op de binnenkant van de dijen. Bij ongeveer 10% van de gezonde vrouwen is er echter wel uitbreiding in deze richtingen. In de regel is er geen haargroei op de borst.

- *Het mannelijke beharingspatroon*. Bij de volwassen man is de pubisbeharing ruitvormig begrensd: in

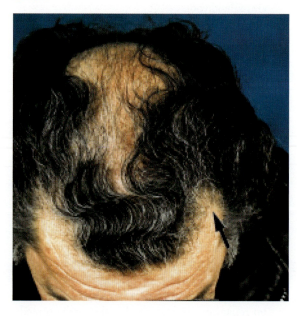

Afbeelding 7.7 Geheimratsecken: het terugwijken van de haargrens boven de slapen, een veelvoorkomend verschijnsel bij de man.

de mediaanlijn opstijgend tot de navel. Hier is er eveneens variatie; bij ongeveer 20% is de bovengrens horizontaal. Als regel breidt de beharing zich ook meer in de breedte uit over de binnenkant van de dijen. De borstbeharing is eveneens zeer variabel: van geen enkele haar tot dicht behaard. Voor de ontwikkelingsstadia van de secundaire geslachtskenmerken in de puberteit wordt verwezen naar leerboeken over kindergeneeskunde.

- *Hypogonadisme*. De haargroei in het gezicht, in de oksels en in de schaamstreek wordt bevorderd door het mannelijk geslachtshormoon. Bij hypogonadisme is deze beharing bij mannen sterk verminderd of afwezig. De bovengrens van de pubisbeharing wordt van het vrouwelijke type. Bij panhypopituïtarisme is deze vermindering van haargroei nog sterker uitgesproken, doordat ook de bijnieren insufficiënt zijn. Bij vrouwen met primair hypogonadisme blijft de pubis- en okselbeharing wel aanwezig ten gevolge van de androgenenproductie door de bijnieren.
- *Hirsutisme*. Toename van haargroei op gezicht, romp en extremiteiten bij de vrouw. In de meeste gevallen is er geen oorzaak te vinden en is er vooral geen overproductie van mannelijk hormoon. In een minderheid van de gevallen is hirsutisme een onderdeel van virilisatie, waaraan wel een overproductie van mannelijk hormoon ten grondslag ligt. Dan zijn er echter ook andere verschijnselen van virilisatie: vergrote clitoris, atrofie van de mammae, acne, een zwaardere stem, terugwijken van de haargrens op het voorhoofd aan de zijkanten, mannelijke spiercontouren en amenorroe. Virilisatie wijst op een endocriene ziekte of op behandeling met androgene anabole steroïden.

HET ONDERZOEK VAN DE HUID

Voor het onderzoek van de lichaamshuid geldt eveneens dat deze geïnspecteerd wordt per regio die ontbloot wordt. Alleen wanneer de hoofdklacht een huidaandoening betreft, zal de arts beginnen met het bekijken van de huid van het hele lichaam.

Het onderzoek vindt voornamelijk plaats door middel van inspectie. Gepalpeerd wordt alleen om vast te stellen of een kleine afwijking verheven is boven het niveau van de huid, hoe de consistentie van een zwelling is (vast, week, fluctuerend) en of een knobbeltje in of onder de huid ligt.

Een enkele huidafwijking wordt een efflorescentie (opbloeisel) genoemd. Een huidaandoening wordt bestudeerd en beschreven in drie fasen:
- de enkele efflorescentie;
- de wijze waarop efflorescenties gegroepeerd zijn;
- de verdeling van de (groepen van) efflorescenties over het hele lichaam.

Het is essentieel voor de beschrijving van huidafwijkingen dat iedereen dezelfde nomenclatuur gebruikt.

De efflorescenties

- Macula (vlek): niet verheven, zichtbaar, niet voelbaar. Een macula kan rood, wit of bruin zijn, scherp begrensd of onscherp begrensd. Bijvoorbeeld: de rode vlekjes bij rubeola (rodehond), bloedinkjes in de huid (petechiën), pigmentophoping (naevus pigmentosus, moedervlek), depigmentatie (vitiligo).
- Papula (papel): kleine vaste verhevenheid die ontstaat door celvermeerdering, met een diameter kleiner dan 1 cm; rood of de kleur van de huid of bruin. Bijvoorbeeld: acne, wrat, verheven naevus.
- Nodus: knobbeltje dat dieper in de huid of de subcutis is gelegen; in de regel groter dan 0,5 cm; ontstaat door celvermeerdering (bijvoorbeeld erythema nodosum). Als het in de subcutis ligt, kan de huid eroverheen verschuiven bij palpatie. Bijvoorbeeld: lipoom.
- Urtica (kwaddel, Engels: *wheal*): vluchtige verhevenheid van de huid, berustend op oedeem; rood, huidskleur of bleek, afhankelijk van de hoeveelheid oedeemvocht en hyperemie. Bijvoorbeeld: urticaria (netelroos), muggenbult.
- Vesikel: blaasje gevuld met helder vocht; doorschijnende bovenlaag; diameter kleiner dan 1 cm. Bijvoorbeeld: herpesblaasje, varicella (waterpokken).
- Bulla: blaas met helder vocht, groter dan 1 cm. Bijvoorbeeld: blaar onder de voet, tweedegraadsbrandwond, pemfigus.
- Pustula (pustel): kleine holte in de huid, gevuld met pus; schemert geel door. Bijvoorbeeld: acne, folliculitis. Vaak ontstaat een pustel door secundaire bacteriële infectie van een vesikel.
- Cyste: een nodus die vocht of een halfvaste massa bevat; heeft een eigen wand. Bijvoorbeeld: atheroomcyste, epitheelcyste.
- Vegetatie: onregelmatig groeiende verhevenheid; kan sterke verhoorning vertonen (keratose); indien

bedekt met normaal huidepitheel: papilloom. Bijvoorbeeld: verruca vulgaris (wrat).
- Atrofie: plaatselijk dunner geworden huid. Bijvoorbeeld: na bestraling.
- Squama: ophoping van de hoornlaag als schubben die afschilferen. Bijvoorbeeld: psoriasis, ichthyosis (vissenhuid), vervellen van de huid na scarlatina (roodvonk), toxischeshocksyndroom, zonnebrand.
- Crusta: korst van ingedroogd bloed of pus of seropurulent vocht. Bijvoorbeeld: gebarsten vesikel, impetigo.
- Erosie: oppervlakkige epidermislaag is plaatselijk verdwenen; bedekt met helder weefselvocht. Bijvoorbeeld: schaafwond, na barsten van bulla.
- Excoriatie: streepvormig verdwijnen van epidermiscellen door krabben. Wijst meestal op heftige jeuk.
- Fissuur: kloof door epidermis en deel van dermis heen. Bijvoorbeeld: aan handen bij veel handarbeid, in mondhoeken (ragaden), fissura ani.
- Ulcus: defect van hele huid met trage genezingstendens; geneest met littekenvorming. Bijvoorbeeld: decubitus, ulcus cruris.
- Cicatrix (litteken): zichtbare streep van bindweefsel waarin de normale huidplooitjes niet doorlopen.
- Keloïd (wild vlees): overproductie van bindweefsel in een litteken; komt boven het niveau van de huid uit; komt in ernstige mate voor bij sommige negroïde rassen.

De groepering van efflorescenties

Voor de wijze waarop de efflorescenties gegroepeerd zijn, zijn veel verschillende termen in gebruik. Meestal spreken deze voor zichzelf: lineair (lijnvormig), annulair (ringvormig), serpigineus (slangvormig), polycyclisch (aaneensluitende bogen), confluerend (samenvloeien van de individuele efflorescenties), herpetiform (in groepjes bijeen als bij herpes zoster of gordelroos) of onregelmatig.

De verdeling over het lichaam

Wanneer de efflorescenties over een groot deel van het lichaam uitgebreid zijn, is er sprake van een exantheem (uitslag). Uitslag die op de slijmvliezen voorkomt, wordt enantheem genoemd. Het is van belang de uitbreiding van de efflorescenties over het lichaam nauwkeurig te bestuderen en te beschrijven. Vaak is deze uitbreiding typerend voor een bepaalde ziekte.

Bijvoorbeeld: herpes simplex (koortsuitslag) rond de mond; herpes zoster (gordelroos) in een of enkele dermatomen; erythema nodosum op de voorzijde van de benen; scarlatina (roodvonk), waarbij de neuskindriehoek vrij blijft van exantheem (dit geldt ook voor het erytheem bij het toxischeshocksyndroom); varicella (waterpokken) op gezicht, schouders en romp, maar vrijwel niet op de distale delen van de extremiteiten.

Met de hier gegeven termen kan een huidafwijking worden beschreven, zoals in het volgende voorbeeld: 'een maculopapuleus exantheem, dat zich polycyclisch uitbreidt, voornamelijk op de armen en romp.'

Huidafwijkingen

In deze paragraaf worden enkele veelvoorkomende huidafwijkingen zeer beknopt beschreven (voor een uitvoeriger bespreking wordt verwezen naar een leerboek over huidziekten).
- *Huidbloedingen*. Bloedingen in de huid kunnen een gevolg zijn van stoornissen in de hemostase, zoals trombocytopenie, of van een abnormale fragiliteit van de huidcapillairen, zoals deze voorkomt bij ouderen en bij het syndroom van Cushing (ook bij gebruik van corticosteroïden). Meestal zijn het petechiën: rode puntjes met een diameter van 1-3 mm. Men kan aantonen dat het een bloeduitstorting is en niet een lokale vaatverwijding door er met een glazen plaatje op te drukken: een vlekje door vaatverwijding verdwijnt dan, een petechie niet. Dit is een belangrijk differentiaaldiagnostisch criterium bij het onderscheid tussen een viraal exantheem en de omineuze petechiën bij meningokokkensepsis. Grotere bloedingen worden ecchymosen genoemd. Subcutane bloedingen worden vaak pas na enige tijd (uren) zichtbaar als blauwe plekken, die later groen en geel worden door de omzetting van de hemoglobine. Meestal zijn ze niet het gevolg van een stoornis in de hemostase, maar van een trauma. Wanneer petechiën ook met de vinger te palperen zijn, berusten de bloedinkjes meestal op een vasculitis van de zeer kleine vaatjes (afbeelding 7.8).
- *Purpura*. Een verzamelnaam voor de huidbloedinkjes van verschillende grootte. De petechiën die men bij ouderen vaak op de benen en de onderarmen ziet, worden purpura senilis genoemd.
- *Zichtbaar verwijde bloedvaten*. Normale, subcutaan liggende aderen zijn op diverse plaatsen van het lichaam zichtbaar: hals, armen, handen,

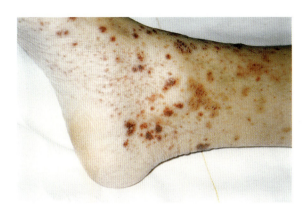

Afbeelding 7.8 Palpabele purpura bij vasculitis (onder andere bij IgA-vasculitis, vroeger de ziekte van Henoch-Schönlein genoemd).

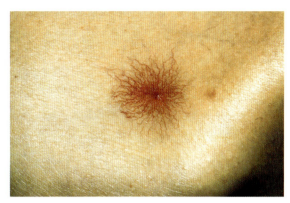

Afbeelding 7.9 Spider naevus. Een centrale arteriole met radiair verlopende takjes. De patiënt heeft ook icterus (bij levercirrose).

enkels, voeten. Een belemmerde veneuze afvloed kan tot een sterke verwijding van aderen leiden, bijvoorbeeld de varices (spataderen) aan de benen. Ook zeer kleine arteriolen, venulen en capillairen in de huid kunnen verwijd zijn en zichtbaar worden.

- *Spider naevus (angioma stellatum)*. Een centrale arteriole met radiair verlopende takjes (afbeelding 7.9). Door met een puntig voorwerp op het centrale rode puntje (de arteriole) te drukken kan men aantonen dat men met een *spider naevus* te maken heeft; de takjes verdwijnen dan.
Spider naevi komen voornamelijk voor op het gezicht en de bovenste lichaamshelft. In groten getale kan men ze zien bij leverziekten (cirrose, hepatitis), maar ook in de zwangerschap. Bij gezonde mensen ziet men soms enkele *spider naevi*, vooral in het gezicht.
- *Seniele hemangioompjes (cherry spots, points de rubis)*. Verheven, kersrode plekjes, zelden groter dan 3 mm, niet wegdrukbaar met een glazen plaatje. Ze komen veel voor bij ouderen, vooral op de bovenste lichaamshelft, en hebben geen klinische betekenis.
- *Teleangiëctasieën*. Punt- of streepvormige rode vlekjes, vertrekkend van een centraal haarvaatje; tot 3 mm groot, vooral in het gezicht, op de lippen, het mondslijmvlies en in het maag-darmkanaal. Ze verbleken even bij druk. Ze kunnen de oorzaak zijn van neusbloedingen, bloedingen in het maag-darmkanaal en ijzergebreksanemie (occult bloedverlies). Ze komen voor als erfelijke afwijking: de ziekte van Rendu-Osler (afbeelding 7.10).
- *Pigmentveranderingen*. Wat de pigmentatie van de huid betreft, worden drie afwijkingen onderscheiden: hyperpigmentatie, depigmentatie en gepigmenteerde naevi. De meest voorkomende hyperpigmentatie is het gebruind zijn door de zon.
- *Ziekte van Addison (bijnierschorsinsufficiëntie)*. Onder invloed van de hypersecretie van β-MSH (melanocytenstimulerend hormoon) samen met ACTH door de hypofyse ontstaan ophopingen van melanine op typische plaatsen: de handlijnen (afbeelding 7.11), littekens, drukplaatsen en het mondslijmvlies. Bij mensen met een donkere huidskleur komen deze pigmentaties normaliter voor en hebben ze dus geen klinische betekenis.
- *Zwangerschap*. Hierbij komt vaak een vlekkige pigmentatie in het gezicht voor: chloasma gravidarum. Ook neemt de pigmentatie rond de tepels toe en treedt pigmentatie op in de middellijn van de buik.
- *Hemochromatose en hemosiderose*. Een bruingrijze pigmentatie van de huid kan hierbij ontstaan door de afzetting van ijzer.
- *Hyperpigmentatie*. Kan ontstaan in gebieden met veneuze stase (veneuze insufficiëntie aan de benen, afbeelding 7.12) en chronische ontsteking (rond een ulcus cruris).
- *Andere verkleuringen van de huid*. De huid kan een abnormale kleur hebben door de neerslag van stoffen zoals bilirubine (geelzucht, icterus; pagina 67), alkapton (bruin bij alkaptonurie), goud (goudgele kleur bij langdurige goudbehandeling) en zilver (grijzig bij argyrose, bijvoorbeeld na ingestie van zilvernitraat).

78 HOOFDSTUK 7 HET ALGEMEEN ONDERZOEK

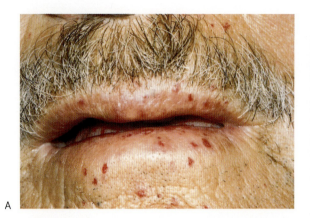

A

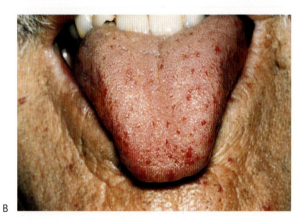

B

Afbeelding 7.10 Teleangiëctasieën op de lippen (A) en de tong (B) bij een patiënt met de ziekte van Rendu-Osler.

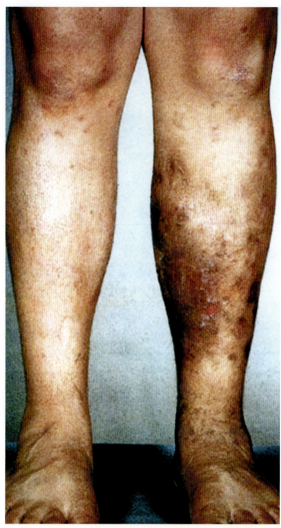

Afbeelding 7.12 Pigmentatie aan het linkerbeen bij chronische veneuze insufficiëntie. De patiënt heeft vroeger links een trombosebeen gehad.

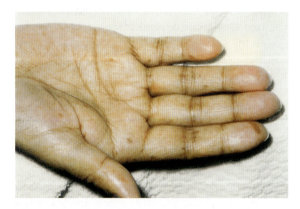

Afbeelding 7.11 Ziekte van Addison (bijnierschorsinsufficiëntie): pigmentatie van de handlijnen. Bij mensen met een donkere huidskleur kan dit normaal zijn.

Bij koolmonoxide-intoxicatie en bij polyglobulie is het gelaat opvallend rood. Men spreekt wel van een plethorisch gelaat.
- *Vitiligo*. Plaatselijk verlies van de functionele activiteit van de melanocyten veroorzaakt gedepigmenteerde gebieden van de huid. Dit is vooral opvallend bij een donkere huidskleur. Vitiligo is een auto-immuunziekte en is geassocieerd met andere auto-immuunziekten.
- *Gepigmenteerde naevi.*

Huidziekten

De afbeeldingen 7.13 tot en met 7.17 tonen enkele veelvoorkomende ziekten van de huid met een korte beschrijving in de bijschriften.

ANDERE BEVINDINGEN BIJ DE ALGEMENE INSPECTIE

Behalve de afwijkingen die tot nu toe ter sprake zijn gekomen, kunnen nog vele andere opvallen bij de algemene inspectie. Soms is het uiterlijk van de patiënt zo typerend dat op het eerste gezicht al een diagnose kan worden gesteld. Dit kan bijvoorbeeld het geval zijn bij sommige patiënten met hyperthyreoïdie (ziekte van Graves), hypothyreoïdie, de ziekte van Cushing of acromegalie (het uiterlijk van patiënten bij de laatste twee ziekten werd al beschreven op pagina 73 en verder).

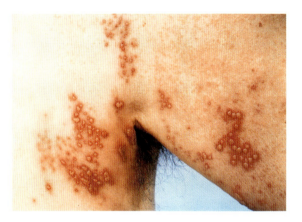

Afbeelding 7.14 Herpes zoster (gordelroos). Gordelroos wordt veroorzaakt door reactivering van het varicella-zostervirus, dat latent aanwezig is in de sensorische ganglia bij mensen die vroeger varicella (waterpokken) hebben gehad. Het komt veel voor bij ouderen en bij patiënten met een gestoorde immuniteit. De aandoening is in de regel eenzijdig en beperkt tot één of twee dermatomen: vesiculae met rode hof, die later indrogen tot korstjes. Pijn in het dermatoom gaat vooraf aan de huideruptie en kan na genezing nog lang aanwezig zijn (postherpetische neuralgie).

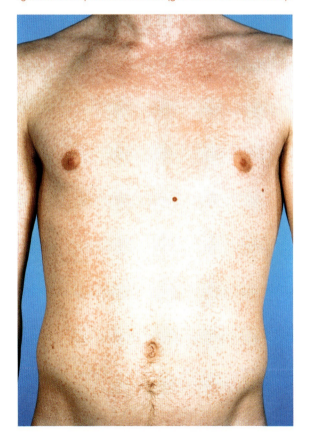

Afbeelding 7.13 Een maculopapuleus morbilliform (gelijkend op mazelen) exantheem. Bij deze patiënt betrof het een overgevoeligheidsreactie op een antibioticum (geneesmiddelenexantheem).

- *Hyperthyreoïdie.* De typische hyperthyreoïdiepatiënt is nerveus en beweeglijk, heeft een warme, vochtige huid en een tachycardie (bij ouderen vaak boezemfibrilleren). Er is een struma, er kan exophthalmus zijn (afbeelding 8.7) en er is een fijne tremor aan de handen.
- *Hypothyreoïdie.* De typische hypothyreoïdiepatiënt is traag en kouwelijk, en heeft een lage stem. De huid in het gezicht is verdikt en pasteus (myxoedeem), het laterale deel van de wenkbrauwen is uitgevallen, de huidskleur is bleekgeel (afbeelding 8.1). De peesreflexen zijn laag en de pols is traag.
- *Facies abdominalis of hippocratica.* Deze oude term wordt nog wel gebruikt om het gezicht te beschrijven van een patiënt die uitgedroogd en in shock is, bijvoorbeeld door een peritonitis of een ileus: ingezonken ogen, ingevallen wangen, spitse neus, koude en cyanotische neuspunt en oren.
- *Tremoren.* Een tremor is een onwillekeurige trilling van een lichaamsdeel, die meestal het best waarneembaar is aan de vingers. Vaak is een tremor niet waarneembaar wanneer de extremiteit geheel in rust is. Men kan een tremor aan de vingers vaak

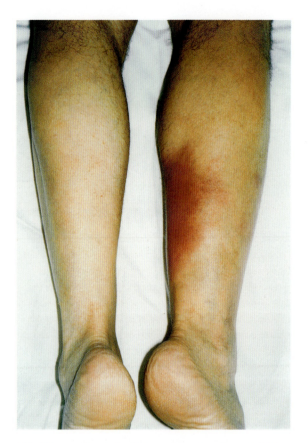

Afbeelding 7.15 Erysipelas (belroos of wondroos) is een infectie van de huid door Streptococcus pyogenes. De infectie begint acuut, meestal met hoge koorts. Een felrood, pijnlijk, iets verheven en vrij scherp begrensd erytheem breidt zich uit vanuit de porte d'entrée. Erysipelas komt meestal voor op de benen (vooral bij patiënten met oedeem of een ulcus cruris), de armen of het gezicht.

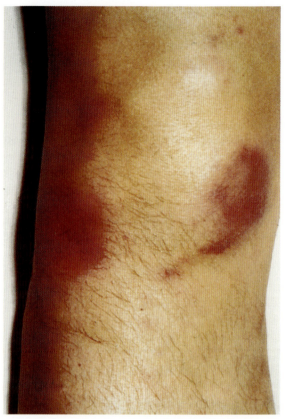

Afbeelding 7.16 Erythema nodosum. Iets onder de patella zijn twee nodi zichtbaar. Erythema nodosum is een pleksgewijze vasculitis met vetnecrose in de subcutis. De nodi zijn rood en drukpijnlijk. Ze zijn vooral gelokaliseerd op de voorzijde van de benen en op de strekzijde van de onderarmen. Het begin is acuut; de nodi verdwijnen meestal na enkele weken zonder ulceratie. Erythema nodosum komt voor bij sarcoïdose, tuberculose, de ziekte van Crohn, colitis ulcerosa en overgevoeligheid voor geneesmiddelen; vaak wordt echter geen oorzaak gevonden.

zichtbaar maken door de patiënt te vragen de armen en vingers naar voren uit te strekken.
Een zeer fijne tremor wordt beter zichtbaar door een velletje papier op de gespreide vingers te leggen. Een tremor komt vaak voor bij gezonde mensen, maar in versterkte mate bij bepaalde ziektetoestanden.
- Bij hyperthyreoïdie komt een zeer fijne tremor voor.
- Bij parkinsonisme kan er een langzame, grove tremor zijn, die juist in rust optreedt, vaak in de vorm van de 'geld-tel'- of 'pil-draaï'-beweging (adductie en abductie van de duim ten opzichte van de andere vingers), soms een tremor van het hele hoofd. De tremor neemt toe bij emoties.
- Bij leverinsufficiëntie komt de *flapping tremor* voor, een fladderbeweging van de hand in het polsgewricht als de arm wordt gestrekt met de handrug naar boven. De patiënt kan deze positie niet handhaven en flexie en extensie wisselen elkaar abrupt en zonder herkenbaar ritme af. (Het woord 'tremor' is dan ook in feite onjuist, omdat de beweging onregelmatig is.)
- Een intentietremor is een grove tremor, die in rust afwezig is en optreedt tijdens een willekeurige beweging, zoals het naar de neuspunt brengen van de wijsvinger. Deze tremor wijst op een laesie in het centrale zenuwstelsel.

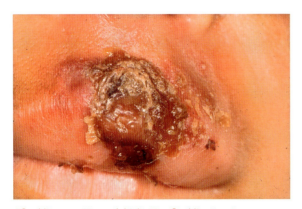

Afbeelding 7.17 Herpes labialis. De afbeelding toont een verse efflorescentie (vesicula gevuld met troebel vocht) op de bovenlip en een oude (crusta) op de onderlip. Herpes labialis ontstaat door reactivering van het herpes-simplexvirustype I, dat sinds een primaire infectie in de vroege jeugd latent aanwezig is. De aandoening treedt vaak op bij acute, koortsige ziekten (koortsuitslag), maar recidiveert bij sommige patiënten frequent zonder duidelijke aanleiding of tijdens menses of na zonlichtexpositie.

Andere onwillekeurige bewegingen, zoals choreatische en athetotische, worden niet tot de tremoren gerekend. Ze zijn niet regelmatig.

Veel andere verschijnselen kunnen van belang zijn en moeten in het dossier worden vermeld, bijvoorbeeld:
- sterk transpireren komt voor bij koorts, terwijl de temperatuur daalt, bij hyperthyreoïdie, flauwvallen, shock, angst, opvliegers in de menopauze en bij feochromocytoom;
- punctiegaatjes in de armen kunnen wijzen op heroïneverslaving;
- een opvallend rood gelaat komt voor bij koolmonoxide-intoxicatie en polyglobulie.

Kijk voor verdieping op www.studiecloud.nl.

8 Hoofd en hals

Het hoofd 83
De hals 93

HET HOOFD

Algemeen

De inspectie van het hoofd begint eigenlijk al bij het eerste contact met de patiënt. Endocriene stoornissen verraden zich dikwijls al aan het gezicht. Zo moet men letten op tekenen van myxoedeem, het syndroom van Cushing en acromegalie. Bij uitgesproken hypothyreoïdie (afbeelding 8.1) is de huid van het gelaat pasteus en zijn vaak de laterale wenkbrauwen uitgevallen. Grote wallen onder de ogen zijn voor een patiënt die later hypothyreoïdie blijkt te hebben soms de aanleiding om de hulp van een plastisch chirurg in te schakelen. Het syndroom van Cushing (afbeelding 8.2) wordt gekenmerkt door een 'vollemaansgezicht' met rode wangen en versterkte haargroei. Bij acromegalie (afbeelding 8.3) nemen de neus, lippen en oren in grootte toe. De onderkaak komt dusdanig naar voren dat de tanden van de onderkaak vóór die van de bovenkaak komen te staan (prognathie). Omdat de veranderingen van het gelaat bij deze endocriene aandoeningen vaak geleidelijk ontstaan, kan het nuttig zijn de patiënt te vragen foto's van vroeger mee te brengen ter vergelijking.

Bij sclerodermie (afbeelding 8.4) wordt de huid van het gelaat strak en de mond kleiner; het gezicht kan daardoor een uitdrukkingsloze indruk maken. Bij lupus erythematodes (afbeelding 8.5) kan een vlindervormig exantheem worden gezien.

Een zwelling van het hoofd die in korte tijd ontstaat en waarbij het gelaat een cyanotische tint krijgt, moet u doen denken aan het vena-cava-superiorsyndroom. Opvallend zijn de sterk opgezette venen van de bovenste lichaamshelft met op den duur in de huid van de borstkas zichtbare collateralen. De venae jugulares externae zijn gezwollen, zonder dat de pulsaties van het hart of de invloed van de ademhaling zichtbaar zijn. Een retrosternale tumor moet dan worden overwogen. Percussie van de longen kan hiervoor een aanwijzing geven, bijvoorbeeld door atelectase of uitbreiding van de tumor buiten het mediastinum.

Typische veranderingen aan het gelaat bij:
- myxoedeem
- syndroom van Cushing
- acromegalie
- sclerodermie
- lupus erythematodes
- vena-cava-superiorsyndroom

Inspectie en palpatie van de slapen is altijd van belang bij patiënten met hoofdpijn. Bij arteriitis temporalis

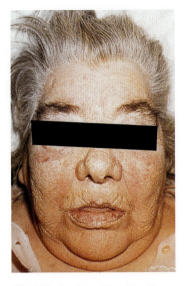

Afbeelding 8.1 Hypothyreoïdie. Het gelaat toont tekenen van myxoedeem: de huid is pasteus gezwollen, de oogleden zijn opgezet.

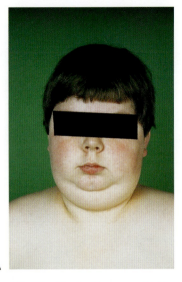

Afbeelding 8.2 Syndroom van Cushing. Opvallend zijn het 'vollemaansgezicht' (A) en de zogeheten buffalo hump (B).

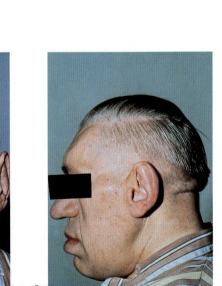

Afbeelding 8.3 Acromegalie. Kenmerkend zijn de grove gelaatstrekken en de grote neus en oren (A en B).

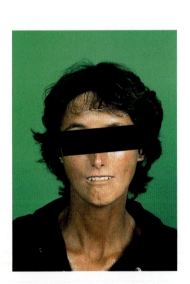

Afbeelding 8.4 Sclerodermie. De strakke huid geeft het gelaat een uitdrukkingsloze aanblik. De mondopening is klein.

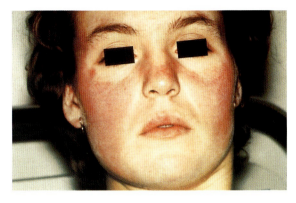

Afbeelding 8.5 Lupus erythematodes. Vlindervormig exantheem.

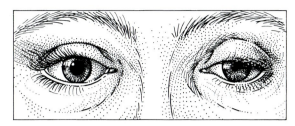

Afbeelding 8.6 Syndroom van Horner. De partiële ptosis van het bovenooglid en de vernauwde pupil van het linkeroog worden veroorzaakt door een stoornis in de sympathische innervatie.

kunnen de pulsaties ontbreken en kan de palpatie pijnlijk zijn; heel soms is de overliggende huid rood en gezwollen. Ook bij klachten die doen denken aan polymyalgia rheumatica (zwakte in de proximale spieren van de ledematen, algemene malaise, lichte koorts) is het nodig te zoeken naar tekenen van arteriitis temporalis, omdat deze aandoeningen gecombineerd kunnen voorkomen.

De ogen

Bij de inspectie wordt gelet op de oogleden. Ptosis (het uitzakken van een bovenooglid) komt onder andere voor bij uitval van de n. oculomotorius, het syndroom van Horner (afbeelding 8.6) en myasthenie. Bij ouderen kunnen de bovenoogleden wat uitzakken zonder dat er sprake is van ziekte. Bij uitval van de n. oculomotorius zijn in de regel ook andere oogspieren verlamd (hoofdstuk 14). Het syndroom van Horner wordt veroorzaakt door aantasting van het sympathische zenuwstelsel, meestal ten gevolge van een doorgroeiend carcinoom in de top van een long. Wanneer het syndroom van Horner compleet is, bestaat miose (pupil kleiner dan aan de gezonde kant), ptosis en anhidrose (onvermogen om te zweten van de huid van het voorhoofd aan de aangedane zijde). In de beschrijving van het syndroom treft men ook nog enoftalmie (een dieper liggend oog) aan. Dit is echter slechts schijnbaar.

Bij myasthenie kan de ptosis aan één of twee kanten voorkomen; de ernst kan wisselen. Een hinderlijke droogheid van het slijmvlies aan de binnenkant van de oogleden en het oogboloppervlak kan een onderdeel zijn van het zogenoemde siccasyndroom, zoals dat voorkomt bij het syndroom van Sjögren.

Syndroom van Horner
- miose
- ptosis
- anhidrose

De ziekte van Graves kan er in een minderheid van de gevallen toe leiden dat de ogen uit hun kassen naar voren komen. Dan spreekt men van exoftalmie of protrusio bulbi (afbeelding 8.7). Hierbij komt het symptoom van von Graefe voor. De patiënt wordt gevraagd met zijn blik de wijsvinger van de onderzoeker te volgen. Wanneer de wijsvinger vanuit het horizontale vlak naar beneden wordt bewogen, blijft gewoonlijk het bovenooglid aansluiten bij de bovenrand van de iris. Wanneer bij deze beweging echter oogwit zichtbaar wordt tussen het bovenooglid en de iris, wordt dit een positief symptoom van von Graefe genoemd. Behalve bij exophthalmus komt het ook voor bij ooglidretractie, bijvoorbeeld door verhoogde activiteit van het sympathische zenuwstelsel bij schrik. Bij de ziekte van Graves is de exoftalmie meestal dubbelzijdig. Bij enkelzijdige exophthalmus moet in eerste instantie worden gedacht aan een tumor of ontstekingsproces in de orbita.

Vlakke, geelachtige, licht verheven zwellingen in de huid rond de ogen noemt men xanthelasmata (afbeelding 8.8). Bij jonge patiënten moet dan worden gedacht aan hyperlipoproteïnemie, bij ouderen komen xanthelasmata veel voor zonder dat er een stoornis in de vetstofwisseling is. In epidemiologische studies blijken xanthelasmata in circa 50% van de gevallen geassocieerd met afwijkingen van lipiden in het bloed. Oedeem van de conjunctivae (chemose) en van de

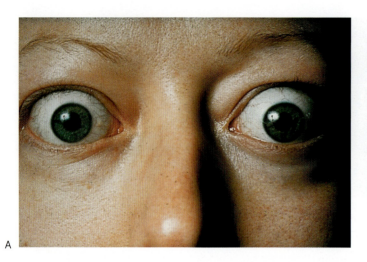
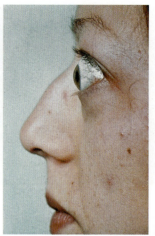

Afbeelding 8.7 Exophthalmus. Tussen de iris en het bovenooglid is het oogwit zichtbaar (A). De ogen puilen uit de kassen (B).

oogleden kan een gevolg zijn van een lokaal ontstekingsproces (bijvoorbeeld bij herpes zoster ophthalmicus) of van algemene aandoeningen zoals het nefrotisch syndroom, het vena-cava-superiorsyndroom of de ziekte van Graves. Chemose en ooglidoedeem komen soms samen, soms apart voor. Oedemateuze oogleden worden ook gezien bij myxoedeem.

Een ontsteking van de randen van de oogleden wordt blefaritis genoemd.

Om de conjunctivae en sclerae te inspecteren wordt de patiënt gevraagd omhoog te kijken terwijl de onderzoeker met zijn duimen de onderoogleden wat omlaag drukt. Kleine bloedinkjes in de conjunctiva kunnen een teken zijn van vasculitis, bijvoorbeeld voorkomend bij bacteriële endocarditis.

Roodheid van de conjunctivae met uitbreiding over het oogwit is een teken van conjunctivitis (afbeelding 8.9). De sterkste roodheid is dan perifeer. Bij sterke anemie kunnen de conjunctivae opvallend bleek zijn. Een scherp omschreven subconjunctivale bloeding naast de iris kan worden veroorzaakt door hevig hoesten of een abnormale bloedingsneiging; meestal betreft het een onschuldig verschijnsel. Bij inspectie van de sclerae wordt allereerst gelet op icterus. Geelachtige knobbeltjes naast de iris worden pingueculae (afbeelding 8.10) genoemd, een onschuldige aandoening die op oudere leeftijd ontstaat. Deze moet worden onderscheiden van het pterygium, een driehoekige zwelling van de conjunctiva, meestal met de basis in de nasale oóghoek. Een pterygium kan langzaam doorgroeien en een deel van de cornea bedekken. Bij een ontsteking van de iris ontstaat ook roodheid van het oog. In tegenstelling tot de situatie bij conjunctivitis is bij acute iritis de roodheid vooral rond de limbus corneae. De pupil van het aangedane oog is kleiner dan normaal. Ook bij acuut glaucoom (afbeelding 8.11) kan roodheid ontstaan zoals die bij acute iritis wordt gezien. De pupil is dan wijd, de visus neemt af en de cornea wordt troebel. Met spoed moet dan oogheelkundige hulp worden gezocht.

Een arcus corneae (afbeelding 8.12) is een al dan niet volledige cirkel die zich net binnen de limbus bevindt. De kleur is grijs of wit. Wanneer deze arcus wordt gezien bij personen onder de 30 jaar, moet aan hyperlipoproteïnemie worden gedacht (en wordt dan ook wel arcus lipoides genoemd). Deze arcus heeft dan grofweg dezelfde betekenis als de aanwezigheid van xanthelasmata. Op oudere leeftijd komt deze arcus veel voor zonder dat er een verband is met een vetstofwisselingsstoornis. Het synoniem arcus senilis moet vanwege de onaangename bijklank in alle gevallen worden vermeden. Troebeling van de cornea kan het gevolg zijn van een infectie of trauma. Deze afwijking moet worden onderscheiden van troebelingen in de lens die dieper liggen: het zogeheten cataract.

Inspectie van de vorm en grootte van de pupillen kan belangrijke informatie opleveren. Ongelijkheid van de grootte van beide pupillen wordt anisocorie genoemd. Kleine verschillen worden ook bij normale personen waargenomen.

Als het verschil meer dan een halve millimeter is, zijn er verschillende mogelijkheden, zoals iritis (vernauwing), glaucoom (verwijding), het syndroom van Horner (vernauwing) of een oculomotoriusverlamming (verwijding). De pupillen worden kleiner (miose) als reactie op binnenvallend licht (afbeelding 8.13). Wanneer elk oog afzonderlijk wordt belicht, wordt

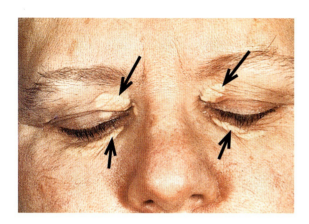

Afbeelding 8.8 Xanthelasmata. Bij ouderen zonder veel betekenis, bij jongeren soms een teken van hyperlipoproteïnemie.

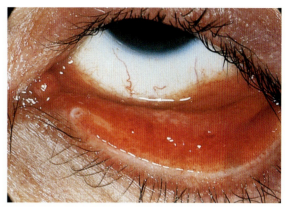

Afbeelding 8.9 Conjunctivitis. De conjunctiva palpebrae is ontstoken. Meestal is een onschuldige virusinfectie de oorzaak.

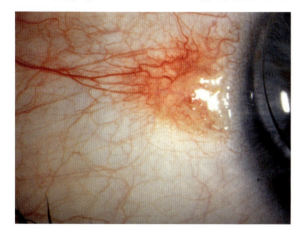

Afbeelding 8.10 Geelachtige knobbeltjes naast de iris worden pingueculae genoemd.

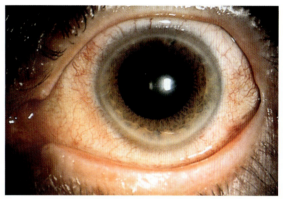

Afbeelding 8.11 Acuut glaucoom. Kenmerkend zijn pijn in het oog, misselijkheid, verminderde visus, pericorneale hyperemie en een wijde, lichtstijve en vervormde pupil.

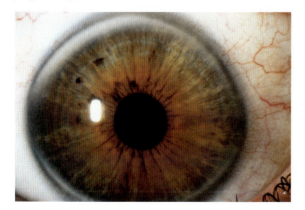

Afbeelding 8.12 Arcus corneae. Kan bij jongeren een teken zijn van hyperlipoproteïnemie.

onder normale omstandigheden ook de pupil van het andere oog kleiner (consensuele lichtreactie). In het donker verwijden de pupillen zich weer (mydriasis).

Wijde lichtstijve pupillen komen voor bij intoxicaties met atropine of daaraan verwante stoffen. Nauwe, niet op licht reagerende pupillen kunnen worden veroorzaakt door het gebruik van pilocarpineoogdruppels (bij glaucoom) of bij het gebruik van morfine of heroïne. Een eenzijdige lichtstijve pupil komt voor bij totale blindheid en uitval van de nervus oculomotorius. Om de reactie van de pupillen op convergentie te testen wordt de patiënt gevraagd de wijsvinger van de onderzoeker te volgen die zich in de richting van de neus van de patiënt beweegt. Convergentie geeft miose, een reflex die evenals de reactie op licht via de parasympathicus verloopt. Een bijzondere, inmiddels zeer zeldzame vorm van gestoorde pupilreacties komt voor bij het symptoom van Argyll Robertson. Hierbij zijn de pupillen nauw en de randen onregelmatig; er is geen reactie op licht, maar wel op convergentie. In verreweg de meeste gevallen is er dan sprake van neurolues.

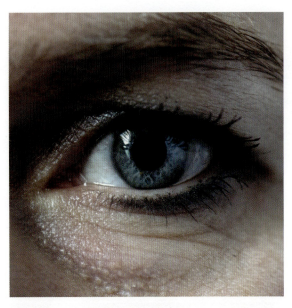 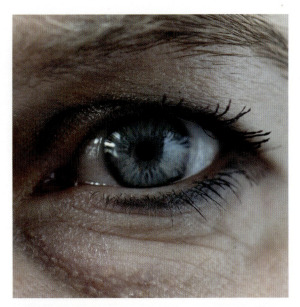

Afbeelding 8.13 Pupilgrootte. In de linkerfiguur is de pupil wijd (mydriasis), de rechterfiguur toont de nauwe pupil (miose) als reactie op licht of convergentie.

Anisocorie bij:
- iritis
- glaucoom
- syndroom van Horner
- verlamming nervus oculomotorius

Fundoscopie altijd bij:
- diabetes mellitus (screenend, met regelmatige intervallen)
- hypertensieve urgentie (direct)

Oogspiegelen

Bij iedere patiënt met een verdenking van een hypertensieve crisis dient de oogfundus direct bekeken te worden op aanwijzingen voor intracraniële drukverhoging (bloedingen en exsudaten, soms papiloedeem). Bij alle patiënten met diabetes mellitus moet regelmatig de oogfundus geïnspecteerd worden om vroegtijdig proliferatieve retinopathie op te sporen (en vervolgens te behandelen). Bij andere patiënten zal het van de klachten afhangen of dit onderzoek nodig is. Meestal wordt hiertoe een elektrische oogspiegel gebruikt. Tijdens het algemene lichamelijk onderzoek zal doorgaans worden gespiegeld zonder de pupillen te verwijden. Dit beperkt uiteraard de mogelijkheden, maar in de regel is het goed mogelijk de papil en de voor de visus zo belangrijke maculastreek te inspecteren. Wanneer het gebruik van een mydriaticum nodig is, moet altijd worden bedacht dat een nauwe kamerhoek een risico vormt voor het ontstaan van acute oogboldrukstijging na pupilverwijding, vooral bij hypermetropie (verziendheid) en cataract. Verder dient er geen mydriaticum gegeven te worden als de patiënt van plan is meteen daarna een auto te besturen.

Voor het onderzoek wordt het licht in de kamer zo veel mogelijk uitgeschakeld. De houding van de onderzoeker is zodanig dat het linkeroog van de patiënt wordt onderzocht met de oogspiegel voor het linkeroog van de onderzoeker en het rechteroog met de oogspiegel voor het rechteroog van de onderzoeker. Voorkomen moet namelijk worden dat het hoofd van de onderzoeker het oog van de patiënt afdekt dat niet wordt onderzocht: met dit oog moet de patiënt zich op een punt in de verte fixeren. Wanneer dit niet mogelijk is, gaat de blik van de patiënt dwalen en wordt het oogspiegelen sterk bemoeilijkt. Allereerst wordt de papil opgezocht en wordt het lensje voorgedraaid dat een scherp beeld laat zien. De keuze van de juiste lens is afhankelijk van eventuele refractiestoornissen van de patiënt en/of onderzoeker. Bij verziendheid zal een positief lensje en bij bijziendheid een

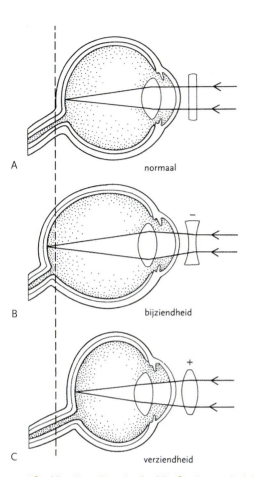

Afbeelding 8.14 Oogspiegelen bij refractiestoornis. A Bij een normaal oog (en een niet-brildragende onderzoeker) wordt het neutrale lensje gebruikt. B Bij bijziendheid is het oog relatief te groot voor de lens: de evenwijdig binnentredende lichtstralen komen vóór de retina samen. Een negatief lensje voor de oogspiegel is nodig om een scherp beeld te krijgen van de retina. C Voor verziendheid geldt het omgekeerde.

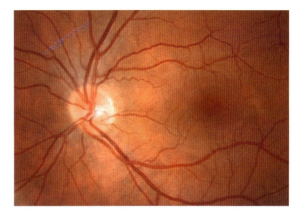

Afbeelding 8.15 Weergave van een normale papil. De kleur is geel tot wit met een scherpe rand. Nasaal kan de rand onscherp zijn. Het centrum van de papil is wit ten opzichte van de periferie.

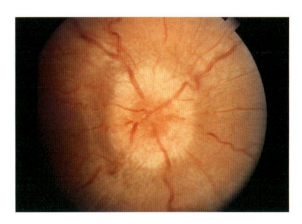

Afbeelding 8.16 Papiloedeem. De kleur van de papil is paars. Het witte centrum is niet meer zichtbaar. De venen zijn gezwollen. De randen van de papil zijn onscherp.

negatieve lens moeten worden gebruikt (afbeelding 8.14). Kenmerken van een normale papil zijn afgebeeld in afbeelding 8.15. Bij een papiloedeem (afbeelding 8.16) zijn de randen van de papil onscherp en maken de bloedvaten op die plaats een bocht. De normale excavatie van de papil is niet meer zichtbaar. Bij een glaucoom is de excavatie van de papil, die normaliter minder dan de helft van de diameter van de papil is, duidelijk toegenomen ten gevolge van de verhoogde intraoculaire druk. Daarna worden de bloedvaten vervolgd die vanuit de papil ontspringen. Op jonge leeftijd is de wand van een arteriole niet zichtbaar.

Over de arteriolen is in de regel een lichtreflex zichtbaar, die onder normale omstandigheden beperkt is tot circa een kwart van de diameter van de binnenkant van het vat (afbeelding 8.17). Venen zijn herkenbaar doordat hun doorsnede groter is dan die van de arteriolen in de omgeving.

Plaatsen waar venen en arteriolen elkaar kruisen, noemt men arterioveneuze kruisingen (afbeelding 8.18A). Bij verdikking van de wand van de arteriole lijkt het of de bloedstroom in de vene wordt onderbroken (afbeelding 8.18B). Bij arteriële hypertensie kunnen in de arteriolen focale vernauwingen ontstaan. Verder kan bij hypertensie de lichtreflex breder worden, waardoor de arteriolen een koperachtige kleur krijgen (koperdraadfenomeen). De lichtreflex kan zodanig toenemen dat geen bloed meer te zien is. Dan spreekt men van een zilverdraad.

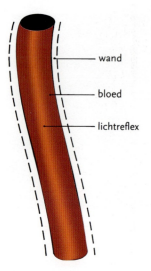

Afbeelding 8.17 Normale arteriole in de retina. De wand is niet zichtbaar (stippellijn).

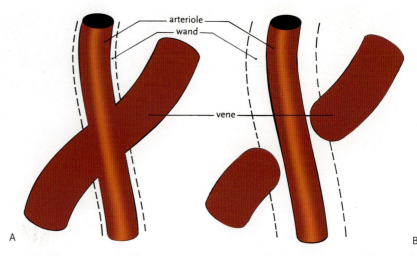

Afbeelding 8.18 A Normale arterioveneuze kruising. De bloedstroom in de vene lijkt niet onderbroken te worden door de erboven liggende arteriole. B Abnormale arterioveneuze kruising. Door de verdikte wand van de arteriole wordt de bloedstroom in de vene schijnbaar onderbroken.

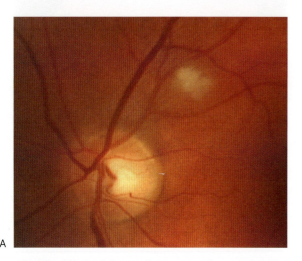

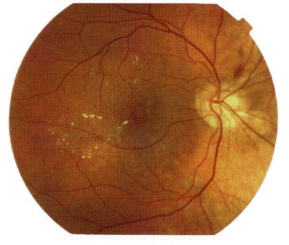

Afbeelding 8.19 A Zachte exsudaten. De exsudaten zijn witgrijs met onscherpe randen en een dof oppervlak. B Harde exsudaten. Deze exsudaten hebben een glinsterend oppervlak en scherpe randen.

Tussen de bloedvaten wordt gezocht naar exsudaten en bloedingen. De zogenoemde zachte exsudaten zijn witgrijze plekjes met onscherpe randen en een niet-glinsterend oppervlak (Engels: *cotton-wool spots*; afbeelding 8.19A). Micro-infarcten van de retina worden als oorzaak beschouwd. Deze zachte exsudaten komen bij diverse aandoeningen voor, zoals ernstige hypertensie, diabetes mellitus, vasculitis, sepsis en ernstige anemie.

Harde exsudaten hebben scherpe grenzen en een glinsterend oppervlak (afbeelding 8.19B). Hun ontstaan wordt toegeschreven aan het doorgankelijk worden van bloedvaten voor eiwit. Ze worden gezien bij hypertensie, nierziekten, diabetes mellitus, infecties zoals candidiasis en tuberculose, bindweefselziekten en sarcoïdose. Microaneurysmata zijn kleine ronde vlekken, veroorzaakt door gelokaliseerde verwijding van capillairen, meestal in de buurt van de macula. Ze komen voor als teken van diabetische retinopathie. Bloedingen in de retina worden gezien bij bacteriële endocarditis, leukemie en diabetes mellitus. Bij een ver voortgeschreden diabetische retinopathie ontstaan vaatnieuwvormingen en bindweefselstrengen die voor de bloedvaten van het netvlies liggen (proliferatieve retinopathie). In dat stadium worden

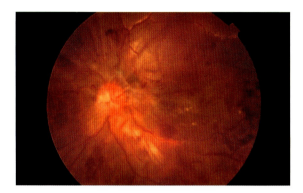

Afbeelding 8.20 Proliferatieve retinopathie. Diabetische proliferatieve retinopathie wordt gekenmerkt door neovascularisatie, bindweefselvorming, preretinale bloedingen en netvliesloslating.

nieuwe bloedvaten gevormd die het corpus vitreum ingroeien (neovascularisatie; afbeelding 8.20).

Als laatste onderdeel van het oogspiegelen wordt de maculastreek geïnspecteerd. Afwijkingen in de macula hebben een sterk nadelig effect op de visus. Voor onderzoek van de visus, dubbelzien en nystagmus, zie hoofdstuk 14.

De oren

Bij patiënten met artritis dient in de oorschelp gezocht te worden naar tophi (afbeelding 8.21), zoals die voorkomen bij jicht. Dit zijn ophopingen van urinezuurkristallen. Ze zijn als harde knobbeltjes in de rand van de oorschelp te voelen. Ontsteking van het kraakbeen van het oor met rode verkleuring en zwelling van de overliggende huid wordt aangetroffen bij *relapsing* polychondritis.

Het gehoor kan oriënterend worden getest door middel van de zogenoemde fluisterspraak. Hiertoe wordt de patiënt gevraagd met een vinger een oorgang dicht te drukken. De onderzoeker fluistert dan op een afstand van circa een halve meter buiten het gezichtsveld woorden met twee lettergrepen. Bij vermindering van het gehoor: zie verder hoofdstuk 14. Bij pijn in of om het oor moet worden gezocht naar tekenen van otitis. Drukpijn achter de oorschelp kan een symptoom van otitis media zijn.

Voor het onderzoek met de oorspiegel wordt de oorschelp wat naar boven en achteren getrokken. De oorspiegel wordt voorzichtig naar binnen gebracht. Bij otitis externa is de huid van de gehoorgang gezwollen, vochtig, rood en pijnlijk bij aanraken. Het normale beeld van het trommelvlies wordt weergegeven in afbeelding 8.22. Bij acute otitis media is het trom-

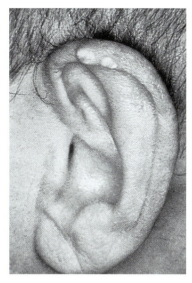

Afbeelding 8.21 Tophi. In de rand van de oorschelp zijn harde knobbeltjes te voelen die bestaan uit urinezuurkristallen.

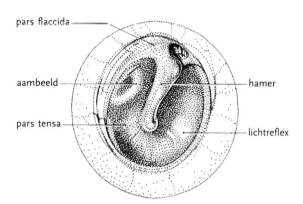

Afbeelding 8.22 Normaal beeld van het rechter trommelvlies. Het midden wordt door de hamer iets naar binnen getrokken.

melvlies rood en puilt het naar buiten. De normale contouren gaan verloren. In een late fase kan perforatie van het trommelvlies ontstaan met uitvloed van pus.

De neus en neusbijholten

Een vlindervormige roodheid aan beide kanten van de neusrug is een klassiek symptoom van lupus erythematodes.

Bij zeer veel normale mensen is de positie van het neusseptum asymmetrisch. De doorgankelijkheid van de neus wordt getest door elk neusgat afzonderlijk dicht te drukken en de patiënt te vragen door de neus uit te ademen. Een perforatie van het neusseptum kan een teken zijn van het snuiven van cocaïne of van granulomatose met polyangiitis (vroeger de ziekte van Wegener genoemd).

Drukpijn ter hoogte van de sinus frontalis of de sinus maxillaris komt voor bij een ontsteking van deze neusbijholten. Een aanwijzing voor vocht in de sinus frontalis kan worden verkregen door in een donkere kamer met een lampje een krachtige lichtstraal in de oogkas te laten schijnen ter hoogte van de neusrug. Onder normale omstandigheden geeft dit een rode gloed ter plaatse van de sinus frontalis. Het ontbreken van dit verschijnsel komt niet alleen voor bij vochtophoping, maar ook bij een gestoorde aanleg van één of beide sinussen. De sinus maxillaris kan op dezelfde wijze worden onderzocht door de lichtbundel vanaf de onderrand van de oogkas naar beneden te richten en de patiënt te vragen zijn mond te openen. Bij een normale sinus maxillaris zal het verhemelte aan die kant een rode gloed vertonen.

De mond

Bij inspectie van de lippen wordt gelet op cyanose. Ontstoken kloofjes in de mondhoeken (ragaden) wijzen meestal op een slecht passend kunstgebit. Soms zijn ze een teken van vitamine B12- of ijzergebrek, of worden de laesies onderhouden door de mondhoeken steeds met de tong te bevochtigen (perlèche, afgeleid van het Frans: *pourlécher*). Herpes labialis komt voor bij diverse ziekten die met koorts gepaard gaan. Ronde rode plekjes op de lippen kunnen teleangiëctasieën zijn, zoals die voorkomen bij de ziekte van Rendu-Osler. Gepigmenteerde vlekjes op de lippen en rondom de mond komen voor bij de ziekte van Addison en bij het zeldzame syndroom van Peutz-Jeghers (een erfelijke aandoening met als belangrijkste verschijnsel poliepen in de darm). Bij inspectie van de mondholte (afbeelding 8.23), waarbij meestal een spatel wordt gebruikt, wordt gelet op aften: pijnlijke grijze plekjes met een rode rand. Vooral de grote, zogenoemde *major* aften hebben betekenis voor de diagnose van de ziekte van Behçet. Witte plekken op een rood ontstoken slijmvlies kunnen uitingen zijn van candidiasis. Het gebit wordt geïnspecteerd, waarbij speciaal wordt gelet op tekenen van ontsteking. Tijdens gebruik van fenytoïne of bij leukemie kan de gingiva opzwellen.

Cyanose van de tong is een teken van centrale cyanose. De tong is een sterk doorbloed orgaan dat relatief weinig zuurstof verbruikt. De kleur van de tong is dan ook een afspiegeling van de kleur van het arteriële bloed. Atrofie van de tongpapillen kan voorkomen bij gebrek aan ijzer, foliumzuur, vitamine B2 (riboflavine), vitamine B3 (niacine) of vitamine B12, maar wordt meestal veroorzaakt door een slecht passend kunstgebit. Het beeld van de zogenoemde lingua geographica wordt veroorzaakt door rode gladde plekken zonder papillen met grillige randen, afgewisseld met normale stukken slijmvlies. De oorzaak van deze goedaardige aandoening is niet bekend. Belangrijker is de aandoening die leukoplakie wordt genoemd: witte plekken die niet van de tong kunnen worden geschraapt. Leukoplakie kan overgaan in een carcinoom. De zogeheten harige leukoplakie bestaat uit kleine witte uitstulpingen op de randen van de tong, veroorzaakt door het epstein-barrvirus (afbeelding 8.24). Deze afwijking komt vooral bij aids voor. Een andere afwijking waarbij u aan aids kunt denken, is het kaposisarcoom, dat op het harde verhemelte kan voorkomen (afbeelding 8.25). Een te grote tong (macroglossie) kan worden herkend doordat de indrukken van de gebitselementen in de tongranden zichtbaar zijn. Macroglossie komt voor bij myxoedeem, amyloïdose en acromegalie.

Petechiën in het zachte verhemelte worden gezien bij mononucleosis infectiosa, maar komen ook bij andere virusinfecties voor. Tonsillitis kan worden veroorzaakt door mononucleosis infectiosa, maar een infectie door hemolytische streptokokken moet ook worden overwogen. Eenzijdige zwelling van een tonsil moet doen denken aan een lymfoproliferatieve maligniteit zoals het non-hodgkinlymfoom.

De speekselklieren

De uitvoergang van de glandula parotis komt in het mondslijmvlies uit ter hoogte van de tweede molaar. De opening van de uitvoergang van de submaxillaire of submandibulaire speekselklieren is naast de tongriem te zien. De afvoergang van een speekselklier kan zijn afgesloten door een steentje. Als gevolg hiervan kan de speekselklier opzwellen en ontstoken raken. Palpatie in de buurt van de uitgang van deze ductus is dan van belang. Een bacteriële ontsteking van één of meer speekselklieren wordt gezien bij patiënten met verminderde weerstand die parenteraal worden gevoed; de verminderde secretie van speeksel bevordert het ontstaan van infecties. De virusziekte bof (parotitis epidemica) veroorzaakt een enkel- of dubbelzijdige zwelling van de glandula parotis. Ook de submandibulaire

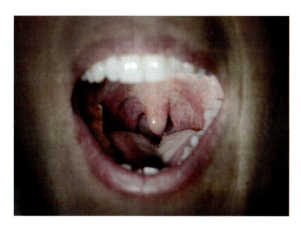

Afbeelding 8.23 Inspectie van de mondholte

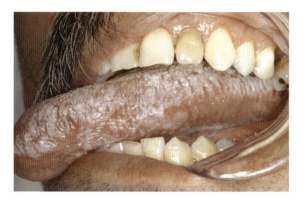

Afbeelding 8.24 Harige leukoplakie. Op de laterale tongrand bevinden zich witte verhevenheden, die worden veroorzaakt door het epstein-barrvirus. Deze kunnen voorkomen bij aids.

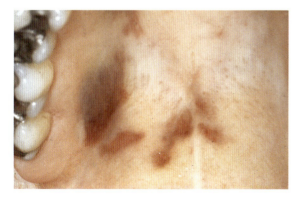

Afbeelding 8.25 Kaposisarcoom. De kleine roodpaarse verhevenheden op het verhemelte zijn bij patiënten met aids soms de enige lokalisatie van dit sarcoom.

speekselklieren kunnen meedoen. Een langdurige zwelling van de glandula parotis is verdacht voor een kwaadaardige tumor. Een opvallend droge mond is een teken van het syndroom van Sjögren (xerostomie). Bij veel patiënten met deze aandoening is de glandula parotis vergroot.

DE HALS

Bij het onderzoek van de hals wordt speciaal gelet op de lymfeklieren, trachea, schildklier en arteria carotis.

De lymfeklieren

De lokalisatie van de lymfeklieren wordt geschetst in afbeeldingen 8.26 en 8.27. Er worden twee gebieden onderscheiden: de voorste (= mediale) halsdriehoek en de achterste (= laterale) halsdriehoek. Soms zijn lymfeklierzwellingen zichtbaar. In alle gevallen moet met behulp van palpatie naar lymfeklierzwellingen worden gezocht. De zeldzaam voorkomende laterale halscysten (resten van kieuwbogen uit de embryonale ontwikkeling) moeten worden onderscheiden van lymfeklierzwellingen. Dat geldt ook voor de vleugels van het os hyoideum en de processi transversi van de cervicale wervels. Vooral bij magere personen kunnen deze structuren ten onrechte worden beschouwd als harde lymfomen. Ook een bochtige, verkalkte arteria carotis kan in dit opzicht verwarring veroorzaken. Van lymfeklierzwellingen wordt altijd genoteerd in welke halsdriehoek ze zich bevinden, alsook de grootte, consistentie, beweegbaarheid en relatie ten opzichte van de overliggende huid. Bij lymfeklierzwellingen in de hals moet altijd in het desbetreffende drainagegebied worden gezocht naar een eventuele oorzaak. Zwellingen in de bovenste helft van de hals richten de aandacht op de mond, de keel en het strottenhoofd. Supraclaviculaire lymfeklierzwellingen wijzen in de richting van een proces in de thorax of de buik.

Bij elke lymfeklierzwelling in de hals moet de mogelijkheid van een maligne aandoening worden overwogen. De grootte van de zwelling is niet doorslaggevend. Metastasen van carcinomen voelen in de regel vast aan. Verminderde beweeglijkheid ten opzichte van de omgeving komt zowel bij maligne lymfeklieren als bij ontstekingen voor.

Wanneer de zwelling pijnlijk is, past dat beter bij een ontsteking dan bij maligniteit. Het is van belang de kenmerken van de lymfeklierzwellingen goed vast

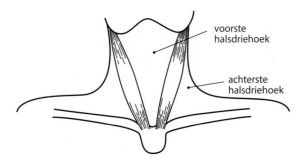

Afbeelding 8.26 Anatomie van de hals. De achterste halsdriehoek wordt begrensd door de voorzijde van de m. trapezius.

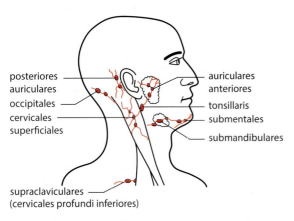

Afbeelding 8.27 Halslymfklieren. Langs de v. jugularis liggen de ln. cervicales profundi. Behalve de ln. tonsillaris en de supraclaviculares zijn deze klieren bedekt door de m. sternocleidomastoideus.

te leggen in het patiëntendossier. Wanneer de oorzaak niet zonder meer duidelijk is, moet de patiënt na vier weken opnieuw worden gezien. Als de klieren dan niet duidelijk in grootte zijn afgenomen, moet verder onderzoek worden verricht.

Lymfklierzwelling na vier weken niet afgenomen: verder onderzoeken.

De trachea

De stand van de trachea is van belang voor de interpretatie van afwijkingen die in de thorax of hals zijn gevonden. Een asymmetrische struma kan de trachea uit de mediaanlijn verplaatsen. Vaker zijn het intrathoracale processen die de trachea verplaatsen, zoals resorptieatelectase, pleurazwoerd, spanningspneumothorax en pleuravocht. Bij inspectie is de verplaatsing vaak niet goed vast te stellen. Palpatie kan dan betrouwbaardere informatie geven. Vlak boven het manubrium sterni wordt dan aan beide kanten naast de trachea gepalpeerd en gelet op de ruimte die tussen de trachea en de musculus sternocleidomastoideus aan elke kant bestaat.

De schildklier

Een vergroting van de schildklier wordt een struma of krop genoemd (afbeelding 8.28). Doordat er een verbinding bestaat tussen de schildklier en het tongbeen beweegt een struma mee met het tongbeen tijdens het slikken. Vaak is het nuttig de patiënt een slok water te laten drinken, met het verzoek deze pas op een teken van de onderzoeker door te slikken. Deze palpeert op dit moment de schildklier. Bij retrosternale uitbreiding van de struma lukt het ook op deze manier niet de onderkant van de schildklier te voelen. De palpatie van een struma is gemakkelijker wanneer de onderzoeker achter de patiënt gaat staan en dan met beide handen de hals palpeert (afbeelding 8.29). Van elke struma moet worden vastgelegd of er asymmetrie is, hoe de consistentie is, of de vergroting diffuus of hobbelig is en of de palpatie pijnlijk is.

Een geringe, diffuse vergroting van de schildklier komt nogal eens voor bij jonge vrouwen en tijdens de zwangerschap, zonder dat dit klinische betekenis heeft. Een

Afbeelding 8.28 Een struma is vaak bij inspectie al waarneembaar. Bij slikken beweegt de struma omhoog.

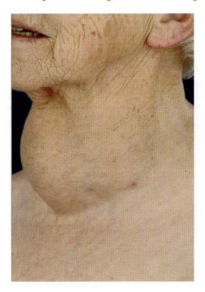

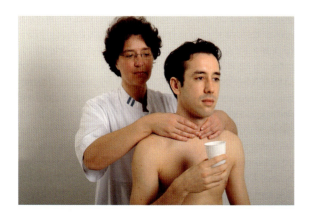

Afbeelding 8.29 Palpatie van de schildklier. Een struma is soms beter voelbaar als de onderzoeker achter de patiënt staat en de patiënt een slok water doorslikt.

diffuse struma wordt in meer dan 80% van de patiënten met de ziekte van Graves gevonden, en verder bij de ziekte van Hashimoto en bij jodiumgebrek (zeldzaam in Nederland en België). Wanneer de diffuse struma pijnlijk is bij palpatie, is dat een aanwijzing voor subacute thyreoïditis (ziekte van De Quervain). Bij deze aandoening kunnen tijdelijk symptomen van hyperthyreoïdie voorkomen. Anders dan bij de ziekte van Graves is exoftalmie geen onderdeel van dit ziektebeeld.

Een vergrote schildklier met twee of meer knobbels wordt een multinodulaire struma genoemd. De knobbels die bij palpatie worden gevoeld, kunnen adenomen of cysten zijn. Wanneer een van de knobbels plotseling groter wordt en pijn geeft, kan dit worden veroorzaakt door een bloeding in een cyste. De combinatie van multipele adenomen met daarbij verschijnselen van hyperthyreoïdie wordt een toxische multinodulaire struma genoemd, ofwel de ziekte van Plummer. Ook bij deze vorm van hyperthyreoïdie ontbreekt exoftalmie. Een solitaire knobbel in de schildklier kan worden veroorzaakt door een cyste, een adenoom of een carcinoom. Zeker wanneer de zwelling toeneemt, de consistentie hard is en er doorgroei naar de omgeving is, moet aan een carcinoom worden gedacht en is verder onderzoek beslist noodzakelijk. Soms bevindt zich nog schildklierweefsel ter plaatse van de ductus thyreoglossus. Bij diffuse of lokale groei van schildklierweefsel kunnen dan zwellingen ontstaan in het gebied tussen de istmus van de schildklier en het tongbeen. Kenmerkend is dat deze zwellingen meebewegen met het slikken, net als een struma.

Hyperthyreoïdie en struma bij:
- ziekte van Graves
- toxisch adenoom van de schildklier (ziekte van Plummer)
- ziekte van De Quervain

Auscultatie van de schildklier wordt verricht wanneer de ziekte van Graves wordt overwogen. Door hypervascularisatie van de schildklier ontstaat vaatgeruis, dat wel moet worden onderscheiden van geruis over de arteria carotis en de vena jugularis.

Bij een forse struma kan de veneuze afvloed worden belemmerd. Dit is te visualiseren met de test van Pemberton. De patiënt wordt gevraagd gedurende enige tijd de armen gestrekt boven het hoofd te houden. Bij een forse (intrathoracale) struma wordt de vena jugularis gecomprimeerd en treedt roodheid van het gelaat op. Het teken van Pemberton is dan positief.

De arteria carotis

De pulsaties van de arteria carotis zijn vaak goed zichtbaar. Gelijktijdige palpatie van de arteria carotis en auscultatie van het hart verschaft zekerheid wanneer niet duidelijk is of een hartgeruis tijdens de systole of de diastole ontstaat. De palpatie van de arteria carotis (afbeelding 8.30) is zeker van belang wanneer een aortaklepstenose wordt overwogen.

De stijging van de polsgolf is dan trager dan normaal (pulsus tardus); de laagfrequente componenten van het hartgeruis kunnen dan als een trilling (*thrill*) in de systole worden gevoeld. Bij aortaklepinsufficiëntie,

Afbeelding 8.30 Palpatie van de arteria carotis. Deze is voelbaar binnen de mediale begrenzing van de m. sternocleidomastoideus.

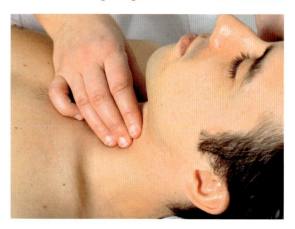

anemie of andere aandoeningen waarbij een verhoogd hartminuutvolume voorkomt, stijgt de polsdruk abrupt: pulsus celer.

Bij auscultatie over de arteria carotis kan een systolisch geruis betekenen dat er een vernauwing in de arterie bestaat. Uit onderzoek is gebleken dat een systolisch geruis aldaar weinig sensitief maar zeer specifiek is voor een op atherosclerose berustende vernauwing. Indien vastgesteld, betekent het vervolgens vooral dat de zogenoemde cardiovasculaire risicofactoren goed behandeld dienen te worden.

Een andere mogelijkheid is dat het geruis wordt voortgeleid uit het hart bij een aortaklepstenose. Om dat onderscheid te maken wordt de kelk van de stethoscoop stap voor stap verplaatst vanuit de tweede intercostale ruimte rechts naar het gebied van de arteria carotis. Bij een lokale stenose in de arteria carotis verwacht men dat het geruis alleen in de hals te horen is. Vaatgeruis in de hals kan eveneens worden veroorzaakt door turbulente stroom in de vena jugularis. Ook bij dialysepatiënten met een arterioveneuze shunt kan dit geruis worden gehoord. Dit geruis komt vooral voor bij anemie en is bij een zittende houding van de patiënt het best te horen. De eenvoudigste manier om het te onderscheiden van arterieel vaatgeruis is het dichtdrukken van de vene uit het hoofd ter hoogte van de kaakhoek.

Kijk voor verdieping op www.studiecloud.nl.

9 De thorax

Anatomie 97
    Hulplijnen bij het fysisch-diagnostisch onderzoek 99
    Afwijkende thoraxvormen 100
Het onderzoek van de thorax 100
    Inspectie 101
    Palpatie 102
    Percussie 103
    Auscultatie van de longen 108

Longaandoeningen 109
    Auscultatie van het hart 112
    Klepgebreken 117
    Onschuldig hartgeruis 121
    Hartritme 121
    Pericarditis 124
    Decompensatio cordis 125
Het onderzoek van de mammae 127

ANATOMIE

De thoraxholte wordt anatomisch begrensd door de thoracale wervelkolom, de ribben en aan de voorzijde door het sternum. De eerste zeven ribben zijn aan de voorzijde verbonden met het sternum door middel van een naar caudaal toe groter wordend stuk ribkraakbeen. Het ribkraakbeen van de achtste, negende en tiende rib is direct verbonden met het ribkraakbeen van de erboven liggende rib. De elfde en twaalfde rib hebben meestal geen ribkraakbeenverbinding met de andere ribben en worden dan ook wel zwevende ribben genoemd. Deze zwevende ribben kunnen, voornamelijk op oudere leeftijd en dan meestal bij vrouwen, pijnklachten laagthoracaal en in de flanken veroorzaken, doordat ten gevolge van osteoporose een vooral thoracale kyfose ontstaat en de zwevende ribben direct op de bekkenrand komen te rusten.

De overgang van de ribben naar het ribkraakbeen noemt men de *costochondrale overgang*. Soms komt het voor dat patiënten klagen over pijn op de borst, die bij onderzoek dan door palpatie van deze costochondrale overgangen kan worden opgewekt. Deze zijn dan pijnlijk en gezwollen. Dit heet het syndroom van Tietze of ook wel costochondritis.

Het sternum is opgebouwd uit het manubrium sterni, het corpus sterni en de processus xiphoideus.

Het kuiltje in de hals boven het manubrium sterni noemt men het *jugulum*. Hier kan men goed de trachea palperen en ook vaak de schildklier, die als een vlinderfiguur aan de voorzijde met de trachea is verbonden. In jugulo kan men bij slikken van de patiënt soms een retrosternaal liggende struma palperen, die met de slikbeweging omhoogkomt. Om de slikbeweging te faciliteren laat men de patiënt een slokje water drinken.

Een vernauwing van de aortaklep (aortaklepstenose) geeft auscultatorisch een systolisch ruw geruis, met vaak uitstraling naar het jugulum en over de aa. carotideae (pagina 119).

Aan het manubrium sterni articuleert het sleutelbeen (het sternoclaviculaire gewricht), de enige verbinding van de arm met het thoracale skelet. Artrose van dit gewricht is een bekende oorzaak van hoogthoracale pijnklachten.

Voor verschillende aandoeningen van het hart en de longen is het van belang de relatie tussen de ribben en het sternum goed te kennen. De tweede rib is aan het sternum aangehecht ter hoogte van het manubriosternale gewricht, een horizontale kraakbeenverdikking, ongeveer 5-6 cm onder het jugulum. Verplaatst u de palperende vinger van de tweede rib naar caudaal, dan komt men in de tweede intercostale ruimte. Door nu steeds met de tweede en de derde vinger van de palperende hand een rib en intercostale ruimte af te zakken kunt u het aantal ribben en intercostale ruimten tellen. Naar caudaal toe zal dit steeds verder van de rand van het sternum plaatsvinden, omdat hier de ribben te direct bij elkaar komen.

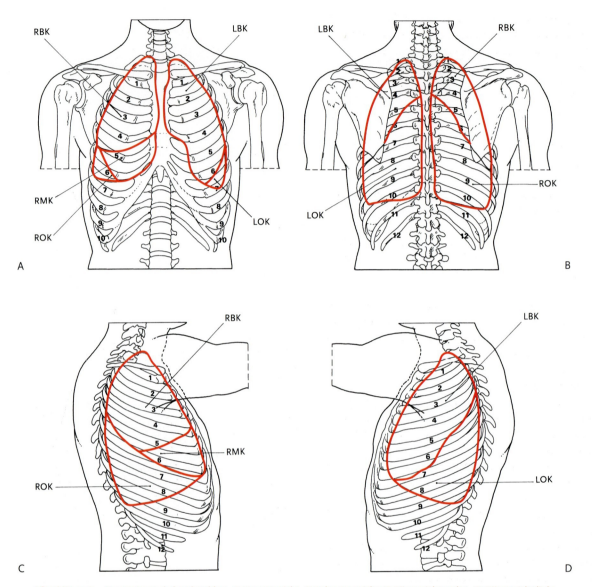

Afbeelding 9.1 Grenzen van de longkwabben. A Vooraanzicht. B Achteraanzicht. C Zijaanzicht rechts. D Zijaanzicht links.
RBK = rechter bovenkwab, RMK = rechter middenkwab, ROK = rechter onderkwab, LBK = linker bovenkwab, LOK = linker onderkwab.

De scherpe hoek die wordt bepaald door de mediale rand van de ribbenkast beiderzijds, noemt men de *epigastrische of subfrenische hoek*. Afhankelijk van de vorm van de thorax is deze hoek klein of groot. Bij de normale ademexcursie wordt deze hoek groter tijdens inspiratie. Aan de achterzijde wordt de thorax deels bedekt door de scapulae. De eerste thoracale wervel kan men als volgt identificeren: wanneer men de patiënt het hoofd laat buigen, komt meestal één processus spinosus prominent naar voren; deze noemt men dan ook de *vertebra prominens*. Het betreft meestal de zevende cervicale wervel (C7). De processus daaronder behoort bij de eerste thoracale wervel (Th1).

Aan de voorzijde van de thorax komt de top van beide longen enkele centimeters uit boven het mediale deel van de clavicula.

De ondergrens van de longen ligt ongeveer op het niveau van de tiende thoracale wervel. Bij diepe inspiratie daalt dit niveau tot ongeveer de twaalfde thoracale wervel. De caudale punt van de scapula ligt meestal op het niveau van Th7-8.

Bij een toename van de luchthoudendheid van de longen (in Nederland ook aangeduid als volumen pulmonum auctum), zoals voorkomend bij longemfyseem, staan de longgrenzen al laag, oftewel in inspiratiestand, en verschuiven ze vrijwel niet meer bij inspiratie.

In de thoraxholte liggen de volgende structuren en organen:
- de longen;
- het hart;
- het mediastinum;
- de grote aanvoerende en afvoerende vaten naar en van het hart.

De benige structuur van de thorax biedt ook bescherming aan de lever en de milt. Het onderzoek van deze organen wordt besproken in hoofdstuk 10.

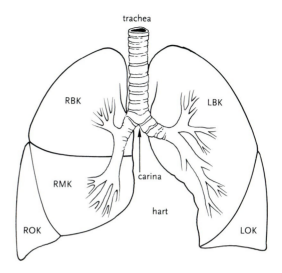

Afbeelding 9.2 Vooraanzicht van beide longen en hun relatie tot de trachea en hoofdbronchi.

De rechterlong heeft drie kwabben: een bovenkwab, een middenkwab en een onderkwab. De linkerlong bestaat uit een bovenkwab en een onderkwab. Elke longkwab is weer opgebouwd uit verschillende segmenten. Aan de voorzijde van de thorax zijn aan de rechterkant vooral de bovenkwab en de middenkwab goed te onderzoeken en aan de linkerkant de bovenkwab en lateraal onder een klein deel van de onderkwab. Rechts in de flank kan men alle drie de kwabben onderzoeken.

Aan de achterzijde van de thorax zijn zowel rechts als links de bovenkwab en de onderkwab te onderzoeken. Het beloop van de zogenoemde interlobaire lijnen is weergegeven in afbeelding 9.1. De grote of schuine fissuur vertrekt van de processus spinosus van de derde thoracale wervel en daalt schuin rond de borstkas naar de zesde rib op midclaviculair niveau. De horizontale of kleine fissuur rechts volgt vooraan ongeveer het verloop van de vierde rib en sluit aan op de schuine fissuur in de midaxillaire lijn ter hoogte van de vijfde rib. Afbeelding 9.2 toont het vooraanzicht van beide longen en hun relatie tot de trachea en hoofdbronchi.

Het hart ligt centraal in de thoraxholte tussen beide longen, met het rechterventrikel aan de voorzijde en met het linkerventrikel daarachter en meer naar links (afbeelding 9.3). Dit vormt de linker hartgrens, die bij percussie belangrijke informatie verschaft over de hartgrootte. De meest laterale plaats waar de punt of apex van het hart tegen de borstwand aan stoot, noemt men de *ictus cordis* of puntstoot.

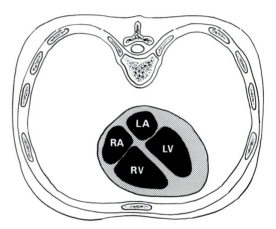

Afbeelding 9.3 Positie van het hart in de thoraxholte (van craniaal af gezien). Het rechterventrikel (RV) ligt het meest ventraal in de thoraxholte. LV = linkerventrikel, RA = rechteratrium, LA = linkeratrium.

Hulplijnen bij het fysisch-diagnostisch onderzoek

Het is gebruikelijk op de thorax een aantal denkbeeldige lijnen te tekenen, die men gebruikt bij de beschrijving van het onderzoek van de thorax en de daarin liggende organen (afbeelding 9.4).

Allereerst betreft dit de medioclaviculaire lijn (MCL) links en rechts, een lijn die loodrecht naar beneden gaat vanuit het midden van de clavicula (afbeelding 9.5). Aan de linkerzijde gebruikt men deze lijn om bij percussie van het hart de hartgrootte hieraan te refereren.

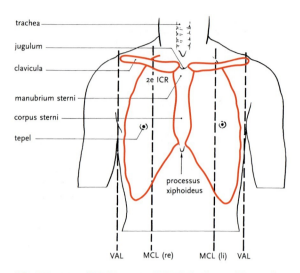

Afbeelding 9.4 Hulplijnen voor de fysische diagnostiek van de thorax. Ook worden soms de midaxillaire lijn en de achterste axillaire lijn gebruikt.
MCL (re) = medioclaviculaire lijn rechts, MCL (li) = medioclaviculaire lijn links, VAL = voorste axillaire lijn, ICR = intercostale ruimte.

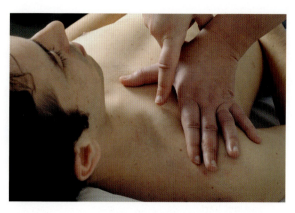

Afbeelding 9.5 Het bepalen van de medioclaviculaire lijn. De duim van de onderzoeker is op het sternoclaviculaire gewricht geplaatst, de wijsvinger van de linkerhand op het acromioclaviculaire gewricht.

Normaal ligt de linker hartgrens ongeveer 1 cm mediaal van de MCL. Aan de rechterzijde gebruikt men deze lijn om de verschuifbaarheid van de long-levergrens te bepalen en ook om de leverspan te bepalen. Dit is de percutoir bepaalde afstand tussen de boven- en ondergrens van de lever (normaal 8-12 cm in de MCL).

Naast de MCL gebruikt men aan de linker thoraxhelft ook nog de voorste en middelste axillaire lijn, verticale lijnen vanuit respectievelijk de voorste okselplooi en de top van de oksel. Deze lijnen gebruikt men ook weer om de hartgrootte aan te refereren of bij miltpercussie.

Afwijkende thoraxvormen

Bij een patiënt dient men te letten op een mogelijk afwijkende thoraxvorm. Aangeboren afwijkingen zijn de 'kippenborst' (pectus carinatum), met een hoog, spits toelopend sternum en een kleine subfrenische hoek, en de ingevallen borst ('schoenmakersborst', pectus excavatum), waarbij tijdens de inspiratie een binnenwaartse beweging van het sternum optreedt.

Een kyfose van de wervelkolom betekent een voorwaartse bocht of buiging, een scoliose betekent dat de wervelkolom een bocht naar opzij maakt. Bij een kyfoscoliose van de wervelkolom in het thoracale gebied kan een ernstige misvorming van het gehele thoracale skelet ontstaan, met gevolgen voor de anatomie en functie van de in de thorax gelegen organen. Vaak wordt een scoliose op thoracaal niveau op lumbaal niveau gecompenseerd door een scoliose de andere kant op. Men spreekt dan van een S-vormige scoliose. Maakt de wervelkolom ook nog een draai om zijn as, dan is er sprake van een torsiescoliose. Een scoliose wordt ook vaak aangeduid met convex of concaaf, om aan te geven of de ronding van de scoliose (de convexiteit) naar links of naar rechts is. De concaviteit is de holling aan de andere zijde. Een kyfose kan arcuair (boogvormig) of angulair (hoekvormig) zijn.

De ziekte van Scheuermann is een verworven thoracale kyfose, die meestal in de puberteit en vroege adolescentie ontstaat.

Bij patiënten met een ernstig asthma bronchiale of een ernstige chronisch obstructieve longaandoening treedt vaak een toename op van de voor-/achterwaartse diameter van de thorax (de zogenoemde ton-thorax). Normaliter is de verhouding van de voor-/achterwaartse diameter tot de breedte van de thorax 1:2.

HET ONDERZOEK VAN DE THORAX

Bij het onderzoek van de thorax beoordeelt men systematisch de voorzijde en de achterzijde van de patiënt. Voor het onderzoek van de achterzijde van de patiënt zit deze ofwel rechtop op de onderzoeksbank ofwel met afhangende benen op de rand van de onderzoeksbank. De onderzoeker staat aan de rechterzijde of achter de patiënt. Bij bedlegerige, zieke patiënten en bij oudere patiënten heeft de onderzoeker vaak de hulp van een derde nodig om de patiënt in zittende houding te helpen en te houden. De patiënt kan de armen op de knieën laten rusten of gekruist voor de borst houden.

De voorzijde van de thorax onderzoekt men het best wanneer de patiënt ontspannen in rugligging op de onderzoeksbank ligt.

De volgorde waarin het onderzoek van het hart en de longen verloopt, is:
1 inspectie;
2 palpatie;
3 percussie;
4 auscultatie van de longen.

Inspectie

Let op vormafwijkingen van het thoracale skelet of van de wervelkolom, zoals eerder beschreven. Terwijl de patiënt rustig achterover op de onderzoeksbank of in bed ligt, observeert men de ademhaling en de excursies van de thorax. Gebruikelijk is dat de thoraxwand symmetrisch omhoog beweegt en naar lateraal uitzet als gevolg van de contractie van de intercostale spieren. Hierbij beweegt het diafragma naar beneden. Wanneer een patiënt moeite heeft om voldoende te ventileren, zoals voorkomt bij asthma bronchiale en bij de chronisch obstructieve longziekten, worden ook de m. sternocleidomastoideus, de m. scalenus en de m. pectoralis als hulpademhalingsspieren actief. Wanneer de inspiratie geforceerd verloopt, kan men bij de patiënt de inspiratoire intrekkingen van de intercostale ruimten waarnemen en de actieve aanspanning van de hulpademhalingsspieren in de hals. De patiënt is dan echt respiratoir in de problemen en moet veel actieve ademarbeid verrichten, wat veel energie kost. De astma- of emfyseempatiënt neemt dan vaak een typische houding aan, waarbij hij voorovergebogen op een tafel of stoel leunt, met de armen gespreid en de schouders opgetrokken. Op deze manier wordt de schoudergordel gefixeerd, zodat de hulpademhalingsspieren kunnen worden gebruikt.

Patiënten met kortademigheidsklachten van pulmonale dan wel cardiale origine liggen liever niet plat op bed, maar voelen zich beter wanneer ze overeind zitten. Is er sprake van alveolair oedeem in het kader van een decompensatio cordis, dan noemt men dit fenomeen orthopneu: kortademigheid in liggende houding, die verdwijnt bij overeind komen. Deze patiënten worden vaak 's nachts wakker van kortademigheid en slapen meestal met verscheidene kussens aan het hoofdeinde. Maar ook patiënten met een asthma bronchiale of emfyseem liggen niet graag plat achterover in bed. Zij gebruiken eveneens veelal een of meer kussens, waardoor ze ook iets met de thorax omhoog liggen.

Achterblijven van een thoraxhelft bij respiratie
- pleuritis sicca
- pleuravocht
- pleurazwoerd
- pneumothorax

Bij de inspectie van de thorax is het van belang te letten op de symmetrie van de ademhaling. Bij ziekteprocessen van de long of pleura beweegt de aangedane kant vaak niet of minder, in vergelijking met de gezonde kant. Bij een (spannings)pneumothorax kunnen de intercostale ruimten van de aangedane thoraxhelft enigszins bol naar buiten staan.

Om de bewegingen van de thoraxhelften goed met elkaar te kunnen vergelijken, kan de onderzoeker de beide handen met gespreide vingers en de duimen ter hoogte van het xyfoïd op het onderste deel van de thorax plaatsen en vervolgens de patiënt laten inspireren en expireren. De duimtoppen moeten hierbij tegen elkaar worden geplaatst om de zijdelingse beweging van de thorax te kunnen waarnemen. Bij een tonvormige thorax is deze zijdelingse beweging afwezig. De epigastrische hoek is dan stomp. Bij emfyseem met vlak staande diafragmata kan dan ook een paradoxe intrekking van de onderste thoraxwand worden waargenomen.

Een volgend aspect waarop men moet letten, is de frequentie en de diepte van de ademhaling (hoofdstuk 7). De normale frequentie is 14-20 per minuut. Daarboven spreekt men van tachypneu; deze komt voor bij de meeste acute pulmonale aandoeningen, bij decompensatio cordis met stuwing in de longen en ook bij koorts.

Wanneer er sprake is van een metabole acidose door welke oorzaak dan ook (sepsis, diabetische ketoacidose of in het kader van een nierinsufficiëntie), zal de patiënt een frequente en diepe ademhaling (kussmaulademhaling) hebben, om door middel van een compensatoire verhoogde uitademing van CO_2 te proberen de verstoring van het zuur-base-evenwicht te herstellen.

Bij primair hyperventileren, zonder dat er sprake is van een reactie op een metabole acidose, ontstaat een respiratoire alkalose. De ademhaling is ook dan snel en diep.

Een oppervlakkige ademhaling treft men vaak aan bij ontstekingsprocessen in de longen of van de pleura.

Vooral wanneer er sprake is van een pleuritis, zal de patiënt een diepere ademhaling vermijden vanwege de pijn die de ontstoken pleurabladen veroorzaken bij het langs elkaar schuren. Ook bij een ontstekingsproces onder het diafragma zal de patiënt snel en oppervlakkig ademhalen om de buik zo min mogelijk in beweging te brengen. De patiënt spreekt dan ook vaak met horten en stoten. Dit ademhalingspatroon is vooral uitgesproken aanwezig bij een maagperforatie met gegeneraliseerde peritoneale prikkeling. Bij patiënten met asthma bronchiale of een chronisch obstructieve longaandoening is de ademhaling dikwijls op afstand hoorbaar en piepend van karakter. Vooral het exspirium is verlengd. Dit duidt op een uitademingsstoornis door de vernauwde luchtwegen: piepen, *wheezing*, in Nederland ook als expiratoire stridor aangeduid. Met stridor bedoelt men een gierend, piepend ademhalingsgeluid. Stridor is per definitie inspiratoir; dit duidt meestal op een vernauwing hoog in de geleidende luchtwegen en het duidt vrijwel altijd op een acuut en ernstig probleem. Met stridor zonder verdere toevoeging bedoelt men dus de inspiratoire stridor.

> **Verlengd piepend exspirium wijst op vernauwing van de lagere luchtwegen**
> - asthma bronchiale
> - chronisch obstructieve longaandoening
> - asthma cardiale

Voorbeelden zijn de pseudokroep bij kinderen (laryngitis subglottica), larynxoedeem in het kader van allergische reacties of een hoge stenose in de trachea door bijvoorbeeld een corpus alienum.

Soms ziet men een abnormale venentekening op de thoraxwand. Dit kan een uiting zijn van een venacava-superiorsyndroom ten gevolge van compressie van dit vat door een expansief groeiend longcarcinoom, door een andere maligniteit of door trombosering. Tromboflebitis van de v. thoracoepigastrica (ziekte van Mondor) kan dit beeld ook veroorzaken.

Zichtbare pulsaties, vooral in de hals, kunnen wijzen op hyperthyreoïdie, aortaklepinsufficiëntie of een aneurysma van de arcus aortae.

Ook over het hart kunnen pulsaties worden waargenomen. De ictus cordis of puntstoot kan bij een mager persoon of bij hypertrofie van de linkerkamer worden gezien ter hoogte van de linker hartgrens. Bij bepaalde klepgebreken, vooral bij insufficiëntie van de mitralisklep of de aortaklep, kan bij zorgvuldige inspectie van de linker thoraxwand een zichtbare, brede en heffende ictus cordis worden waargenomen, die dikwijls naar links is verplaatst, soms tot in de voorste axillairlijn (dilatatie en hypertrofie van het linkerventrikel).

> **Inspiratoire stridor betekent een obstructie in de hoge luchtwegen: spoedgeval!**

Palpatie

Allereerst wordt in de hals de trachea gepalpeerd. Deze dient op de mediaanlijn te liggen. Een afwijking naar links of rechts kan optreden door een struma in de hals, een retrosternaal liggende struma of door pathologische processen in de thoraxholte. Zo zal de trachea bij een patiënt met een pneumothorax afwijken naar de gezonde, niet-aangedane zijde en bij een patiënt met een longatelectase door een afgesloten bronchus naar de aangedane zijde.

Er moet onderscheid worden gemaakt tussen palpatie van de thoraxwand en palpatoire bevindingen die te maken hebben met de functie van het hart en de longen. Bij pijn op de borst zal men zorgvuldig moeten nagaan of er gelokaliseerde pijnpunten te vinden zijn. Bij ribbeschadiging (contusie of fractuur) kan men ter lokalisatie van de aandoening met beide handen op elkaar het sternum licht indrukken, waardoor ook de ribbenkast enigszins wordt gecomprimeerd en de patiënt precies kan aangeven waar de pijn zit. Men kan ook de thoraxwand met beide vlakke handen omvatten en lichte compressie uitoefenen. Belangrijk is na te gaan of de sternoclaviculaire gewrichten verdikt en pijnlijk zijn (artrose) of tekenen vertonen van een ontsteking (rood, warm, gezwollen, pijnlijk). De costochondrale overgangen zijn verdikt en pijnlijk bij het syndroom van Tietze.

Voor de diagnostiek van longaandoeningen is onder andere de stemfremitus van belang. De kwaliteit van de stemfremitus zal men in de regel na de percussie bepalen; dit wordt eigenlijk alleen gedaan wanneer men een demping aantreft. Men keert dan dus terug naar de palpatie. Om de stemfremitus te bepalen plaatst de onderzoeker de ulnaire zijde van beide handen op de thoraxwand van de patiënt, aan wie vervolgens wordt verzocht een lage toon te produceren, bijvoorbeeld door 'drieëndertig' te zeggen of door te brommen. Door de voortgeleiding van deze toon via het geleidende longweefsel naar de thoraxwand wordt daarin een lichte trilling opgewekt, die de onderzoeker aan de buitenkant kan voelen. Is deze voortgeleiding sterker dan normaal, zoals bij een longinfiltraat met open bronchus, dan is de stemfremitus versterkt. Dit kan verklaard worden doordat vocht geluid beter geleidt dan lucht. Onder alle omstandigheden waarbij de luchtgeleiding naar de thoraxwand afwezig of verminderd is, is de stemfremitus ook afwezig of verminderd. Dit komt onder andere voor bij een longinfiltraat met gesloten bronchus, bij een pneumothorax, bij een pleurazwoerd of bij veel vocht in de pleuraholte, waardoor de long ter plaatse wordt weggedrukt. Ook bij een afname van de hoeveelheid geleidend longweefsel, zoals bij longemfyseem, of wanneer de patiënt adipeus is en een forse panniculus (vetlaag) heeft, is de stemfremitus verminderd.

Stemfremitus versterkt
- longinfiltraat met open bronchus

Stemfremitus verminderd
- pleuravocht
- pleurazwoerd
- pneumothorax
- resorptieatelectase
- obesitas
- longinfiltraat met gesloten bronchus

Wat betreft het hart kan men met palpatie de ictus cordis of puntstoot voelen (afbeelding 9.6). Deze komt overeen met de linker hartgrens en is normaliter voelbaar in de vierde of vijfde intercostale ruimte links, net binnen de MCL. Bij personen van jonge leeftijd en bij magere personen is de puntstoot vaak goed te voelen, bij anderen is dit nogal eens moeilijk. Wordt de puntstoot buiten de MCL aangetroffen, dan duidt dit op hartvergroting of verplaatsing van het hart naar links. Vaak kan men de ictus zien en voelen als een kleine, pulserende weerstand; is de ictus echter duidelijk aanwezig en heffend van karakter, dan duidt dit dikwijls op hypertrofie van het linkerventrikel. Ook bij patiënten met een versterkte hartwerking, zoals bij hyperthyreoïdie, en bij patiënten met bepaalde hartklepgebreken (mitralisklepinsufficiëntie, aortaklepstenose, aortaklepinsufficiëntie) is de ictus cordis vaak opvallend duidelijk en over een breder gebied aanwezig. De ictus cordis wordt diffuus heffend genoemd wanneer deze niet met twee vingertoppen kan worden bedekt. Indien de ictus niet goed te voelen is als de patiënt op de rug ligt, kan men de patiënt op de linkerzij laten liggen. Vaak is de ictus dan wel palpabel.

Wanneer in het hart turbulentie van de bloedstroom optreedt, zoals bij klepgebreken of bij een ventrikelseptumdefect, ontstaan hierdoor trillingen die naar het lichaamsoppervlak kunnen worden voortgeleid. Door de vlakke hand op de thorax te leggen, eerst over het sternum en links naast het sternum, vervolgens dwars op de thorax over de hartfiguur, kan men soms een *thrill* voelen (afbeelding 9.7). Deze rechterictus is breder dan de linkerictus, is voelbaar parasternaal links en wordt met de volle handpalm gevoeld. Bij kinderen en adolescenten kan deze fysiologisch aanwezig zijn, bij ouderen wijst de aanwezigheid van een rechterictus op pathologie. Bij pulmonale hypertensie kunnen door de voortdurende drukbelasting van de rechter harthelft rechts van het sternum de pulsaties van de rechterkamer worden gevoeld. Bij ernstige pulmonale hypertensie zijn in de tweede ICR links pulsaties van de a. pulmonalis te voelen.

Percussie

Percussie geeft een idee van de luchthoudendheid van de longen, van de verschuifbaarheid van de longgrenzen en van de grootte van het hart. De techniek van de percussie wordt beschreven in hoofdstuk 6.

Percussie hypersonoor
- dubbelzijdig: longemfyseem
- enkelzijdig: pneumothorax

De toon die wordt opgewekt bij percussie over de longen van een gezonde persoon wordt een sonore percussietoon genoemd. Bij magere patiënten zal men minder hard hoeven te percuteren dan bij adipeuze patiënten om een goede percussietoon te krijgen. Is er sprake van een meer dan normale hoeveelheid lucht, zoals bij longemfyseem of bij een pneumothorax, dan verandert de toon van karakter. Men noemt dit een hypersonore percussietoon (vergelijkbaar met het geluid bij tikken op een lege doos = doostoon). Bij een spanningspneumothorax kan de percussietoon zelfs tympanisch worden. Wanneer normaal luchthoudend longweefsel is vervangen door ontstekingsweefsel

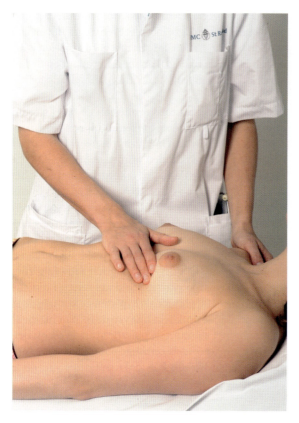
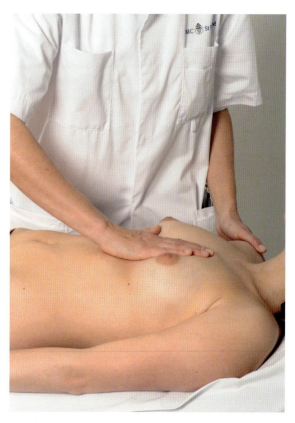

Afbeelding 9.6 Palpatie van de ictus cordis links. Palpeer met de vlakke hand de linker borstwand en zoek de pulsatie van het linkerventrikel tegen de borstwand. Meestal is deze voelbaar in de vierde of vijfde intercostale ruimte links, binnen de medioclaviculaire lijn. Bij adipeuze personen en bij patiënten met longemfyseem is deze puntstoot dikwijls niet te voelen.

Afbeelding 9.7 Palpatie van het hart langs de linker sternumrand (rechterictus). Bij klepafwijkingen of bij een ventrikelseptumdefect is hier soms een thrill te voelen.

(longinfiltraat) of door vocht in de pleuraholte (transsudaat, exsudaat, bloed of pus), is de percussietoon mat, gedempt of verkort (tabel 6.2). Ook wanneer aan de binnenzijde van de thoraxwand littekenweefsel aanwezig is van een vroeger doorgemaakte ontsteking (bijvoorbeeld tuberculose), ook wel pleurazwoerd genoemd, is de percussie gedempt.

> **Percussie gedempt tot mat, ademgeruis verzwakt tot opgeheven**
> - hoogstand van diafragma
> - pleuravocht
> - pleurazwoerd
> - resorptieatelectase
> - longinfiltraat met gesloten bronchus

De percussie van de longen zal men over het algemeen in een vaste volgorde verrichten. Meestal onderzoekt men eerst de voorzijde van de thorax (afbeelding 9.8A). Hierbij moet er rekening worden gehouden met de gedempte tot matte percussietoon, veroorzaakt door het hart, en bij vrouwen met de mammae. De percussie van de longtoppen kan heel goed plaatsvinden door direct te percuteren op de claviculae; de longtop loopt door tot iets boven deze structuur. Wanneer abnormale dempingen worden vastgesteld, kan het gaan om pleuravocht, atelectase, pleurazwoerd of infiltraat. In de rechter medioclaviculaire lijn wordt de long-levergrens gepercuteerd en de beweeglijkheid daarvan met de ademhaling onderzocht. Hierbij dient de percussie niet te hard uitgevoerd te worden, omdat anders de long-levergrens te hoog wordt vastgesteld (afbeelding 9.9). Men moet dus zacht kloppen om de overgang van long- naar leverweefsel goed te kunnen bepalen. In afbeelding 9.8B wordt aangegeven hoe men de grootte van

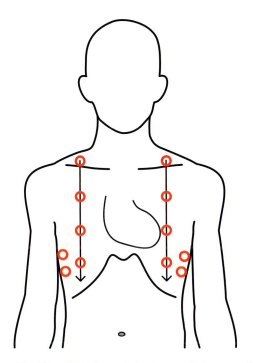

Afbeelding 9.8A   Percussieplaatsen van de longen op de voorzijde van de thorax. Links naast het sternum krijgt men te maken met de hartdemping.

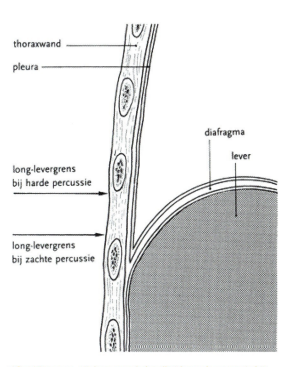

Afbeelding 9.9   Belang van de hardheid van de percussie bij het vaststellen van de long-levergrens. Deze grens ligt bij harde percussie te hoog. Daarom moet er zacht worden gepercuteerd.

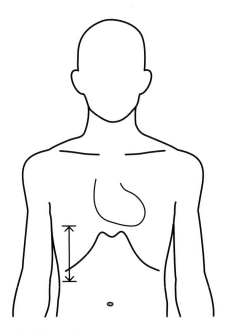

Afbeelding 9.8B   Bepalen van de leverspan. Bepaal eerst in de rechter medioclaviculaire lijn de long-levergrens en vervolgens door zachte percussie naar distaal de grens met de sonore percussie van de flexura hepatica. De leverspan is normaal 8-12 cm.

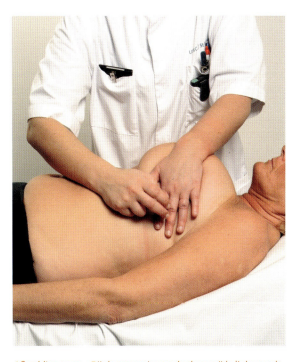

Afbeelding 9.10   Bij de percussie van de thoraxzijde links wordt de grote mamma door de onderzoeker tijdens de percussie opzij gehouden.

de lever kan schatten door het vaststellen van de zogenoemde leverspan. Vervolgens wordt, voor zover dit nog niet is gebeurd, de longpercussie aan de voorzijde afgerond in de flanken en in de regio van de axilla.

Aan de achterzijde wordt in rustig tempo, links en rechts vergelijkend, van de longtoppen naar beneden naar de onderste longgrenzen gepercuteerd (afbeelding 9.11A). Is men met de percussie onder het niveau van de scapulae gekomen, dan percuteert men ook meer naar lateraal en in de flanken. Let op dempingen, die indien nodig met merktekens op de thorax kunnen worden aangegeven. Wanneer de ondergrens van de longen is vastgesteld (meestal op niveau Th10), waar de sonore percussietoon overgaat in de gedempte percussie van het diafragma, wordt vervolgens onderzocht of deze verschuifbaar is. Bepaal de grens bij volledige inspiratie en bij volledige expiratie; het verschil, meestal 4-5 cm, geeft de verschuifbaarheid van de longgrenzen aan (afbeelding 9.11B). Bij patiënten met chronisch obstructieve longziekten staat het diafragma vaak laag in de inspiratiestand en verschuift dit nauwelijks meer bij inspiratie en expiratie.

Wanneer er aan één zijde geen duidelijke verschuiving van de grens tussen een sonore en gedempte percussie wordt gevonden, kan dit wijzen op pleuravocht, pleurazwoerd, longinfiltraat, atelectase of een hoogstand van het diafragma (verlamming door een uitval van de nervus phrenicus) aan die kant.

Bij de percussie aan de voorzijde kan men aan vrouwelijke patiënten vragen de mamma wat opzij of omhoog te houden, of men kan al percuterend de mammae met (de vierde en vijfde vinger van) de niet-percuterende hand uit het percussieveld houden (afbeelding 9.10). Door beginners wordt dikwijls de fout gemaakt dat gepercuteerd wordt terwijl er steeds meer mammaweefsel tussen de percuterende vinger en de thoraxwand aanwezig is, waardoor men een demping meent vast te stellen en de long-levergrens te hoog wordt geschat.

Bij de percussie van de thorax, dan wel van het abdomen, dient men ook de *ruimte van Traube* te percuteren. Deze ruimte wordt aan de bovenzijde begrensd door het linkerdiafragma en de milt, rechts door de linker leverkwab en aan de onderzijde door de ribbenboog; normaliter hoort men hier de tympanische percussie van de lucht in de maag en/of flexura lienalis van het colon. De percussie in de ruimte van Traube kan gedempt of mat zijn bij vocht in de linker pleuraholte of wanneer er sprake is van een vergrote lever of milt of van tumoren boven in de buik.

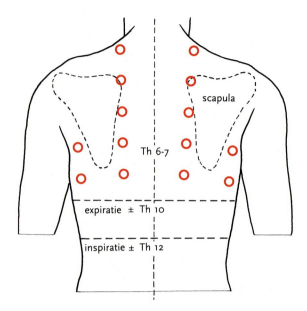

Afbeelding 9.11A Percussieplaatsen van de longen op de achterzijde van de thorax. Het verschil tussen de ondergrens van de longen bij expiratie en bij inspiratie geeft de verschuifbaarheid van de longgrenzen aan. Normaal gesproken bedraagt deze verschuifbaarheid 4-5 cm.

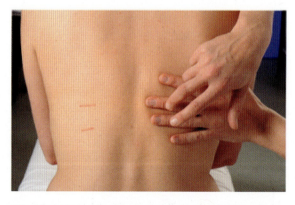

Afbeelding 9.11B Bepalen van de verschuifbaarheid van de onderste longgrenzen aan de achterzijde van de patiënt. Bepaal eerst de grens tijdens expiratie (bovenste streepje) en vervolgens de grens bij maximale inspiratie (onderste streepje).

Bij de percussie van het hart (afbeeldingen 9.12 en 9.13) begint men met percuteren in de linkerflank boven de long-miltgrens. Vervolgens wordt de plessimetervinger langzaam in de richting van het sternum bewogen tot de hartdemping wordt bereikt. De normale linker hartgrens ligt iets binnen de MCL. Vergroting van de hartfiguur relateert men ook meestal aan de MCL en VAL. Dit wordt aangegeven in cm. Als de linker hartgrens op deze wijze wordt bepaald, komt deze vrij nauwkeurig

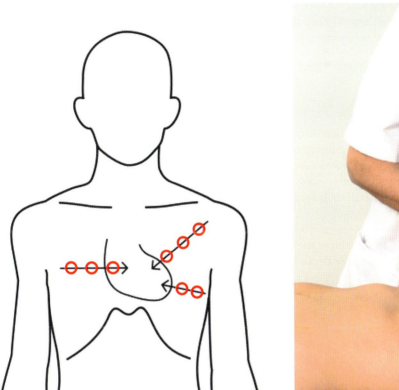

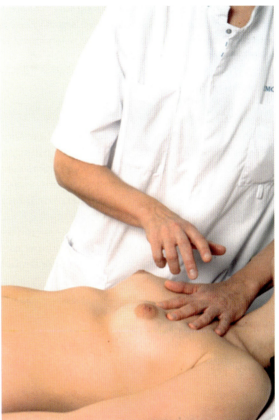

Afbeelding 9.12 Percussieplaatsen om de hartgrenzen te bepalen.

Afbeelding 9.13 Percussie van de linker bovenste hartgrens.

overeen met de ictus cordis. De rechter hartgrens wordt op dezelfde wijze van lateraal naar mediaal percuterend bepaald; deze bevindt zich meestal op het midden van het sternum. Ook kan de bovengrens van het hart worden bepaald door van boven naar beneden te percuteren in de richting van de onderste linker sternumrand; de grens ligt meestal in de derde intercostale ruimte.

Bij patiënten met astma of longemfyseem ligt er vaak luchthoudend longweefsel tussen de voorste thoraxwand en het hart; bij deze patiënten is de percussie van het hart onbetrouwbaar. De hartfiguur is dan veel kleiner dan in werkelijkheid het geval is. Bij ernstig longemfyseem is de hartfiguur soms helemaal niet te percuteren.

Vergroting van het hart naar links komt voor bij linkerventrikelhypertrofie met dilatatie (hypertensie, aortaklepstenose, aortaklepinsufficiëntie, mitralisklepinsufficiëntie, bij decompensatio cordis of bij hartspieraandoeningen (cardiomyopathie). Men moet altijd denken aan de mogelijkheid dat het hart op zich niet vergroot is, maar door bepaalde ziekteprocessen in de thorax verplaatst is naar links (bijvoorbeeld bij pneumothorax rechts of resorptieatelectase links).

Een vergroting van de rechter harthelft komt voor bij decompensatio cordis dextra (hypertrofie en dilatatie) op basis van een linkszijdige decompensatie of bij chronische longaandoeningen met langdurig bestaande pulmonale hypertensie: (gedecompenseerd) cor pulmonale. Ook bij klepafwijkingen (pulmonalisklepstenose of tricuspidalisinsufficiëntie) kan hypertrofie van het rechterventrikel optreden. In dat geval kan men een gedempte percussietoon vaststellen tot voorbij de rechter sternumrand. Veelal bestaat er dan ook een sterk gedilateerd rechteratrium.

De betrouwbaarheid van de percussie als methode om afwijkingen in de longen op te sporen is maar matig. Een pleura-exsudaat wordt meestal wel gevonden, maar een longinfiltraat zou met de percussie als enige methode vaak worden gemist. De sensitiviteit is dus laag. De specificiteit is echter wel hoog: wordt een afwijking via percussie vastgesteld, dan is de kans groot dat deze bij röntgenonderzoek ook wordt gevonden.

Voor het vaststellen van een vergroting van het hart is de percussie betrouwbaarder, met een sensitiviteit en een specificiteit van circa 90%, althans wanneer er geen longemfyseem bestaat.

Ten slotte sluit men het onderzoek van het hart en de longen af met de auscultatie.

Auscultatie van de longen

Het ademgeruis ontstaat in de grotere luchtwegen door turbulenties in de luchtstroom, waardoor trillingen ontstaan. De luchtstroom beweegt zich vervolgens naar de periferie van de long. Onderweg wordt een belangrijk deel van het geluid geabsorbeerd, enerzijds door het longweefsel, anderzijds door de thoraxwand. Ook wordt een deel van het geluid door de thoraxwand teruggekaatst. Wat overblijft van het longgeluid is met de stethoscoop aan de buitenkant van de thoraxwand hoorbaar als vesiculair ademgeruis.

Auscultatie van de longen vindt plaats volgens de systematiek die men ook bij percussie hanteert: van boven naar beneden en links en rechts vergelijkend. Meestal gebruikt men de membraan van de stethoscoop (zie ook hoofdstuk 6). Auscultatie dient in een rustige omgeving te gebeuren: radio's of televisietoestellen moeten uitstaan, terwijl men zo nodig aan medepatiënten of verpleegkundigen vraagt gesprekken te onderbreken. Men vraagt aan de patiënt om met open mond een aantal keren diep in en uit te ademen. Soms is de toevoerende bronchus verstopt door slijm en wordt de auscultatie hierdoor verstoord. Als men de patiënt vraagt een aantal keren te hoesten, wordt op deze wijze het slijm verwijderd en is de auscultatie goed uit te voeren. Ook haar op de borstkas kan de auscultatie hinderen. Dit storende effect verdwijnt wanneer het borsthaar nat wordt gemaakt.

Bij de longen gaat het om het karakter en de luidheid van het ademgeruis, alsmede om de verhouding inspirium/exspirium vast te stellen en om te bepalen of er bijgeluiden zijn. Het normale ademgeruis dat hoorbaar is over de perifere longvelden heet vesiculair ademgeruis. Het is van een zacht blazend karakter en kan worden vergeleken met het geluid van een licht briesje. Het inspirium is luider en duurt langer dan het exspirium (afbeelding 9.14).

> **Bronchiaal ademgeruis: exspirium blazend en minstens even lang en luid als inspirium.**

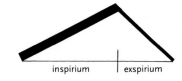

A vesiculair ademgeruis

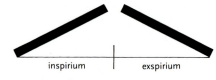

B bronchiaal ademgeruis

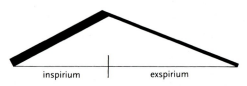

C bronchusobstructie

Afbeelding 9.14   Verhouding inspirium/exspirium en de luidheid van ademgeruis. De dikte van de balk bij het inspirium en het exspirium geeft de luidheid van het ademgeruis weer. A Vesiculair ademgeruis van normale luidheid: het hoorbare inspirium duurt twee- tot driemaal zo lang als het hoorbare exspirium, en het exspirium is minder luid dan het inspirium. B Bronchiaal ademgeruis: het hoorbare inspirium duurt even lang als het hoorbare exspirium, en de luidheid van zowel inspirium als exspirium is toegenomen. C Ademgeruis met verlengd exspirium: het hoorbare exspirium is langer dan het inspirium (wat wijst op bronchusobstructie, bijvoorbeeld bij astma, chronische bronchitis of longemfyseem).

De student kan zich hiermee vertrouwd maken door bij zichzelf of bij een collega te luisteren. *Bronchiaal ademgeruis* is luider en scherper (hoger van toon) dan vesiculair ademgeruis; het exspirium is luider en duurt iets langer dan het inspirium. Bij normale personen kan ademgeruis met deze kenmerken worden gehoord over de trachea en beiderzijds over de thoraxwand paratracheaal. Wanneer men over de perifere longvelden bronchiaal ademgeruis hoort, is dit abnormaal. Bronchiaal ademgeruis is het geluid zoals dit klinkt in de grotere bronchiën, dus perifeer hoorbaar bij abnormaal sterke voortgeleiding (infiltraat in de long bij open bronchus of bij compressie van longweefsel – compressieatelectase – aan de bovenkant van een pleura-exsudaat of -transsudaat). Het infiltraat moet in dat geval grenzen aan de thoraxwand.

> **Bronchiaal ademgeruis bij:**
> - longinfiltraat met open bronchus
> - compressieatelectase

Amforisch ademgeruis is bronchiaal ademen met een muzikale bijklank. Dit klinkt als blazen boven de hals van een fles (amfora = kruik). Het ontstaat door resonantie boven grote holten in de long, mits de toevoerende bronchus niet is afgesloten. Dit is onder andere het geval bij abcessen in de long of bij grote tuberculeuze holten (cavernes). Door de sterk teruggedrongen incidentie van longtuberculose in de bevolking komt amforisch ademgeruis bijna niet meer voor. Amforisch ademen kan ook worden gehoord bij patiënten met een pneumothorax.

Het ademgeruis wordt *verzwakt* wanneer of de stroomsnelheid of de geluidsgeleiding verminderd is. Het eerste doet zich voor bij een bronchusafsluiting of wanneer er een astma-aanval in de eindfase in het spel is; het tweede komt voor bij longemfyseem, pleuravocht, pleurazwoerd, pneumothorax en bij adipeuze patiënten.

Het ademgeruis wordt *versterkt* wanneer normaal luchthoudend longweefsel wordt vervangen door een ontstekingsinfiltraat. Zolang dit infiltraat nog interstitieel aanwezig is, zal men er bij auscultatie nog weinig van horen, hoogstens wat crepitaties. Als er een alveolair (lobair) infiltraat is ontstaan (de lobaire pneumonie) dat grenst aan de thoraxwand, worden het karakter en de luidheid van het ademgeruis anders: bronchiaal ademgeruis. Wanneer een longinfiltraat ontstaat achter een afsluiting van een bronchus, een zogeheten poststenotisch infiltraat bij bijvoorbeeld een afsluitende longtumor, zal door vermindering van de stroomsnelheid van de ingeademde lucht naar het aangedane longdeel een verzwakking van het ademgeruis ontstaan. De enige uitzondering hierop vindt men bij een infiltraat met gesloten bronchus van de rechter bovenkwab. Hierover hoort men bronchiaal ademgeluid doordat het infiltraat direct tegen de trachea ligt.

Tijdens de auscultatie kan men nog twee fenomenen testen die de geldende wetten voor de luchtgeleiding door de longen volgen: de spreekstem en de fluisterstem, die respectievelijk lage en hoge geluidsfrequenties doorgeven aan het geleidende longweefsel: *bronchofonie*. Voor het testen van de spreekstem laat men de te onderzoeken patiënt repeterend het getal 'achtentachtig' of een langgerekte 'a' zeggen, en voor de fluisterstem het getal 'zesenzestig' fluisteren. In het geval van een versterkte geleiding van het ademgeruis wordt dan naast bronchiaal ademen een versterkte spreekstem en fluisterstem gevonden. In situaties waarin het ademgeruis verzwakt is, zullen de spreekstem en fluisterstem eveneens zwakker doorkomen.

> **Verlengd exspirium**
> - piepend: bronchusobstructie
> - blazend: bronchiaal ademgeruis

Het normale hoorbare inspirium duurt bij een gezond persoon ongeveer twee tot drie keer zo lang als het exspirium, en het is ook luider. Bij bronchiaal ademgeruis is het exspirium langer, luider en hoger van toon dan het inspirium. Het hoorbare exspirium is verlengd wanneer de luchtwegen vernauwd zijn (zoals voorkomend bij astma en chronisch obstructieve longziekten) of bij afgenomen elasticiteit van de longen (zoals bij longemfyseem). In dat geval is er ook vaak een piepend geluid te horen (*wheezing*). Door de patiënt geforceerd te laten uitademen, kan een verlengd exspirium duidelijker worden.

Het laatste aspect waar men tijdens het ausculteren op let, is of er naast het ademgeruis bijgeluiden hoorbaar zijn. Dit betreft rhonchi, crepitaties en pleurawrijven (tabel 9.1). Rhonchi zal men vooral horen bij mensen met astma en chronisch obstructieve longziekten, crepitaties bij aandoeningen van het longinterstitium en bij ernstig emfyseem, en pleurawrijven bij ontstoken pleurabladen (pleuritis) van welke origine dan ook.

Na deze bespreking van de inspectie, palpatie, percussie en auscultatie van de thoraxwand en de longen worden de bevindingen bij het onderzoek van een aantal longaandoeningen besproken.

Longaandoeningen
De patiënt met een longinfiltraat met open bronchus (lobaire pneumonie; afbeelding 9.15).
Deze patiënt zal algemene ziekteverschijnselen vertonen, zoals malaise, koorts en dyspneu (eigenlijk een subjectief gevoel van kortademigheid, maar de term 'dyspneu' wordt ook gebruikt wanneer een patiënt zichtbaar moeite heeft met ademhalen). Bij onderzoek vindt men verder:
- inspectie: oppervlakkige tachypneu, achterblijven in beweging van de aangedane thoraxhelft;

Tabel 9.1 Bijgeluiden in de luchtwegen

Rhonchi

definitie	bijgeluiden die ontstaan bij belemmering van de luchtstroom in de geleidende luchtwegen ontstaan in de trachea, de hoofdbronchi en in de kwab- en segmentbronchi
karakter	hoogfrequent (piepend of fluitend): bij stijve bronchuswanden laagfrequent (brommend of zagend): bij verdikte bronchuswanden
vóórkomen	expiratoir en inspiratoir bij bronchitis

Piepen of wheezing

definitie	expiratoir piepend of fluitend bijgeluid bij bronchusobstructie

Crepitaties

definitie	korte, vaak eindinspiratoire explosieve en knetterende geluiden, die ontstaan bij het abrupt openen van gecollabeerde kleinere luchtwegen
karakter	hoogfrequente, fijne crepitaties: bij interstitiële longaandoeningen laagfrequente, grove crepitaties: bij ernstig emfyseem/longoedeem
vóórkomen	meestal in de tweede helft van het inspirium, doorlopend tot het eind van het inspirium: eindinspiratoire crepitaties bij longinfiltraat bij compressieatelectase vroeginspiratoire crepitaties: meestal bij ernstig emfyseem ten gevolge van het openen van gecollabeerde grotere luchtwegen

Pleurawrijven

definitie	explosief geluid ten gevolge van het over elkaar schuren van ontstoken pleura visceralis en pleura parietalis
karakter	laagfrequent ('lopen in verse sneeuw')
vóórkomen	zowel inspiratoir als expiratoir bij ontstekingen van de pleura: pleuritis/longinfarct

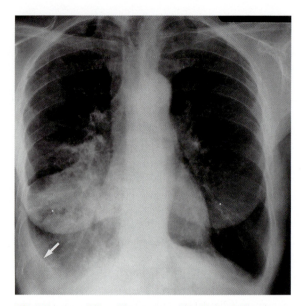

Afbeelding 9.15 Thoraxfoto met een alveolair longinfiltraat (pneumonie) van de rechter middenkwab en een klein pleura-exsudaat rechts lateraal onder (zie pijl). Inspectie: de rechterhelft van de thorax beweegt minder bij de ademhaling. Palpatie: versterkte stemfremitus rechtsvoor-onder. Percussie: demping over het onderste deel van de rechterhelft van de thorax aan de voorzijde en in de flank. Auscultatie: bronchiaal ademgeruis en versterkte bronchofonie rechtsvoor-onder.

- palpatie: aangedane thoraxhelft beweegt minder met de ademhaling; stemfremitus over de aangedane longkwab is versterkt;
- percussie: gedempt over de aangedane longkwab;
- auscultatie: bronchiaal ademgeruis over de aangedane longkwab, aldaar ook versterkte spreekstem en fluisterstem, bijgeluiden: crepitaties.

De patiënt met een longinfiltraat met gesloten bronchus (afbeelding 9.16; bijvoorbeeld achter een bronchuscarcinoom).

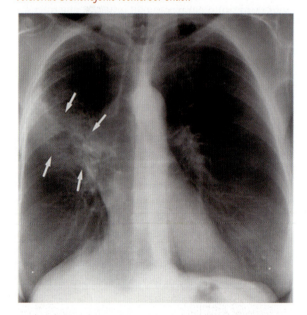

Afbeelding 9.16 Thoraxfoto met een poststenotisch infiltraat (zie pijlen) ten gevolge van een centrale bronchustumor. Inspectie: de rechterhelft van de thorax beweegt minder bij de ademhaling. Palpatie: de trachea is naar rechts verplaatst; de stemfremitus is rechtsboven afwezig. Percussie: demping rechtsboven. Auscultatie: verzwakt vesiculair ademgeruis en verzwakte bronchofonie rechtsboven, geen bijgeluiden.

De lucht achter de afsluiting wordt geresorbeerd en het longweefsel valt daar samen (resorptieatelectase):
- inspectie: matige tachypneu; de aangedane thoraxhelft blijft achter in beweging;
- palpatie: de aangedane thoraxhelft beweegt minder bij de ademhaling; stemfremitus verminderd tot afwezig;
- percussie: gedempt over de aangedane longkwab;
- auscultatie: verminderd tot opgeheven ademgeruis; spreekstem en fluisterstem eveneens verminderd tot opgeheven; de verhouding inspirium/exspirium is niet goed vast te stellen; geen bijgeluiden.

De patiënt met een pleura-exsudaat of -transsudaat (afbeelding 9.17).
Een pleura-exsudaat betekent pleuravocht met een hoog eiwitgehalte (meestal > 30 g/L). Het is gewoonlijk het gevolg van een ontstekingsproces. Is het pleuravocht purulent (veel leukocyten, eventueel bacteriën), dan noemt men dit een pleura-empyeem. Pleuravocht kan ook hemorragisch zijn en duidt dan op een bloeding of op een pleuritis carcinomatosa (met maligne cellen in het vocht). Een pleuratranssudaat betekent de aanwezigheid van pleuravocht met een laag eiwitgehalte (meestal < 30 g/L), met weinig tot geen cellen. Het wordt vaak gezien bij een decompensatio cordis en is niet het gevolg van een ontsteking maar van oedeemvorming. Bij onderzoek vindt men:
- inspectie: al dan niet zieke patiënt; al dan niet tachypneu; de aangedane thoraxhelft blijft achter in beweging;
- palpatie: de aangedane thoraxhelft beweegt minder bij de ademhaling; stemfremitus afwezig aan de aangedane zijde;
- percussie: gedempt tot mat, echter verschuifbaar bij houdingsverandering van de patiënt in geval van transsudaat; het mediastinum (trachea, hart) is bij een groot exsudaat/transsudaat verplaatst naar de gezonde zijde;
- auscultatie: afwezig ademgeruis; afwezige spreekstem en fluisterstem; geen bijgeluiden.

Bij een pleura-exsudaat/-transsudaat kan het daarachter gelegen longweefsel worden gecomprimeerd tot een zogenoemde compressieatelectase. Aan de bovenkant van het pleuravocht wordt het longweefsel samengedrukt. Over dit deel van de long kunnen dan auscultatoire bevindingen passend bij een infiltraat met open bronchus worden gehoord, dus onder andere bronchiaal ademen.

Afbeelding 9.17 Thoraxfoto met pleuravocht rechts (A). Op de zijdelingse foto (B) is interlobair vocht tussen de onder- en bovenkwab te zien (zie pijlen). Inspectie: de rechterhelft van de thorax beweegt minder bij de ademhaling. Palpatie: de stemfremitus is ter plaatse van het vocht afwezig. Percussie: demping rechtsonder, voor en achter; de longgrens verschuift vrijwel niet. Auscultatie: ademgeruis en bronchofonie zijn afwezig over het pleuravocht; geen bijgeluiden.

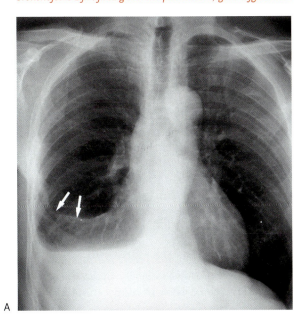
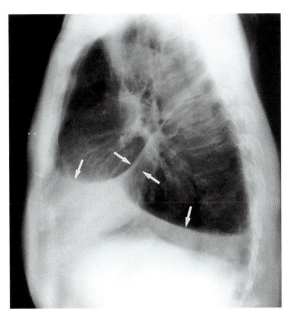

A B

De patiënt met een pneumothorax (afbeelding 9.18).
Dit zijn vaak jonge, asthene mannen en rokers of patiënten bekend met bulleus longemfyseem. Pneumothorax kan ook het gevolg van een trauma zijn, bijvoorbeeld bij ribfracturen of penetrerende verwondingen:
- inspectie: tachypneu, pijn, eventueel cyanose bij grote pneumothorax, de aangedane thoraxhelft beweegt niet of nauwelijks; kan opbollen bij een zogenoemde spanningspneumothorax, waarbij toenemende drukopbouw plaatsvindt in de pleuraholte door een ventielmechanisme;
- palpatie: de aangedane thoraxhelft beweegt minder bij de ademhaling; stemfremitus afwezig; trachea naar de gezonde zijde verplaatst;
- percussie: sonoor bij kleine pneumothorax tot hypersonoor bij grote pneumothorax of spanningspneumothorax; hartverplaatsing naar de gezonde zijde;
- auscultatie: opgeheven ademgeruis, geen spreekstem of fluisterstem; geen bijgeluiden.

Afbeelding 9.18 Thoraxfoto met pneumothorax rechts. De long heeft zich teruggetrokken van de thoraxwand in de richting van de hilus, maar is niet totaal gecollabeerd. De dunne lijn van de laterale begrenzing van de long is bijna niet zichtbaar en is met pijlen aangegeven. Inspectie: de rechterhelft van de thorax beweegt minder bij de ademhaling. Palpatie: de stemfremitus is afwezig over de rechterhelft van de thorax. Percussie: hypersonoor over de rechterhelft van de thorax. Auscultatie: opgeheven ademgeruis en bronchofonie over de rechterhelft van de thorax; geen bijgeluiden.

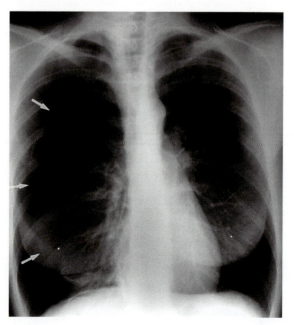

De patiënt met longemfyseem (afbeelding 9.19):
- inspectie: hoorbaar piepend verlengd exspirium; toegenomen voor-/achterwaartse diameter van de thorax (ton-thorax); thorax in inspiratiestand; stompe epigastrische hoek; bij inspiratie wordt de thorax in zijn geheel opgetrokken;
- palpatie: geringe beweeglijkheid van de gehele thorax bij de ademhaling;
- percussie: hypersonoor over alle longvelden; kleine hartfiguur; de longgrenzen staan laag, bewegen niet tot nauwelijks bij inspiratie;
- auscultatie: zacht ademgeruis; spreek- en fluisterstem verzwakt tot afwezig; verlengd piepend exspirium; piepen of *wheezing*, hoogfrequent.

De patiënt met een pleurazwoerd (bindweefselplaat), tegenwoordig zeldzaam (afbeelding 9.20):
- inspectie: de aangedane thoraxhelft beweegt minder bij de ademhaling en is dikwijls kleiner en ingevallen ten gevolge van bindweefselschrompeling; verplaatsing mediastinum naar de zieke kant;
- palpatie: de aangedane thoraxhelft beweegt minder bij de ademhaling; stemfremitus afwezig op de hoogte van het zwoerd;
- percussie: gedempt over het zwoerd;
- auscultatie: verzwakt tot opgeheven vesiculair ademgeruis; verzwakt tot opgeheven spreekstem en fluisterstem; inspirium/exspirium: moeilijk te beoordelen aan de aangedane zijde; geen bijgeluiden.

Auscultatie van het hart

Bij de auscultatie van het hart gaat het om de harttonen, eventueel aanwezige extra tonen, hartgeruis en hartritmestoornissen.

Hoewel in de laatste decennia niet-invasieve en invasieve specialistische onderzoeksmethoden zijn ontwikkeld die de rol van de fysische diagnostiek van hartgeluiden naar de achtergrond dreigen te drukken, is het toch belangrijk de principes hiervan goed te kennen. Immers: met eenvoudig en nauwkeurig uitgevoerd onderzoek van het hart komt men al een heel eind in de beoordeling van eventuele afwijkingen. Voor het precies meten van cardiale reserves, van diameters van coronaire vaten en van drukvervallen over hartkleppen staan vervolgens geavanceerde onderzoekstechnieken ter beschikking.

De harttonen

De hartcyclus wordt onderscheiden in een systole (contractiefase) en een diastole (relaxatie- en vullingsfase).

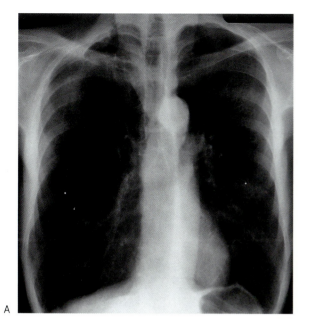

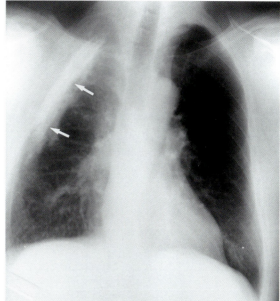

Afbeelding 9.20   Thoraxfoto met pleurazwoerd. Er is door schrompeling een sterke verkleining van het volume van de rechterlong. In het zwoerd is een grote kalkplaat te zien (zie pijlen). Inspectie: de rechterhelft van de thorax is ingevallen en beweegt minder bij de ademhaling. Palpatie: de stemfremitus is rechts afwezig. Percussie: demping over de rechterlong. Auscultatie: verzwakt ademgeruis en verzwakte bronchofonie over de rechterlong; geen bijgeluiden.

De systole van beide hartkamers begint met het sluiten van de mitralis- en tricuspidalisklep (eerste harttoon). Even later gaan de aorta- en pulmonalisklep open. De systole eindigt met het sluiten van de aorta- en pulmonalisklep (tweede harttoon), waarna de diastole begint. De sluiting van de aortaklep (II^a) valt een paar milliseconden vóór de sluiting van de pulmonalisklep (II^p) (afbeelding 9.21).

Het interval tussen II^a en II^p wisselt met de ademhaling. Tijdens inspiratie neemt dit interval toe (tot circa 40 ms), tijdens expiratie af (tot circa 5-10 ms). Men noemt dit de fysiologische ademhalingsgebonden splijting van de tweede harttoon. Dit wordt verklaard door kleine verschillen in het slagvolume van het linker- en rechterventrikel gedurende de normale ademhaling. Tijdens de inspiratie neemt de veneuze bloedtoevoer naar de rechter harthelft toe, waardoor het slagvolume toeneemt. Deze splijting valt het best te horen hoog langs de linker sternumrand terwijl de patiënt zit.

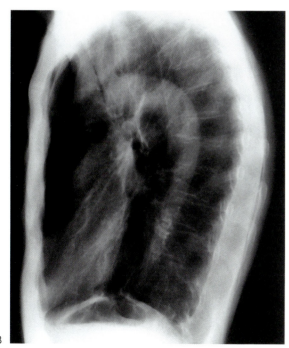

Afbeelding 9.19   Thoraxfoto met longemfyseem. De toegenomen luchthoudendheid van de longen en het laagstaande, vlakke diafragma zijn vooral aan de rechterzijde (A) en op de zijdelingse foto (B) goed zichtbaar. Inspectie: thorax in inspiratiestand, geringe ademexcursies. Palpatie: de stemfremitus is vrijwel opgeheven. Percussie: hypersonoor, zeer kleine hartdemping, de longgrenzen verschuiven bijna niet. Auscultatie: verzwakt ademgeruis, verzwakte bronchofonie, verlengd exspirium met piepende rhonchi, vroeginspiratoir fijne crepitaties, zachte harttonen.

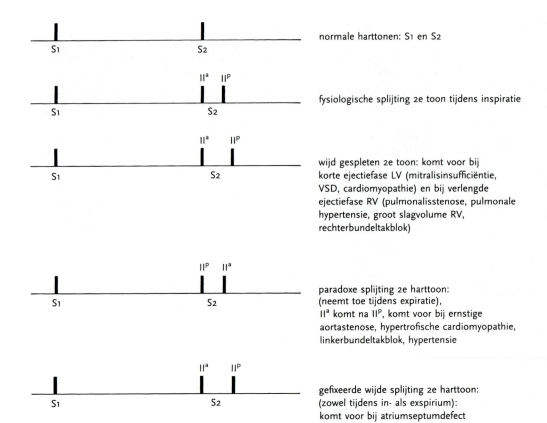

Afbeelding 9.21 Normale harttonen en splijting van de tweede harttoon.
II^a = aortacomponent, II^p = pulmonaliscomponent.

Bij een hoge druk in het rechterventrikel, zoals bij een pulmonalisklepstenose of pulmonale hypertensie, is de contractiefase van het rechterventrikel langer dan normaal en is de tweede harttoon meestal wijd gespleten; dit is ook het geval bij een groot diastolisch volume van het rechterventrikel. De ademhalingsafhankelijkheid blijft echter bestaan. Bij een atriumseptumdefect (ASD) is er meestal ook een wijd gespleten tweede toon. Deze is echter gefixeerd gespleten (*fixed split*), omdat tijdens de inspiratie de druk in beide atria gelijk blijft tijdens de ademhaling.

Splijting tweede harttoon
- bij inspiratie sterker: fysiologisch
- bij expiratie sterker: geleiding in linkerventrikel vertraagd
- bij in- en expiratie even sterk (*fixed split*): atriumseptumdefect

De tweede harttoon kan ook een zogenoemde paradoxe splijting tonen. Dit wil zeggen dat de aortaklep later sluit dan de pulmonalisklep. In dit geval is de splijting het duidelijkst tijdens expiratie. Dit komt voor wanneer de contractiefase van de linkerkamer langer is dan normaal (bij linker bundeltakblok, bij stenose van de aortaklep en bij ernstige hypertensie).

Soms is ook de eerste harttoon gespleten. Meestal sluit de mitralisklep iets eerder dan de tricuspidalisklep (20-30 ms). Dit komt doordat de contractie van het linkerventrikel iets eerder begint dan die van het rechterventrikel, aangezien de impulsgeleiding eerder het myocard van het linkerventrikel bereikt dan die van het rechterventrikel. Is deze impulsgeleiding verstoord (vertraagd), dan kan een duidelijk gespleten eerste harttoon worden gehoord in het geval van een rechter bundeltakblok; daarentegen kan de splijting volledig afwezig zijn bij een linker bundeltakblok.

In bijzondere omstandigheden kan men ook nog een derde of een vierde harttoon horen. Tijdens de vullingsfase van de ventrikels stroomt het inkomende bloed met enige kracht tegen de ventrikelwand en brengt deze in trilling. Dit genereert een korte, laagfrequente toon. Deze noemt men de derde harttoon en hij ontstaat op de overgang van de snelle naar de langzame vullingsfase van het ventrikel. De derde harttoon is dus een diastolische toon. Deze vullingstonen zijn vaak zacht en laagfrequent, waardoor ze moeilijk te horen zijn. Het best zijn ze te horen met de kelk (of klok) van de stethoscoop, die niet te stevig aangedrukt moet worden. De derde harttoon is het best te horen in linker zijligging. Een luide derde toon bij ouderen wijst op een aandoening. Deze derde toon komt voor bij beschadiging van het linkerventrikel door bijvoorbeeld een cardiomyopathie of na een myocardinfarct. Meestal is er dan ook sprake van een tachycardie en kan de auscultatie van de eerste, tweede en derde toon het karakter aannemen van het geluid van een galopperend paard. Dit wordt ook zo genoemd: galopritme. Dit ritme is vaak geassocieerd met een slecht hart en met een slechte prognose voor de patiënt.

Bij jonge gezonde personen kan een derde harttoon fysiologisch zijn. Deze ontstaat dan in situaties met een verhoging van het hartminuutvolume, zoals bij sportbeoefening, bij koorts of tijdens de zwangerschap.

Bij het ausculteren van het hart beluistert men eerst de eerste toon, dan de tweede toon, vervolgens het interval tussen de eerste en tweede toon, de systole, en ten slotte het interval tussen de tweede toon en de eerste toon van de volgende hartcyclus, de diastole. Voor de beginner is het soms lastig te bepalen welke van de tonen die men hoort nu de eerste harttoon is en welke de tweede. De beginner wordt geadviseerd tegelijkertijd met het ausculteren van de harttonen de arteria carotis te palperen, zodat hij kan vaststellen wat de eerste harttoon is. De eerste harttoon (mitralis- en tricuspidalisklep) kan men het best beluisteren aan de apex cordis en op 4L (vierde intercostale ruimte links; in het vervolg zullen de verschillende intercostale ruimten op deze manier worden aangeduid). De tweede harttoon is het duidelijkst te horen op 2R (aortaklep) en op 2L (pulmonalisklep). De tweede harttoon is luider dan normaal in het geval van systemische hypertensie (geaccentueerde II[a]) en bij pulmonale hypertensie (geaccentueerde II[p]). In het eerste geval is de tweede toon het luidst hoorbaar op 2R, bij pulmonale hypertensie het luidst op 2L.

Hartgeruisen

Naast de harttonen kunnen over het hart ook langer aanhoudende geluiden worden gehoord, die hartgeruisen of *souffles* (Engels: *murmurs*) worden genoemd. Deze ontstaan door turbulentie in het bloed en worden meestal veroorzaakt door vernauwingen of lekkage van de hartkleppen of door een opening tussen de ventrikels: het ventrikelseptumdefect. Deze souffles hoort men vaak het luidst over de aangedane klep of in het uitstroomgebied van de klep. In afbeelding 9.22 zijn de gebieden aangegeven waarover de verschillende harttonen en het hartgeruis het best te horen zijn. De houding waarin de patiënt zit of ligt tijdens de auscultatie is van belang voor de luidheid van de souffles. Souffles die ontstaan door afwijkingen van de aorta- en pulmonalisklep beluistert men het best terwijl de patiënt zit, vooroverbuigt en uitgeademd heeft (afbeelding 9.23). De souffles die worden gegenereerd door de mitralisklep hoort men het best wanneer de patiënt op de linkerzij ligt; de uitstraling vindt plaats tot in de linkeraxilla (afbeelding 9.23C). Souffles van de tricuspidalisklep hoort men het best terwijl de patiënt achteroverligt.

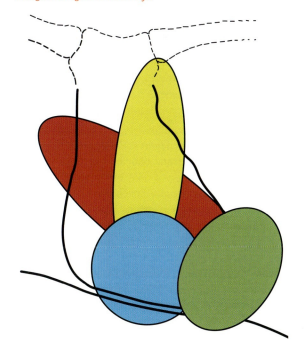

Afbeelding 9.22 Gebieden op de thorax waar de verschillende hartgeluiden goed te horen zijn.

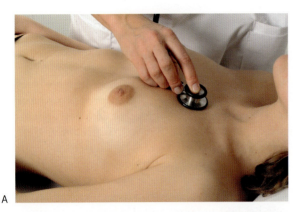
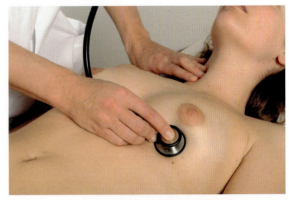
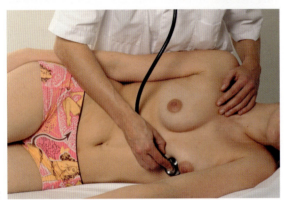
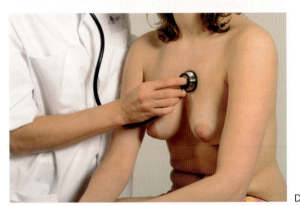

Afbeelding 9.23 Auscultatie van het hart. Afwijkingen van de aortaklep of de pulmonalisklep zijn het best te horen als de patiënt zit en licht vooroverbuigt. A Het beluisteren van het hart in 2L. B Het beluisteren van het hart aan de punt. C Het beluisteren van het hart in linker zijligging om een mitralisgeluid beter te horen. D Het beluisteren van het hart zittend, voorover hangend om een aortaklepgeruis beter te horen.

Kenmerken ejectiegeruis
- begint na eerste harttoon
- crescendo-decrescendo (ruitvormig)
- ruw tot blazend
- eindigt voor tweede harttoon

Men onderscheidt ejectiegeruis en regurgitatiegeruis. Een ejectiegeruis ontstaat door een vernauwing van het ostium van de klep of door een vernauwing vlak boven of onder de klep. De bekendste en meest voorkomende ejectiegeruisen zijn de aortaklepstenose en de pulmonalisklepstenose. Het zijn systolische geluiden, die enige tijd na het openen van de kleppen beginnen, toenemen in intensiteit naar het midden van de systole, daarna weer in intensiteit afnemen en ophouden voor het einde van de systole (zogenoemde ruitvormige souffles of crescendo-decrescendosouffles). Het karakter is ruw blazend of zacht tot hard blazend.

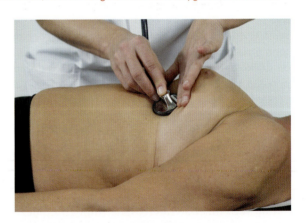

Afbeelding 9.24 Auscultatie van het hart bij de vrouw (de mamma wordt opgeheven).

De relatieve pulmonalisklepstenose komt waarschijnlijk het meest voor. Dit is een zogenoemde functionele souffle, die voorkomt bij atriumseptumdefect (ASD), anemie, zwangerschap, sportbeoefenaars en jonge mensen (zie ook verderop bij de paragraaf over onschuldig hartgeruis).

> **Kenmerken regurgitatiegeruis**
> - meteen na eerste toon bij MI en TI
> - meteen na tweede toon bij AOI en PI
> - holosystolisch, bandvormig bij MI en TI
> - decrescendo bij AOI en PI
> - blazend, hoogfrequent

Regurgitatiegeruis of insufficiëntiegeruis ontstaat daar waar bloed teruglekt door kleppen die niet goed sluiten. De belangrijkste insufficiëntiegeruisen zijn die van de mitralisklepinsufficiëntie (MI), aortaklepinsufficiëntie (AOI) en tricuspidalisklepinsufficiëntie (TI).

Het is gebruikelijk de luidheid van hartgeruis te beschrijven in graden van Freeman (tabel 9.2). De luidheid wordt bepaald door de snelheid van de bloedstroom door de vernauwing.

Het is belangrijk dat men zich aanleert eerst te bepalen in welke fase van de hartcyclus een geruis wordt gehoord en of het geruis de kenmerken heeft van een ejectiegeruis (crescendo-decrescendo) of van een insufficiëntiegeruis (hoogfrequent, blazend, meestal holosystolisch). Vervolgens is van belang vast te stellen waar en in welke houding van de patiënt het geruis wordt voortgeleid. De meeste hartgeruisvarianten zijn goed te beluisteren met de membraan van de stethoscoop; een uitzondering moet worden gemaakt voor de mitralisklepstenose. Dit betreft een laagfrequent, wat rommelend diastolisch geruis, dat men gemakkelijk kan missen als men er niet specifiek op let. Voor dit geruis gebruikt men de kelk (of klok) van de stethoscoop.

Naast hartklepgeruis kan men aan het hart soms ook een systolisch en diastolisch geruis horen van een pericarditis. Hierbij schuren het epicard en pericard over elkaar. Dit veroorzaakt een ruw, raspend geruis, dat meestal over het gehele precordium hoorbaar is. Dit pericardiaal wrijven komt voor bij alle vormen van pericarditis, na een myocardinfarct en ook na hartoperaties.

Klepgebreken

Hierna volgt een systematische beschrijving van de bevindingen bij de meest voorkomende klepgebreken en enkele aangeboren afwijkingen die karakteristieke afwijkingen geven bij de auscultatie (afbeelding 9.25).

Mitralisklepinsufficiëntie (MI)

Het geruis wordt veroorzaakt door het niet-sluiten van de mitralisklep tijdens de systole waardoor bloed teruglekt van de linkerkamer naar de linkerboezem. De oorzaken van dit klepgebrek staan vermeld in tabel 9.3.

De souffle van een mitralisklepinsufficiëntie is holosystolisch, wat wil zeggen dat deze direct na de eerste toon begint en aanhoudt tot aan, of even voorbij, de tweede toon. Het karakter van deze souffle is blazend en hoogfrequent, de luidheid is meestal vrij zacht, maar soms ook luid met palpabele *thrill*. De souffle van een mitralisklepinsufficiëntie kan het best worden gehoord aan de apex en bij een linker zijligging. De souffle straalt vaak uit naar de linkeraxilla en ook naar de linkerrand van het sternum (3L-4L).

De eerste harttoon is meestal verzwakt tot afwezig; tevens kan een derde harttoon worden gehoord in de diastole. De tweede harttoon kan wijd gespleten zijn door een verkorting van de ejectiefase van het linkerventrikel. Uiteindelijk kan de pulmonaalcomponent van de tweede harttoon versterkt worden gehoord wanneer zich door de MI een pulmonale hypertensie heeft ontwikkeld.

Een speciale variant van de mitralisklepinsufficiëntie komt voor bij de mitralisklepprolaps, waarbij een deel van de mitralisklep zich plotseling onder invloed van de oplopende linkerventrikeldruk uitspant en in het linkeratrium prolabeert. Men hoort hierbij een hoogklinkend geluid midden in de systole, een

Tabel 9.2 Luidheid van hartgeruis

graad 1	zacht geruis dat ook voor een geoefende onderzoeker moeilijk hoorbaar is; onervaren onderzoekers missen dit meestal
graad 2	meteen hoorbaar voor de ervaren onderzoeker; ook studenten horen deze souffle meestal
graad 3	gemakkelijk hoorbaar, ook voor de onervaren onderzoeker
graad 4	luid geruis met palpabele *thrill*
graad 5	zeer luid geruis, hoorbaar met de stethoscoop losjes op de borstwand en met palpabele *thrill*
graad 6	zeer luid geruis, hoorbaar met de stethoscoop los van de borstwand, met palpabele *thrill*

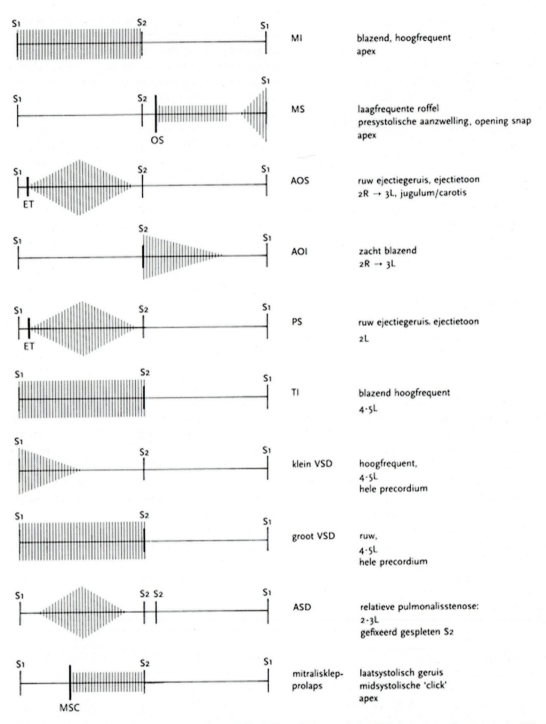

Afbeelding 9.25 Schematische weergave van de verschillende klepgebreken en de daarbij behorende souffles. MI = mitralisklepinsufficiëntie: holosystolisch lekgeruis met punctum maximum aan de apex, uitstraling naar de linkerflank en linkeraxilla; MS = mitralisklepstenose: laagfrequent diastolisch rommelend geluid, voorafgegaan door een opening snap met een presystolische aanzwelling, luide eerste toon; AOS = aortaklepstenose: systolisch ejectiegeruis met punctum maximum op 2R en 3L, met uitstraling naar jugulum en a. carotis; AOI = aortaklepinsufficiëntie: diastolisch lekgeruis, afnemend in amplitude naarmate de diastole vordert, punctum maximum op 2R, 3L en 4L; PS = pulmonalisklepstenose; TI = tricuspidalisklepinsufficiëntie; VSD = ventrikelseptumdefect; ASD = atriumseptumdefect; OS = opening snap; ET = ejectietoon; MSC = midsystolische click.

Tabel 9.3 Oorzaken van mitralisklepinsufficiëntie

- acuut reuma
- bacteriële endocarditis
- mitralisklepprolaps (vaak laatsystolisch geruis)
- ruptuur van de chordae tendineae
- disfunctie van de papillairspier (onder andere door infarcering)
- dilatatie van de klepring

zogenoemde midsystolische *click*, gevolgd door een laatsystolisch blazend geruis.

Bij een mitralisklepinsufficiëntie bestaat meestal een dilatatie van het linkeratrium, vaak ook atriumfibrilleren. Bij onderzoek van de thorax merkt men een brede, heffende ictus, die naar links is verplaatst.

Mitralisklepstenose (MS)

Het geruis ontstaat door een vernauwing van de mitralisklep. Congenitaal komt dit zelden voor; meestal is acuut reuma de oorzaak, en derhalve is de mitralisklepstenose tegenwoordig in Nederland en België zeldzaam. Het betreft een diastolisch geruis, dat middiastolisch maximaal is en dat presystolisch tegelijkertijd met de atriumcontractie luider wordt (presystolisch geruis). Deze presystolische versterking ontbreekt indien er sprake is van atriumfibrilleren, dat zeer vaak aanwezig is bij een mitralisklepstenose. Het geruis is zacht en rommelend van karakter (roffel) en kan het best worden beluisterd met de kelk (of klok) van de stethoscoop aan de apex van het hart, in een linker zijligging (afbeelding 9.23C). Het geruis begint met een zogenoemde *opening snap*, een diastolische toon die verward kan worden met de tweede component van een wijd gespleten tweede harttoon. De eerste harttoon is vaak luid. De pulmonaliscomponent van de tweede harttoon (II^P) is net als bij de mitralisklepinsufficiëntie vaak opvallend luid als gevolg van pulmonale hypertensie.

Aortaklepstenose (AOS)

Het geruis ontstaat door een vernauwing van de aortaklep. Men onderscheidt een valvulaire aortaklepstenose, een subvalvulaire aortaklepstenose en een supravalvulaire aortaklepstenose. Daarnaast komt ook aortasclerose voor; het betreft dan verkalkte normale kleppen bij ouderen. Al deze afwijkingen veroorzaken in principe dezelfde souffle.

Een souffle over de aortaklep en de aorta kan ook ontstaan wanneer er sprake is van een groot slagvolume. Dit komt onder andere voor bij een bradycardie (sportbeoefenaars, mensen met een hartblok), bij anemie en in situaties met een perifere vasodilatatie. Ook bij ernstige aortaklepinsufficiëntie kan een relatieve aortaklepstenose ontstaan, doordat het teruglekkende bloed voor een groter slagvolume zorgt (tabel 9.4).

Het typische geruis van een aortaklepstenose begint na de eerste toon, neemt in intensiteit toe tot maximaal midsystolisch, neemt daarna weer in intensiteit af en houdt op voor de tweede toon. Het is een systolisch crescendo-decrescendogeruis (ejectiegeruis). Het karakter van het geruis is ruw en schavend. Uitstraling vindt plaats naar het jugulum en over de a. carotis en over het sternum naar 3L. Soms is er een *thrill* over het precordium te voelen. Ook kan een *thrill* over de a. carotis worden gevoeld.

Bij het systolische geruis van de aortaklepstenose kan zich het fenomeen van Gallavardin voordoen. Over de tweede intercostale ruimte rechts is de souffle dan ruw, maar gaande naar de apex krijgt het geluid een muzikaler en hoogfrequenter karakter, waarbij de vorm van het geruis niet verandert. Dit kan ertoe leiden dat ten onrechte ook nog de diagnose 'mitralisklepinsufficiëntie' wordt gesteld.

Een systolisch geruis over de a. carotis kan ook door een vernauwing in dat bloedvat worden veroorzaakt. Daarom moet niet alleen over 2R en over de a. carotis worden geluisterd, maar over het hele gebied tussen deze twee punten. Alleen wanneer over het hele traject een systolisch geruis wordt gehoord, is er sprake van uitstraling naar de a. carotis.

Bij een aortaklepstenose kan kort na de eerste toon een ejectietoon worden gehoord. De aortacomponent (IIa) van de tweede harttoon is zachter naarmate de aortaklepstenose ernstiger is. Ook kan dan een

Tabel 9.4 Oorzaken van aortaklepstenose

valvulaire stenose	congenitaal verworven
subvalvulaire stenose	hypertrofische cardiomyopathie
	subvalvulaire membraan
supravalvulaire stenose	supravalvulaire membraan
aortaklepsclerose	verkalkte normale kleppen bij ouderen
groot slagvolume (functionele ejectiesouffle)	bradycardie (sportbeoefenaars, totaal AV-blok)
	anemie
	perifere vasodilatatie
	aortaklepinsufficiëntie

paradoxe splijting van de tweede harttoon optreden, wat wil zeggen dat de aortaklep na de pulmonalisklep sluit. Bij ernstige aortaklepstenose wordt een lage polsdruk gevonden en ook een pulsus tardus. Dit is een traag oplopen van de polsgolf. Het is nuttig om bij iedere patiënt de a. carotis te palperen om een indruk te krijgen van de snelheid waarmee dit bloedvat tijdens de systole wordt gevuld. Deze zogenoemde upstroke is bij patiënten met een ernstige AOS vertraagd.

Aortaklepinsufficiëntie (AOI)

De oorzaken van dit klepgebrek staan vermeld in tabel 9.5.

Het geruis begint meteen na de tweede harttoon, is hoogblazend van karakter en decrescendo en eindigt voor de eerste toon. Het wordt het best gehoord langs de linker sternumrand bij een zittende patiënt die voorover leunt en maximaal expireert.

Uitstraling van het geruis kan plaatsvinden naar de apex cordis. De intensiteit van het geruis is maximaal bij het begin van de diastole en neemt daarna snel af. Door het terugstromende bloed in het linkerventrikel kan de voorste slip van de mitralisklep in trilling worden gebracht en zo een middiastolisch, laagfrequent geruis veroorzaken, ook wel het hartgeruis van Austin Flint genoemd. Dit is te horen aan de apex cordis. Ten slotte kan door het teruglekkende bloed in het linkerventrikel door het grotere slagvolume in de volgende systole een ejectiegeruis over de aortaklep worden gehoord. De eerste harttoon aan de punt is zacht. Het hart is percutoir vergroot naar links, de ictus cordis is breed en heffend. Kenmerkend voor de AOI is het grote verschil dat door dit klepgebrek optreedt tussen de systolische en diastolische bloeddruk. De systolische bloeddruk is meestal verhoogd, de diastolische bloeddruk verlaagd en dikwijls zelfs onmeetbaar. De polsdruk is dus sterk verhoogd. Er is een pulsus celer: een snelle stijging van de polsgolf (afbeelding 7.3). De *upstroke* die over de a. carotis is te voelen, is dan versneld.

Tabel 9.5 Oorzaken van aortaklepinsufficiëntie

- acuut reuma
- bacteriële endocarditis
- ziekte van Bechterew: spondylitis ankylopoetica
- lues: aortitis luetica (zeldzaam)
- ziekte van Marfan: klepringdilatatie door abnormaal fibrilline in het bindweefsel
- aneurysma dissecans

Bij de AOI kan over de a. femoralis het zogenoemde dubbelgeruis van Duroziez worden gehoord, een systolisch en diastolisch geruis dat hoorbaar wordt wanneer de a. femoralis met de stethoscoop licht wordt gecomprimeerd. Dit berust op het terugstromen van het bloed in de diastole.

Opvallend is dat alle perifere arteriën sterke pulsaties tonen. Deze zijn vaak direct zichtbaar. Dit verschijnsel wordt wel homo pulsans genoemd. Eén uiting hiervan is de capillaire pols, waarbij onder de nagels bij lichte druk hierop zichtbare pulsaties in het capillaire bed te zien zijn.

Pulmonalisklepstenose (PS)

Het geruis van een pulmonalisklepstenose is van het ejectietype, dus crescendo-decrescendo. Het komt congenitaal voor en is op organische basis zeldzaam (tabel 9.6). Het betreft een schavend geruis, het best hoorbaar op 2L en 3L. Het straalt niet uit over de carotiden, in tegenstelling tot de souffle van de aortaklepstenose. Door geleiding langs de trachea kan de souffle wel in jugulo worden gehoord. De pulmonaliscomponent van de tweede harttoon (II^p) is vaak verzwakt. Doordat de pulmonalisklep en de a. pulmonalis meer ventraal in de thoraxholte liggen dan de aortaklep en de aorta, kan ook bij een normaal slagvolume en vooral bij kinderen en bij tengere volwassenen een souffle over de pulmonalisklep worden gehoord. Door lichamelijke inspanning verdwijnt deze souffle meestal. Ook bij een relatief groot slagvolume, zoals voorkomend tijdens de zwangerschap en bij anemie, kan een functionele souffle over de pulmonalisklep worden gehoord.

Pulmonalisklepinsufficiëntie (PI)

Dit diastolisch lekgeruis komt weinig voor. Het kan worden gehoord bij ernstige pulmonale hypertensie

Tabel 9.6 Oorzaken van pulmonalisklepstenose

congenitaal	
groot slagvolume	• bradycardie (sportbeoefenaars, totaal AV-blok)
	• anemie
	• perifere vasodilatatie
	• pulmonalisklepinsufficiëntie
	• ASD/VSD
normaal slagvolume	• kinderen
	• volwassenen met tengere lichaamsbouw
	• pectus excavatum

en komt voor bij ernstige decompensatio cordis. Vaak is er dan sprake van een uitgesproken II^P met meteen daarna een lekgeruis op 2L.

Tricuspidalisklepinsufficiëntie en -stenose (TI en TS)

Door het toenemende intraveneuze druggebruik in de laatste decennia is rechtszijdige endocarditis van de tricuspidalisklep met insufficiëntie van deze klep in frequentie toegenomen. Daarnaast kunnen ook acuut reuma en aandoeningen van de mitralisklep met als gevolg pulmonale hypertensie een tricuspidalisinsufficiëntie veroorzaken door verwijding van de klepring.

Het geruis van de tricuspidalisklepinsufficiëntie is holosystolisch en het best hoorbaar op 4L en boven het xifoïd. Het geruis van de tricuspidalisklepstenose is diastolisch en laagfrequent. Bij de TI kan een zogenoemde positieve venapols worden gevonden. Dit betekent dat bij contractie van het rechterventrikel het bloed terugstroomt in het rechteratrium en in de toevoerende vaten. Het x-dal in afbeelding 6.6 wordt dan een piek. De positieve venapols kan ook leiden tot een positieve leverpols: bij palpatie van de leverstreek voelt men de pulsaties die via de v. cava inferior en de vv. hepaticae de lever bereiken.

▶ Ventrikelseptumdefect (VSD)

Bij deze congenitale afwijking bestaat een links-rechtsshunt waardoor een volumeoverbelasting van de rechter harthelft ontstaat. Dit kan op den duur leiden tot hypertrofie en dilatatie van het rechterventrikel en een manifeste rechtszijdige decompensatio cordis. Ook kan een overbelasting van de pulmonale circulatie leiden tot pulmonale hypertensie met een luide II^P.

Een klein VSD veroorzaakt een karakteristiek vroegsystolisch geruis dat als het ware halverwege de systole letterlijk wordt afgeknepen: door de ventrikelcontractie wordt het defect gesloten.

Een groot VSD veroorzaakt een luid holosystolisch geruis op 4L en 5L. Er kan uitstraling plaatsvinden naar de linker borstwand, maar niet naar de oksel, zoals bij de mitralisklepinsufficiëntie. Door het grote slagvolume van het rechterventrikel kan ook een ejectiegeruis over de a. pulmonalis ontstaan.

▶ Atriumseptumdefect (ASD)

Bij een atriumseptumdefect (ASD) ontstaat door de links-rechtsshunt van bloed een volumebelasting van de rechter harthelft. Dit kan in de diastole een laagfrequent, middiastolisch geruis op 4L veroorzaken van een relatieve tricuspidalisstenose, maar geeft veel vaker een systolisch ejectiegeruis over de pulmonalisklep op 2L en 3L ten gevolge van een groot slagvolume. Er bestaat meestal een gefixeerde wijde splijting van de tweede harttoon. De bloedstroom door het defect in het atriumseptum veroorzaakt geen geruis.

In dit leerboek worden congenitale hartafwijkingen die vanaf de geboorte gepaard gaan met cyanose, zoals de tetralogie van Fallot, niet besproken.

Onschuldig hartgeruis

Dit betreft hartgeruis waar geen organische afwijking van het hart, de hartkleppen of de grote vaten aan ten grondslag ligt. Dit geruis wordt ook wel functioneel geruis genoemd. Vooral op de kinderleeftijd komen deze onschuldige ruisgeluiden veel voor.

Bij volwassenen is het meest voorkomende onschuldige hartgeruis een uitdrijvingsgeruis over de pulmonalisklep, het best te horen op 2L en 3L. Het betreft een vroegsystolisch ejectiegeruis, dat in luidheid toeneemt bij het groter worden van het slagvolume en dat niet uitstraalt over de carotiden. Het komt vooral voor bij zwangere vrouwen, bij anemie en bij thoraxmisvormingen.

Een ander onschuldig geruis bij volwassenen is het zogenoemde carotisgeruis, een systolisch geruis, hoorbaar over de rechter a. carotis, dat ontstaat in de arcus aortae op de plaats waar de truncus brachiocephalicus uit de aortaboog ontspringt. Door de scherpe hoek waaronder dit gebeurt, ontstaat er turbulentie. Differentiaaldiagnostisch dient een aortaklepstenose uitgesloten te worden.

Hartritme

De sinusknoop van het hart geeft normaliter circa 70 slagen per minuut af en zorgt zo voor een regulair sinusritme. Bij een afwijkend ritme is het raadzaam niet alleen het hart te beluisteren, maar tegelijkertijd ook de pols te voelen. Bij boezemfibrilleren en extrasystolie veroorzaken sommige ventrikelcontracties zo'n klein slagvolume dat geen polsslag te voelen is. De hartfrequentie kan in zulke gevallen beduidend hoger zijn dan aan de pols wordt geteld (pulsus deficiens, polsdeficit). Bij sportieve en goed getrainde personen kan het hartritme dalen tot 40-50 slagen per minuut. Dit wordt fysiologische bradycardie genoemd.

Bradycardie

Bradycardie (een hartfrequentie van minder dan 60 slagen per minuut) kan echter ook wijzen op een onderliggende aandoening (tabel 9.7).

Tabel 9.7 Onderliggende aandoeningen bij bradycardie

Oorzaken van bradycardie

cardiaal	sicksinussyndroom
	AV-geleidingsstoornis
vagusprikkeling	training
	vasovagale reactie
centraal zenuwstelsel	verhoogde hersendruk (meningitis/tumor)
metabool	hypothyreoïdie
medicamenteus	bètablokkers

Bij extreme bradycardie met een hartfrequentie van 20-40 slagen per minuut is er meestal sprake van een ernstig atrioventriculair geleidingsblok (totaal AV-blok). De atria en ventrikels contraheren dan onafhankelijk van elkaar; dit wordt ook wel een idioventriculair ritme genoemd. Op het elektrocardiogram (ecg) zijn de P-top en het QRS-complex dan onafhankelijk van elkaar. Patiënten kunnen hiervan plotseling optredende en kortdurende perioden van bewusteloosheid ondervinden (syndroom van Adams-Stokes). Fysisch-diagnostisch bestaat er een wisselende luidheid van de eerste harttoon: de vulling van de ventrikels varieert, doordat er geen vaste relatie met de atriumcontracties is. In deze gevallen is meestal een pacemakerimplantatie noodzakelijk. Naast een totaal AV-blok kan ook een partieel AV-blok worden onderscheiden. Hierbij is de impulsgeleiding door de AV-knoop vertraagd. Men onderscheidt een eerstegraads-AV-blok en een tweedegraads-AV-blok. Bij het eerstegraads-AV-blok is het PR-interval op het ecg verlengd tot > 0,20 ms. Het is dus een elektrisch fenomeen waar de patiënt niets van merkt en het kan wijzen op een defecte AV-knoop.

Van het tweedegraads-AV-blok bestaan enkele varianten. Bij de eerste variant (afbeelding 9.26) neemt het PR-interval op het ecg van slag tot slag toe totdat een P-golf niet wordt voortgeleid en er ook geen QRS-complex, en dus geen ventrikelcontractie, volgt. Aan de pols valt een polsslag uit. Dit blok ontstaat in de AV-knoop en het is meestal goedaardig, maar het kan ook voorkomen bij een acuut myocardinfarct. Ook bestaat er een vorm waarbij bijvoorbeeld elke tweede of derde ventrikelcontractie uitvalt (2:1- of 3:2-blok).

Het totale AV-blok wordt ook wel derdegraads-AV-blok genoemd.

Extrasystolen

Het gehele hartspierweefsel heeft het vermogen tot spontane depolarisatie, maar volgt onder normale omstandigheden de fysiologische gangmakers, de sinusknoop en de AV-knoop. Wanneer een bepaald deel van het hartspierweefsel zich hieraan onttrekt en spontaan depolariseert voordat de prikkel uit de sinusknoop of AV-knoop dit aangeeft, komt het tot een extrasystole, een te vroeg vallende slag.

Aangezien de daaropvolgende fysiologische elektrische impuls het hartspierweefsel dan in een elektrisch refractaire toestand aantreft, vervalt de normale slag en is de daaropvolgende pauze tot de volgende hartslag langer dan normaal (compensatoire pauze). De volgende hartslag is dan ook krachtiger (groter slagvolume) en wordt door de patiënt vaak gevoeld als een bons of stoot tegen de borstwand. Een extrasystole kan worden gegenereerd in de atria (supraventriculaire extrasystole) of in de ventrikels (ventriculaire extrasystole).

Afbeelding 9.26 Elektrocardiogram met tweedegraads-AV-blok (mobitz-type-1- of wenckebachblok): het PR-interval neemt met elke volgende slag toe totdat een P-golf niet meer wordt voortgeleid en het QRS-complex (en dus de ventrikelcontractie) uitvalt. Bij de auscultatie hoort men dat steeds na vier slagen een slag uitvalt: een onregelmatigheid met een regelmatig grondritme.

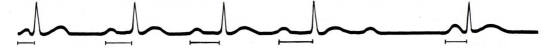

Afbeelding 9.27 Elektrocardiogram met atriumfibrilleren. De P-toppen ontbreken (de atria contraheren niet meer). Het ventriculaire ritme is totaal irregulair. Bij auscultatie is er geen grondritme te herkennen. Bij een hoge frequentie zijn sommige slagen zo zwak dat de polsgolf aan de a. radialis niet waarneembaar is: polsdeficit.

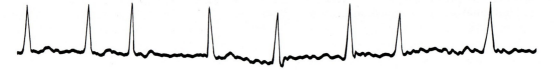

Op het ecg kunnen deze van elkaar worden onderscheiden doordat een supraventriculaire extrasystole een normaal QRS-complex afgeeft, terwijl een ventriculaire extrasystole een afwijkend, meestal breder QRS-complex genereert (afbeeldingen 9.28 en 9.29). Bij een ventriculaire extrasystole is de compensatoire pauze volledig compensatoir, zodat de afstand tussen de voorafgaande slag en de slag die volgt op de extrasystole tweemaal de afstand tussen twee normale slagen is. Bij een supraventriculaire extrasystole is de pauze vaak niet volledig compensatoir. Bij auscultatie van het hart zijn extrasystolen gemakkelijk te herkennen door de onderbreking van het reguliere ritme en door een andere klank van de toon. Dit laatste wordt veroorzaakt door de verminderde vulling van de ventrikels vanwege de kortere voorafgaande diastole. Extrasystolen zijn over het algemeen onschuldig, maar ze zijn geregeld reden voor ongerustheid. Soms zijn ze een uiting van hartspierschade, bijvoorbeeld na een myocardinfarct.

▶ Tachycardie

Een tachycardie wordt gedefinieerd als een ventrikelfrequentie van meer dan 100 slagen per minuut. Er zijn vele vormen en oorzaken van tachycardie. Ze kunnen als volgt worden ingedeeld: sinustachycardie met een normale prikkelvorming in de sinusknoop, tachycardieën met ectopische supraventriculaire prikkelvorming en die met ectopische ventriculaire prikkelvorming (tabel 9.8).

Een fysiologische *sinustachycardie* wordt onder andere gezien bij lichamelijke inspanning, angst en pijn, en komt voor bij anemie en hyperthyreoïdie. Deze tachycardie begint geleidelijk en neemt bij rusten ook weer geleidelijk af. Bij een sinustachycardie staat de sinusknoop onder invloed van het autonome zenuwstelsel. Afhankelijk van de mate van sympathicusactiviteit zal de hartfrequentie het ene moment bijvoorbeeld 131 slagen per minuut zijn en vijf minuten later 127. Bij tachycardieën waarbij een gangmaker buiten de sinusknoop actief is, zal het ritme meestal niet veranderen zolang de tachycardie duurt. Om dergelijke verschillen in frequentie te ontdekken moet telkens minstens één minuut worden geteld.

Begint de tachycardie plotseling en houdt deze ook abrupt weer op, dan is er meestal sprake van een *paroxismale supraventriculaire tachycardie*. De hartfrequentie ligt meestal tussen de 150 en 250 per minuut. Doorgaans kunnen de aanvallen worden beëindigd door manoeuvres die vagusprikkeling geven, zoals carotisdruk (pagina 124).

Bij boezemfladderen (atrium-*flutter*) is het ritme meestal regulair. De prikkelfrequentie vanuit de atria is circa 300 per minuut. De atrioventriculaire knoop kan dit ritme niet meer volgen en er ontstaat een AV-blok, meestal 2:1, zodat de polsfrequentie vaak circa 150 per minuut is. Het blok kan ook wisselen, bijvoorbeeld 2:1 en 3:1, waardoor het ritme onregelmatig kan worden.

Afbeelding 9.28 Elektrocardiogram met twee supraventriculaire extrasystolen. Deze hebben een normaal QRS-complex en worden gevolgd door een compensatoire pauze. In dit geval ontstaat de prikkel, die tot de extrasystole leidt, in de atrioventriculaire knoop, zodat er geen P-top aan voorafgaat. De P-top van het regelmatige grondritme valt hier precies in het QRS-complex van de extrasystole en is daarom niet zichtbaar.

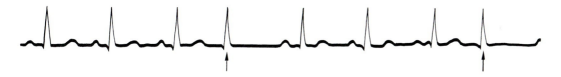

Afbeelding 9.29 Elektrocardiogram met een ventriculaire extrasystole. Deze wijkt in vorm sterk af van de normale QRS-complexen. Een P-top valt precies in het QRS-complex.

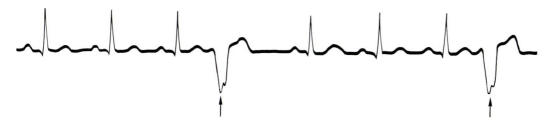

Tabel 9.8 Indeling van tachycardieën

1 *Sinustachycardie*

2 *Supraventriculaire tachycardie met ectopische prikkelvorming*
   a paroxismale supraventriculaire tachycardie
   - prikkelfrequentie 150-250/min.
   - volledige voortgeleiding naar het ventrikel
   - meestal goede circulatie
   - te beëindigen door vagusprikkeling (carotisdruk)

   b boezemfladderen (atriumflutter)
   - prikkelfrequentie 250-350/min.
   - meestal partieel blok: 2:1, 3:1 of wisselend
   - ventrikelfrequentie vaak circa 150/min.
   - carotisdruk: toename blok met daling ventrikelfrequentie
   - gaat vaak spontaan over in boezemfibrilleren

   c boezemfibrilleren
   - prikkelfrequentie > 350/min.
   - de boezems contraheren niet meer
   - altijd partieel blok met grillige voortgeleiding naar het ventrikel
   - ventrikelritme totaal irregulair

3 *Ventriculaire tachycardie*
   - prikkelfrequentie 150-200/min.
   - de boezems contraheren onafhankelijk van de kamers
   - regulair ritme
   - kan gepaard gaan met shock

4 *Ventrikelfibrilleren*
   - prikkelfrequentie > 200/min.
   - geen cardiac output: 'effectieve hartstilstand'

Bij boezemfibrilleren denken aan:
- coronaire aandoening
- reumatisch klepgebrek
- hyperthyreoïdie

Vagusprikkeling doet de mate van blokkering toenemen. Vaak gaat een *flutter* spontaan over in boezemfibrilleren.

Bij *atriumfibrilleren* is de prikkelfrequentie van de ectopische focus nog veel hoger. Er is geen gecoördineerde spiercontractie meer in de atria. Deze staan dus stil, met kans op trombusvorming. Alleen voldoende sterke prikkels worden nog door de AV-knoop doorgeleid. Het gevolg is een totaal irregulair ventrikelritme met een sterk wisselend slagvolume. De pols is totaal irregulair en inequaal. Vooral bij een hoge frequentie zijn sommige slagen zo zwak dat de polsslag niet de periferie (a. radialis) bereikt. Dit polsdeficit is het best vast te stellen wanneer een onderzoeker de hartfrequentie auscultatorisch telt terwijl een ander de pols palpatoir telt. Op het ecg zijn geen P-toppen zichtbaar en is de afstand tussen de QRS-complexen steeds wisselend (afbeelding 9.27). Boezemfibrilleren komt veel voor, onder andere bij hyperthyreoïdie, mitraalklepgebreken en coronairlijden.

Bij *ventriculaire tachycardie* bestaat een snel ventrikelcontractieritme met een frequentie van 150-200 slagen per minuut dat zijn oorsprong vindt in het ventrikel zelf. Het is een ernstig beeld dat meestal wijst op een ziekte van de hartspier. Vaak is een ventriculaire tachycardie de voorbode van ventrikelfibrilleren en een plotselinge hartdood.

Bij *ventrikelfibrilleren* wordt er geen bloed meer in de circulatie gepompt en komt deze dus vrijwel onmiddellijk tot stilstand. De enige manier om deze ritmestoornis op te heffen is uitwendige elektrische defibrillatie.

Pericarditis

Naast de hiervoor besproken geruisvarianten die betrekking hebben op klepafwijkingen en abnormale verbindingen tussen de linker en rechter harthelft (ASD, VSD) kan over het hart nog het pericardiaal wrijfgeruis worden gehoord. Dit komt voor bij pericarditis. De verschillende oorzaken hiervan staan vermeld in tabel 9.9.

Dit pericardwrijven ontstaat door een ontsteking van het epicard en pericard, waarbij fibrinevorming optreedt. Daardoor glijden deze twee hartbladen niet meer soepel over elkaar. Het is te vergelijken met het ontstaan van pleurawrijven.

Er ontstaat een ruw, schraperig, vaak discontinu geruis, aanwezig in systole en diastole en meestal op één plaats het duidelijkst te horen. Soms is het geruis trifasisch; dit wordt als een zeker teken beschouwd dat het om pericardiaal wrijven gaat. Door de patiënt voorover te laten zitten en door te luisteren aan het eind van het exspirium is het pericardiale wrijfgeruis het best te horen. Opvallend is ook het wisselend aanwezig zijn van het geruis. Zodra zich een hoeveelheid pericardvocht heeft gevormd, kan het geruis verdwijnen.

Wanneer zich veel pericardvocht in het pericard ophoopt of wanneer dit in korte tijd ontstaat, kan dit leiden tot compressie van het hart, vooral van het rechterventrikel, waardoor een instroombelemmering van

Tabel 9.9 Oorzaken van pericarditis	
infectieus	viraal: frequentst
	bacterieel: stafylokokken, M. tuberculosis
niet-infectieus inflammatoir	myocardnecrose met uitbreiding naar het epicard
	syndroom van Dressler: pericarditis en pleuritis (na myocardinfarct)
	postcardiotomiesyndroom
	SLE
	reumatoïde artritis
neoplasma	primair
	metastatisch
metabool	uremie
	myxoedeem

Tabel 9.10 Oorzaken van decompensatio cordis

Oorzaken linksdecompensatio cordis
- coronaire sclerose (myocardischemie)
- myocardinfarct
- hartklepafwijkingen: aortaklepstenose, mitralisklepstenose, mitralisklepinsufficiëntie
- hypertensie (linkerventrikelhypertrofie)
- cardiomyopathie

Oorzaken rechtsdecompensatio cordis
- doorwerking van linksdecompensatie door middel van pulmonale hypertensie
- chronisch obstructieve longziekten (pulmonale hypertensie)
- hartklepafwijkingen: pulmonalisklepstenose, tricuspidalisklepstenose
- longembolieën
- primaire pulmonale hypertensie

Precipiterende factoren voor manifeste decompensatio cordis
- infectie
- anemie
- hyperthyreoïdie: vooral op oudere leeftijd
- hartritmestoornissen
- myocarditis
- infectieuze endocarditis
- dieetfactoren (NaCl-belasting)
- medicamenteuze oorzaken (bètablokkers, calciumantagonisten)
- overmatige fysieke inspanning

veneus bloed kan ontstaan. Dit kan aanleiding zijn tot een significante vermindering van het hartminuutvolume en tot shock. Er is dan sprake van een harttamponnade, een levensbedreigende situatie. Het klinisch beeld hiervan wordt gekenmerkt door hypotensie, tachycardie, perifere vasoconstrictie, veneuze stuwing (hoge CVD) en een afwezige ictus cordis. Op een thoraxfoto is het hart duidelijk te groot; het pericardvocht kan met echocardiografie aangetoond worden. Bij percussie kan een steeds groter wordende percussiefiguur van het hart worden gevonden. Bij een pericarditis met instroombelemmering kan een pulsus paradoxus (pagina 54) worden waargenomen.

Decompensatio cordis

Decompensatio cordis (hartfalen, Engels: *heart failure*) is een ziektebeeld veroorzaakt door het tekortschieten van de pompfunctie van het hart. De oorzaken zijn opgesomd in tabel 9.10. Als het hart niet voldoende bloed uitpompt voor de behoeften van het lichaam, reageren de nieren daarop met retentie van water en NaCl. Daardoor neemt het volume van het extracellulaire vocht (weefselvocht en bloedplasma) toe. Aanvankelijk zorgt de toegenomen vullingsdruk van het hart er nog voor dat het hartminuutvolume enigszins op peil wordt gehouden. De symptomen van decompensatie worden dan vooral bepaald door de toename van de genoemde volumina: stuwing van bloed voor het falende deel van het hart en oedeem. Dit wordt *backward failure* genoemd. Als het hartminuutvolume verder afneemt, komen daarbij de symptomen van *forward failure*, berustend op een onvoldoende doorbloeding en zuurstofvoorziening van de weefsels.

> **Tekenen van rechtsdecompensatie**
> - CVD is verhoogd
> - hepatojugulaire reflux
> - oedemen (enkels, pretibiaal, presacraal)
> - lever is opgezet en pijnlijk
> - ascites

Wat betreft het syndroom van *backward failure* onderscheidt men een linkszijdige en een rechtszijdige decompensatio cordis, waarbij respectievelijk de linker harthelft en de rechter harthelft de aangeboden hoeveelheid bloed niet adequaat kunnen doorpompen.

Bij een *linkszijdige decompensatio cordis* is er sprake van stuwing van bloed in de kleine circulatie, de longcirculatie. Dit geeft aanleiding tot het ontstaan van oedeem in de longalveoli, in het interstitium van de alveolaire septa, tot oedeem tussen de verschillende longkwabben (interlobulair vocht) en tot pleuravocht met een laag soortelijk gewicht (pleuratranssudaat). Een pleuratranssudaat komt meestal voor als er behalve een linkszijdige ook een rechtszijdige decompensatie bestaat, omdat dan zowel de venae pulmonales als de venae bronchiales gestuwd zijn. De patiënt klaagt meestal over kortademigheid bij lichamelijke inspanning (*dyspnée d'effort*) en naarmate de decompensatio ernstiger is over kortademigheid in rust (*dyspnée de repos*). In dit stadium zal er meestal ook sprake zijn van orthopnœu, het ontstaan van kortademigheid in liggende houding, die verdwijnt of vermindert zodra de patiënt gaat zitten. Het aantal hoofdkussens dat de patiënt gebruikt tijdens het slapen is een indicatie voor de ernst van de situatie; sommige patiënten slapen (half)zittend.

Het fysisch-diagnostisch onderzoek van de patiënt met linkszijdige decompensatie levert meestal een fors naar links vergroot hart op. Palpatoir en percutoir is de ictus cordis naar links verplaatst, soms tot in de voorste axillaire lijn, en breed en heffend van karakter.

Auscultatoir is er vaak een galopritme; naast de tweede harttoon is er een laagfrequente, diastolische derde toon, die samenvalt met de snelle fase van de ventrikelvulling. Er ontstaat een cadans van drie harttonen die lijkt op de galop van een paard: da-da-boem, da-da-boem. Prognostisch is een galopritme een ongunstig teken.

De longen zijn door uittredend vocht in de alveoli en het interstitium stijf van karakter. Bij auscultatie kan over de basale longvelden eindinspiratoir fijn crepiteren worden gehoord. In het geval van pleuravocht kan er percutoir een rechts-linksverschil optreden met demping ter plaatse van het vocht en aldaar een afwezig tot verzwakt ademgeruis. Dit is vaak dubbelzijdig, maar begint dikwijls rechts.

Tekenen van linksdecompensatie
- orthopnœu
- naar links vergroot hart
- crepitaties over de longen
- eventueel pleuravocht

De ernstigste vorm van linkszijdige decompensatie is het asthma cardiale, waarbij de patiënt meestal in korte tijd heftig kortademig en cyanotisch wordt ten gevolge van massaal longoedeem (oedeem in de alveoli en in het bronchusslijmvlies). De patiënt kan ten slotte roze schuimend sputum opgeven. Dit is een levensbedreigende situatie! Als niet snel handelend wordt opgetreden, stikt de patiënt en overlijdt hij. Bij de auscultatie zijn crepitaties te horen over alle longvelden. Tevens kunnen er piepende geluiden worden waargenomen, veroorzaakt door vernauwing van de bronchi door oedeem van het slijmvlies – vandaar de benaming 'asthma cardiale'. Bij ernstige linksdecompensatie kan de linker harthelft onvoldoende bloed uitpompen om nog voldoende bloeddruk op te bouwen om de weefsels van geoxygeneerd bloed te voorzien. Er ontstaat dan een hypotensie met reflectoire tachycardie (onvoldoende output als gevolg van een verminderd hartminuutvolume) met koude acra en perifere cyanose.

Bij een *rechtszijdige decompensatio cordis* is er stuwing van bloed in het veneuze vaatbed van de grote circulatie. Bij het fysisch-diagnostisch onderzoek van de patiënt wordt dan een hoge centraalveneuze druk gevonden in de vena jugularis (CVD: hoofdstuk 6), een gestuwde, opgezette en pijnlijke lever en oedemen. De stuwingslever kan leiden tot de vorming van vrij vocht in de buikholte (ascites). De plaats van de oedemen is houdingsafhankelijk: bij een zittende of staande patiënt aan de enkels en de onderbenen (enkeloedeem, pretibiaal oedeem), bij de liggende patiënt onder in de rug (presacraal oedeem) en aan de achterzijde van de bovenbenen. Bij de ernstig rechtszijdig gedecompenseerde patiënt kan het oedeem 'opstijgen' en aanleiding geven tot pasteus oedeem van beide bovenbenen en van de buikwand. Oedeem kan worden vastgesteld door inspectie en door palpatie: met de duim drukt men stevig op de huid van de voet, de enkel, het onderbeen, de buikwand of de huid laag in de rug; er ontstaat dan een putje in de huid, het zogenoemde *pitting oedema*, dat slechts heel geleidelijk weer vervloeit. Ascites kan worden vastgesteld met de methodiek die in hoofdstuk 10 wordt beschreven.

Wanneer bij een patiënt met rechtszijdige decompensatio cordis op de gestuwde lever wordt gedrukt, kan er een verdere stijging optreden van de reeds verhoogde CVD; dit fenomeen heet hepatojugulaire reflux.

> Orthopneu is kortademigheid in liggende houding en komt voor bij linksdecompensatie en chronisch obstructieve longaandoeningen.

Het lichaamsgewicht van een patiënt met rechtszijdige decompensatie kan in enkele weken soms stijgen met wel 10-15 kg door toename van het extracellulaire vocht ten gevolge van water- en zoutretentie.

Een linksdecompensatie kan door een verhoogde druk in de longvenen op den duur een pulmonale hypertensie veroorzaken en zodoende tot rechtsdecompensatie leiden (afbeelding 9.30). Andere belangrijke oorzaken van rechtsdecompensatie zijn: een obstructieve longaandoening (chronische bronchitis, longemfyseem) en asthma bronchiale. Door deze aandoeningen ontstaat een chronische drukoverbelasting van de rechter harthelft ten gevolge van pulmonale hypertensie. Dit heet cor pulmonale. Het rechterventrikel hypertrofieert, dilateert en decompenseert ten slotte: het gedecompenseerde cor pulmonale. Door de tevens bestaande hypoxie ten gevolge van een chronische longaandoening kan dan ook een linksdecompensatie ontstaan wanneer de functie van het linkerventrikel door bijvoorbeeld een coronaire aandoening verminderd is.

Een rechtsdecompensatie ontstaat over het algemeen geleidelijk; een acute vorm wordt wel gezien bij het ziektebeeld van de acute massale longembolieën. Hierbij ontstaat een acute pulmonale hypertensie door afsluiting van een groot deel van het vaatbed van de a. pulmonalis, met als gevolg een momentane drukbelasting van de rechter harthelft. Kenmerkend is een acuut kortademig geworden patiënt met vaak hevige pijn op de borst en een centrale cyanose. Fysisch-diagnostisch is er soms sprake van een lage bloeddruk ten gevolge van onvoldoende voorbelasting (*preload*) van het linkerventrikel met reflectoire tachycardie, een hoge CVD en over het hart een galopritme (derde toon) met een geaccentueerde pulmonale component van de tweede harttoon. In het uiterste geval leidt dit tot een cardiale insufficiëntie met als enig overblijvende behandelingsoptie: reanimatie en pogingen de longembolieën acuut te behandelen en zo het overlijden van de patiënt te voorkómen.

HET ONDERZOEK VAN DE MAMMAE

Het onderzoek van de mammae bestaat voornamelijk uit inspectie en palpatie.

Uit praktische overwegingen wordt de borst in vier kwadranten verdeeld: een mediaal en een lateraal bovenkwadrant en een mediaal en een lateraal onderkwadrant. Centraal in de borst is de areola mammae

Afbeelding 9.30 Thoraxfoto met links- en rechtsdecompensatio cordis. Het hart is vergroot. De longhili zijn onscherp door een toegenomen interstitiële tekening, veroorzaakt door ophoping van vocht in de perivasculaire interstitiële ruimte. In het longweefsel is de tekening toegenomen, rechts meer dan links, door alveolair oedeem (linksdecompensatie). Het mediastinum is verbreed, vooral naar rechts (zie pijl), door stuwing van de v. cava en de v. azygos (rechtsdecompensatie). Inspectie: tachypneu en cyanose; de thorax beweegt symmetrisch. Palpatie: diffuus heffende ictus. Percussie: verbrede hartfiguur. Auscultatie: tachycardie, galopritme; crepitaties over de longvelden.

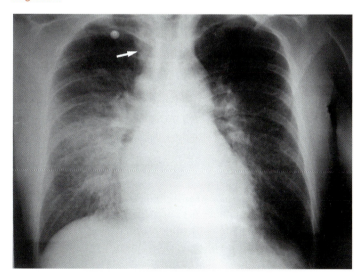

met in het midden daarvan de tepel. In de areola, die donkerroze tot bruin gepigmenteerd is, monden kleine talgklieren en apocriene zweetklieren uit. Het bovenbuitenkwadrant heeft meestal een uitloper naar de oksel (afbeelding 9.31).

De mammae bestaan uit klierweefsel, bindweefsel en vetweefsel. Afhankelijk van de levensfase van de vrouw, van de cyclus en van een eventuele zwangerschap wisselen de mammae in vorm, grootte en consistentie. Na de menopauze wordt het klierweefsel atrofisch en wordt het vervangen door vetweefsel.

Alvorens de mammae te onderzoeken verdient het aanbeveling te vragen of de patiënte abnormale zwellingen of intrekkingen van de borst heeft opgemerkt. Het komt nogal eens voor dat een patiënte zich meldt bij de arts met een zelf ontdekte knobbel of zwelling. Ook dient gevraagd te worden naar het vóórkomen van uitvloed uit de tepel. Als deze niet op fysiologische momenten (zoals in de laatste periode van de zwangerschap, of post partum bij borstvoeding) plaatsvindt, noemt men dit galactorroe. Ook kan er uitvloed zijn van bloederig vocht. Oorzaken hiervan kunnen zijn: een melkgangcarcinoom, een papilloom of de ziekte van Paget aan de tepel.

Inspectie van de mammae vindt plaats terwijl de arts frontaal tegenover de patiënte zit of staat. De patiënte laat de armen losjes langs het lichaam hangen (afbeelding 9.32).

Er wordt gekeken naar de grootte en symmetrie van de borsten. Enige asymmetrie komt geregeld voor en hoeft niet abnormaal te zijn. De patiënte weet vaak zelf het best of deze altijd al aanwezig is geweest of niet. Vervolgens moet zorgvuldig de huid van de mammae worden geïnspecteerd op eventuele zwellingen, intrekkingen of kleurveranderingen. Een mastitis kan in het kraambed voorkomen. De borst is dan gezwollen, rood, pijnlijk en warm. Lokale roodheid kan ook wijzen op een tumor in de borst. Wanneer de borst dan tevens oedemateus is, kan dit een zogeheten *peau d'orange* geven, een sinaasappelhuid, wat erg verdacht is voor een infiltratief groeiend mammacarcinoom met lymfeafvoerobstructie.

Na deze contour- en huidinspectie moeten ook de tepels goed worden onderzocht op grootte, vorm, stand en op eventuele uitslag of ulceratie. Het komt geregeld voor dat één of beide tepels ingetrokken (geïnverteerd) zijn. Als dit van recente datum is, kan dit duiden op een onderliggend mammacarcinoom en dient nader onderzoek verricht te worden. Een al jaren ingetrokken tepel (eenzijdig of aan beide kanten) heeft meestal geen pathologische betekenis. Een tepel die duidelijk in een andere richting wijst dan de tepel van de andere borst of recent anders is gaan staan, is wel verdacht voor een onderliggende afwijking. Schilfering of ulceratie van de tepel kan ook wijzen op een carcinoom (ziekte van Paget aan de tepel).

Wanneer de borsten aldus zijn geïnspecteerd, vraagt men de patiënte vervolgens de armen boven het hoofd te houden en daarna de handen op de beide heupen te zetten (aanspanning m. pectoralis) (afbeeldingen 9.33 en 9.34). Door deze manoeuvres worden soms zwellingen of huidintrekkingen zichtbaar die daarvoor niet waren opgemerkt. Ook kan met hetzelfde doel aan de patiënte worden gevraagd voorover te buigen, zodat de borsten vrij hangen (afbeelding 9.35). Tijdens deze inspectie dient ook aandacht gegeven te worden aan eventuele zwellingen in de oksels. Wanneer er sprake is van een mammacarcinoom, kunnen er lymfekliermetastasen aanwezig zijn in de oksel, die soms als hobbelige zwellingen te zien zijn.

De palpatie van de mammae kan het best plaatsvinden als de patiënte zich in een liggende houding bevindt. Men vraagt de patiënte de arm aan de zijde waar men de borst gaat onderzoeken onder het hoofd te leggen. De borst spreidt zich nu als het ware uit over de borstwand en is zo beter toegankelijk voor onderzoek.

Eventueel kan de onderzoeker een kussentje onder de schouder leggen.

Indien nauwkeurig uitgevoerd, is de palpatie van groot belang voor het opsporen van eventuele tumoren. De palpatie dient licht te worden uitgevoerd, waarbij systematisch de vier kwadranten worden afgetast (afbeelding 9.36). Het best doet men dit door met de vingertoppen rollende en/of roterende bewegingen uit

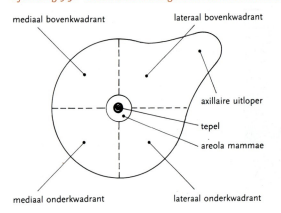

Afbeelding 9.31   Schematische weergave van de linkermamma.

HET ONDERZOEK VAN DE MAMMAE **129**

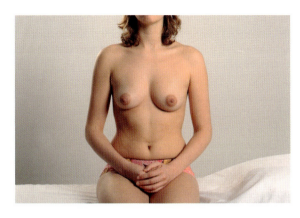

Afbeelding 9.32   Inspectie van de mammae bij een zittende patiënte. Let op de grootte en de symmetrie van de mammae. De geringe asymmetrie die hier te zien is, is niet abnormaal. Inspecteer de huid op kleur, zwellingen of intrekkingen. Let op de grootte, vorm en stand van de tepels.

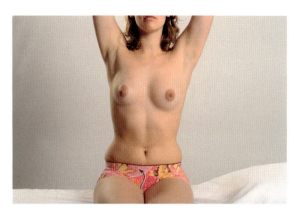

Afbeelding 9.33   Inspectie van de mammae bij een patiënte met opgeheven armen. Hierbij kunnen eventueel aanwezige zwellingen of huidintrekkingen duidelijker zichtbaar worden.

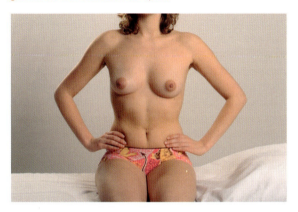

Afbeelding 9.34   Inspectie van de mammae bij een patiënte met aangespannen mm. pectorales. Ook hierbij kunnen eventueel aanwezige zwellingen of huidintrekkingen duidelijker zichtbaar worden.

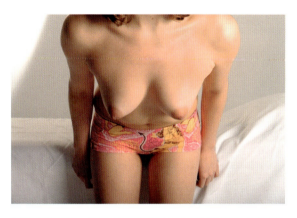

Afbeelding 9.35   Inspectie van de mammae bij een vooroverbuigende patiënte. In deze positie hangen de mammae vrij en kan een asymmetrie van de mammae of een voorheen niet waargenomen zwelling of tepelintrekking worden ontdekt.

te voeren. Men palpeert de borst van perifeer naar centraal, te beginnen in het laterale bovenkwadrant, omdat hier het frequentst afwijkingen worden aangetroffen (afbeelding 9.36A). Men dient hierbij de axillaire uitloper van het laterale bovenkwadrant niet te vergeten. Na alle kwadranten op deze manier te hebben onderzocht, palpeert men de areola mammae en de tepel (afbeelding 9.37). Neem de tepel voorzichtig tussen duim en wijsvinger en probeer deze op te lichten. Bij doorgroei van centrale intracanaliculaire tumoren is de tepel vaak gefixeerd. Door vanuit de verschillende kwadranten druk uit te oefenen op het corresponderende deel van de areola mammae kan men onderzoeken of er sprake is van tepeluitvloed. Ook kan de arts de patiënte vragen dit zelf te doen, omdat de patiënte zelf beter kan bepalen waar haar pijngrens ligt bij deze manoeuvre.

Wordt in een borst een tumor aangetroffen, dan is het belangrijk hiervan een aantal kenmerken vast te stellen en deze in het medisch dossier vast te leggen. Naast het benoemen van de exacte locatie (kwadrant, cm van de tepel) moeten de grootte, vorm en aard van de afwijking worden bepaald. Men geeft de grootte aan, geschat of precies gemeten in cm, in twee richtingen. Let op de consistentie (week, vast, hard) en op eventuele fluctuatie. Belangrijk is om vast te stellen of de tumor gefixeerd is aan de huid (dan zijn er ook vaak intrekkingen) of aan de onderlaag. Bij fixatie aan de huid kan men de typische *dimpling* (een rimpeling) opwekken door de huid over de tumor met duim en wijsvinger naar elkaar toe te brengen. Bij fixatie aan de onderlaag zal er vaak al doorgroei naar de borstwand hebben plaatsgevonden.

Bij mastopathie (een benigne aandoening) zijn beide borsten onregelmatig en bevatten ze dikwijls verschillende, bij palpatie pijnlijke, knobbels, die meestal cysteus van aard zijn.

Na de palpatie van de mammae kan men bij het terugbrengen van de arm in de normale positie langs het lichaam goed de axillae aftasten op de aanwezigheid van eventuele lymfekliervergrotingen. De linkerhand van de onderzoeker leidt de linkerarm van de vrouw langzaam naar beneden, terwijl de rechterhand van de onderzoeker de axilla aftast, iets wat naarmate de arm meer in zijn normale positie komt steeds dieper mogelijk is (afbeelding 9.38). Dit wordt aan de andere zijde herhaald, waarbij de linkerhand palpeert terwijl de rechterhand van de onderzoeker de rechterarm van de patiënte vasthoudt en langzaam naar beneden geleidt. Sommigen geven er de voorkeur aan om beide oksels met de rechterhand te palperen, waarbij de linkerhand de pols van de patiënte omvat en stuurt, zoals op afbeelding 9.38. De centrale axillaire lymfeklieren, die hoog in de oksel liggen, worden het frequentst vergroot gevonden. Hierop draineren de (inter)pectorale lymfeklieren, die langs de onderrand van de m. pectoralis major liggen, de axillaire klieren, die lateraal van de mamma doorlopen tot de axillaire vaten langs het bovenste deel van de humerus, en de subscapulaire klieren, die langs de laterale rand van de scapula naar de achterste okselplooi lopen. Daarnaast zijn er nog de parasternale lymfeklieren; deze leiden naar de supraclaviculaire en cervicale lymfeklieren en zijn vanwege hun locatie niet voor palpatie toegankelijk. Palpeer zorgvuldig de fossa supraclavicularis en infraclavicularis. Van eventueel aanwezige lymfeklieren dienen de grootte, consistentie, verschuifbaarheid en eventuele onderlinge vergroeiing vastgesteld te worden.

Na onderzoek van de mammae in liggende houding kan soms in zittende houding nog aanvullende informatie worden verkregen. Door de borst met de vlakke hand op te tillen kan men een eventueel nog niet ontdekte *dimpling* opsporen, maar deze houding is ook geschikt om de axillae af te tasten op eventueel aanwezige lymfekliervergroting.

Nogmaals: de palpatie moet nauwkeurig, systematisch en met zachte hand worden uitgevoerd. Wanneer er veel korrelig of knobbelig klierweefsel aanwezig is, kan dit de interpretatie van de bevindingen, vooral bij de beginnende onderzoeker, verstoren en soms leiden tot overschatting van een pathologische afwijking.

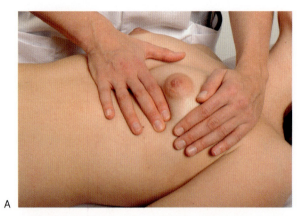

A

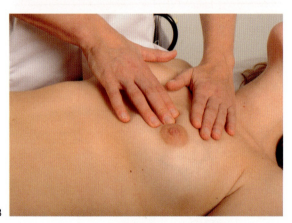

B

Afbeelding 9.36 A en B Palpatie van de mamma. Palpeer de vier kwadranten met de vlakke hand of met de vingertoppen van perifeer naar centraal en let op eventueel aanwezige zwellingen of huidintrekkingen. De linkerhand fixeert, de rechterhand palpeert.

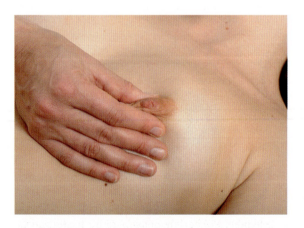

Afbeelding 9.37 Palpatie van de tepelhof. Oefen lichte druk uit op de tepelhof rondom de tepel om eventuele tepeluitvloed te provoceren. Palpeer de tepelhof en licht de tepel op. Verlies van elasticiteit of een duidelijke weerstand kan wijzen op een onderliggende tumor met infiltratie.

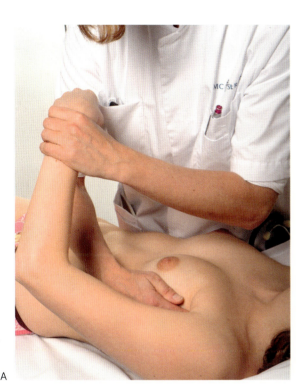
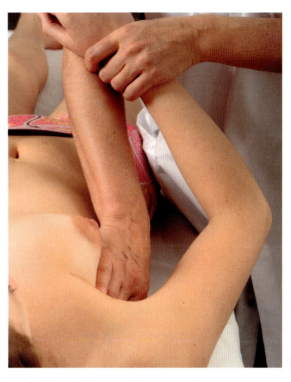

Afbeelding 9.38 Palpatie van de oksel op de aanwezigheid van vergrote lymfeklieren. Dit kan bij de liggende patiënte door de omhoog geheven arm langzaam weer langs het lichaam te brengen, waardoor steeds diepere palpatie van de oksel mogelijk wordt. Deze procedure kan ook worden uitgevoerd bij een zittende patiënte met de armen langs het lichaam. Handgreep voor de linkeroksel (A); handgreep voor de rechteroksel (B).

Bij mannen kan men ook geregeld borstvorming vaststellen. Dit heet gynaecomastie en komt vooral voor in de pubertet en vroege adolescentie.

Puberteitsgynaecomastie verdwijnt meestal weer vanzelf. Ze kan eenzijdig of dubbelzijdig voorkomen. Men dient onderscheid te maken tussen echte gynaecomastie, waarbij klierweefsel (klierschijf) kan worden gepalpeerd, en pseudogynaecomastie, die op een teveel aan subcutaan vetweefsel bij adipeuze mannen berust.

Gynaecomastie kan ontstaan door hormonale oorzaken, door medicamenten (tabel 9.11) of door mechanische irritatie (bijvoorbeeld bretels) en komt in het kader van levercirrose voor als een van de zogenoemde leverstigmata.

Ook bij mannen kan, hoewel veel minder frequent dan bij vrouwen, een mammacarcinoom ontstaan. Bij zwellingen in de areola of in aanwezig klierweefsel moet men hierop bedacht zijn.

Tabel 9.11 Medicamenteuze en hormonale oorzaken van gynaecomastie

Mogelijke medicamenteuze oorzaken
- spironolacton
- digitalis
- cyproteronacetaat
- oestrogeen

Hormonale oorzaken
- puberteit
- primair hypogonadisme (afwezige testosteronproductie)
- hyperthyreoïdie (lage testosteronproductie)
- levercirrose (lage testosteron-, hoge oestrogeenproductie)
- tumoren die HCG (humaan choriongonadotrofine) of oestrogenen produceren

Wanneer de arts eenmaal een afwijking in de borst heeft vastgesteld, dient aanvullend onderzoek te gebeuren door middel van mammografie, echografie en eventueel een echogeleide aspiratie c.q. cytologische punctie.

Kijk voor verdieping op www.studiecloud.nl.

10 De buik

Inleiding   133
Anatomie   134
De volgorde bij het onderzoek   134
Inspectie   135
Auscultatie   138
Percussie   139
Palpatie   141
Speciale onderzoeksmethoden   147
Enkele veelvoorkomende oorzaken   150

INLEIDING

Met de komst van geavanceerde radiologische technieken wordt wel eens gedacht dat het lichamelijk onderzoek van de buik niet meer zo belangrijk is. Dat is onjuist. Dit onderzoek kan veel belangrijke gegevens opleveren. De weke voorste buikwand maakt het mogelijk enkele inwendige organen en abnormale structuren (tumoren, ontstekingsinfiltraten) rechtstreeks te betasten om hun hoedanigheden vast te stellen. De palpatie is het belangrijkste deel van het onderzoek, maar ook het moeilijkste; ze kan door spierspanning nog verder worden bemoeilijkt. Het aanspannen van de buikspieren wordt bevorderd door nervositeit, angst en kou, maar ook door een te bruuske aanraking van de buik en door aanraking met koude handen. Voor dit deel van het onderzoek is het dus bij uitstek van belang dat de patiënt op zijn gemak wordt gesteld, dat hij comfortabel ligt in een warme kamer en dat hij vertrouwen heeft in de dokter die hem onderzoekt. Deze moet rustig optreden, vertellen wat hij gaat doen, hem verzekeren dat hij voorzichtig zal zijn en ervoor zorgen dat hij warme handen heeft. Het is goed om vóór het onderzoek de patiënt de blaas te laten ledigen. Vraag daarom voorafgaand aan de anamnese en het lichamelijk onderzoek of de patiënt nog naar het toilet moet en geef daartoe gelegenheid. Indien de patiënt tijdens het consult hiernaar vraagt, is het uiteraard altijd nodig hierin toe te stemmen. Bij aanvallen van buikpijn is het van groot belang dat men de patiënt tijdens een aanval onderzoekt. Men kan dan bijvoorbeeld bewegingsdrang, een sterke toename van de peristaltiek of zelfs peritoneale prikkeling waarnemen.

Bevindingen van betekenis, zoals de lokalisatie van drukpijn, de vergroting van een orgaan of een abnormale weerstand, worden altijd getekend in een eenvoudig figuurtje zoals afbeelding 10.2, zonder de hulplijnen.

De houding van de patiënt

De patiënt ligt op zijn rug op bed of op een onderzoeksbank, met één kussen onder het hoofd. Bij een patiënt met een sterke kyfose kan het nodig zijn meer kussens te gebruiken om ontspannen liggen mogelijk te maken. De armen liggen naast het lichaam of de handen liggen op de borst, maar nooit mogen de armen opgeslagen boven het hoofd liggen, omdat daardoor de buikwand wordt aangespannen. Als de patiënt zijn buikspieren moeilijk kan ontspannen, kan het nuttig zijn de knieën te laten optrekken. Deze moeten dan wel passief in die stand worden gehouden, bijvoorbeeld door de voeten tegen kussens te laten rusten of door kussens onder de knieën te leggen.

> **Voorwaarden buikonderzoek**
>
> **De patiënt:**
> - is ontspannen
> - ligt comfortabel
> - heeft de armen naast het lichaam of de handen op de borst
>
> **De arts:**
> - is ontspannen
> - is rustig
> - zit naast de patiënt
> - heeft warme handen

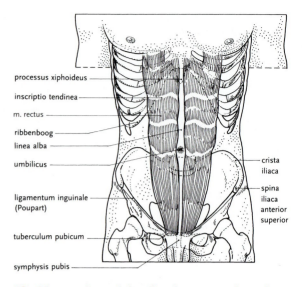

Afbeelding 10.1 *Anatomische referentiepunten voor het onderzoek van de buik.*

De houding van de onderzoeker

De onderzoeker staat of zit aan de rechterkant van de patiënt (afbeelding 6.10). Indien de onderzoeker linkshandig is, is het voor sommige onderdelen van het lichamelijk onderzoek, zoals het voelen van de milt, soms gemakkelijker om aan de linkerkant van de patiënt te gaan staan. Vooral bij de palpatie verdient het aanbeveling op een stoel of krukje te gaan zitten om dit moeilijke onderdeel in alle rust en ontspannen te kunnen verrichten. Bij de moderne ziekenhuisbedden wordt het zitten vaak bemoeilijkt doordat men de benen niet onder het bed kwijt kan. Als het hele onderzoek staande moet worden verricht, moet men het bed in een dusdanig hoge stand brengen dat men niet met gebogen rug hoeft te staan. Als de patiënt thuis op een laag bed ligt, kan men de buik het best in knielende houding onderzoeken.

ANATOMIE

Voor het lokaliseren en beschrijven van de bevindingen is een aantal vaste referentiepunten nodig die men kan zien of voelen: aan de craniale zijde de processus xiphoideus en de ribbenboog, in het midden de navel, aan de caudale zijde de crista iliaca, de spina iliaca anterior superior, het ligamentum inguinale (Poupart) en de symphysis pubis (afbeelding 10.1). Als men de patiënt het hoofd en de schouders laat opheffen van de ondergrond, wordt de m. rectus abdominis aangespannen. Bij een niet te dikke subcutane vetlaag kan men de beide spieren aan weerszijden van de middellijn zien of voelen. De laterale rand van de spier kan dan als referentielijn worden gebruikt. De inscriptiones tendineae kan men bij gespierde mensen als dwarse gleuven zien of voelen, tegenwoordig ook wel een 'wasbordje' of 'sixpack' genoemd. Ze worden door minder ervaren onderzoekers wel eens aangezien voor de rand van een orgaan.

De buik wordt verdeeld in een aantal regio's. Hiervoor zijn twee schema's in gebruik (afbeelding 10.2). Een bezwaar van het schema in 10.2A is dat het moeilijk is bevindingen in het midden van de buik te beschrijven. Men kan beide schema's naar behoefte door elkaar gebruiken.

Men moet zich goed realiseren dat de craniale begrenzing van de buikholte veel hoger ligt dan de ribbenbogen (afbeelding 10.3). De lever, de milt en een groot gedeelte van de maag liggen achter de ribben. Hetzelfde geldt aan de achterzijde voor de nieren, die retroperitoneaal, en dus niet in de eigenlijke buikholte, liggen (afbeelding 10.4). Meestal komt de onderrand van de normale lever wel onder de ribbenboog uit, vooral tijdens de inspiratie, als het diafragma omlaaggaat. De normale milt komt niet zo laag.

De vorm van de maag varieert sterk van mens tot mens. Het corpus kan tot onder de navel reiken. De bifurcatie van de aorta bevindt zich ter hoogte van het wervellichaam van L4. Dat komt ongeveer overeen met de hoogte van de navel aan de voorzijde (afbeelding 10.5).

DE VOLGORDE BIJ HET ONDERZOEK

Anders dan bij de thorax gebruikelijk is, moet de volgorde hier zijn: inspectie, auscultatie, percussie en palpatie.

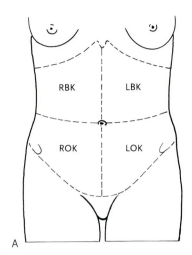

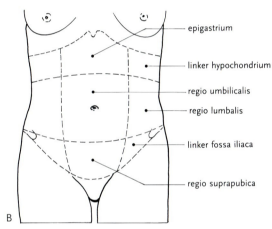

*Afbeelding 10.2 Twee indelingen van de buik in regio's.
A RBK = rechter bovenkwadrant, LBK = linker bovenkwadrant, ROK = rechter onderkwadrant, LOK = linker onderkwadrant.
B De regio lumbalis wordt ook wel 'flank' genoemd. Voor het gebied aan de achterzijde onder de twaalfde rib (nierloge) wordt tevens de term 'lumbaalstreek' gebruikt.*

Om het aanspannen van de buikspieren zo veel mogelijk te voorkomen moet men de patiënt geleidelijk laten wennen aan de aanraking van de buik. Het ingrijpendste onderzoek, dat mogelijk ongemak of pijn veroorzaakt, de palpatie, bewaart men daarom tot het laatst. De onderdelen hoeven niet strikt gescheiden te zijn. Het kan nodig zijn om op grond van bevindingen bij de palpatie een van de voorafgaande onderdelen te herhalen of uit te breiden.

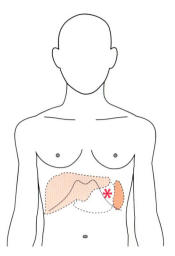

Afbeelding 10.3 De craniale begrenzing van de buikholte ligt veel hoger dan de ribbenbogen. Een aantal organen ligt dan ook achter de ribben. De ruimte van Traube is het gebied mediaal van de normale milt, waar zich bij de liggende patiënt de luchtbel in de maag bevindt (*). Daarom is de percussietoon hier normaliter tympanisch.

INSPECTIE

De buik dient ontbloot te zijn van de processus xiphoideus tot de symphysis pubis. Het kan soms nuttig zijn om vanaf het voeteneinde naar de buik te kijken om asymmetrie vast te stellen en van tangentiële belichting gebruik te maken om plaatselijke welvingen of peristaltische golven te zien.

Inspectie van de buik
- opgezet (hoe?)
- beweging bij zuchten
- striae?
- littekens?
- zichtbare venen?
- zichtbare peristaltiek?
- buikwandbreuken?
- verkleuringen van de huid?

Allereerst wordt gelet op de vorm van de buik. Bij niet-obese mensen in rugligging is meestal het niveau van de buikwand lager dan dat van de thoraxwand. Bij zeer magere mensen is de buik sterk ingezonken: de

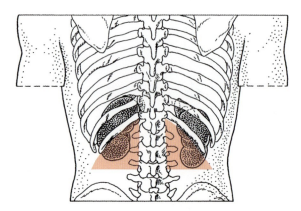

Afbeelding 10.4 Van de achterkant gezien blijken ook de nieren gedeeltelijk achter de ribben te liggen. Het driehoekige gebied tussen de twaalfde rib en de wervelkolom wordt 'nierloge' genoemd. Dit gebied is drukpijnlijk bij acute ontstekingen van de nier of het nierbekken.

ribbenbogen, bekkenkammen, lig. inguinale en symfyse steken naar boven uit. Bij een sterk opgezette buik wordt met het meetlint de omtrek over de navel gemeten en/of wordt de omtrek halverwege de navel en de bekkenkam gemeten, zodat veranderingen in de tijd kunnen worden vastgesteld. Opzetting van de buik kan berusten op vet, vocht, gas of massa. Dit wordt hierna uitgewerkt.

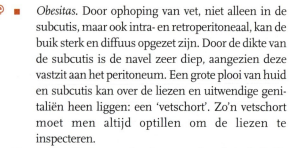

Opzetting van de buik
- door obesitas: diepliggende navel
- door ascites: uitpuilende navel

- *Obesitas.* Door ophoping van vet, niet alleen in de subcutis, maar ook intra- en retroperitoneaal, kan de buik sterk en diffuus opgezet zijn. Door de dikte van de subcutis is de navel zeer diep, aangezien deze vastzit aan het peritoneum. Een grote plooi van huid en subcutis kan over de liezen en uitwendige genitaliën heen liggen: een 'vetschort'. Zo'n vetschort moet men altijd optillen om de liezen te inspecteren.
- *Ascites.* Dit is een ophoping van vrij vocht in de buikholte. Vooral de flanken zijn uitgezet: een 'kikkerbuik'. De navel puilt uit door de druk van binnenuit tegen de buikwand en is naar lateraal opgetrokken: de zogenoemde *smiling umbilicus*. Overigens ziet men uitgezette flanken ook vaak bij oudere mensen met een slappe buikwand.

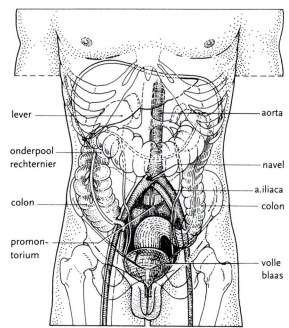

Afbeelding 10.5 De ligging van de grote arteriën, het colon en de blaas. De bifurcatie van de aorta ligt ongeveer ter hoogte van de navel. Caudaal van de navel ligt het promontorium van het sacrum, dat naar voren steekt en bij magere personen als een harde weerstand kan worden gevoeld.

- *Ovariumcyste, zwangere uterus, overvulde blaas.* De onderbuik is opgezet. Bij een zeer grote ovariumcyste of uterus (tegen het einde van de zwangerschap) is de gehele buik opgezet. De opzetting is vooral naar voren en minder naar de flanken. De navel puilt uit.
- *Meteorisme.* Deze gasophoping in de darmen kan ook een diffuse opzetting van de buik veroorzaken.
- *Asymmetrische opzetting.* Kan plaatsvinden bij een sterke vergroting van een orgaan (lever, milt, nier) of een grote tumor. Ook een verlamming (relaxatie) van buikspieren aan één zijde (bijvoorbeeld na een operatie in het lumbale gebied) geeft een asymmetrische uitpuiling.

Men vraagt de patiënt te zuchten en let op de beweging van de buikwand naar voren bij de inspiratie ten gevolge van de contractie van het diafragma. Bij gegeneraliseerde peritoneale prikkeling (acute peritonitis) wordt de buik stilgehouden en is de ademhaling voornamelijk thoracaal. Als er een lokale zwelling bestaat, let men erop of de zwelling bij de inspiratie omlaag beweegt. Dit wijst erop dat de zwelling uitgaat van intraperitoneaal gelegen organen, zoals de lever, galblaas of milt, of van een nier. Als de patiënt over buikpijn klaagt, vraagt men hem ook te kuchen. Als de plotselinge aanspanning van de buikspieren daarbij lokale pijn veroorzaakt, wijst dit op peritoneale prikkeling ter plaatse. Vraag de patiënt altijd de plaats van de meeste pijn met één vinger aan te wijzen.

Bijzonderheden aan de buikhuid moeten uiteraard worden opgemerkt, bijvoorbeeld littekens van operaties; verse littekens zijn roze, na ongeveer een halfjaar zijn ze wit geworden. Striae (afbeelding 10.6) zijn het gevolg van een ruptuur van elastische bindweefselvezels in het stratum reticulare van de huid. Ze kunnen ontstaan door rekking van de huid bij sterke zwelling van de buik, bijvoorbeeld tijdens de zwangerschap. Ook bij extreme obesitas ontstaan striae. Bij het syndroom van Cushing zijn de striae eerder een gevolg van een zwakke structuur (atrofie) van de huid. Bij obesitas en het syndroom van Cushing komen de striae ook voor op de billen en de dijbenen. Verse striae zijn roze, oude striae zijn wit. Soms zijn uitgezette venen zichtbaar op de buik. Door met twee wijsvingers de ader naar beide kanten leeg te strijken en dicht te drukken en de vingers beurtelings op te heffen kan de stroomrichting worden bepaald. Normaliter is de stroomrichting boven het niveau van de navel naar boven en daaronder naar beneden. Berust de uitzetting van de venen op een afsluiting van de vena cava inferior, dan is de stroomrichting overal naar boven. Is levercirrose de oorzaak, dan is de stroomrichting radiaal vanuit de navel. Beide verschijnselen zijn echter zeldzaam.

Huidbloedingen (ecchymosen) kunnen blauwe verkleuringen geven in de flanken (teken van Grey-Turner) of rondom de navel (teken van Cullen). Ze kunnen een uiting zijn van een acute pancreatitis, maar worden ook gezien bij onder andere een geruptureerd aneurysma aortae of een geruptureerde extra-uteriene graviditeit.

Soms zijn peristaltische golven door de buikwand heen zichtbaar, vooral bij tangentiële belichting. Ze kunnen voorkomen bij zeer magere mensen of bij zeer heftige peristaltiek (mechanische ileus). Peristaltiek van de maag ziet men dan als golven in het epigastrium, die van links naar rechts lopen. Peristaltiek in het colon transversum loopt daarentegen van rechts naar links. Peristaltiek van de dunne darm kan zichtbaar zijn rond de navel, lopend in alle richtingen. Pulsaties zijn vaak zichtbaar in het epigastrium. Ze zijn afkomstig van de aorta of de

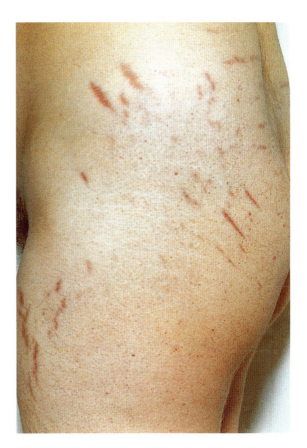

Afbeelding 10.6 Verse striae op bil en dijbeen bij een patiënt met het syndroom van Cushing.

rechterkamer van het hart en kunnen als normaal worden beschouwd.

Bij de inspectie moet worden gelet op de plaatsen waar een buikwandbreuk (hernia) kan optreden. Een hernia is een zakvormige uitstulping van het peritoneum parietale door een zwakke plek in de buikwand. De breukzak kan leeg zijn of gevuld met buikinhoud (omentum of een darmlis). Als de inhoud vastgegroeid is aan de peritoneumzak, spreekt men van een irreponibele breuk. Is de breuk reponibel, dan zal de zak bij de patiënt in rugligging vaak leeg zijn. De breuk is dan niet te zien. Om de breukzak te vullen en zodoende de breuk als een bult zichtbaar te maken laat men de patiënt persen, bij voorkeur in staande houding. De breuken van de voorste buikwand zijn: hernia inguinalis lateralis (indirecte, schuine of laterale liesbreuk), hernia inguinalis medialis (directe of mediale liesbreuk), hernia femoralis, hernia umbilicalis en hernia epigastrica. Nader onderzoek naar breuken wordt behandeld op pagina 147 e.v. Bovendien kan een breuk ontstaan op de plaats van een operatielitteken: littekenbreuk of hernia cicatricialis. In de mediaanlijn kan een zwakke plek ontstaan door het uiteenwijken (diastase) van de mm. recti. De oorzaak is overrekking van de buikwand, bijvoorbeeld door verscheidene zwangerschappen. Als men de patiënt laat persen of het hoofd en de schouders laat optillen, komt er een langwerpige zwelling tussen de beide spieren tevoorschijn. Dit verschijnsel heeft geen pathologische betekenis.

AUSCULTATIE

De buik wordt met de stethoscoop beluisterd om peristaltische geluiden en vaatgeruis te horen en te beoordelen (afbeelding 10.7A). Het borststuk van de stethoscoop mag niet koud zijn, omdat dit een schrikreactie bij de patiënt kan geven. Zo nodig wordt het tussen de handpalmen opgewarmd. Meestal wordt de membraan gebruikt.

Peristaltiek

De peristaltiek van de dunne darm veroorzaakt gorgelende geluiden door de voortstuwing van vloeibare inhoud en gas. De student kan het normale spectrum van geluiden leren kennen door vaak de eigen buik te ausculteren. De stethoscoop wordt op de buik geplaatst naast de navel. De peristaltische geluiden zijn meestal door de hele buik te horen, dus in de regel is het voldoende om op één plaats te luisteren. De frequentie van de geluiden varieert sterk – deze is onder andere afhankelijk van de genuttigde maaltijden – en kan wisselen van 5 tot 30 per minuut. Als men niets hoort, moet men lang blijven luisteren, vier à vijf minuten, voordat mag worden geconcludeerd dat er geen hoorbare peristaltiek is. Bij normaal klinkende geluiden wordt gesproken van 'weinig' of 'spaarzame', van 'normale', van 'levendige' en van 'zeer levendige' peristaltiek. Deze schaal moet men zich door ervaring aanleren. De peristaltiek is meestal zeer levendig bij een acute enteritis en tijdens een maagbloeding.

De afwezigheid van hoorbare peristaltiek is een belangrijk symptoom, dat wijst op een paralytische ileus. Dit komt voor bij acute, gegeneraliseerde peritoneale prikkeling: acute peritonitis, maagperforatie of kort na een grote buikoperatie.

Een hoge, metaalachtige klank van de peristaltiek betekent dat het geluid ontstaat in uitgezette darmlissen, waarvan de wand onder spanning staat, zoals bij een mechanische ileus. Een stenose in een darmlis waarbij de vloeibare darminhoud door een vernauwing wordt geperst, kan een klokkend geluid veroorzaken: gootsteengeruis. Bij hoogklinkende peristaltiek en gootsteengeruis spreekt men vaak van 'ileusperistaltiek'. Aangezien dit woord al een diagnose inhoudt, is het beter de beschrijvende termen te gebruiken.

Wanneer de maag grote hoeveelheden vocht en gas bevat (maagdilatatie, pylorusstenose of na het drinken van veel vloeistof), kan een klotsend geluid worden opgewekt: *clapotage* (Engels: *succussion splash*). De stethoscoop wordt hiertoe op het epigastrium geplaatst, terwijl met de vingertoppen korte stootjes in de maagstreek worden gegeven. Ook kan men met een hand in de flank de patiënt heen en weer schudden. Dikwijls is de *clapotage* ook zonder stethoscoop te horen.

Vaatgeruis

De diagnostische betekenis van arterieel vaatgeruis in de buik is niet erg groot. Dit geruis komt nogal eens voor bij volkomen gezonde, jonge mensen. Wanneer het geruis niet tot de systole beperkt is, maar doorgaat in de diastole, is de kans groter dat het op een stenose in een arterie berust. Bij 30-50% van de patiënten met een stenose van een nierarterie is een *souffle* in het epigastrium hoorbaar aan de kant van de stenose. Soms is deze ook op de rug ter hoogte van de nier te horen. Vaker ontstaat een geruis boven de navel in de aorta. Het kan wijzen op onregelmatigheden in de wand, meestal ten gevolge van atherosclerose. Een stenose van een a. iliaca kan een souffle veroorzaken in de fossa iliaca (afbeelding 10.7B) en boven de a. femoralis. Bij het ausculteren moet men de stethoscoop niet hard aandrukken, omdat men dan een stenose en dus een souffle kan veroorzaken.

Wrijfgeruis

Soms kan boven de lever of de milt een wrijfgeruis worden gehoord: perihepatitisch respectievelijk perisplenitisch wrijven. Perihepatitisch wrijven kan vóórkomen bij een leverabces, na een punctiebiopsie van de lever en bij perihepatitis als een onderdeel van het syndroom van Fitz-Hugh-Curtis, waarbij verder een salpingitis door chlamydia of een gonokokkeninfectie voorkomt. Ook levermetastasen die door het leverkapsel heen zijn gegroeid, kunnen dit wrijfgeruis geven. Perisplenitis komt voor bij een miltinfarct.

Bij het screenende onderzoek kan men het best in de buurt van de navel naar de peristaltiek luisteren en midden in het epigastrium en beiderzijds in de fossa iliaca en de lies naar vaatgeruis. Zie afbeelding 10.7.

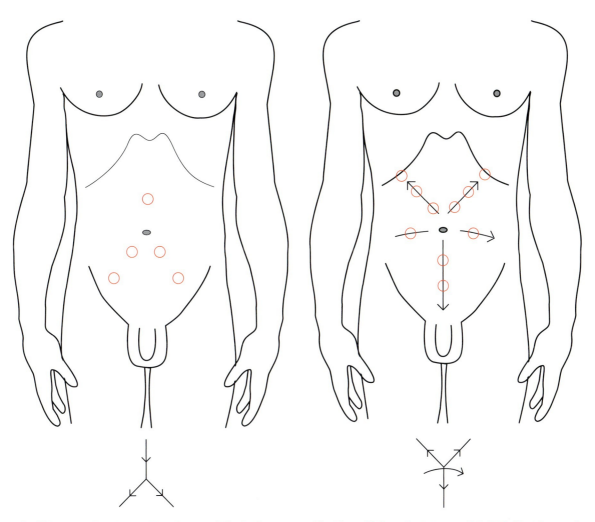

Afbeelding 10.7A Plaatsing van de stethoscoop bij het buikonderzoek (de omgekeerde Y).

Afbeelding 10.8 Percussieplaatsen van de buik (de Y en dwars over).

PERCUSSIE

Met behulp van percussie kunnen niet-luchthoudende organen of tumoren worden afgegrensd van de longen en gashoudende darmen; vrij vocht kan in de buikholte worden aangetoond. Bij een pijnlijke buik kan percussie bovendien voor een voorzichtige verkenning worden gebruikt, om een indruk te krijgen van hoe pijnlijk de buik is, en op welke plaatsen, voordat tot de palpatie wordt overgegaan.

Begonnen wordt met een oriënterende percussie over de gehele buik (afbeelding 10.8). Daarbij wordt gelet op eventuele pijnlijkheid. Normaliter is de percussietoon tympanisch (gas in maag en dunne darm) tot licht gedempt (met vloeistof of feces gevulde darmlissen). Men noemt dit 'wisselende tympanie'. Als grotere gebieden met demping of matheid worden gevonden, worden die zorgvuldig afgegrensd. Deze kunnen berusten op een

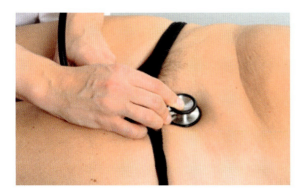

Afbeelding 10.7B Het luisteren naar een vaatgeruis in de fossa iliaca.

overvulde blaas, een zwangere uterus of een grote tumor. Gedempte percussie in de flanken komt voor bij ascites (pagina 147 e.v. en afbeelding 10.9).

> **Percussie van de buik**
> - leverfiguur
> - miltfiguur
> - abnormale dempingen
> - pijnlijkheid

▶ Leverdemping

Bij het onderzoek van de thorax is de percutoire bovengrens van de lever al vastgesteld: een horizontale lijn die de medioclaviculaire lijn ongeveer in de vijfde intercostale ruimte snijdt. In feite reikt de lever natuurlijk hoger, gezien de koepelvorm van het diafragma. Om de percutoire ondergrens vast te stellen percuteert men vanuit de rechter fossa iliaca omhoog, met de plessimetervinger evenwijdig aan de ribbenboog, tot de percussietoon gedempt wordt. Dit gebeurt meestal ter hoogte van de ribbenboog. De onderrand van een normale lever zal normaliter lager liggen dan deze percussiegrens, omdat hij dun en scherp is. Een gedempte toon ontstaat pas bij een zekere dikte van het weefsel. De palpatie is dan ook een nauwkeuriger methode om de onderrand te lokaliseren, mits die voelbaar is. De afstand tussen de boven- en ondergrens, de zogenoemde leverspan, bedraagt circa 8-12 cm of minder. Een kleine leverdemping hoeft niet te betekenen dat de lever klein is: gashoudend colon transversum kan tussen de lever en de voorste buikwand schuiven (interpositie van het colon). Een geheel verdwenen leverdemping is een belangrijk symptoom, dat meestal wijst op de aanwezigheid van vrije lucht in de buikholte. Dit komt voor na een maagperforatie. Soms is de interpositie van het colon van dien aard dat de leverdemping is opgeheven.

Probeer het verloop van de ondergrens naar lateraal en mediaal vast te stellen, en daarmee de vorm van de lever.

Miltdemping

Er zijn diverse methoden van percussie en palpatie (zie verderop) van de milt beschreven. Geen van deze methoden bleek bij onderzoek duidelijk beter dan de andere. Het is dus de persoonlijke voorkeur en opleiding die bepalen met welke methode er wordt gewerkt en met welke er ervaring wordt opgedaan.

De percussie wordt vaak als volgt uitgevoerd. De patiënt is in rugligging. Men percuteert links in de laagste intercostale ruimte (dat is de achtste of de negende) in de voorste axillaire lijn. Daar vindt men gewoonlijk een tympanische toon, die ook blijft bestaan bij diepe inspiratie. Demping aldaar wijst op een miltvergroting. Vergroting van de milt vindt plaats in caudale en in mediale richting. De milt ligt dicht tegen de ribben aan en komt bij sterke vergroting voor de maag te liggen; de ruimte van Traube (zie afbeelding 10.3) is dan gedempt of mat bij percussie.

Het percuteren van de milt heeft een specificiteit van 40-80%. De specificiteit bedraagt in een groot aantal onderzoeken 70-80%. Met alleen percussie is een vergroting of het afwezig zijn van een vergroting niet voldoende betrouwbaar vast te stellen. De combinatie van percussie en palpatie is veel betrouwbaarder, met een specificiteit van circa 90%. De sensitiviteit is minder, maar deze hangt sterk samen met de grootte van de milt en de dikte van de patiënt. Bij een milt van meer

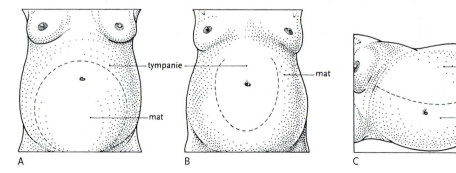

Afbeelding 10.9 Percussiegrenzen bij opgezette buik. A Zwangere uterus of grote ovariumcyste. Er is een matte percussietoon over de centrale zwelling. De flanken zijn tympanisch, omdat de gashoudende darmlissen opzij worden gedrukt. Een overvulde blaas reikt meestal niet hoger dan de navel. B Ascites met de patiënt in rugligging. De percussietoon is mat over de onderbuik en de flanken en tympanisch in het midden, doordat de gashoudende darmen op het vrije vocht drijven. C Ascites met de patiënt in zijligging. Het vocht bevindt zich nu in het laagst gelegen deel van de buikholte. De grens van de matheid is verplaatst naar het midden van de buik. De bovenste flank is nu tympanisch.

dan 330 gram werd deze vrijwel steeds gevoeld in een onderzoek bij ruim zeshonderd patiënten. Bij een lager gewicht werd splenomegalie nogal eens gemist.

PALPATIE

De palpatie wordt in alle rust zittend uitgevoerd, bij voorkeur zodanig dat de onderarmen van de onderzoeker horizontaal zijn of met diens rechterelleboog op de onderzoeksbank. De palpatie kan worden bemoeilijkt door actieve spierspanning en door sterke obesitas. Door een dikke buik moet men zich niet te snel laten ontmoedigen. Als de patiënt zich goed kan ontspannen, is een goede palpatie toch vaak mogelijk. Bij extreme obesitas wordt het voelen van organen of tumoren echter illusoir. De palpatie kan worden ingedeeld in drie fasen: een oriënterende oppervlakkige palpatie, een diepere palpatie en de specifieke palpatie van organen.

> **Palpatie van de buik**
> - oppervlakkig
>   – spierspanning
>   – pijn
>   – weerstanden
> - diep
>   – analyse van weerstanden
>   – aorta
>   – loslaatpijn
> - organen
>   – lever
>   – milt
>   – nieren

Oppervlakkige palpatie

Begin altijd met een lichte, oppervlakkige palpatie. Deze heeft drie functies: het opsporen van zeer pijnlijke plaatsen, het beoordelen van de spierspanning en het laten wennen van de patiënt aan de palperende hand van de onderzoeker. De volaire zijde van de hele rechterhand wordt op de buik gelegd en de vingers worden vervolgens even gebogen. Zo worden alle vier de kwadranten van de buik betast. Begonnen wordt op een plaats die het verst verwijderd is van de plaats waar men eventueel pijn verwacht. Kijk naar het gezicht van de patiënt: pijn is vaak het eerst aan de mimiek af te lezen. Vergelijk de spierspanning rechts en links. Algemene spierspanning is meestal een gevolg van een actief aanspannen. Probeer de patiënt dan te laten ontspannen door hem rustig toe te spreken, eventueel door over een ander onderwerp te praten om hem af te leiden of door

hem de benen te laten optrekken (zie het begin van dit hoofdstuk). Vrijwel steeds lukt het met enig geduld de gewenste ontspanning te bereiken. Bij prikkeling van het pariëtale peritoneum treedt een reflectoire spierspanning in de buikwand op: *défense musculaire*. Ontspanning is dan niet mogelijk. Défense kan plaatselijk zijn, bijvoorbeeld in het rechter onderkwadrant bij acute appendicitis. Bij een gegeneraliseerde peritoneale prikkeling betreft de défense de hele buik (vrije maagperforatie, acute peritonitis). Het is niet altijd gemakkelijk défense te onderscheiden van actieve spierspanning. Bij défense is er altijd pijn, zowel spontaan als bij palpatie. Actieve spierspanning betreft altijd de hele buikwand. Als men de patiënt diep laat zuchten, verslappen bij actieve spierspanning in de regel de mm. recti tijdens de expiratie. Bij gegeneraliseerde défense beweegt de buikwand niet met de ademhaling en blijft deze 'hard'. Bij obese mensen met zeer slappe buikspieren, bij oude, zwakke mensen en bij mensen met een verlaagd bewustzijn kan bij een acute peritonitis de défense geheel ontbreken. Als de palpatie op een bepaalde plaats pijnlijk is, spant de patiënt de buikspieren vaak tijdelijk actief aan. Dit tijdelijke aanspannen noemt men geen *défense musculaire*.

Bij lokale drukpijn, met of zonder défense, moet worden onderzocht of er ter plaatse ook hyperesthesie of hyperalgesie van de huid is. Ook dit symptoom wijst op peritoneale prikkeling, maar deze is daarbij lang niet altijd aanwezig. Men kan dit onderzoek doen door met een scherp voorwerp (afgebroken wattenstaafje) over de huid te strijken of op verschillende plaatsen in een huidplooi te knijpen en aan de patiënt te vragen of er verschil merkbaar is.

Tijdens de oppervlakkige palpatie bij een goed ontspannen buik kan men ook al eventueel aanwezige oppervlakkig gelegen abnormale weerstanden voelen. Om uit te maken of de weerstand zich in of onder de buikwand bevindt, laat men de buikspieren aanspannen door de patiënt het hoofd en de schouders te laten optillen. Weerstanden onder de buikwand kan men dan niet meer voelen, weerstanden in de buikwand echter wel (buikwandhematoom of abces).

Diepe palpatie

De diepe palpatie heeft als doel abnormale weerstanden op te sporen en afwijkingen nader te analyseren. Diepe palpatie kan met één hand of met twee handen worden uitgevoerd. Palpeer met de gestrekte vingers van de rechterhand of met de hele hand. Sommigen geven er de voorkeur aan om twee handen te gebruiken, vooral bij een dikke buik of bij enige spierweerstand.

Men kan zich dan via de rechterhand geheel op het voelen concentreren, terwijl de linkerhand de nodige kracht uitoefent om de rechterhand dieper in de buik te drukken. Wanneer de palperende hand in de buik gedrukt is, beweegt men de hand met de buikwand enkele centimeters heen en weer in de richting waarin de vingers wijzen.

Ook nu begint men de palpatie natuurlijk weer op een plaats waar geen drukpijn verwacht wordt. Wel moet men beseffen dat zeer diepe palpatie voor iedere patiënt pijnlijk is. Alle vier de kwadranten worden weer onderzocht. Daarbij kan men de volgende normale structuren voelen, mits de buikwand niet te dik is.

- Het colon descendens is meestal te voelen als een worstvormige structuur in het linker onderkwadrant, tegen de spina iliaca anterior superior en het lig. inguinale aan.
- De onderpool van het caecum is soms te voelen in het rechter onderkwadrant als een vrij zachte, gladde weerstand.
- In het rechter bovenkwadrant is de onderrand van de lever vaak voelbaar en bij magere mensen de onderpool van de rechternier.
- De aorta kan bij magere mensen boven de navel worden gevoeld.
- Bij magere mensen kan men iets onder de navel een harde weerstand voelen, die niets anders is dan het promontorium van het sacrum.

Abnormale weerstand in de buik
- lokalisatie
- vorm
- grootte (in cm)
- consistentie
- aard van het oppervlak
- pijnlijkheid
- beweeglijkheid ten opzichte van de omgeving
- beweging met de ademhaling
- pulsaties
- mogelijkheid tot het indrukken van een kuiltje

Van een abnormale weerstand moeten zo mogelijk de volgende eigenschappen worden vastgesteld: lokalisatie, vorm, grootte (in cm), consistentie (week, vast), aard van het oppervlak (glad, fijnhobbelig, grofhobbelig), pijnlijkheid, beweeglijkheid ten opzichte van de omgevende weefsels, beweging met de ademhaling, pulsaties en de mogelijkheid tot het indrukken van een kuiltje.

Daartoe moet vaak worden geprobeerd de weerstand tussen de twee handen te nemen of tussen de duim en vingers van een hand. De beweging met de ademhaling stelt men vast door de patiënt diep te laten zuchten, terwijl de palperende hand stil op de weerstand ligt. Organen of tumoren in de bovenbuik die niet aan de buikwand vastzitten, zullen in de regel bij de inspiratie omlaag schuiven. Pulsaties die aan een weerstand worden gevoeld, zijn vaak voortgeleide pulsaties van de aorta of een a. iliaca. Voel dan met twee handen aan weerszijden van de weerstand of er expansieve pulsaties van de weerstand zelf zijn in het horizontale vlak (afbeelding 10.10). Zo ja, dan is het waarschijnlijk een aneurysma. Bij oudere mensen loopt de aorta soms sterk geslingerd. Men kan dan de indruk krijgen dat men met een aneurysma te maken heeft. Probeer de breedte van de aorta te schatten door de vingertoppen van beide handen aan weerszijden van de aorta diep in de buik te drukken of de aorta tussen duim en wijsvinger te nemen. Dit is alleen bij niet-obese (slanke, magere) mensen mogelijk. Deze schatting is echter niet erg betrouwbaar vanwege de tussenliggende weefsels. Een normale aorta bij een volwassene heeft een breedte van 2,5-3,5 cm. Een afstand tussen de vingers van meer dan 5 cm is verdacht voor een aneurysma.

Bij een patiënt met ernstige obstipatie kan een ingedikte fecesmassa in het colon soms als een vaste weerstand worden gevoeld. Als met de vinger een kuiltje in het oppervlak kan worden gedrukt, wijst dit op feces. Het bewijs wordt geleverd als de 'tumor' na een klysma verplaatst of verdwenen is.

Als de palpatie in een bepaald gebied pijnlijk is, gaat men na of er zogeheten loslaatpijn is. Druk met de palperende hand de buikwand ter plaatse heel langzaam diep in en laat vervolgens plotseling los. De abrupte beweging van de buikwand en onderliggende structuren die hierbij ontstaat, kan een hevige pijnscheut veroorzaken. Loslaatpijn wijst op het bestaan van peritoneale prikkeling. De specificiteit van dit symptoom is echter niet erg hoog. Als er duidelijke andere aanwijzingen zijn voor peritoneale prikkeling, zoals drukpijn en *défense musculaire*, kan men de patiënt deze pijnlijke manoeuvre dus beter besparen. De sensitiviteit is echter wel hoog (circa 90%), zodat het niet kunnen opwekken van loslaatpijn wel van waarde is om peritoneale prikkeling uit te sluiten.

Altijd worden ook de liezen gepalpeerd: pulsaties van de a. femoralis, buikwandbreuken en lymfeklieren. Vaak zijn kleine lymfeklieren te voelen, die als normaal mogen worden beschouwd.

Palpatie van de lever

Door middel van percussie is bij het onderzoek van de thorax de zogenoemde leverspan bepaald. Voor de palpatie van de lever wordt de rechterhand op de buik gelegd, met de vingers naar craniaal wijzend, zodanig dat de twee gevoeligste vingertoppen (tweede en derde vinger) lateraal van de rechter m. rectus en enkele cm onder de ribbenboog liggen. Vraag de patiënt langzaam diep te zuchten, terwijl de gestrekte vingers de buikwand indrukken en de hand stil blijft liggen. Tijdens de inspiratie schuift de onderste leverrand onder de palperende vingers door. Bij een normale lever is nu een scherp en vrij slap randje voelbaar. Doordat men niet zeker weet hoe laag de lever reikt (de percussie is niet altijd betrouwbaar), kan men deze palpatie het best vrij laag – bijvoorbeeld ter hoogte van de navel, of nog lager – beginnen en na elke zucht de hand omhoog verplaatsen tot de vingertoppen tegen de ribbenboog liggen.

> **Palpatie van de lever altijd laag in de onderbuik beginnen.**

De normale leverrand komt bij een diepe inspiratie meestal niet verder dan 1 à 2 cm onder de ribbenboog uit en is bij een niet te dikke buikwand doorgaans te voelen. Voor een beginner is dit echter moeilijk. Hij moet het bij iedere patiënt een aantal malen proberen. Als het niet lukt de leverrand te voelen, wordt het nog eens geprobeerd met bimanuele palpatie (afbeelding 10.11). Leg de linkerhand met de palm naar boven onder de patiënt tussen de twaalfde rib en de bekkenkam. Zodra men dit doet, hebben de meeste patiënten de neiging de rug holler te maken om te helpen. Dit moet juist niet gebeuren. Zeg tegen de patiënt dat hij juist zwaar en ontspannen op de hand moet liggen. Druk nu met de linkerhand krachtig omhoog om de inhoud van de rechterkant van de bovenbuik meer naar de palperende hand toe te brengen en herhaal de palpatie zoals eerder beschreven.

Als de leverrand gevoeld wordt, kan gemeten worden hoeveel centimeter de afstand tussen de longlevergrens (ook tijdens diepe inspiratie) en de onderrand in de medioclaviculaire lijn bedraagt. Deze afstand kan als maat voor de grootte van de lever worden gebruikt. Het aantal centimeters dat de onderrand onder de ribbenboog uitkomt, is geen goede maat voor de grootte, omdat bij een hoogstand of een laagstand van

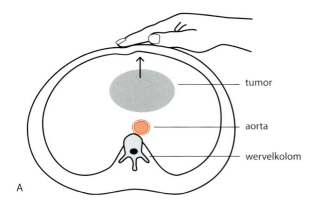

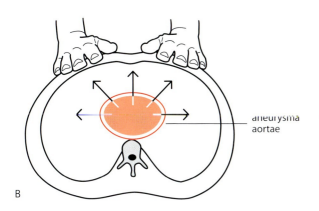

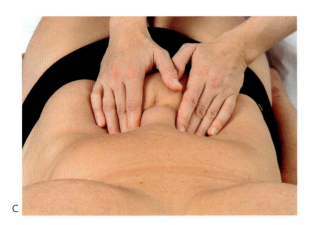

Afbeelding 10.10 Pulserende zwelling in de buik. A Bij een tumor die boven de aorta ligt, voelt de palperende hand alleen pulsaties in verticale richting. B Bij een aneurysma aortae zijn de pulsaties expansief, dat wil zeggen: niet alleen in verticale, maar ook in andere richtingen. Deze pulsaties zijn te voelen door met de vingertoppen van een hand links en met de andere hand rechts van de mediane lijn voorzichtig in de richting van het midden te palperen (C).

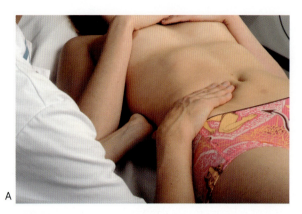 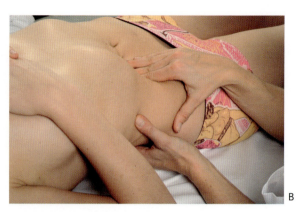

Afbeelding 10.11 Bimanuele palpatie van de lever. De hand komt door rustige verticale druk uit te oefenen geleidelijk dieper in de buik (A). De linkerhand ligt onder de flank. Wanneer de rechterhand diep genoeg is gekomen, laat men de patiënt een keer zuchten. Tijdens de inspiratie gaat de palperende hand met de zijkant van de wijsvinger de leverrand tegemoet. Tijdens de expiratie ontspant de patiënt en probeert men nog dieper in de buik te komen (B).

het diafragma de lever in zijn geheel hoger of lager dan normaal ligt. Deze maat kan natuurlijk wel bij dezelfde patiënt worden gebruikt om een verandering in grootte te vervolgen.

Een en ander houdt dus in dat de lever niet zonder meer vergroot is als deze onder de onderste ribbenboog uitkomt. Daar komt nog bij dat de grootte van een normale lever ook niet vaststaat. Grote mensen hebben een grotere lever en mannen hebben een grotere lever dan vrouwen. Daarnaast is er een sterke variabiliteit in de vorm en de ligging van de lever. Bij patiënten bij wie de lever palpabel was, bleek bij scintigrafie dat er bij 54% geen hepatomegalie was.

Hoe betrouwbaar is de schatting van de grootte van de lever op grond van de combinatie van percussie en palpatie in vergelijking met scintigrafisch en echografisch onderzoek? In de diverse onderzoeken hiernaar ging men uit van een gemiddelde spanwijdte van ongeveer 15 cm. Voor de conclusie 'vergrote lever' is de sensitiviteit niet erg groot, gemiddeld circa 50%. De specificiteit is veel groter, gemiddeld circa 80%. Dit betekent dat het niet vinden van een vergrote lever zeker niet bewijst dat er geen vergroting ís. Bij een aanzienlijk deel van de patiënten bij wie men vervolgens beeldvormend onderzoek doet, blijkt de lever dan toch nog vergroot te zijn. Maar het vaststellen van een vergroting bij lichamelijk onderzoek geeft een grote kans dat de lever bij afbeeldend onderzoek inderdaad vergroot is. Wel moet men er rekening mee houden dat de inter- en intrawaarnemervariatie bij het bepalen van de levergrootte niet te verwaarlozen is.

Vervolgens wordt geprobeerd de leverrand naar mediaal en naar lateraal zo ver mogelijk te vervolgen om informatie te krijgen over de ligging van de lever en een eventuele vergroting van de linker leverkwab (afbeelding 10.12). Het vervolgen naar mediaal is vaak niet mogelijk door de sterk ontwikkelde mm. recti. Pas ervoor op om niet een inscriptio tendinea aan te zien voor de leverrand.

Gelet wordt nu op de eigenschappen van de leverrand en het leveroppervlak. Dit laatste is meestal alleen bij een vergrote lever mogelijk. Van belang zijn de scherpte en de consistentie van de rand en de gladheid van het oppervlak. De normale leverrand is scherp en vrij slap. Als de lever vergroot is, wordt de rand stomper (de scherpe hoek tussen de voorkant en de onderkant wordt stomper) en daardoor ook vaster van consistentie. Ook bindweefselvorming in de lever maakt de consistentie vaster (cirrose). Het oppervlak van een normale lever is glad. Het fijnhobbelige en korrelige oppervlak van een cirrotische lever kan men bij de palpatie door de buikwand heen meestal niet als zodanig herkennen. Grovere, vaste hobbels kan men wel voelen; meestal zijn dit tumoren (levermetastasen). De lever kan drukpijnlijk zijn. Dit is het geval wanneer het orgaan in korte tijd gezwollen is (acute rechtsdecompensatie, acute hepatitis) of bij een lokaal ontstekingsproces (leverabces). Bij een hoger of meer dorsaal gelegen leverabces hoeft de leverrand niet drukpijnlijk te zijn. Denkt men aan zo'n abces, dan kan pijn worden opgewekt door te 'slaan' op de ribben: leg een hand op de onderste ribben in de flank en sla er zachtjes op met de vuist van de andere hand. Voer de slagkracht geleidelijk op en doe dit ter

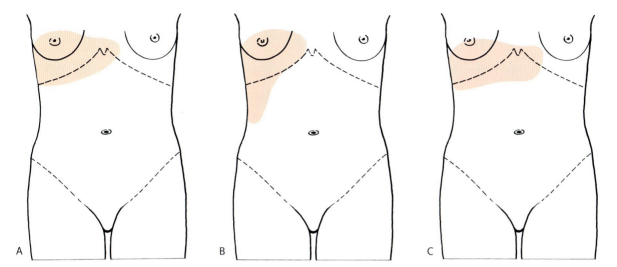

Afbeelding 10.12 Verschillende posities van even grote levers (A en B). Bij de positie in B kan de leverrand vrij ver onder de ribbenboog worden gepalpeerd (kwab van Riedel); dit betekent niet dat de lever vergroot is. C Vergroting van de linker leverkwab.

vergelijking ook aan de linkerkant. Sporadisch kan men een zogenoemde positieve leverpols waarnemen als men de hand op een vergrote lever legt. Deze leverpols wijst op een ernstige tricuspidalisinsufficiëntie en gaat gepaard met een positieve venapols. Door een terugstroom van bloed in het veneuze stelsel bij contractie van het rechterventrikel pulseert de lever expansief.

Palpatie van de galblaas (afbeelding 10.13)

De normale galblaas ligt dorsaal van de voorste leverrand en is dus niet palpabel. Een sterk vergrote galblaas kan echter onder de leverrand uitkomen en palpabel worden. Er is dan naast de laterale rand van de rechter m. rectus een peervormige zwelling te voelen, die aan de onderzijde wel, maar aan de bovenzijde niet goed is af te grenzen. Als er tevens icterus bestaat, wordt de vergroting in de regel veroorzaakt door een maligne afsluiting van de ductus choledochus, bijvoorbeeld een carcinoom van de papil van Vater dan wel een pancreaskopcarcinoom (regel van Courvoisier). De vergroting is dan geleidelijk ontstaan, maar de galblaas is niet sterk gespannen en niet drukpijnlijk. Als er geen icterus maar wel koliekachtige pijn is (of geweest is), heeft men te doen met een acute hydrops van de galblaas door inklemming van een galsteen in de ductus cysticus. De galblaas is dan sterk gespannen en drukpijnlijk.

▶ Palpatie van de milt (afbeelding 10.14)

De normale milt is klein, ligt ver naar lateraal achter de ribben en is daarom niet te voelen. Een palpabele milt is dus altijd vergroot. Het gewicht van een normale milt bij een volwassene bedraagt circa 150 tot 250 gram. Het gewicht en de grootte variëren, afhankelijk van de leeftijd, de sekse en het ras van de patiënt. Met echografie is de miltgrootte betrouwbaar en nauwkeurig te bepalen.

De palpatie van de milt wordt door de onderzoeker staand of zittend gedaan. Plaats de linkerhand aan de rugzijde op de ribbenboog en druk deze iets omhoog; leg de rechterhand op de buik met de mediale zijde van de toppen van de tweede en derde vinger tegen de ribbenboog lateraal van de medioclaviculaire lijn. Probeer terwijl de patiënt ontspant geleidelijk aan met de hand dieper te komen en vraag de patiënt dan langzaam diep te zuchten. Een vergrote milt zal dan bij de inspiratie tegen de vingers tikken. Als de milt niet te voelen is, herhaalt men de procedure enkele malen met de vingers op andere plaatsen, meer naar mediaal en meer naar lateraal. Men kan eventueel de patiënt vervolgens tussen rugligging en de rechter zijligging in laten liggen, met de linkerknie opgetrokken en de linkerarm naar boven over het hoofd. Plaats nu de linkerhand achter de ribbenboog en trek deze naar voren, terwijl de vingers van de rechterhand nu dieper onder de ribbenboog worden geduwd. Laat de patiënt weer diep zuchten. Soms is in deze houding een licht vergrote milt wel te voelen.

Het oppervlak van de milt is altijd glad, de consistentie varieert van week tot vast. Een zeer weke vergrote milt (sepsis, buiktyfus) is meestal niet te voelen. De vergroting is dan alleen met percussie vast te

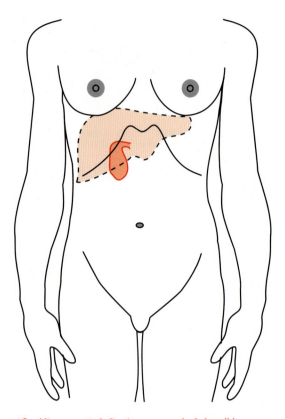

Afbeelding 10.13 Lokalisatie van een palpabele galblaas.

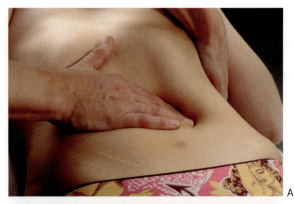

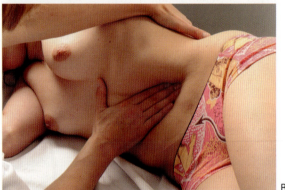

Afbeelding 10.14 Palpatie van de milt in rugligging (A) en in rechter zijligging (B).

stellen. Soms is de milt zeer groot, bijvoorbeeld bij een chronische myeloïde leukemie. De ondergrens kan dan tot in het linker onderkwadrant reiken. Als een diffuse weerstand in het linker bovenkwadrant wordt gevoeld, moet het zoeken van de miltrand dan ook heel laag beginnen. Als men twijfelt of een gevoelde weerstand wel de milt is, moet men op enkele karakteristieke eigenschappen letten. De milt beweegt bij de inademing naar caudaal en naar mediaal, dus ongeveer in de richting van de navel. Een vergrote linkernier beweegt daarentegen alleen naar caudaal. Men kan de hand niet tussen de milt en de ribben in brengen; bij een nier of een pancreastumor kan dit wel. Aan de mediale rand van de milt bevindt zich een inkeping (de incisuur van de hilus), die men soms kan voelen.

Kenmerken van de milt bij palpatie
- verschuift bij inspiratie in de richting van de navel
- geen ruimte tussen de milt en de ribben
- incisuur

Palpatie van de nieren

Bij magere mensen (vooral vrouwen) is de rechternier vaak palpabel, de linkernier maar zelden. Bij obese mensen zijn de nieren in de regel niet te palperen, tenzij deze sterk vergroot zijn. De palpatie van de nieren wordt altijd bimanueel verricht. Leg voor de palpatie van de rechternier de linkerhand onder de patiënt tussen de twaalfde rib en de bekkenkam (de zogenoemde nierloge). Leg de rechterhand op de buik met de vingers evenwijdig aan de ribbenboog en lateraal van de m. rectus (afbeelding 10.15). Laat de patiënt langzaam en diep inademen. Druk op de top van de inademing de handen naar elkaar toe en laat de patiënt vervolgens uitademen. De onderpool van de nier kan dan worden gevoeld als een vaste, gladde weerstand, die men even kan vasthouden, maar die vervolgens tussen de handen door weer naar boven glipt (*échappement rénal*, oftewel 'ontsnapping van de nier'). Als de nier zo niet voelbaar is, kan worden geprobeerd het balloteren (*ballottement rénal*) op te wekken: geef een abrupt stootje omhoog met de onderste hand en voel of er iets als een bal tegen de bovenste hand botst. Naar de linkernier wordt op dezelfde wijze gezocht: leg nu de linkerhand over de patiënt heen in de linker nierloge en plaats de vingers van de rechterhand lateraal van de linker m. rectus (afbeelding 10.16).

Wanneer beide nieren sterk vergroot zijn, heeft men meestal met cystenieren te maken. Een eenzijdige vergroting kan berusten op een grote cyste, een tumor of een compensatoire hypertrofie wanneer de andere nier niet functioneert.

SPECIALE ONDERZOEKSMETHODEN

Het hierna beschreven onderzoek wordt niet routinematig bij iedere patiënt uitgevoerd, maar alleen op indicatie.

Het aantonen van ascites

Vrij (niet-afgekapseld) vocht kan zich ophopen in de buikholte bij levercirrose (portale hypertensie en hypoalbuminemie), als onderdeel van een gegeneraliseerd oedeem bij ernstige hypoalbuminemie, bij carcinosis peritonei en bij chronische peritonitis (bijvoorbeeld tuberculose). Wanneer er een grote hoeveelheid ascites (meer dan 2 liter) is, ziet men bij de inspectie al een opgezette buik. Vooral de flanken zijn in rugligging opgezet, doordat het vocht zich op de laagste plaatsen bevindt, bij de liggende patiënt beiderzijds lateraal van de wervelkolom (afbeelding 10.17).

Bij zeer veel vocht is de gehele buik opgezet. Opzetting door ascites moet worden onderscheiden van opzetting door een sterk vergroot orgaan (zwangere uterus) of een zeer grote tumor (ovariumcyste). De belangrijkste onderzoeksmethode is percussie. Hiermee kan men de vrije beweeglijkheid van het vocht bij een houdingsverandering aantonen. Percuteer de gehele buik. Ascites veroorzaakt een demping of matheid in de flanken en bij veel vocht ook in de gehele onderbuik. De lijn die de demping afgrenst van de tympanie is dus concaaf naar craniaal (afbeelding 10.9). Het hoogste deel van de buik rond de navel blijft altijd tympanisch: gashoudende darmen drijven op de vloeistof.

Teken de grens van de demping op de huid. Vraag de patiënt nu enigszins naar een van beide zijden te kantelen. Herhaal de percussie van de flanken en teken de grens weer. Het vocht blijkt zich nu verplaatst te hebben: de hoogst gelegen flank is tympanisch geworden en in de laagst gelegen buikhelft heeft de grens zich naar mediaal verplaatst (*shifting dullness*). Wanneer hetzelfde fenomeen ook bij draaien naar de andere zijde optreedt, is het bestaan van ascites aangetoond.

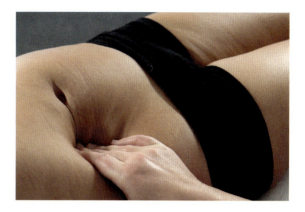

Afbeelding 10.15 Palpatie van de rechternier.

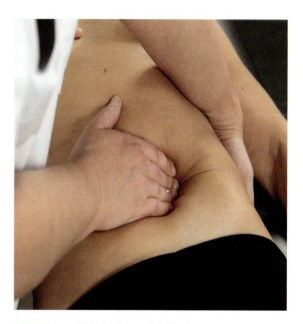

Afbeelding 10.16 Palpatie van de linkernier.

Een andere, maar minder betrouwbare aanwijzing voor ascites is het opwekken van undulatie. Leg een hand op de ene flank van de patiënt en geef met de andere een korte stoot in de andere flank. Men voelt dan de drukgolf tegen de afwachtende hand botsen. Bij een dikke buikwand kan de drukgolf door het subcutane vetweefsel voortgeleid worden. Om dit te voorkomen moet dan een derde hand (van de patiënt of van een helper) met de ulnaire rand in de mediaanlijn worden gedrukt. Undulatie kan soms ook bij een grote ovariumcyste worden opgewekt.

Het aantonen van buikwandbreuken

Een buikwandbreuk (hernia) is een uitpuiling van buikinhoud door een zwakke plek in de buikwand.

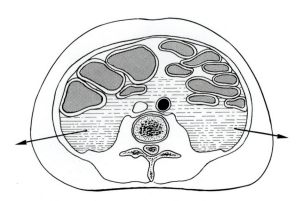

Afbeelding 10.17 Schematische weergave van een dwarsdoorsnede van de buik bij een patiënt met ascites in rugligging. Het ascitesvocht drukt de buikwand in de flanken naar buiten ('kikkerbuik'). Gashoudende darmlissen drijven op het ascitesvocht.

De breukinhoud is meestal een lis van de dunne darm of een stuk omentum. Deze inhoud is altijd omgeven door peritoneum parietale: de breukzak. De hals van de breukzak kan wijd of nauw zijn. Bij een nauwe hals dreigt het gevaar van inklemming van een darmlis, wat leidt tot acute mechanische ileus en necrose van de darmlis. Wanneer de breukinhoud terug kan glippen in de buikholte, door uitwendige druk of door een houdingsverandering, wordt de breuk reponibel genoemd. Wanneer dit door vergroeiing van inhoud met de breukzak niet meer mogelijk is, is de hernia irreponibel. Bij het onderzoek van een patiënt kan er dus sprake zijn van een lege breukzak (vooral in rugligging), die dan ook niet zichtbaar is, of van een gevulde breukzak, die als een bult zichtbaar en voelbaar is.

- Als men reden heeft een lege breukzak te vermoeden, moet men de patiënt krachtig laten persen. Door de drukverhoging in de buik zal de breukzak meestal worden gevuld. Bovendien moet de patiënt dan altijd worden onderzocht terwijl hij staat, omdat breukzakken in dat geval gemakkelijker worden gevuld. Als een breuk reponibel is, kan men na terugdrukken van de inhoud in de buikholte met de wijsvinger de ringvormige breukpoort aftasten. Laat men de patiënt dan persen of hoesten, dan voelt men het ingewand tegen de vingertop komen.

Hierna volgt een korte bespreking van de meest voorkomende buikwandbreuken.

- *Hernia inguinalis lateralis* (indirecte, schuine of laterale liesbreuk; afbeelding 10.18). Dit is de buikwandbreuk die veruit het meest voorkomt, veel vaker bij mannen dan bij vrouwen en vaak al op de kinderleeftijd. De breukzak wordt gevormd door een uitstulping van het peritoneum in het lieskanaal, de weg waarlangs bij de foetus de testikel is ingedaald in het scrotum. De breukzak kan worden beschouwd als een onvoldoende geoblitereerde processus vaginalis. Het lieskanaal loopt van de inwendige naar de uitwendige breukpoort en is circa 5 cm lang. De inwendige poort bevindt zich 1 cm boven het midden van het lig. inguinale, de uitwendige direct boven de aanhechting van dit ligament aan het os pubis. Het kanaal ligt dus boven het ligament. Het bevat de funiculus spermaticus. De breukzak kan over het mediale uiteinde van het ligament heen het scrotum induiken. Als de breukinhoud indaalt in het scrotum, is er sprake van een hernia scrotalis.

Een gevulde breukzak is zichtbaar als een schuin naar beneden en mediaal lopende worstvormige zwelling, die eventueel ook het scrotum vult. Probeer de breuk te reponeren door de patiënt op de rug te laten liggen en zo nodig zachte druk uit te oefenen (dit mag nooit als de breuk pijnlijk is!). Als dit gelukt is, vraagt de onderzoeker aan de patiënt om in staande houding te persen, terwijl hijzelf met de duim krachtig op de inwendige breukpoort drukt. De breuk kan dan pas zichtbaar worden als deze druk wordt opgeheven. De uitwendige breukpoort kan bij de man worden betast door met de vinger de scrotumhuid in te stulpen en langs de funiculus spermaticus de vingertop omhoog te brengen (afbeelding 10.19). Met de vingertop ter plaatse laat men de patiënt weer persen. De breukinhoud komt dan tegen de vingertop aan. Als een hernia scrotalis niet kan worden gereponeerd en men niet zeker is van de aard van de zwelling in het scrotum, kan op de volgende wijze worden bewezen dat er sprake is van een hernia: bij palpatie in het scrotum kunnen de vingers niet boven de zwelling komen, bij zwellingen van andere aard kan dat wel. Als percussie en auscultatie van de zwelling tympanie en peristaltische geluiden opleveren, weet men zeker dat er een darmlis in een breukzak is.

- *Hernia inguinalis medialis* (directe of mediale liesbreuk; afbeelding 10.18). Deze breuk ontstaat door een zwakke plek in de buikwand juist boven de uitwendige ring van het lieskanaal. De breuk is bolvormig en daalt normaliter niet af in het scrotum. Dichtdrukken van het lieskanaal verhindert

SPECIALE ONDERZOEKSMETHODEN 149

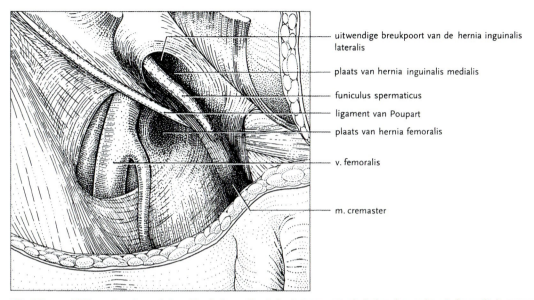

Afbeelding 10.18 De anatomie van het rechter lieskanaal met de plaatsen waar de liesbreuken en hernia femoralis kunnen optreden.

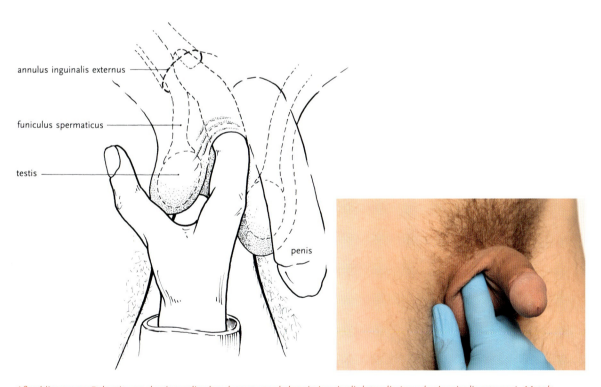

Afbeelding 10.19 Palpatie van de uitwendige breukpoort van de hernia inguinalis lateralis (annulus inguinalis externus). Met de wijsvinger of de pink wordt het scrotum ingestulpt. De vinger wordt langs de funiculus spermaticus omhoog gebracht tot de ring wordt gevoeld. Dan laat men de patiënt persen.

niet het naar buiten komen bij persen. Deze breuk komt vooral voor bij oudere mannen en bij mensen die veelvuldig hoesten, zoals bij COPD.

- *Hernia femoralis.* Deze breuk komt veel meer voor bij vrouwen dan bij mannen. Het is een uitstulping door de canalis femoralis. Dit korte kanaal loopt onder het lig. inguinale door en bevat de a. femoralis en de v. femoralis. Wanneer het kanaal wijder is dan nodig is om deze vaten te omsluiten, kan de breuk ontstaan. Deze bevindt zich altijd aan de mediale zijde van de v. femoralis (dat is circa 3 cm mediaal van de a. femoralis), waarvan men de pulsaties kan voelen. De vena is niet voelbaar. Deze breuk is vaak irreponibel. Het onderscheid met een liesbreuk is vaak niet gemakkelijk te maken, vooral niet bij wat dikkere patiënten. Het is dan van belang de uitwendige ring van het lieskanaal te identificeren en te palperen.
- *Hernia (para)umbilicalis (navelbreuk).* De congenitale navelbreuk bij de zuigeling wordt hier niet besproken. Bij volwassenen kan het ontstaan van een navelbreuk bevorderd worden door een verhoging van de intra-abdominale druk (verscheidene zwangerschappen snel na elkaar, obesitas, ascites).

   De breuk komt vooral voor bij vrouwen. De breukpoort is een open ring in de peesplaat van de linea alba, meestal aan de bovenkant van de navel; het betreft dus eigenlijk een para-umbilicale breuk. De breukzak bevat altijd omentum en eventueel een darmlis.
- *Hernia epigastrica.* In de middellijn tussen de navel en de proc. xiphoideus kan een klein knobbeltje zichtbaar of voelbaar zijn dat veroorzaakt wordt door een uitstulping van peritoneaal vetweefsel door een klein gaatje in de aponeurosis van de linea alba. Dit breukje heeft meestal geen klinische betekenis, maar leidt soms tot pijnklachten.
- *Hernia cicatricialis (littekenbreuk).* Na een buikoperatie kan door onvoldoende hecht aaneengroeien van de gekliefde spierlaag een breuk ontstaan ter plaatse van het litteken. Dit treedt vooral op wanneer de wondgenezing door infectie vertraagd is. Deze breuken kunnen soms zo groot zijn dat ze een belangrijk deel van de buikinhoud bevatten. Inklemming is zeldzaam omdat de breukpoort steeds zeer wijd is.

De psoas- en de obturatortest

Wanneer een ontstekingsproces in de buik in contact komt met de achterwand van de buikholte, vooral met de fascie van de m. iliopsoas of de m. obturatorius, ontstaat pijn bij het contraheren of het rekken van deze spieren. Dit kan zich bijvoorbeeld voordoen bij een ontsteking van een appendix die achter het caecum ligt (retrocolische appendix).

- *Psoastest.* Vraag de patiënt in rugligging de knie op te trekken terwijl de knie door de onderzoeker naar beneden wordt gedrukt. Hierbij wordt de m. iliopsoas aangespannen. Laat de patiënt vervolgens op de linkerzij (bij pijn rechts in de buik) liggen en trek het rechterbeen zo ver mogelijk naar achteren (overstrekken van de m. iliopsoas).
- *Obturatortest.* De patiënt is in rugligging. Buig het been, aan de pijnlijke kant, dusdanig in de heup- en kniegewrichten dat het dijbeen recht omhoog staat met het onderbeen horizontaal. Roteer nu het dijbeen in het heupgewricht naar binnen door het onderbeen naar buiten te draaien. De m. obturatorius wordt hierdoor gerekt.

ENKELE VEELVOORKOMENDE OORZAKEN

De summiere beschrijvingen die hier volgen, zijn bedoeld ter illustratie van het onderzoek van de buik.

De sterk opgezette buik

- *Obesitas.* Diffuus opgezet, dikke subcutane vetlaag, diepe navel, percussie licht gedempt over de hele buik.
- *Ascites.* Vooral flanken uitgezet, verstreken of uitpuilende navel, flanken gedempt, verschuivend bij houdingsverandering, undulatie.
- *Zwangerschap.* Aanvankelijk bolle onderbuik, later hele buik opgezet, vooral naar voren, navel verstreken of uitpuilend, verse striae, pigmentatie in mediaanlijn, bij percussie tympanie in flanken en epigastrium, centraal demping, bij auscultatie harttonen kind hoorbaar na 20 weken, uterus is palpabel na 12 weken en afgrensbaar naar craniaal en lateraal, slappe buikspieren, bewegingen van het kind voelbaar bij palpatie na 24 weken.
- *Overvulde blaas.* Centrale opzetting van de onderbuik, demping boven symfyse, aandrang tot mictie bij druk boven symfyse (maar niet altijd), bij palpatie weerstand boven symfyse, vaak niet goed af te grenzen door spierspanning.

- *Grote ovariumcyste.* Centrale opzetting buik, bij percussie tympanie in de flanken, centraal demping, soms fluctuatie.
- *Meteorisme.* Diffuse opzetting, bij percussie sterke tympanie over de gehele buik.

Appendicitis acuta (zie ook hoofdstuk 16)

Laat de patiënt het punt van de meeste pijn aanwijzen. In het begin is dit vaak midden in het epigastrium, later in het rechter onderkwadrant. De klassieke plaats is het punt van McBurney, gelegen op een derde van de lijn van de spina iliaca anterior superior naar de navel. Luister zorgvuldig naar de peristaltiek. Totale afwezigheid hiervan wijst op acute peritonitis door perforatie. Zoek bij de percussie en de oppervlakkige palpatie naar een pijnlijke plaats, naar een gebied van hyperesthesie of hyperalgesie en naar *défense musculaire*. Een of meer van deze afwijkingen vindt men meestal in het rechter onderkwadrant. Bij de diepe palpatie is soms een pijnlijke weerstand in het rechter onderkwadrant te voelen die niet scherp is af te grenzen: ontstekingsinfiltraat. Test bij twijfel aan de diagnose op loslaatpijn en contralaterale loslaatpijn. De bevindingen bij het onderzoek hangen onder andere af van de positie van de appendix bij de betreffende patiënt. Voer daarom ook de psoastest en de obturatortest uit. De waarde van het rectaal toucher voor de opsporing van appendicitis is vrij gering.

Cholecystitis acuta

Een galblaasontsteking kan beginnen met een galsteenkoliek. Een galsteen raakt ingeklemd in de ductus cysticus, waarna continue pijn blijft bestaan. De pijn wordt aangewezen in het rechterhypochondrium, eventueel met uitstraling naar de rug (rechterscapula). In het beginstadium kan een gespannen, pijnlijke galblaas palpabel zijn (hydrops). Later vormt zich door lokale peritonitis een ontstekingsinfiltraat. Dan vindt men lokale *défense musculaire* en – als de spierspanning niet te sterk is – een niet goed af te grenzen weerstand onder de rechter ribbenboog. De galblaas kan klein zijn en zich geheel achter de lever bevinden. Zoek dan naar het teken van Murphy: druk met de vingertoppen onder de ribbenboog juist lateraal van de rand van de m. rectus en vraag de patiënt diep te zuchten. De inspiratie zal door een pijnscheut worden gestopt wanneer de ontstoken galblaas in de buurt van de vingertoppen komt.

Acute gegeneraliseerde peritonitis

Dit ziektebeeld kan bijvoorbeeld optreden na perforatie van een maagzweer of van een appendix. De buik beweegt niet bij de ademhaling, bewegingen worden angstvallig vermeden. De pijn wordt aangewezen over de hele buik, soms ook op de schouders (prikkeling onderzijde diafragma), vaak maximaal in de streek waar de ziekte is ontstaan (bijvoorbeeld appendixstreek). Er is geen peristaltiek hoorbaar. Percussie en lichte palpatie zijn overal pijnlijk. Verdwenen leverdemping wijst op een maagperforatie. Er is gegeneraliseerde *défense musculaire*.

Levercirrose

De bevindingen bij onderzoek (zie ook afbeelding 16.4) zijn sterk afhankelijk van het stadium van de ziekte. In een vergevorderd stadium: buik opgezet, zichtbare venen, soms veneus geruis in de navelstreek, ascites, lever vergroot met stompe rand en vast van consistentie, vergrote milt. De lever kan echter ook klein (geschrompeld) zijn en niet palpabel.

Ileus

Bij de acute mechanische ileus (obstructie-ileus) is de buik opgezet; er zijn koliekachtige pijnen, niet goed lokaliseerbaar door de patiënt. Soms zijn peristaltische golven zichtbaar. Bij auscultatie is de peristaltiek hoogklinkend en kunnen gootsteengeruisen worden gehoord. Onderzoek zorgvuldig de mogelijke breukpoorten. Zoek bij de palpatie naar lokale weerstanden: tumoren en fecale impactie (ophoping van harde, ingedroogde feces). Bij 'lage' mechanische ileus (afsluiting in distale deel van de dikke darm) is het ziektebeeld meer sluipend en veel minder heftig dan bij 'hoge' ileus (afsluiting in de dunne darm).

Bij de paralytische ileus is de buik opgezet en stil. Deze vorm van ileus is het gevolg van een lang bestaande mechanische ileus of een paralyse van de darm, bijvoorbeeld door medicamenten (opiaten), ernstige hypokaliëmie, een ontsteking in de buikholte, een wervelfractuur of darmischemie.

Kijk voor verdieping op www.studiecloud.nl.

11 Genitaliën en rectum

Het onderzoek bij de man   153
Het onderzoek bij de vrouw   157

HET ONDERZOEK BIJ DE MAN

Inleiding

Een overzicht van de anatomische verhoudingen wordt gegeven in afbeelding 11.1. Het onderzoek kan zowel in liggende als in staande houding van de patiënt worden uitgevoerd. Voordat de patiënt wordt gevraagd de genitaalstreek te ontbloten, wordt hem gezegd dat het onderzoek van de genitaliën een belangrijk onderdeel is van het lichamelijk onderzoek. Het verdient aanbeveling om tijdens elk onderdeel van het onderzoek aan te kondigen en uit te leggen wat er gaat gebeuren, en bij de palpatie te vertellen wat de patiënt zou kunnen voelen. Kleding of lakens moeten zodanig worden geschikt dat de patiënt niet volledig ontbloot op de onderzoekstafel ligt of daarnaast staat. Zorg ervoor dat iemand die de kamer binnenloopt niet direct zicht heeft op de patiënt. Het op slot doen van de deur van de spreekkamer kan hiertegen beschermen, maar kan de patiënt ook het gevoel geven dat hij 'opgesloten' is. Vertel waarom u dit doet.

Genitaliën

Om de glans penis te inspecteren wordt de voorhuid voorzichtig teruggeschoven, bij voorkeur door de patiënt zelf. Fimose is de toestand waarbij de voorhuid zo strak om de glans penis zit dat retractie niet mogelijk is. Een ontsteking van de glans penis wordt balanitis genoemd. Een ulcus kan worden veroorzaakt door lues. Wanneer er in de anamnese aanwijzingen zijn voor urethritis, wordt voorzichtig op de glans penis gedrukt, zodat de meatus zich opent. Bij urethritis kan dan pus worden gezien (ecoulement). Eventueel kunnen door palpatie van de penis van proximaal naar distaal een paar druppels pus naar de meatus worden gemasseerd, die dan kunnen worden opgevangen voor microbiologisch onderzoek. Om gonokokken te kunnen kweken dient het materiaal direct overgebracht te worden in een speciaal transportmedium. Voor de diagnostiek van chlamydia is een ander transportmedium nodig.

Inspectie van het scrotum laat meestal asymmetrie zien, doordat de ene testis (meestal de linker) wat lager hangt dan de andere. In de huid van het scrotum kunnen ulcera of littekens worden gezien, zoals die voorkomen bij de ziekte van Behçet. Palpatie van de inhoud van het scrotum dient met omzichtigheid te geschieden omdat onverwachte bewegingen pijn kunnen veroorzaken. De testikels worden aan de voorzijde van het scrotum gevoeld en zijn circa 4-5 cm lang. Ze voelen vast elastisch aan en geven bij lichte druk een gevoel dat door de patiënt als balgevoel wordt herkend. Aan de achter-bovenzijde wordt de epididymis als een zachtere structuur gepalpeerd. Het ontbreken van een testis kan worden veroorzaakt door cryptorchisme.

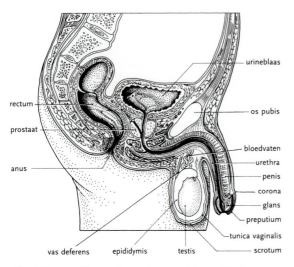

Afbeelding 11.1 Doorsnede van de mannelijke genitaliën.

Aan die zijde zal de lies dan extra zorgvuldig worden gepalpeerd op zoek naar de ontbrekende testis.

Pijn in scrotum
- orchitis
- epididymitis
- torsio testis

Orchitis is een ontsteking van de testis, die dan pijnlijk en gezwollen is. Bof is een van de oorzaken. Epididymitis geeft pijnlijkheid en zwelling aan de achterzijde van de testis. Acute orchitis en acute epididymitis zijn soms moeilijk van elkaar te onderscheiden. Acute pijn, zwelling en roodheid van het scrotum kunnen ook worden veroorzaakt door torsio testis. Wanneer testis en epididymis in zo'n geval niet goed te onderscheiden zijn, zodat niet kan worden vastgesteld of deze organen op hun normale plaats liggen, dient de patiënt zo spoedig mogelijk doorverwezen te worden omdat bij torsio testis binnen korte tijd necrose van de testis kan ontstaan; door de torsie loopt de bloedvoorziening van de testis gevaar en dit orgaan kan dan binnen enkele uren te gronde gaan wanneer niet chirurgisch wordt ingegrepen. Een onpijnlijke zwelling in een testis is een belangrijke aanleiding om aan een testiscarcinoom te denken. Abnormale weerstanden in het scrotum kunnen berusten op een hydrokèle, een spermatokèle, een varicokèle of een hernia.

Abnormale zwelling in scrotum
- hydrokèle
- spermatokèle
- varicokèle
- hernia inguinalis
- testiscarcinoom

Bij een hydrokèle (afbeelding 11.2B) kan transilluminatie van het scrotum nuttig zijn. Hiertoe wordt in het donker een krachtige lichtbundel achter het scrotum geplaatst. Bij een hydrokèle zal de zwelling licht doorlaten; wanneer de zwelling gevuld is met bloed, zal dit niet het geval zijn.

Een varicokèle (afbeelding 11.2C) wordt boven de epididymis gevoeld. Bij een liggende houding van de patiënt zal de zwelling minder zijn dan bij staan. Een hernia scrotalis is afkomstig uit de lies. Anders dan bij een hydrokèle kunnen de palperende vingers niet boven de zwelling komen.

Rectaal toucher in elk geval bij:
- veranderd defecatiepatroon
- bloed bij de ontlasting
- mictieklachten

Het rectaal toucher

Dit onderzoek kan belangrijke informatie opleveren, mits zorgvuldig en met aandacht uitgevoerd. In de regel verricht een coassistent niet bij alle patiënten in een interne kliniek of polikliniek een rectaal toucher, maar alleen bij bepaalde indicaties, zie tabel 11.1.

Tabel 11.1 Indicaties voor rectaal toucher door coassistent

- buikklachten
- rectaal bloedverlies
- defecatieklachten, zoals diarree, obstipatie of wisselend defecatiepatroon
- anale klachten, zoals jeuk, pijn, roodheid en afscheiding
- prostatismeklachten en verdenking van prostatitis
- koorts e.c.i.
- hoge bezinking e.c.i.
- verdenking van maligniteit
- bij mannen ouder dan 50 jaar bij wie een algemeen lichamelijk onderzoek wordt verricht

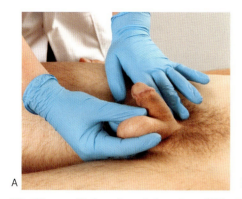 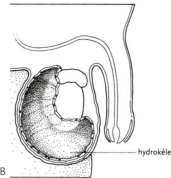 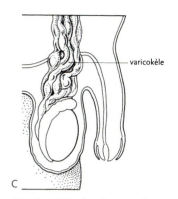

Afbeelding 11.2 Onderzoek van het scrotum. A Palpatie van de linkertestikel. B Een hydrokèle laat licht door. Met de palperende vinger is de bovenkant van de hydrokèle te bereiken. C Varicokèle. De zwelling boven de testis is bij een staande houding van de patiënt beter voelbaar dan bij een liggende houding.

Er zijn verschillende posities waarin de patiënt kan worden onderzocht. Een mogelijkheid is om de patiënt te laten staan en hem te vragen voorover te buigen over de onderzoekstafel. Vaak wordt de patiënt in rugligging met opgetrokken en naar opzij wijzende knieën onderzocht (zogeheten steensnedehouding). Bij bedlegerige patiënten is de zijligging met opgetrokken knieën de beste houding. Hoe meer flexie in de heupen, des te gemakkelijker de palpatie. De patiënt ziet vaak op tegen dit onderzoek, hetzij uit preutsheid, hetzij vanwege angst voor pijn. Uitleg, rust en een weloverwogen uitvoering van het onderzoek kunnen het ongemak tot een minimum beperken. Allereerst wordt het gebied rondom de anus geïnspecteerd, uiteraard nadat de onderzoeker een wegwerphandschoen heeft aangetrokken. De billen worden wat van elkaar getrokken en er wordt gelet op ulcera, zwellingen, fissuren, tekenen van ontsteking en hemorroïden (aambeien). Uitwendige hemorroïden zijn bedekt met huid. Interne hemorroïden zijn alleen zichtbaar bij prolaps van het rectumslijmvlies: buiten de anus is dan een rode, vochtige zwelling zichtbaar. Hemorroïden zwellen tijdens persen. Uitwendige hemorroïden kunnen tromboseren, wat dan een pijnlijke zwelling veroorzaakt. Zo'n trombus wordt op den duur vervangen door bindweefsel, waardoor een abnormale huidplooi (mariske; 'marisca' betekent 'grote vijg' in het Latijn) wordt gevormd. Deze marisken lijken op de zogenoemde *anal tags*, zoals die kunnen voorkomen bij de ziekte van Crohn of bij fissura ani.

Hemorroïden en andere aandoeningen in of rond het anale kanaal kunnen worden gelokaliseerd door hun plaats aan te geven volgens de wijzers van de klok, waarbij de symphysis pubica 12 uur is (door anderen wordt geteld vanaf het sacrum; het verdient daarom aanbeveling aan te geven welk uitgangspunt gekozen is). Een hemorroïd op 6 uur ligt dus ter hoogte van het sacrum. Wanneer tijdens persen het slijmvlies van de anus naar buiten komt, is er sprake van een rectumprolaps.

Na de inspectie wordt op de onderzoekende wijsvinger een glijmiddel aangebracht. De patiënt krijgt uitleg over wat er nu gaat gebeuren. De top van de wijsvinger wordt op de anus gelegd en de patiënt wordt verzocht wat te persen. Tijdens het persen ontspant de sphincter ani zich en wordt de vinger voorzichtig naar binnen gebracht. De spanning van de sphincter ani kan sterk verhoogd zijn bij een fissuur; dan is vaak op één punt binnen de anale ring de palpatie zeer pijnlijk. Een lage sfincterspanning komt voor bij neurologische aandoeningen en wordt ook bij ouderen vaak waargenomen. Hemorroïden worden niet gevoeld, tenzij ze getromboseerd zijn. Het is verstandig de patiënt te vertellen dat de aanwezigheid van de toucherende vinger in het rectum een defecatiereflex kan opwekken die meteen na het onderzoek zal verdwijnen. De vinger wordt voorzichtig verder opgeschoven totdat de prostaat wordt bereikt. Een normale prostaat (afbeelding 11.3B) is circa 2,5 cm lang. In het midden is een gleufje (sulcus) te voelen tussen de twee kwabben. De bovenkant van een normale prostaat kan gemakkelijk worden bereikt. Benigne prostaathyperplasie is boven de 55- tot 60-jarige leeftijd een veelvoorkomende aandoening. De vergroting is

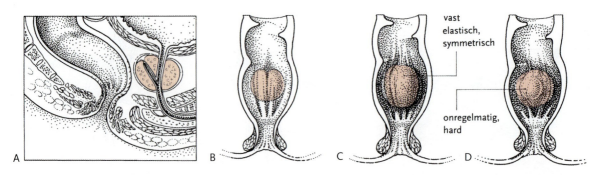

Afbeelding 11.3 Zijaanzicht van een doorsnede door de prostaat en het rectum (A) en doorsneden door het rectum, aankijkend tegen de voorste rectumwand (B, C en D). B Normale prostaat. De prostaat voelt vast elastisch aan. Tussen beide kwabben is een gleufje (sulcus) te voelen. Met een normale palperende wijsvinger is de bovenkant van de prostaat goed bereikbaar. C Prostaathyperplasie. De prostaat is symmetrisch vergroot. Het kan moeilijk zijn de bovenkant te bereiken. De prostaat puilt in het rectum uit. De sulcus is niet meer te voelen. D Prostaatcarcinoom. In de prostaat is een harde knobbel palpabel die onregelmatig aanvoelt. De consistentie kan die van bot zijn. Prostaatstenen en chronische granulomateuze prostatitis kunnen ook hard aanvoelende veranderingen in de prostaat veroorzaken. Later groeit het prostaatcarcinoom uit en kan het zich door de hele prostaat verspreiden, met als gevolg een harde onregelmatige zwelling die in de omgeving ingroeit.

symmetrisch en de klier voelt vast elastisch aan. Hij gaat hoe langer hoe meer uitpuilen in het rectum. De mediale sulcus is dan minder goed te voelen (afbeelding 11.3C).

Bij acute prostatitis is de prostaat gezwollen en pijnlijk bij palpatie. Een harde nodus in de prostaat (afbeelding 11.3D) is een belangrijke aanwijzing voor een carcinoom. Deze afwijking kan evenwel ook worden gevonden bij chronische granulomateuze prostatitis en bij prostaatstenen. Verder onderzoek door een uroloog is dan aangewezen. Nadat de vinger zo hoog mogelijk is ingebracht, tast de onderzoeker de wanden van het rectum zo goed mogelijk af, op zoek naar abnormale weerstanden. Verwarring kan worden veroorzaakt door zeer vaste feces.

Vaste tot harde nodus in prostaat
- prostaatcarcinoom
- granulomateuze prostatitis
- prostaatstenen

Feces onderscheiden zich van abnormale zwellingen doordat de massa plastisch is: bij druk van de vinger op één punt blijft een putje in de massa staan. De grootte en lokalisatie van abnormale weerstanden worden geschat. De beweegbaarheid, oppervlakte en relatie met de omgeving worden zo goed mogelijk waargenomen. Een rectumpoliep heeft vaak een zachte consistentie en is dan moeilijk te voelen. Een rectumcarcinoom voelt vast aan en kan onregelmatige randen hebben (afbeelding 11.4).

Soms zijn hoog in het rectum aan de ventrale zijde peritoneale metastasen te voelen. Ook een abces in de buikholte kan hier voelbaar zijn. Bij appendicitis kan pijn op deze plaats worden aangegeven. Nadat de vinger voorzichtig is teruggetrokken,

Afbeelding 11.4 Rectumcarcinoom. Om deze tumor op te sporen is het van belang de palperende vinger zo hoog mogelijk 360° in het rectum rond te draaien. Het carcinoom voelt vast en hobbelig aan en kan een ulcus veroorzaken. Rectumpoliepen kunnen een voorstadium van een carcinoom zijn.

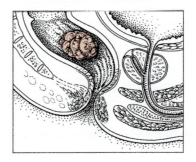

wordt die geïnspecteerd op kleur van feces, pus of bloed. Zo nodig kan de wegwerphandschoen worden gebruikt voor onderzoek op occult bloed in de feces. Aan de patiënt wordt ten slotte wat toiletpapier of een papieren zakdoek gegeven om zijn anale streek af te vegen.

HET ONDERZOEK BIJ DE VROUW

Inleiding

Zowel bij de patiënte als bij de onderzoeker kunnen emotionele en psychologische barrières bestaan bij het uitvoeren van dit onderzoek. Het onderzoek kan alleen belangrijke gegevens opleveren wanneer zowel de patiënte als de arts overtuigd is van de noodzaak en wanneer het onderzoek in een ontspannen sfeer kan plaatsvinden. Bij gynaecologische klachten, buikpijn, onbegrepen koorts en mictieklachten is in elk geval onderzoek van de vrouwelijke genitaliën nodig.

De onderzoeker legt de patiënte uit wat hij van plan is en waarom het onderzoek van belang is. Gevraagd kan worden of het onderzoek al eerder heeft plaatsgevonden en zo ja, wat haar ervaringen daarbij waren. Van belang is dat de patiënte eerst de gelegenheid krijgt haar blaas te legen. De kleding dient zodanig te zijn dat de patiënte tijdens het onderzoek niet volledig bloot ligt. De coassistent zal in de regel het onderzoek niet zelfstandig uitvoeren. De organisatie moet dan ook zodanig zijn dat de patiënte slechts eenmaal de houding voor het onderzoek hoeft aan te nemen en dat de supervisor meteen na de coassistent diens waarnemingen controleert. Het onderzoek heeft het hoogste rendement wanneer een gynaecologische stoel beschikbaar is.

Van groot belang is dat de patiënte zo ontspannen mogelijk ligt. Wanneer dit niet het geval is, worden allerlei spiergroepen aangespannen die het onderzoek bemoeilijken. De onderzoeker wordt dan ook gespannen en de kans op het doen van belangrijke waarnemingen is daarmee verkeken. Om gespannen situaties te voorkomen kan het ook nodig zijn dat een mannelijke onderzoeker wordt vergezeld door een vrouwelijke assistent of verpleegkundige die de patiënte begeleidt tijdens het onderzoek. De onderzoeker dient de patiënte in het oog te houden. Zorg ervoor dat niet iemand tijdens het consult de spreekkamer binnenkomt (zie ook het onderzoek bij de man). Tijdens het onderzoek wordt op rustige toon uitgelegd wat er gaat gebeuren en wat daarbij wordt waargenomen. Het is van belang schrik- of pijnreacties tijdig op te merken. Alle bewegingen moeten rustig worden uitgevoerd.

Het vaginaal toucher

Voor het onderzoek trekt de onderzoeker ten minste één wegwerphandschoen aan. Glijmiddel is bij de hand. Allereerst worden de genitalia externa geïnspecteerd (afbeelding 11.5). Hiertoe wordt de patiënte gevraagd haar benen te spreiden. Wanneer de onderzoeker aan haar rechterkant staat, worden met de linkerhand haar labia wat gespreid. In het labium majus kan een ontsteking voorkomen van de klier van Bartholin, die kan zwellen en roodheid kan vertonen (afbeelding 11.6). De urethra kan een purulente uitvloed laten zien als gevolg van gonorroe of andere vormen van urethritis. Soms wordt deze afscheiding zichtbaar bij druk op de voorste vaginawand. Bij oudere vrouwen kan het slijmvlies van de urethra wat prolaberen: hierdoor ontstaat een rode zwelling. Gelet wordt op littekens, ulcera, abnormale zwellingen en fluor. De patiënte wordt gevraagd diep in te ademen en dan te persen. Op deze wijze kan een cystokèle (afbeelding 11.7) of een rectokèle zichtbaar

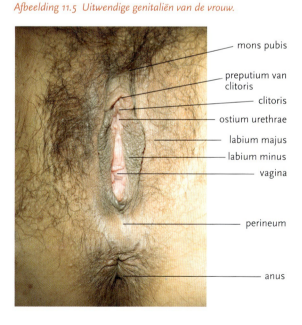

Afbeelding 11.5 Uitwendige genitaliën van de vrouw.

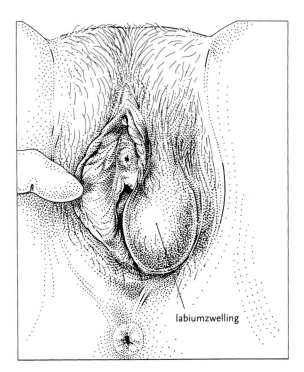

Afbeelding 11.6 Ontsteking van de klier van Bartholin. Door de ontsteking zwelt het labium majus aan de aangedane zijde op.

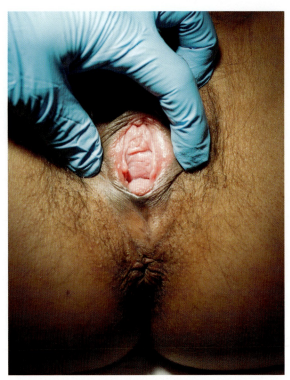

Afbeelding 11.7 Bij persen opent de vagina zich en worden de voorwand en achterwand van de vagina zichtbaarder (normaal). Wanneer de voorwand met de urineblaas uitpuilt, is er een cystokèle (zie de foto); puilt de achterwand van de vagina met de rectumvoorwand uit, dan is er een rectokèle.

worden. Bij een ernstige uterusprolaps is de cervix te zien.

> **Vaginaal toucher in elk geval bij:**
> - abnormaal bloedverlies uit de vagina
> - onverklaarbare buikpijn
> - mictieklachten

Nadat de tweede en derde vinger van de rechterhand van glijmiddel zijn voorzien, wordt het vaginaal toucher uitgevoerd. Met de linkerhand worden de labia gespreid, waarna eerst de middelvinger van de rechterhand voor een derde van de lengte van die vinger langs de vagina-achterwand wordt ingebracht. Door met deze vinger peritoneale druk uit te oefenen ontstaat ruimte voor de wijsvinger, die dan kan worden bijgeschoven. Op deze wijze wordt voorkomen dat de gevoelige streek rond de urethra onder druk komt te staan. De normale anatomische verhoudingen zijn weergegeven in afbeelding 11.8. Met de linkerhand op de buikwand wordt vervolgens bimanueel gepalpeerd (afbeelding 11.9; in afbeelding 11.9A is het de rechterhand). Gevoeld wordt naar afwijkingen in de wand van de vagina. Daarna wordt de cervix gepalpeerd, waarbij wordt gelet op de vorm, de positie en het oppervlak. Vervolgens wordt geprobeerd de uterus tussen beide handen te voelen. Als de uterus niet palpabel is, kan dit worden veroorzaakt door retroflexie of retroversie (afbeelding 11.10). Bij retroflexie maakt het cervixkanaal een min of meer normale hoek met de lengteas van de vagina. De uterus is ten opzichte van het cervixkanaal naar achteren omgeklapt. Bij retroversie is zowel de positie van de cervix als die van het corpus uteri abnormaal. Gelet wordt op de grootte van de uterus en eventuele zwellingen van dit orgaan. De mogelijkheid van een zwangerschap moet worden overwogen. Zwellingen in het corpus uteri worden vaak veroorzaakt door myomen (afbeelding 11.11). Daarna worden de vingers van de rechterhand eerst rechts en daarna links van de cervix geplaatst, waarbij de hand op de buik in dezelfde richting meebeweegt. Beide handen worden dan voorzichtig naar elkaar toe gebracht. Geprobeerd wordt om

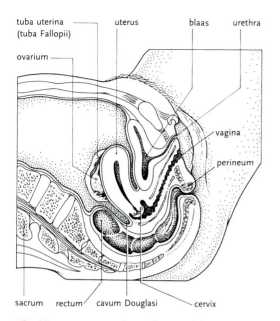

Afbeelding 11.8 Doorsnede van de vrouwelijke genitaliën.

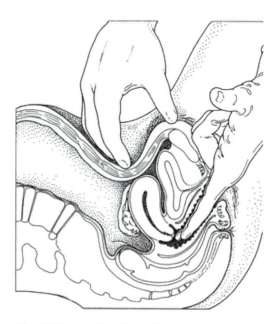

Afbeelding 11.9A Bimanuele palpatie.

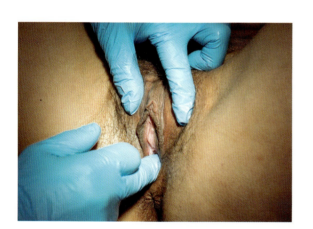

Afbeelding 11.9B Vaginaal toucher.

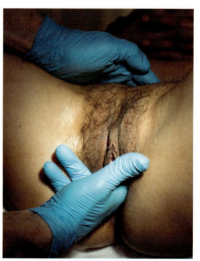

Afbeelding 11.9C Vaginaal toucher, vervolg. Palpatie van de adnexa. Het normale ovarium is circa 3 cm lang en vaak niet palpabel. De tuba is onder normale omstandigheden niet voelbaar.

zwellingen op de plaats van het ovarium en de tuba te palperen. Vóór de menopauze zijn de ovaria in circa 80% van de gevallen te palperen, na de menopauze slechts in 30% (afbeelding 11.9C).

De grootte van abnormale zwellingen, hun consistentie, eventuele pijnlijkheid en relatie met de omgeving worden waargenomen. Daarna wordt gezocht naar eventuele afwijkingen in het cavum Douglasi. Ten slotte wordt de beweeglijkheid van de uterus onderzocht en wordt vastgesteld of er slingerpijn of opdrukpijn is (de term 'opstootpijn' dient vermeden te worden, omdat die ten onrechte suggereert dat het onderzoek met kracht moet worden uitgevoerd). Pijn bij bewegen van de uterus komt voor bij salpingitis en andere ontstekingsprocessen in het kleine bekken.

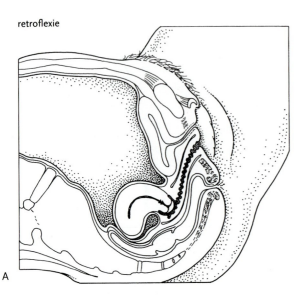
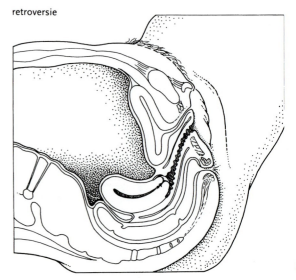

Afbeelding 11.10 A Retroflexie van de uterus. De positie van de cervix ten opzichte van de vagina is normaal. Het corpus is ten opzichte van de cervix naar achteren gekanteld. B Retroversie van de uterus. De uterus is in zijn geheel naar achteren verplaatst. De hoek tussen de cervix en het corpus is normaal. De positie van de cervix is abnormaal.

Afbeelding 11.11 Uterusmyomen. De uterus kan bij palpatie vergroot zijn door een of meer vaste, onpijnlijke zwellingen die variëren in grootte (myomen).

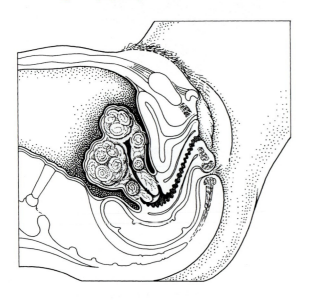

Nadat de vingers zijn teruggetrokken, wordt de wegwerphandschoen geïnspecteerd op bloed en fluor. Het vaginaal toucher wordt in de regel gevolgd door het rectaal toucher (zie het begin van dit hoofdstuk). Meestal blijft de patiënte dan in dezelfde houding liggen. Bij het aftasten van de voorwand is meestal de cervix te voelen. Bij retroflexie en retroversie van de uterus is dit orgaan wel bij rectaal, maar niet bij bimanueel vaginaal onderzoek te palperen.

Kijk voor verdieping op www.studiecloud.nl.

12 De extremiteiten

Inleiding   161
Armen en handen   161
Benen en voeten   166

INLEIDING

In het kader van het algemeen lichamelijk onderzoek heeft het onderzoek van de extremiteiten tot doel een antwoord te vinden op de volgende vragen:
- Hoe is de functie van het perifere vaatstelsel?
- Zijn er opvallende afwijkingen aan de huid en de nagels?
- Zijn er afwijkingen aan de spieren en gewrichten?
- Hoe is de functie van het perifere zenuwstelsel?

Een antwoord op de eerste drie vragen kan voor een groot deel door zorgvuldige inspectie bij rust en beweging en door palpatie worden verschaft. Dat de benen daarbij doorgaans grotere aandacht krijgen dan de armen is niet verwonderlijk: de symptomen waarnaar men zoekt, zijn nu eenmaal vooral aan de benen gelokaliseerd. Voor een antwoord op de laatste vraag dient het oriënterend neurologisch onderzoek, dat in hoofdstuk 14 verder wordt besproken.

De uitgebreidheid van het onderzoek wordt uiteraard bepaald door de klachten en de ziektegeschiedenis van de patiënt. De eerdergenoemde vier vragen komen minder uitgebreid aan bod bij een patiënt die verdacht wordt van een pneumonie dan bij een patiënt met bijvoorbeeld een lang bestaande diabetes mellitus, bij wie vasculaire en neurologische stoornissen verwacht kunnen worden.

Hierna zal het algemeen 'screenende' onderzoek worden beschreven. Veel ziekten en afwijkingen op reumatologisch, orthopedisch en neurologisch gebied gaan gepaard met een uitgebreide specifieke symptomatologie en met specifieke onderzoeksmethoden. Hiervoor wordt verwezen naar de hoofdstukken 13 en 14. In dit hoofdstuk komen slechts enkele opvallende en veelvoorkomende symptomen aan bod.

ARMEN EN HANDEN

Let bij de inspectie op het volgende.
- *De kleur van de huid en de nagels.* Bijvoorbeeld: bruine nicotinevlekken, cyanotische vingers bij hypoxemie, digitale ulcera (bij systemische sclerose), bleek nagelbed bij anemie, erythema palmare (roodheid van de handpalmen) bij levercirrose.
- *Het aspect van de huid en de nagels.* Bijvoorbeeld: verminderde elasticiteit en turgor, verouderingsverschijnselen, verstrakking van de huid aan de vingers (sclerodactylie), horlogeglasnagels (afbeelding 12.8), splinterbloedinkjes, teleangiëctasieen van de nagelriemcapillairen (bij systeemziekten), putjes in de nagels (bij psoriasis), schimmelinfectie van de nagels.
- *De contouren van de armen en handen.* Bijvoorbeeld: spieratrofie van de thenar (bijvoorbeeld door laesie

n. medianus), hypothenar (laesie n. ulnaris) of musculi interossei (bijvoorbeeld bij reumatoïde artritis), (lymf)oedeem, gewrichtszwellingen.
- *De stand en bewegingsexcursies van de armen, handen en vingers.* Bijvoorbeeld: contractuur van Dupuytren en het zogeheten *prayer sign* (afbeelding 12.7).

Enkele typische symptomen worden hierna opgesomd.
- *Veroudering van de huid.* De huid verliest zijn elasticiteit en turgor, wordt dun en atrofisch en kwetsbaar. Vaak ontstaan er zonder aanleiding hematomen in de subcutis. Er zijn uitgebreide pigmentaties zichtbaar. Soortgelijke subcutane hematomen en atrofie ziet men ook bij corticosteroïdgebruik.
- *Fenomeen van Raynaud* (afbeelding 12.1). Een scherp omschreven bleekheid ontstaat van een of meer vingers, die door het arteriële spasme opvallend koud aanvoelen. De bleekheid kan overgaan naar cyanose. Dit kan leiden tot kleine huiddefecten aan de toppen van de vingers (digitale ulcera) en zelfs tot gangreen. De pulsaties van de a. radialis zijn normaal. Bij opwarmen van de huid ontstaat een dieprode kleur.
- *Erytromelalgie* (afbeelding 12.2). Pijnlijke rode handpalmen en voetzolen, optredend bij een hoge omgevingstemperatuur. Wordt veroorzaakt door excessieve vasodilatatie van arteriën en arteriolen. Komt als primaire (genetische) ziekte voor, maar ook bij polycythaemia vera, atherosclerose en hypertensie, als medicamenteuze bijwerking en na bevriezing.
- *Peesxanthomen* (afbeelding 12.3). Zwellingen (ophoping van lipiden) die, afhankelijk van de aard van de onderliggende vetstofwisselingsstoornis, gelegen zijn in de pezen aan de strekzijde van de handen en in de achillespezen. Er bestaan ook handlijnxanthomen, zichtbaar als een gele verkleuring en verdikking van de handlijnen, tubereuze xanthomen (aan de handen en aan de strekzijde van de ellebogen) en eruptieve xanthomen, zich uitend als multipele rode papels met een geel centrum.
- *Reumanoduli* (afbeelding 12.4). Subcutaan gelegen zwellingen, vaak aan de ulnaire zijde van de onderarm gelegen. Komen voor bij reumatoïde artritis.
- *Tophi* (afbeelding 12.5). Uraatdepots bij jicht, gelokaliseerd aan de oorranden (afbeelding 8.21), maar ook in de nabijheid van pezen en van gewrichten, bijvoorbeeld van de vingers.

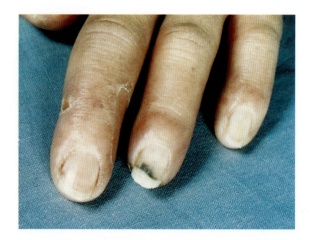

Afbeelding 12.1 *Perifere necrotische plekjes bij een patiënt met het fenomeen van Raynaud.*

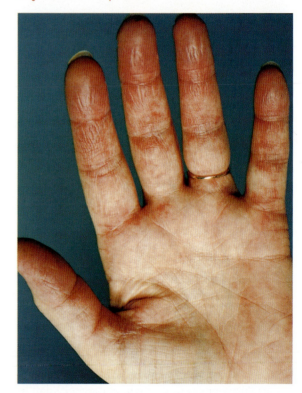

Afbeelding 12.2 *Erytromelalgie: rode en pijnlijke vingers.*

- *Vergrote lymfeklieren.* Bij lymfadenopathie kunnen vergrote lymfeklieren palpabel worden in de oksel, de sulcus bicipitalis van de bovenarm en ook in de regio femoralis.
- *Contractuur van Dupuytren* (afbeelding 12.6). Verdikte, fibrotische strengen in de fascia palmaris,

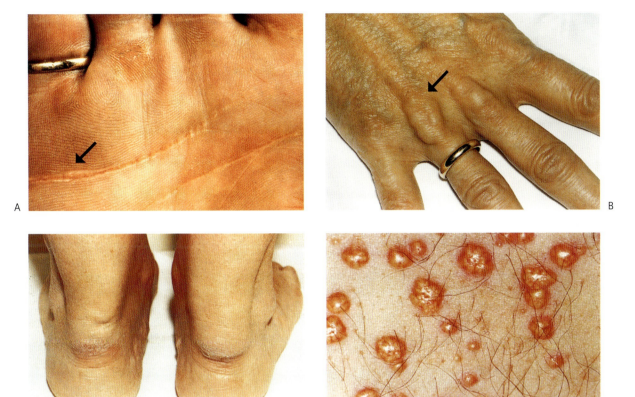

Afbeelding 12.3 A Handlijnxanthomen; xanthomen in de strekpezen van de hand (B) en in de achillespees (C). D Eruptieve xanthomen.

leidend tot een flexiecontractuur van de vingers (vooral dig. IV).
- *Ganglion.* Ronde, cysteuze, niet-pijnlijke zwelling langs de peesscheden of het gewrichtskapsel, vaak gelokaliseerd aan de strekzijde van de pols.
- *'Prayer sign'* (afbeelding 12.7). Onvermogen om de vingers volledig te strekken, wat zichtbaar wordt door de handen zo dicht mogelijk tegen elkaar te houden. Verschillende afwijkingen van de kleine vingergewrichten kunnen de oorzaak zijn.
- *Clubbing en trommelstokvingers* (afbeelding 12.8). Bij *clubbing* verdwijnt de lichte hoek tussen de vinger en nagel. De nagel gaat volledig in het verlengde van de vinger liggen, waardoor de ruitvormige opening die ontstaat wanneer we twee vingers met de nagels tegen elkaar brengen, verdwijnt. Clubbing is te wijten aan een toename van de zachte weefsels ter hoogte van het nagelbed, dat sponzig aan kan gaan voelen. Oorzaken van vinger-clubbing zijn meestal van longorigine,

vooral longabcessen, bronchiëctasieën en empyeem, longcarcinomen en longfibrose. Ook cyanotische congenitale hartafwijkingen en subacute bacteriële endocarditis kunnen aanleiding geven tot clubbing. Gastro-intestinale aandoeningen zoals levercirrose, colitis ulcerosa en de ziekte van Crohn kunnen eveneens clubbing geven. Bij een aantal patiënten vindt men geen directe aanleiding en spreekt men van idiopathische clubbing; bij andere mensen is de clubbing aangeboren en dus alleen hoogstens esthetisch storend. Extreme clubbing kan leiden tot het ontstaan van trommelstokvingers: verbrede eindfalangen van de vingers, waarbij de nagels in twee richtingen zijn gekromd, wat 'horlogeglasnagels' wordt genoemd.
- *Lepeltjesnagels.* Bij een ernstig ijzergebrek kunnen de nagels plat tot hol en brokkelig zijn.
- *Putjesnagels.* Wordt gezien bij psoriasis.
- *Splinterbloedinkjes* (afbeelding 12.9). Kleine, donkere lijntjes onder vingernagels. Kunnen een

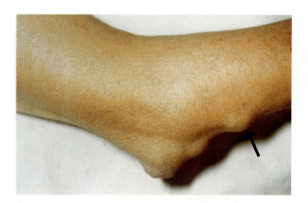

Afbeelding 12.4 Reumanoduli aan de onderarm (pijl). De zwelling aan de elleboog is veroorzaakt door een bursitis.

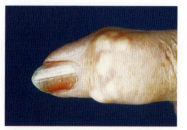

Afbeelding 12.5 Uraattophi in de vorm van grote uraatdepots aan een vinger.

uiting zijn van subacute infectieuze endocarditis, maar komen waarschijnlijk vaker spontaan voor of ten gevolge van trauma.
- *Sclerodactylie.* Verstrakking van de huid aan de vingers die wordt gezien bij systemische sclerose.
- *Gottronpapels.* Erythematosquameuze laesies, aan de strekzijde van de knokkels, de ellebogen, de knieën en de enkels. Karakteristiek verschijnsel van dermatomyositis, waarbij ook teleangiëctasieën en een heliotrope *rash* aan de bovenste oogleden kunnen worden gezien.
- *Erythema palmare.* Rode verkleuring van de thenar en hypothenar. Evenals *spider naevus* (afbeelding 7.9) geassocieerd met levercirrose; *spider naevi* worden ook gezien bij gebruik van orale contraceptiva en in de zwangerschap.
- *Gepigmenteerde handlijnen.* Bruine verkleuring van de handlijnen, geassocieerd met de ziekte van Addison (afbeelding 7.11).
- *Noduli van Heberden* (afbeelding 12.10). Ossale zwellingen aan de distale interfalangeale gewrichten van de vingers, meestal veroorzaakt door artrose.
- *Capillaire refill.* Door te drukken op het distale gedeelte van een vinger of teen wordt de microcirculatie onderbroken en ontstaat er een witte kleur. De tijd die daarna nodig is om de oorspronkelijke kleur te herstellen is een grove maat voor de kwaliteit van de arteriële bloedvoorziening.
- *Capillaire pols.* Bij een hoge polsdruk, bijvoorbeeld bij aortaklepinsufficiëntie, kan men door licht te drukken op de nagels de pulserende flow in de microcirculatie van het nagelbed waarnemen.
- *Teken van Trousseau* (afbeelding 12.11). Carpaal spasme, dat bij latente tetanie door hypocalciëmie kan worden opgewekt door de bloeddrukmanchet om de bovenarm gedurende 2-3 minuten tot boven de systolische druk opgeblazen te houden. Bij manifeste tetanie treden deze spasmen spontaan op.
- *Obstructie van de arteriële bloedstroom in de hand.* Met de test van Allen kan de arteriële bloedvoorziening van de hand worden beoordeeld. De patiënt maakt een vuist, zodat bloed aan de huid van de handpalm en vingers wordt onttrokken; de onderzoeker comprimeert hierbij met de duim ter hoogte van de pols ofwel de a. radialis ofwel de a. ulnaris. Bij het openen van de hand behoort de bleke huidskleur snel over te gaan in de normale kleur. Gebeurt dit niet of niet snel genoeg, dan is dit een aanwijzing voor obstructie van de bloedstroom in de arterie die niet gecomprimeerd was.
- *Proef van Adson.* De radialispols verdwijnt als de betreffende arm geabduceerd wordt, waarbij de patiënt tijdens diep inademen het hoofd wegdraait van de kant van de omhooggeheven arm. Dit kan bij patiënten met uitstralende pijn en andere sensibiliteitsstoornissen in de arm wijzen op een compressie van de vaatzenuwstreng tussen de m. scalenus anterior, de m. scalenus medius en de eerste rib (scalenussyndroom). De test is overigens weinig specifiek en kan ook positief zijn bij mensen zonder klachten.

Compressie van de a. subclavia kan ook elders in het verloop van de arterie optreden. Dit kan tot uiting komen in het verdwijnen van de radialispols bij houdingen als: het achteruit en omlaag brengen van de schouders (costoclaviculair syndroom) of het abduceren en naar achteren brengen van de arm (hyperabductiesyndroom).

ARMEN EN HANDEN 165

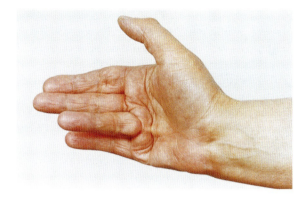

Afbeelding 12.6 Contractuur van Dupuytren. Fibrotische strengen in de fascia palmaris veroorzaken flexiecontracturen van een of meer vingers.

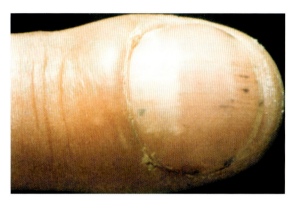

Afbeelding 12.9 Splinterbloedinkjes: kleine, in de lengterichting verlopende lijntjes onder de nagel.

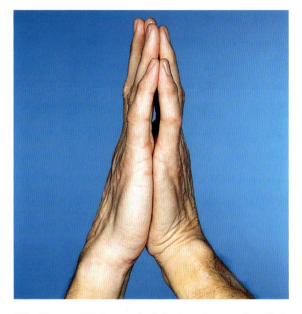

Afbeelding 12.7 Het 'prayer sign': de vingers kunnen niet volledig tegen elkaar worden geplaatst.

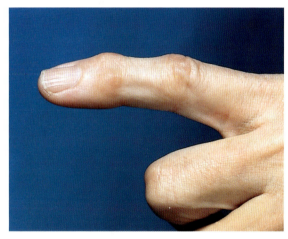

Afbeelding 12.10 Noduli van Heberden: benige zwellingen aan de distale interfalangeale gewrichten van de vingers bij gevorderde artrose.

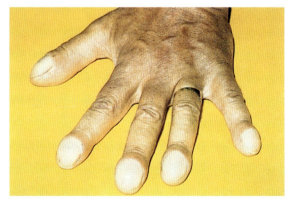

Afbeelding 12.8 Trommelstokvingers met horlogeglasnagels.

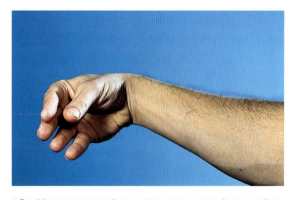

Afbeelding 12.11 Het teken van Trousseau: carpaal spasme door hypocalciëmie.

BENEN EN VOETEN

Het onderzoek richt zich in de eerste plaats op tekenen van arteriële insufficiëntie.

Meestal ontbreken dan een of meer arteriële pulsaties. Andere symptomen van chronische arteriële insufficiëntie zijn een verlaagde huidtemperatuur, een livide kleur van de huid bij afhangen van de benen, een droge, schilferende huid, het ontbreken van beharing op de voet en het onderbeen, en sterk verdikte, harde nagels (zogeheten kalknagels). Er kunnen ulcera en gangreen ontstaan, vooral aan de meest distale gedeelten en op drukplaatsen.

Bij acute arteriële insufficiëntie is de voet of het onderbeen alleen bleek en koud. Zonder therapie ontstaan na enige dagen tekenen van gangreen.

De volgende perifere arteriële pulsaties worden gepalpeerd, waarbij links en rechts worden vergeleken. Er wordt met de vingertoppen gepalpeerd, en tevens wordt gecontroleerd of men de pulsaties bij de patiënt niet verwart met die van zichzelf.

- *Palpatie van a. femoralis*. Te voelen diep in de lies halverwege tussen de spina iliaca anterior superior en de symfyse (afbeelding 12.12). Op deze plaats kan met de stethoscoop worden geluisterd of er vaatgeruis bestaat als teken van atherosclerose.
- *Palpatie van a. poplitea*. Te voelen diep in de weefsels achter de knie (afbeelding 12.13). Hiervoor dient de knie in flexiestand te staan, waarbij met beide handen de knie wordt omvat en de vingertoppen elkaar achter de knie raken. Deze pulsaties zijn soms lastig te voelen. Wanneer de beide hierna genoemde pulsaties aanwezig zijn, is het zoeken naar de pulsaties in de knieholte overbodig; het onderzoek hiervan is echter wel belangrijk wanneer de perifere pulsaties niet te voelen zijn. De beginner wordt aangeraden naar deze pulsaties routinematig te voelen om zodoende hiermee de benodigde ervaring op te doen. Bij een chronische obstructie van de a. poplitea kan de knie warmer aanvoelen door de ontwikkeling van oppervlakkig verlopende collaterale circulatie: de zogenoemde *hot knee*.
- *Palpatie van a. dorsalis pedis*. Te voelen op de voetrug, juist lateraal van de strekpees van de grote teen (afbeelding 12.14). Bij te hard aandrukken wordt de arterie gemakkelijk dichtgedrukt. Soms ligt de arterie meer naar lateraal.
- *Palpatie van a. tibialis posterior*. Te voelen onder de malleolus medialis (afbeelding 12.15). De palpatie is moeilijk of onmogelijk bij oedeem of uitgebreide veneuze insufficiëntie.

Het onderzoek richt zich vervolgens op tekenen van veneuze insufficiëntie. Bij chronische veneuze insufficiëntie zijn vaak varices en een abnormale ventenekening zichtbaar, vooral in staande houding (afbeelding 12.16A). Er kunnen daarnaast opvallende kleurveranderingen van de huid ontstaan: vooral aan de distale en mediale zijde van het onderbeen zijn er cyanotische en gepigmenteerde gebieden (afbeelding 12.16C). Er bestaan vaak *pitting* enkel- en pretibiaal oedeem, soms is er ook *non-pitting* lymfoedeem. Uiteindelijk kunnen huiddefecten optreden, meestal aan de mediale zijde van de enkels en onderbenen (ulcus cruris).

Bij acute veneuze afsluiting staan de tekenen van veneuze stuwing op de voorgrond: het been is gezwollen, rood (soms blauwpaars) en warm met pasteuze verdikte kuiten (afbeelding 12.17). Overigens kan hetzelfde klinische beeld ontstaan bij ruptuur van een bakercyste (uitstulping van de synoviale membraan van het kniegewricht in de knieholte) of bij een spiertrauma. In de differentiaaldiagnose moet ook erysipelas worden overwogen. Bij een zeer sterke zwelling als gevolg van uitgebreide veneuze trombose kan ook de arteriële circulatie worden belemmerd.

Als er varices aanwezig zijn, kan het belangrijk zijn te testen of de veneuze kleppen nog in staat zijn retrograde flow te voorkomen. Hierbij kunnen de volgende klassieke handgrepen worden toegepast.

- *De trendelenburgproef*. Hierbij wordt eerst de veneuze stuwing ontlast door bij een liggende patiënt het been 90° te heffen. Daarna wordt manueel of met een tourniquet de v. saphena magna hoog op het bovenbeen dichtgedrukt. Vervolgens gaat de patiënt staan. Als nu een snelle vulling van de oppervlakkige venen optreedt, betekent dit dat de veneuze kleppen van de vv. perforantes insufficiënt zijn. Erna kan de compressie van de v. saphena magna worden opgeheven. Een plotselinge extra vulling van de oppervlakkige venen duidt op retrograde flow en dus op insufficiënte kleppen in de v. saphena magna.
- *De test van Perthes*. Hierbij wordt bij een staande patiënt een tourniquet aangebracht om het bovenbeen of om het onderbeen. Daarna moet de patiënt enkele minuten rondlopen. Als de varices zich ontledigen, is er sprake van sufficiënte venae perforantes beneden het niveau van de tourniquet en van een diep veneus systeem zonder klepinsufficiëntie.

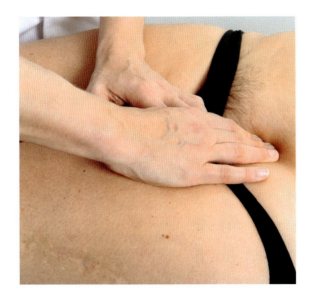

Afbeelding 12.12 Palpatie van de a. femoralis.

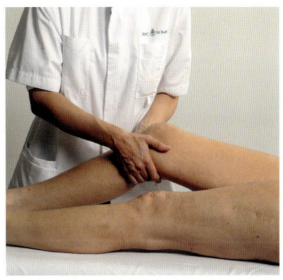

Afbeelding 12.13 Palpatie van de a. poplitea.

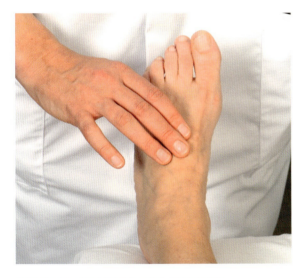

Afbeelding 12.14 Palpatie van de a. dorsalis pedis.

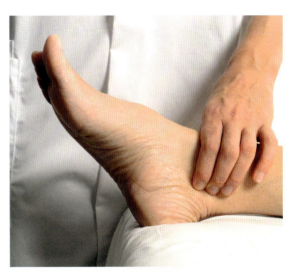

Afbeelding 12.15 Palpatie van de a. tibialis posterior.

Overigens is de betrouwbaarheid van beide tests niet erg groot.

Bij het verdere onderzoek let men op het volgende.
- *Het aspect van de huid en de nagels.* Bijvoorbeeld: trofische stoornissen (door arteriële en veneuze insufficiëntie), zogeheten kalknagels, abnormale eeltvorming, huiddefecten, schimmelinfecties (tussen de tenen).
- *De contouren van de benen en voeten.* Bijvoorbeeld: spieratrofie van de bovenbenen, (lymf)oedeem, gewrichtszwellingen.
- *De stand en bewegingsexcursies van de benen, voeten en tenen.* Bijvoorbeeld: contracturen in de heupen, knieën en enkels, bewegingsbeperking (bijvoorbeeld door artrose), doorgezakte voetgewelven, klauwstand van de tenen (bij diabetische neuropathie; afbeelding 12.18).

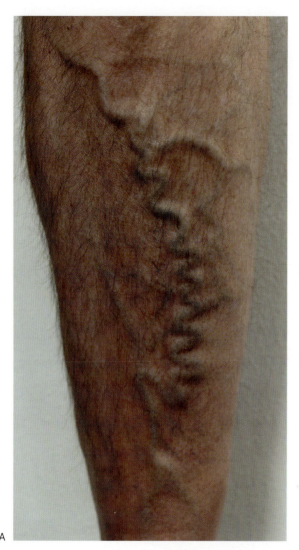
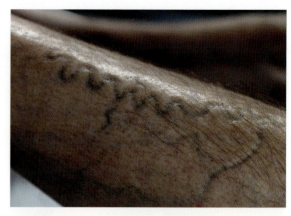
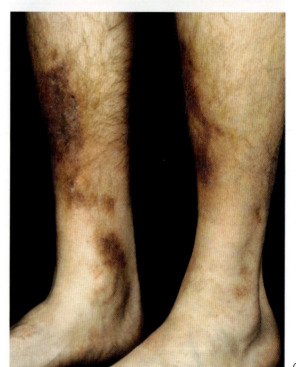

Afbeelding 12.16 Chronische veneuze insufficiëntie van de onderbenen met varices (staand: A, liggend: B) en gepigmenteerde huidgebieden (C).

Andere symptomen zijn hierna weergegeven.
- *Livedo reticularis*. Blauwe tot purperen verkleuring van de huid van de extremiteiten met een netvormige tekening, vooral aan de bovenbenen bij vrouwen (afbeelding 12.19). De huid wordt wel vergeleken met de tekening van marmer. Dit wordt veroorzaakt door spasme van huidarteriolen en is meestal onschuldig, maar komt ook voor in relatie met verschillende vasculitiden, SLE, polycythaemia vera, cholesterolembolie en het antifosfolipidensyndroom.
- *Symptoom van Homans*. Pijn in de kuit bij dorsale flexie van de voet. Wordt vaak in relatie gebracht met diepe veneuze trombose, maar is in werkelijkheid een weinig specifiek en derhalve obsoleet symptoom.

BENEN EN VOETEN 169

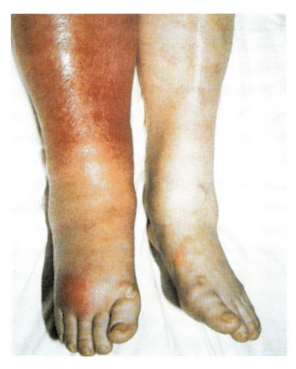

Afbeelding 12.17 Diepe veneuze trombose van het rechter onderbeen.

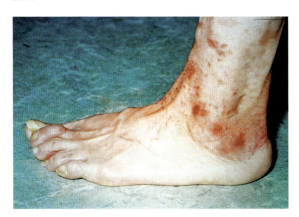

Afbeelding 12.18 Voet van een patiënt met diabetische neuropathie. De voet is rood en warm. De voetgewelven zijn ingezakt. Er bestaat een klauwstand van de tenen en er zijn gestuwde venen op de voetrug.

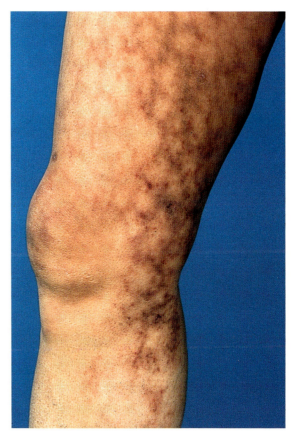

Afbeelding 12.19 Livedo reticularis. Marmerachtige tekening van de huid van het been.

Kijk voor verdieping op www.studiecloud.nl.

13 De gewrichten

Inleiding 171
Hoofd/hals en thorax 172
Het schoudergewricht 173
Het elleboogewricht 174
Het polsgewricht 175
De vingergewrichten 175
Het heupgewricht 177
Het kniegewricht 177
Het enkelgewricht 179
De voetgewrichten 180
De wervelkolom 180
Het sacro-iliacale gewricht 182

INLEIDING

Bij de anamnese hoort er aandacht te zijn voor klachten van het bewegingsapparaat en daarmee geassocieerde verschijnselen zoals de aanwezigheid van ochtendstijfheid, het fenomeen van Raynaud, siccaklachten, ulcera, uveïtis, inflammatoire darmziekten, overgevoeligheid voor zonlicht en andere huidafwijkingen (bijvoorbeeld psoriasis, haaruitval of een tekenbeet).

Het menselijk lichaam heeft verschillende soorten gewrichten. Het meest voorkomend zijn de zogenoemde synoviale gewrichten, waarbij twee botten met elkaar verbonden zijn door een kapsel en de bekledende kraakbeenoppervlakken vrij tegen elkaar bewegen (zie afbeelding 13.1). Aan de binnenzijde van het kapsel ligt de synoviale membraan, die verantwoordelijk is voor de productie van synoviaal vocht, een vloeistof die ervoor zorgt dat de bewegingen soepel verlopen. De mate van beweeglijkheid wordt bepaald door de vorm van de benige structuren in combinatie met de omringende structuren zoals ligamenten, pezen en spieren. Klachten van de gewrichten kunnen hun oorsprong hebben in elk van de zojuist genoemde structuren. Bij een gewrichtsontsteking (artritis) is de synoviale membraan ontstoken (synovitis).

Bij het screenende volledige lichamelijk onderzoek (pagina 44) hoort altijd een globale inspectie van de handen, voeten, knieën, enkels, polsen en wervelkolom, zodat een duidelijke zwelling van een gewricht of een standsverandering opvalt. Indien er aanwijzingen zijn voor een aandoening van een of meer gewrichten, wordt vervolgens een volledig onderzoek van alle toegankelijke gewrichten uitgevoerd om een eventuele beginnende aandoening van andere gewrichten op te sporen.

Het onderzoek bestaat uit vier delen:
1. inspectie;
2. palpatie;
3. actief en passief bewegingsonderzoek, inclusief weerstandstests.

Op basis hiervan is het meestal mogelijk onderscheid te maken tussen een articulair of een periarticulair probleem en tussen een inflammatoire of een niet-inflammatoire oorzaak van de klachten.

Inspectie

Let op zwelling, roodheid van de huid, verandering van de vorm, verandering van de onderlinge stand van de twee articulerende skeletdelen en op atrofie van de spieren proximaal en distaal van het gewricht. De dominante kant heeft in een gezonde situatie meestal een betere ontwikkeling van de musculatuur. Laat de patiënt de plaats van de meeste pijn met één vinger aanwijzen. Vergelijk het gewricht altijd met dat aan de andere kant.

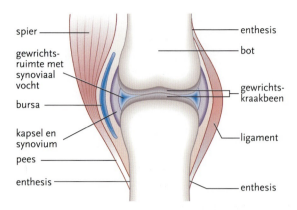

Afbeelding 13.1 Anatomie van het gewricht.

Palpatie

Probeer bij zwelling van een gewricht de aard van de zwelling vast te stellen: hard (bot), zachter (weke delen rond het gewricht) of fluctuerend (vocht in het gewricht of in een slijmbeurs). Lokaliseer de plaats van de meeste drukpijn. Betast met de vingertoppen de gewrichtsspleet. Deze is bij een normaal gewricht te voelen als een gleuf tussen de twee botuiteinden. Bij zwelling van het gewrichtskapsel is de gleuf opgevuld. Het is dus belangrijk van elk gewricht te weten waar zich de gewrichtsspleet bevindt. Stel vast of de huid ter plaatse van het gewricht warmer is dan aan de andere kant, of warmer dan boven de spieren proximaal en distaal van het gewricht. Normaal is de huid boven de spieren warmer dan boven het gewricht (meer doorbloeding). Palpeer ook de peesaanhechtingen rond het gewricht. Deze kunnen pijnlijk zijn door irritatie of ontsteking (enthesopathie, enthesitis).

Actief en passief bewegingsonderzoek

Laat de patiënt eerst alle bewegingen die in een gewricht mogelijk zijn actief uitvoeren; let daarbij op de grootte van de excursies. De maximale excursies van een normaal gewricht zijn weergegeven in tabel 13.1. Bij een aantal gewrichten kan men de excursies goed meten met een hoekmeter (goniometer). De hoek wordt dan gemeten ten opzichte van de zogeheten nulstand: de stand waarbij de patiënt rechtop staat, met de armen langs het lichaam hangend en in rust. Van een beperking van de actieve bewegingen kan de oorzaak in het gewricht liggen, maar ook in de omliggende spieren en pezen. Onderzoek daarom vervolgens de passieve beweeglijkheid, terwijl de patiënt de spieren ontspant, en let weer op de grootte van de excursies.

Uiteraard wordt ook gelet op pijn en de plaats daarvan bij actief en passief bewegen. Wordt gedacht aan een pees (tendinitis, tendinopathie) of een peesaanhechting (enthesitis, enthesopathie) als plaats waar de pijn ontstaat? Laat de patiënt dan de betreffende spiergroep aanspannen tegen een zodanige weerstand in dat er geen beweging in het gewricht optreedt (isometrisch). Bij een tendinitis zal dat zeer pijnlijk zijn, bij een artritis meestal niet.

Het zo uitgevoerde onderzoek geeft meestal het antwoord op twee vragen: komt de pijn of de zwelling van het gewricht zelf of uit de omgeving, en is er wel of niet sprake van een artritis? Ontstaat de pijn in het gewricht, dan is in de regel de gewrichtsspleet de plaats met de meeste drukpijn en is er pijn bij passief bewegen. Drukpijn op pezen en hun aanhechtingen en pijn bij isometrische contractie van spieren wijzen op een extra-articulaire oorzaak. De pijn wordt vaak alleen gevoeld bij bewegen in een bepaalde richting. Passief bewegen van het gewricht is dikwijls niet pijnlijk. Bij een artritis blijft de zwelling meestal beperkt tot het gewrichtskapsel. Beweging van het gewricht is pijnlijk in alle richtingen, maar vooral pijnlijk in de stand waarbij de intracapsulaire ruimte het kleinst is (meestal extensie). Deze stand zal worden vermeden en het aangedane gewricht zal daarom vaak een lichte flexiestand vertonen (stand van Bonnet). Bij een heftige artritis (septische artritis of acute jichtaanval) zijn alle klassieke ontstekingsverschijnselen aanwezig: *dolor* (spontane pijn/pijn bij palpatie en bij bewegen), *tumor* (zwelling of hydrops), *rubor* (roodheid), *calor* (warmte) en *functio laesa* (gestoorde functie/bewegingsbeperking). Bij lichtere graden van ontsteking is de diagnose vaak moeilijker. Soms is een duidelijke hydrops niet aantoonbaar; er is dan alleen kapselzwelling (palpatie van de gewrichtsspleet!). De roodheid ontbreekt vaak. Warmte is alleen maar aantoonbaar bij een groot, oppervlakkig gelegen gewricht. Bij diep gelegen gewrichten (bijvoorbeeld het heupgewricht) zijn zwelling, warmte en roodheid nooit aan te tonen. Men is dan aangewezen op de spontane pijn, de drukpijn, de pijn bij passief bewegen en de bewegingsbeperking.

Hierna volgen aanwijzingen voor het specifieke onderzoek van een aantal gewrichten.

HOOFD/HALS EN THORAX

Bij een aantal aandoeningen, zoals reumatoïde artritis, doen de kaakgewrichten soms mee. Het is daarom

Tabel 13.1 Gemiddelde maximale excursies bij passieve bewegingen in normale gewrichten ten opzichte van de nulstand*

schoudergewricht	abductie (zonder gefixeerde scapula)	170°	*cervicale wervelkolom*	rotatie	75°
	abductie (met gefixeerde scapula)	90°		anteflexie	45°
	anteflexie	170°		extensie	45°
	retroflexie	50°		lateroflexie	45°
	exorotatie	90°	*heupgewricht*	flexie	120°
	endorotatie	70°		extensie	25°
ellebooggewricht	flexie	160°		abductie	45°
	extensie	0°		adductie	30°
	pronatie	90°		endorotatie	45°
	supinatie	90°		exorotatie	45°
polsgewricht	dorsale flexie	75°	*kniegewricht*	flexie	135°
	volaire flexie	75°		extensie	5°
	ulnaire deviatie	35°	*enkelgewrichten*	plantairflexie	50°
	radiaire deviatie	20°		dorsaalflexie	20°
duim				inversie (voorvoet)	40°
carpometocarpaal gewricht	abductie	60°		eversie (voorvoet)	20°
	flexie	15°	*tenen*		
	extensie	20°	MTP	flexie	35°
MCP	flexie	55°		extensie	65°
	extensie	10°	PIP	flexie	40°
interfalangeaal gewricht	flexie	80°		extensie	0°
	extensie	15°	DIP	flexie	55°
tweede-vijfde vinger				extensie	0°
MCP	flexie	90°			
	extensie	20°			
PIP	flexie	100°			
	extensie	0°			
DIP	flexie	75°			
	extensie	0°			

* De hoeken worden gemeten ten opzichte van de nulstand: de patiënt staat rechtop, met de armen langs het lichaam. Er is nogal wat interindividuele variatie, onder andere op grond van de leeftijd. MCP = metacarpofalangeaal gewricht, PIP = proximaal interfalangeaal gewricht, DIP = distaal interfalangeaal gewricht, MTP = metatarsofalangeaal gewricht.

belangrijk deze gewrichten ook te onderzoeken. Het al dan niet kunnen openen of sluiten wijst op bewegingsbeperking. Dit kan met of zonder pijn gepaard gaan. Palpatie net voor de tragus van het oor geeft informatie over pijn en zwelling. Het testen van de beweeglijkheid van de hals wordt elders in dit hoofdstuk besproken bij het onderzoek van de wervelkolom. De sternoclaviculaire gewrichten, de overgang tussen sternum en manubrium, en de costosternale aanhechtingen kunnen door middel van palpatie worden beoordeeld op de aanwezigheid van pijn en zwelling.

HET SCHOUDERGEWRICHT

Inspectie
Bekijk de contouren van de schouder terwijl de patiënt rechtop zit of staat, met de armen hangend langs de romp. Let op of er een verschil tussen rechts en links is in de stand van de bovenarm ten opzichte van de romp. Kijk daarnaast of er sprake is van zwelling of spieratrofie.

Palpatie
Het glenohumerale gewricht (humerus-scapula) ligt diep en is niet goed te palperen. Schouderklachten hebben

echter vaak hun oorzaken in de omliggende structuren. Zoek ter oriëntatie enkele vaste punten op die wel goed te palperen zijn. Door de clavicula met de vingers naar lateraal te vervolgen komt men op het acromion en het acromioclaviculaire gewricht. Dit gewricht kan pijnlijk of gezwollen zijn, meestal op basis van degeneratie.

Onder het acromion aan de voorzijde is een botuitsteeksel te voelen, de processus coracoideus van de scapula. Lateraal onder het acromion is, bij een niet al te sterk ontwikkelde m. deltoideus, het tuberculum majus van de humerus voelbaar. Aan de voorzijde van dit tuberculum loopt de lange bicepspees, die pijnlijk kan zijn door tendinitis. De humeruskop kan het dichtst worden benaderd door diep in de oksel te palperen met de volaire zijde van de vingers naar de bovenarm toe. Dit is echter niet prettig voor de patiënt en levert vrijwel geen extra informatie op.

Bewegingsonderzoek (afbeelding 13.2)

Bij de bewegingen van de bovenarm ten opzichte van de romp spelen naast het glenohumerale gewricht ook het acromioclaviculaire en het sternoclaviculaire gewricht een rol. Bij het recht omhoog steken van de arm gaat de hele schoudergordel (clavicula, scapula) omhoog. Om de bewegingen in het glenohumerale gewricht te onderzoeken moet men de scapula gefixeerd houden: ga achter de zittende patiënt staan en haak bij onderzoek van de rechterschouder de duim van de linkerhand lateraal om de scapularand heen in de oksel, met de vier vingers op de schouder. Bij een gefixeerde scapula is de normale maximale abductie van de arm circa 90°, bij een niet-gefixeerde scapula circa 170°. De exo- en endorotatie in de schouder onderzoekt men bij een passief hangende arm, 90° gebogen in de elleboog. Er is sprake van een normale endorotatie als de hand van de patiënt achter op de rug boven de elleboog uitkomt. Bij een artritis is de exorotatie het meest beperkt. Het is hierbij cruciaal om links met rechts te vergelijken. De adductie wordt onderzocht door de arm zo ver mogelijk voor de borst langs naar de andere kant te brengen. Subacromiale inklemming (*impingement*) veroorzaakt pijn bij het heffen van de arm in het gebied tussen 60°-120° met maximale pijn bij 90° (*painful arc*). De spieren van de rotatorenmanchet (m. supraspinatus, m. infraspinatus, m. teres minor, m. subscapularis) kunnen worden getest door de patiënt terwijl deze de arm tegen de thorax heeft te vragen de bovenarm tegen de weerstand in opzij te duwen (abductie) of de onderarm naar binnen (endorotatie) dan wel naar buiten (exorotatie) te draaien.

HET ELLEBOOGGEWRICHT

Inspectie

Kijk of er zwellingen, roodheid of standsveranderingen zijn. Een bursitis wordt gezien aan de strekzijde van de elleboog. Reumanoduli en tophi (jicht) zijn vaak gelokaliseerd aan de strekzijde van de elleboog of de onderarm en voelen vast-elastisch aan.

Afbeelding 13.2 De bewegingsmogelijkheden in het schoudergewricht.

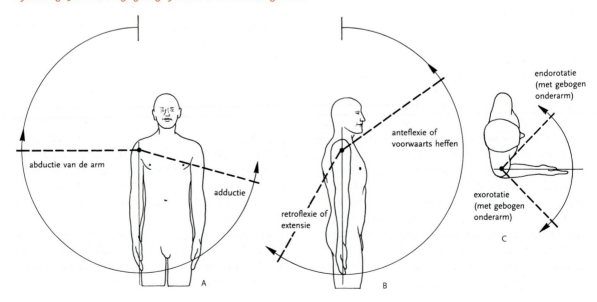

Palpatie

De beide epicondyli van de humerus, het olecranon en het radiuskopje zijn gemakkelijk te voelen. Tussen het olecranon en de epicondyli komt men het dichtst op de synovia. De gewrichtsspleet tussen het radiuskopje en de laterale epicondylus is eveneens goed palpabel. Bij een artritis van de elleboog kan op deze plaatsen een pijnlijke zwelling gevoeld worden. Tussen het olecranon en de huid bevindt zich een bursa, waarvan een hydrops kan bestaan (fluctuatie) ten gevolge van mechanische irritatie (mijnwerkers- of studentenelleboog) of ontsteking (warm en pijnlijk). Bij een tenniselleboog is de aanhechtingsplaats van pezen aan de laterale epicondylus drukpijnlijk; de pijn neemt toe bij krachtige pronatie.

Bewegingsonderzoek

Een normale elleboog vertoont meestal een bewegingsuitslag tussen 0° en 140-160° buiging. Niet bij alle gezonde mensen is een volledige strekking in de elleboog echter mogelijk. Anderzijds zijn er nogal wat mensen bij wie overstrekking mogelijk is. Dit hoeft dus niet abnormaal te zijn. Het is hierbij wederom noodzakelijk links en rechts te vergelijken. Pronatie en supinatie worden onderzocht vanuit de middenstand: 90° buiging in de elleboog, duim omhoog (afbeelding 13.3). Aan deze bewegingen doet ook het polsgewricht mee. Zie verder tabel 13.1. Bij artritis is de extensie het eerst beperkt.

HET POLSGEWRICHT

Inspectie

Er wordt gekeken naar zwelling en standafwijkingen. Het is hierbij cruciaal om links en rechts te vergelijken.

Palpatie

Het polsgewricht is een complex gewricht. De onderling articulerende handwortelbeentjes kunnen niet apart worden gevoeld. Het gewricht wordt onderzocht op zwelling en drukpijn door met beide duimen het dorsum van de pols te palperen. Aan de volaire zijde kan ook een zwelling worden gevoeld, bijvoorbeeld door een tenosynovitis van de flexorpezen van de pols. Bij pijn in combinatie met tintelen en/of krachtverlies dient ook de sensibiliteit getest te worden in het gebied van de n. ulnaris en de n. medianus. Een carpaletunnelsyndroom gaat vaak gepaard met tintelingen in het verloop van de n. medianus bij druk op de carpale tunnel, bijvoorbeeld bij sterk achteroverbuigen of flecteren van de pols (test van Phalen) of door te tikken op het gebied van de carpale tunnel (test van Tinel).

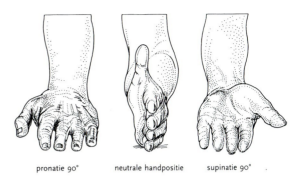

Afbeelding 13.3 Pronatie en supinatie van de hand.

Bewegingsonderzoek

De extensie kan snel worden onderzocht door de patiënt de handpalmen tegen elkaar te laten drukken, met de vingers omhoog, en dan de ellebogen zo veel mogelijk omhoog te laten brengen (afbeelding 13.4A). Voor de flexie doet men het omgekeerde: handruggen tegen elkaar, vingers omlaag, ellebogen omlaag (afbeelding 13.4B). Bij een normale pols zijn dorsoflexie en palmairflexie tot 90° mogelijk. Pijn en zwelling ter hoogte van de dorsoradiale zijde van de pols kunnen veroorzaakt worden door de ziekte van De Quervain: tenosynovitis van de extensoren van de duim (m. abductor pollicis longus en m. extensor pollicis brevis). Dit is vaak een uiting van overbelasting, maar kan ook het eerste teken zijn van reumatoïde artritis. Tenosynovitis van De Quervain kan met behulp van de test van Finkelstein aannemelijk worden gemaakt. Hierbij wordt de patiënt gevraagd een vuist te maken met de duim in flexie in de vuist, gevolgd door ulnaire deviatie van de pols. Als dit pijnlijker is dan ulnaire deviatie met de duim in extensie buiten de vuist, wijst dit op een tenosynovitis van de strekpezen van de duim.

DE VINGERGEWRICHTEN

De vingergewrichten bestaan uit de vijf metacarpofalangeale gewrichten (MCP's), vier proximale interfalangeale gewrichten (PIP's), vier distale interfalangeale gewrichten (DIP's) en tot slot het carpometacarpale gewricht en het interfalangeale gewricht van de duim.

Inspectie

Let op het vóórkomen van enkele karakteristieke afwijkingen. Bij gevorderde reumatoïde artritis kunnen de MCP's gezwollen zijn met een deviatie van de vingers naar de ulnaire kant in deze gewrichten (afbeelding 13.5).

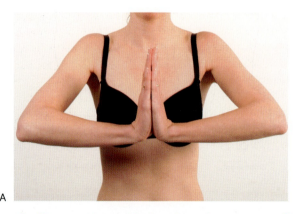
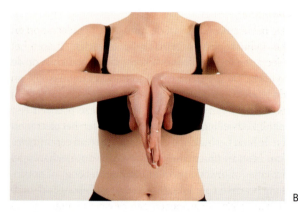

Afbeelding 13.4 Oriënterend onderzoek naar de extensie (A) en flexie (B) in het polsgewricht.

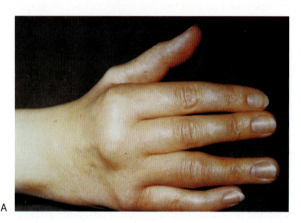
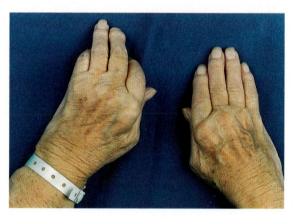

Afbeelding 13.5 De handen bij reumatoïde artritis. A Artritis van het tweede en derde metacarpofalangeale gewricht en van het vierde proximale interfalangeale gewricht. B Lang bestaande reumatoïde artritis. Let op de ulnaire deviatie van de vingers, de atrofie van de handspieren en de zwelling van metacarpofalangeale gewrichten. Dankzij verbeterde behandelmogelijkheden wordt deze afwijking steeds minder gezien.

Bij gevorderde artrose komen de noduli van Heberden en de noduli van Bouchard voor. De noduli van Heberden zijn benige knobbeltjes aan de dorsale zijde van de vingers (aan weerszijden) en iets distaal van het DIP-gewricht (afbeelding 12.10). De noduli van Bouchard zijn dergelijke knobbeltjes bij het PIP-gewricht (afbeelding 13.6).

Palpatie

Als er sprake is van zwelling van de vingers, dient er onderscheid gemaakt te worden tussen wekedelenzwelling (bijvoorbeeld (teno)synovitis) en benige zwelling (zoals bij artrose). De gewrichtsspleten van de MCP's zijn gemakkelijk te voelen door de toppen van de duim en wijsvinger even distaal van de knokkel aan weerszijden van de strekpees te plaatsen bij flexie van de MCP-gewrichten. Een beginnende artritis van de MCP's kan worden opgespoord door de gestrekte hand van de patiënt te omvatten ter hoogte van de MCP's en deze zacht zijdelings samen te drukken. Dit zal dan pijn veroorzaken: 'tangentiële drukpijn'. De gewrichtsspleten van de PIP's zijn meestal moeilijker te voelen aan de dorsale zijde van de vinger. Bij de DIP's is het in de regel niet mogelijk een gewrichtsspleet te palperen.

Bewegingsonderzoek

Het is bij dit grote aantal gewrichten en de vele samengestelde bewegingen ondoenlijk om van elk gewricht alle bewegingen te onderzoeken. In tabel 13.1 zijn wel de normale waarden van een aantal excursies gegeven. Voor een oriënterend onderzoek van de handfunctie

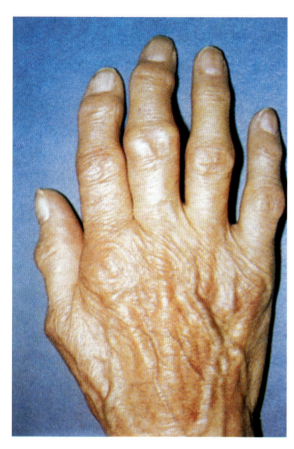

Afbeelding 13.6 Noduli van Bouchard bij gevorderde artrose; bij deze patiënt zijn de noduli duidelijk zichtbaar aan de proximale interfalangeale gewrichten van de derde vinger.

zijn twee tests belangrijk: het maken van een vuist en het onderzoeken van de knijpkracht. Let bij de vuist op de mate van flexie in de vingergewrichten. De knijpkracht kan enigszins worden gekwantificeerd door de patiënt te laten knijpen in de tot 40 mmHg opgeblazen manchet van de bloeddrukmeter. Zoals eerder gemeld kan het onderscheid tussen een artritis en een tendinitis worden gemaakt door de patiënt kracht te laten zetten tegen weerstand in. Bij een tendinitis is dit over het algemeen pijnlijker.

HET HEUPGEWRICHT

Inspectie

De patiënt ligt op de rug. Let op de stand van het dijbeen in rust. Bij een fractuur van het collum femoris ligt het been meestal in exorotatie, wat het best te zien is aan de stand van de voet. Bij een pijnlijk heupgewricht ten gevolge van een artritis is er vaak enige flexie in het heupgewricht. Dit wordt echter vaak gemaskeerd door een versterkte lendenlordose, waardoor het bekken zodanig kantelt dat het been toch plat op de onderlaag kan liggen. Het heupgewricht ligt te diep om warmte, roodheid of een hydrops te kunnen waarnemen. Pijn afkomstig uit het gewricht wordt meestal aan de voorzijde in de lies aangewezen. Ook komt het voor dat de patiënt de pijn meer in de knie lokaliseert.

Palpatie

Het heupgewricht is niet te palperen. Bij artritis is er vooral sprake van drukpijn in de lies.

Een bursitis trochanterica wordt gekenmerkt door drukpijn ter hoogte van de laterale zijde van de trochanter.

Bewegingsonderzoek

De flexie, adductie en abductie worden in rugligging onderzocht, de extensie of retroflexie in buikligging. De gemaskeerde flexiestand in de heup ten gevolge van een artritis kan worden vastgesteld met de handgreep van Thomas: leg een hand onder de lumbale wervelkolom, buig met de andere hand het gezonde been en druk de knie naar de buik totdat de lumbale wervels hard op de onderste hand drukken; de lordose is nu opgeheven en eventuele flexie in de contralaterale pijnlijke heup is nu zichtbaar (afbeelding 13.7). De exo- en endorotatie kunnen zowel in rug- als in buikligging worden onderzocht: in buikligging met gestrekte heup en 90° gebogen knie, in rugligging met gebogen heup en 90° gebogen knie (afbeelding 13.8). Bij artrose van het heupgewricht (coxartrose) is de endorotatie het meest beperkt. Het is ook bij dit gewricht belangrijk links en rechts met elkaar te vergelijken.

Pijn bij abductie van het been tegen weerstand in kan wijzen op een bursitis trochanterica.

HET KNIEGEWRICHT

Inspectie

Let op kleurveranderingen, zwelling en spieratrofie (m. quadriceps femoris). Een abnormale stand van het onderbeen ten opzichte van het bovenbeen waarbij het onderbeen naar buiten wijst, wordt de valgusstand genoemd (X-benen). Het omgekeerde is de varusstand (O-benen). Dit kan aanleiding geven tot mechanische pijn. Bij de patiënt in rugligging ligt de knie plat op de onderlaag. Bij een artritis wordt de knie vaak gebogen

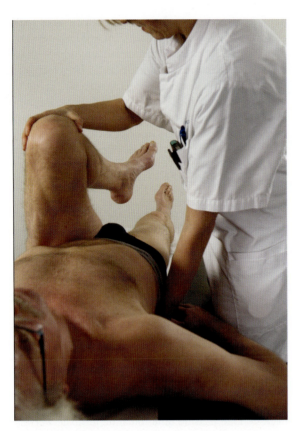

Afbeelding 13.7 Het aantonen van een gemaskeerde toestand van flexie in het heupgewricht met de handgreep van Thomas. De onderzoeker legt een hand onder de lumbale wervels van de patiënt en drukt met de andere hand de knie van het gezonde been naar craniaal. Als de rug zwaar op de hand drukt, is de lendenlordose opgeheven. De flexiestand wordt nu zichtbaar.

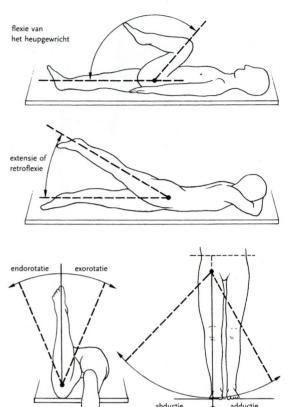

Afbeelding 13.8 Het bewegingsonderzoek van het heupgewricht.

gehouden, omdat in deze stand de gewrichtsholte de meeste ruimte heeft (stand van Bonnet). Het gewrichtskapsel reikt ver naar boven, lateraal boven de patella: de recessus suprapatellaris. Bij een hydrops is er meestal dan ook een uitpuiling te zien boven de patella en aan weerszijden naast het ligamentum patellae. Een zwelling boven op de patella berust op een hydrops van de bursa prepatellaris ('bidknie' of *housemaid knee*).

Palpatie

Aan de mediale en laterale zijden, ongeveer ter hoogte van de onderrand van de patella, is de gewrichtsspleet tussen de tibia en femur goed te voelen. Deze is drukpijnlijk bij artritis en bij meniscuspathologie. De omslagplooi van het gewrichtskapsel lateraal boven de patella is normaliter niet te voelen, maar wel als er kapselzwelling (synovitis) is. Een kleine hoeveelheid vocht in het gewricht kan worden aangetoond door het zogenoemde puilsymptoom op te wekken: strijk met de hand van onderen naar boven mediaal naast de patella het gewricht leeg, zodat het normale kuiltje naast de patella zichtbaar is. Geef vervolgens lateraal van de patella een korte duw. Het mediale kuiltje zal dan volschieten. Wanneer het gewricht meer vocht bevat, is het balloteren van de patella op te wekken (*danse patellaire*): druk met een hand de recessus suprapatellaris leeg en geef met de tweede en derde vinger van de andere hand een kort stootje op de patella. De patella stoot dan tegen het femur aan met een voelbare klik. Palpeer ook de knieholte. Daar kan bij een hydrops een uitbolling van het gewrichtskapsel voelbaar zijn: de kniekuil- of bakercyste. Drukpijn ter plaatse van de aanhechtingen van pezen kan wijzen op enthesiopathie.

Bewegingsonderzoek

Een normale knie is meestal te buigen tot minimaal 140° en kan licht overstrekt worden. Na het onderzoek van de flexie en extensie (tabel 13.1) wordt ook de stabiliteit van het gewricht getest (afbeelding 13.9). De stabiliteit berust op het intact zijn van de laterale banden en de kruisbanden. Pak met een hand het bovenbeen boven de knie in een ondergreep en pak met de andere hand de enkel. Probeer het onderbeen zijdelings te bewegen ten opzichte van het bovenbeen. Normaal gesproken is dit niet mogelijk. De voor-/achterwaartse stabiliteit wordt onderzocht door de knie 90° te buigen. De voet staat op de ondergrond. Omvat nu met beide handen het onderbeen onder de knie en probeer dit naar voren en achteren te bewegen ten opzichte van het bovenbeen. Is dit mogelijk, dan is er sprake van een positief schuifladefenomeen, dat op insufficiënte kruisbanden wijst. Voor verder mechanisch onderzoek en meniscustests wordt verwezen naar orthopedische tekstboeken.

HET ENKELGEWRICHT

Het enkelgewricht is een complex gewricht dat uit enkele onderdelen bestaat. Het talocrurale gewricht of bovenste spronggewricht maakt de dorsale en plantaire flexie van de voet mogelijk. In het subtalaire gewricht of onderste spronggewricht vinden de inversie (supinatie) en de eversie (pronatie) van de voet plaats. Een deel van de inversie en eversie vindt bovendien plaats in de overige gewrichten van de voetwortel (afbeelding 13.10).

Inspectie

De enkels worden allereerst beoordeeld op standafwijkingen (valgus- of varusstand) en de aanwezigheid van verdikkingen rond de achillespees. Bij een artritis is er vaak een circulaire zwelling van de enkel, die niet met oedeem moet worden verward.

Palpatie

Bij een artritis wordt zwelling van het bovenste spronggewricht gevoeld aan de voorzijde van de enkel. Door de extensorpezen van de voet aan te laten spannen kan worden gedifferentieerd tussen artritis en tendinitis. Zwelling van het onderste spronggewricht kan worden vastgesteld onder en achter de beide malleoli. De achillespees wordt gepalpeerd om drukpijn (tendinitis) en knobbels (peesxanthomen) uit te sluiten. Drukpijn aan de onderzijde van de hiel kan wijzen op een fasciitis plantaris.

Bewegingsonderzoek

De bewegingen worden onderzocht door het onderbeen juist boven het enkelgewricht in één hand te nemen en de voorvoet in de andere hand. De beweeglijkheid van het bovenste spronggewricht wordt onderzocht door maximale extensie en flexie van de voet. De beweeglijkheid van het onderste spronggewricht wordt getest door het onderbeen te fixeren en met de andere hand de calcaneus heen en weer te bewegen.

Afbeelding 13.9 Onderzoek naar de stabiliteit van het kniegewricht. A Probeer tijdens fixatie van het bovenbeen het onderbeen zijdelings te bewegen. Als dit mogelijk is, zijn de laterale banden niet intact. B Probeer het onderbeen in voor-/achterwaartse richting te bewegen. Bij intacte kruisbanden is dit niet mogelijk.

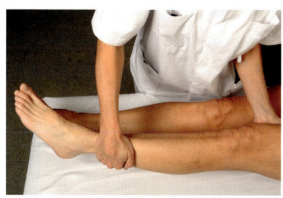
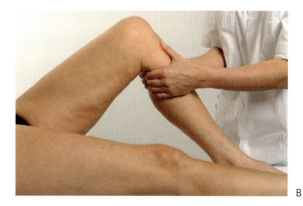

A B

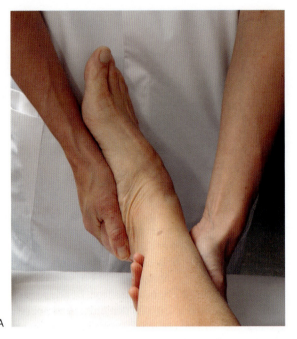
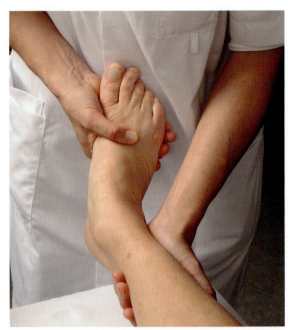

Afbeelding 13.10 Inversie van de voet (A) en eversie van de voet (B).

DE VOETGEWRICHTEN

Inspectie

Een veelvoorkomende afwijking aan de voet is de hallux valgus: de grote teen wijst sterk naar buiten (afbeelding 13.11A). Ze gaat soms gepaard met een ontsteking van de bursa aan de mediale kant van het eerste metatarsofalangeale gewricht (MTP). Een andere veelvoorkomende afwijkende stand van de tenen wordt gezien bij zogenoemde hamertenen: subluxatie in de MTP-gewrichten met een klauwstand van de tenen – de eerste falanx wijst omhoog met een scherpe hoek in het PIP-gewricht. Soms is de gehele teen gezwollen en ontstoken (dactylitis). Dit komt vaker voor bij spondyloartritis en wordt ook wel '*sausage toe*' genoemd. Een acute jichtaanval treedt vaak op in het eerste MTP-gewricht, maar kan in elk gewricht optreden. Het gewricht is dan gezwollen en zeer pijnlijk. De huid is warm en rood (afbeelding 13.11B).

Palpatie

De gewrichtsspleten van de MTP's zijn moeilijker te palperen dan die van de MCP's; de tenen moeten daarvoor naar plantair worden gebogen. Zwelling is soms moeilijk vast te stellen. Bij reumatoïde artritis is de tangentiële drukpijn van de voorvoet vaak het eerste symptoom van betrokkenheid van de MTP's.

DE WERVELKOLOM

De wervelkolom is een complex geheel van wervels, tussenwervelschijven, gewrichtjes en ligamenten. Het lichamelijk onderzoek kan slechts een globale indruk geven van de functie van het geheel op verschillende niveaus. Bij het bewegingsonderzoek is het moeilijk exacte hoekmetingen te doen. Deze worden in tabel 13.1 daarom alleen voor het hoofd (cervicale wervels) opgegeven.

Inspectie

De normale wervelkolom heeft een lordose (bocht concaaf naar achteren) in het cervicale gebied, een thoracale kyfose (convex naar achteren) en weer een lumbale lordose (afbeelding 13.12A). Bij oudere mensen neemt de thoracale kyfose meestal toe (afbeelding 13.12B). Inspecteer de wervelkolom bij de staande patiënt. Let op of er abnormale krommingen zijn: versterkte kyfose, verstreken lumbale lordose (afbeelding 13.12C), versterkte lumbale lordose (afbeelding 13.12D) of scoliose. Bij een scoliose is er een bocht in zijdelingse richting, in combinatie met een draaiing van wervels om de lengteas (afbeelding 13.13A). Als de patiënt vooroverbuigt, is te zien dat de ribben aan één zijde veel sterker naar achteren uitbochten door de draaiing van de wervels (afbeelding 13.13B). Een abnormale kyfose kan arcuair (boogvormig) of angulair (met een scherpe hoek)

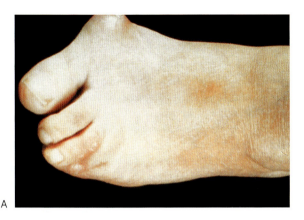
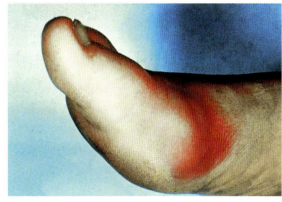

Afbeelding 13.11 A Hallux valgus; de grote teen wijst sterk naar buiten. B Jicht (arthritis urica).

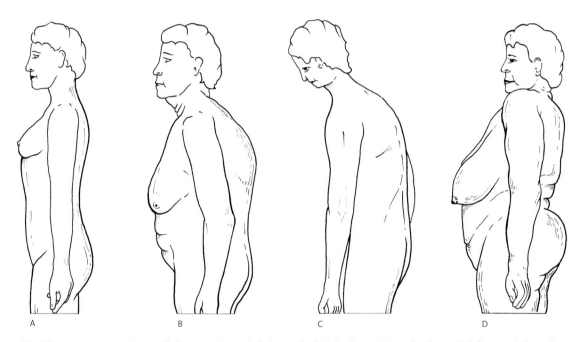

Afbeelding 13.12 A Normale wervelkolom met thoracale kyfose en lumbale lordose. B Versterkte thoracale kyfose, zoals die veel voorkomt bij ouderen. C Verstreken lumbale lordose en een verstijfde wervelkolom, zoals bij de ziekte van Bechterew. D Versterkte lumbale lordose bij obesitas.

zijn. De angulaire wordt ook wel 'gibbus' genoemd. Deze is het gevolg van een inzakking van een of meer wervellichamen, bijvoorbeeld ten gevolge van osteoporose, tuberculose of botmetastasen.

Palpatie
Bij lokale pijn wordt geprobeerd de plaats van de pijn te vinden door palpatie, beter nog door kloppen, van de processus spinosi. Gelokaliseerde kloppijn kan wijzen op een wervelfractuur. Ook de paravertebrale spieren worden gepalpeerd om plaatsen van drukpijn of hypertonie op te sporen.

Bewegingsonderzoek
Cervicale wervelkolom. De patiënt zit. Aan hem wordt gevraagd het hoofd zo ver mogelijk naar rechts en links te draaien. Deze rotatie gebeurt voornamelijk tussen de wervels C1 en C2. De anteflexie (kin naar de borst) en retroflexie (hoofd achterover) vinden vooral plaats tussen de schedel en C1. Ten slotte wordt de

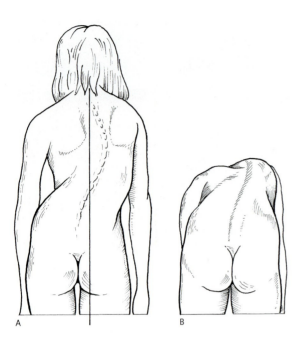

Afbeelding 13.13 A Scoliose: zijdelingse bocht in de wervelkolom. Bij vooroverbuigen wordt de afwijking veel duidelijker (B). Door draaiing van de wervels om de lengteas buigen de ribben aan één zijde verder naar achteren.

flexie naar lateraal (oor naar de schouder) onderzocht (C2 tot C7).

Thoracale wervelkolom. De patiënt zit of staat, de onderzoeker staat achter de patiënt. Als de patiënt staat, fixeert de onderzoeker het bekken met beide handen op de cristae iliacae en laat hij de patiënt naar rechts en naar links draaien. Deze rotatie vindt vooral plaats in het thoracale deel van de wervelkolom (afbeelding 13.14A).

Daarna wordt met een meetlint de omtrek van de thorax gemeten tijdens maximale inademing en maximale uitademing. Hierbij wordt het meetlint bij de man over de tepels gelegd en bij de vrouw zo hoog mogelijk onder de mammae. Het verschil tussen in- en expiratie moet ten minste 5 cm bedragen. Dit is een test voor de beweeglijkheid in de costovertebrale gewrichtjes, aannemend dat de longen normaal zijn (geen longemfyseem). Een verkleining van dit verschil is vaak een vroeg symptoom van spondylitis ankylopoetica (ziekte van Bechterew).

Vervolgens worden de buigingen van de wervelkolom onderzocht: anteflexie, retroflexie en lateroflexie naar rechts en links (afbeelding 13.14B tot en met 13.14D). Dit zijn vooral functies van de lumbale wervelkolom. De anteflexie kan in een getal uitgedrukt worden: de lumbale flexie-index of uitkomst bij de test van Schober. Zet bij de rechtopstaande patiënt een streepje op de plaats waar de verbindingslijn tussen de beide spinae iliacae posteriores superiores de middellijn kruist; dat is op de processus spinosus van L5. De plaats van de spina is vaak te herkennen aan een klein kuiltje in de huid (fossa lumbalis of venuskuiltje). Zet 10 cm hoger een tweede streepje in de mediaanlijn. Laat nu de patiënt met gestrekte knieën zo ver mogelijk vooroverbuigen en meet in die stand opnieuw de afstand tussen de twee streepjes. Normaliter neemt die toe met ten minste 5 cm (of de patiënt met de vingertoppen de grond kan bereiken, wordt niet alleen door de functie van de wervelkolom bepaald, maar ook door de heupgewrichten en de soepelheid van de hamstringspieren). Indien deze afstand onvoldoende toeneemt (bijvoorbeeld 1 tot 2 cm), kan dit wijzen op spondylitis ankylopoetica.

Bij de retroflexie ondersteunt de onderzoeker de patiënt met één hand onder in de rug om de angst voor achterovervallen weg te nemen. Bij de lateroflexie laat men de patiënt de hand zo ver mogelijk langs de zijkant van het bovenbeen omlaag bewegen zonder voorover te buigen. Wanneer er redenen zijn om aan een hernia nuclei pulposi te denken, moet ook de proef van Lasègue worden uitgevoerd, zie het einde van hoofdstuk 14.

HET SACRO-ILIACALE GEWRICHT

Sacro-iliitis komt onder andere voor bij spondylitis ankylopoetica (de ziekte van Bechterew). Het gewricht is niet zichtbaar en niet voelbaar bij het lichamelijk onderzoek. Tests voor het aantonen van sacro-iliitis zijn weinig gevoelig. De volgende handgrepen kunnen worden geprobeerd.

- De patiënt ligt op de buik. Druk krachtig met de duim op een plaats even onder de spina iliaca posterior superior. Druk in dezelfde houding krachtig met twee handen op elkaar op het sacrum. Beide handelingen kunnen bij sacro-iliitis pijn in de gewrichten veroorzaken.
- Test van Menell. De patiënt ligt op de zij. Aan hem wordt gevraagd beurtelings een van beide knieën te omvatten en tegen de borst te trekken, terwijl de onderzoeker het andere been zo ver mogelijk naar achteren trekt. Ontstaat daarbij pijn in een sacro-iliacaal gewricht, dan wijst dit op een ontsteking.

HET SACRO-ILIACALE GEWRICHT 183

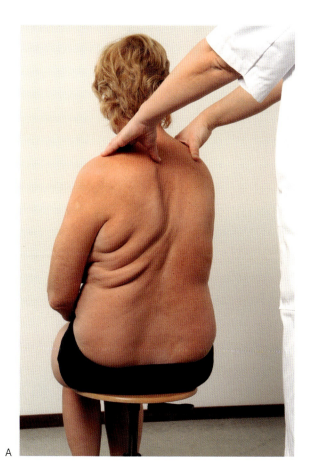

A

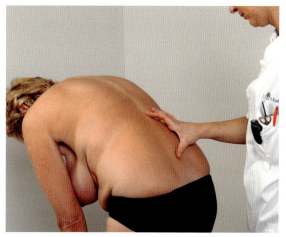

B

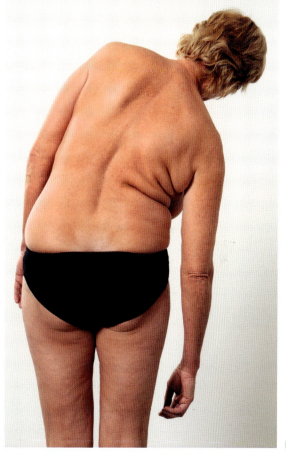

D

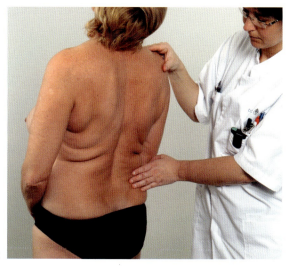

C

Afbeelding 13.14 Het bewegingsonderzoek van de thoracolumbale wervelkolom. A Rotatie. Het bekken wordt gefixeerd door de patiënt te laten zitten of door de handen van de onderzoeker op de bekkenkammen bij een staande houding. De rotatie vindt vooral plaats in het thoracale deel. B Anteflexie met meting van de lumbale flexie-index. C Retroflexie. Een hand van de onderzoeker ondersteunt de rug om (de angst voor) achterovervallen te voorkomen. D Lateroflexie. Men laat de patiënt de hand zo ver mogelijk langs het been omlaag schuiven zonder voorover te buigen.

- Test van Patrick. Plaats de rechterhiel op de linkerknie en duw de rechterknie naar beneden en lateraal. Indien de patiënt hierbij laag in de rug pijn ondervindt, kan dit wijzen op een ontsteking van het rechter sacro-iliacale gewricht. Test nadien de andere zijde.

Kijk voor verdieping op www.studiecloud.nl.

14 Het neurologisch onderzoek

Inleiding   185
Bewustzijn   185
De hogere cerebrale functies   186
Meningeale prikkeling   189
De hersenzenuwen   189
De motoriek   197
Coördinatie   199
Sensibiliteit   200
De reflexen   201
Romp en wervelkolom   204

INLEIDING

Het neurologisch onderzoek is niet moeilijk uitvoerbaar en levert een schat aan informatie over de werking van het zenuwstelsel, ondanks een relatief simpel instrumentarium als een watje, een stokje, een lampje en een hamer. Voorwaarde is dat het zorgvuldig wordt uitgevoerd met aandacht voor links-rechtsverschillen en met enig gevoel voor wat normaal en wat afwijkend is. Het onderzoek begint al in de wachtkamer, waarbij observatie van het spontane gedrag en de motoriek vaak al veel informatie oplevert. Vrijwel altijd wordt ter oriëntatie een algemeen of standaard neurologisch onderzoek verricht (tabel 14.1). De anamnese, die in vrijwel alle gevallen voorafgaat aan het neurologisch onderzoek, bepaalt in grote lijnen met welke onderdelen dit standaardonderzoek wordt uitgebreid, het neurologisch onderzoek op indicatie. De anamnese levert over het algemeen de aanwijzingen op voor de oorzaak van de aandoening, terwijl het neurologisch onderzoek de beste aanwijzingen geeft wat betreft de lokalisatie van de aandoening in het zenuwstelsel. In dit hoofdstuk wordt besproken hoe het onderzoek moet worden uitgevoerd.

BEWUSTZIJN

Verandering van het bewustzijn is een belangrijk symptoom bij tal van neurologische aandoeningen. Stoornissen kunnen aanwezig zijn in zowel de inhoud als in de mate van activering van het bewustzijn. Onderzoek van het bewustzijn vindt op indicatie plaats (tabel 14.2). De bewustzijnsgraad wordt aangegeven met de Glasgow Coma Scale, ook vaak EMV-score genoemd (tabel 7.2). Indien een patiënt niet reageert op aanspreken, wordt de reactie gescoord op een standaardpijnprikkel, bijvoorbeeld druk op de n. supraorbitalis die nasaal aan de bovenrand van de orbita de schedel verlaat. Hierbij wordt bij asymmetrie van de motore respons de beste reactie gescoord.

Bij een gedaald bewustzijn van een patiënt is vrijwel altijd de hersenstam betrokken. Als dat niet het geval is, is er sprake van een diffuse cerebrale pathologie. Het onderzoek van de andere hersenstamfuncties is dan ook belangrijk. In de eerste plaats moeten de vitale functies zoals ademhaling, pols en tensie worden gecontroleerd. Een bekende ademhalingsstoornis is de cheyne-stokesademhaling (afwisselend geleidelijk dieper en oppervlakkiger worden van de ademhaling), maar er zijn nog vele andere afwijkende patronen mogelijk (pagina 68). Verder moet men altijd de drie volgende hersenstamfuncties onderzoeken: de pupilreactie op licht, de corneareflex (pagina 194) en de compensatoire oogbewegingen: bij snel draaien van

Tabel 14.1 Algemeen neurologisch onderzoek

bewustzijn	bij verlaagd bewustzijn: EMV-score
hogere cerebrale functies	oriëntatie in tijd, plaats en persoon
	stemming en gedrag
	spraak en taal
	geheugen en inprenting
	praxis
	waarneming
hersenzenuwen	zie tabel 14.4
motoriek	inspectie: onwillekeurige bewegingen, atrofie, asymmetrie
	spiertonus
	spierkracht van de belangrijkste spiergroepen in MRC-gradering (tabel 14.6)
	latente parese: proef van Barré en proef van Mingazzini, lopen op de hielen en tenen
	vaardigheid
	lopen
coördinatie	vinger-neusproef, top-topproef en hiel-knieproef
	diadochokinese
	lopen en koorddansersgang
	proef van Romberg
sensibiliteit	gnostisch: tastzin, vibratiezin, bewegingszin, positiezin (proef van Romberg)
	vitaal: pijnzin, temperatuurzin
reflexen	bicepspees- en tricepspeesreflex
	vingerflexiereflex (reflex van Hoffmann-Trömner)
	kniepees- en achillespeesreflex
	voetzoolreflex

Tabel 14.2 Onderzoek bij gedaald bewustzijn

vitale functies	ademhaling
	pols
	bloeddruk
mate van bewustzijnsdaling	Glasgow Coma Scale (EMV-score)
oogstand en de vorm en grootte van de pupillen	
hersenstamreflexen	pupilreacties
	cornearefiex
	compensatoire oogbeweging (niet onderzoeken bij cervicaal letsel)
	hoestreflex
tonus en reflexen aan ledematen	

het hoofd blijven bij een normale hersenstamfunctie de ogen in dezelfde positie in de ruimte staan; dat wil zeggen dat ten opzichte van het hoofd een contralaterale beweging ontstaat ('poppenkopfenomeen'; afbeelding 14.1). Men moet dit laatste onderzoek niet uitvoeren bij een traumapatiënt bij wie de verdenking bestaat van een cervicale fractuur. Ten slotte kan onderzoek van de reflexen aan de ledematen (reflexverschillen en de aan- of afwezigheid van pathologische reflexen) aanwijzingen geven voor focale of multifocale cerebrale pathologie.

Een bijzondere vorm van een, overigens lichte, daling van het bewustzijn is het delier. Dit ontstaat acuut en heeft een fluctuerend beloop. Hierbij is ook de inhoud van het denken gestoord. Kenmerkend zijn stoornissen van het aandachts- en concentratievermogen, desoriëntatie, een chaotische gedachtegang, inprentingsstoornissen en soms hallucinaties, die meestal visueel van aard zijn. Een delier wordt in de regel door verscheidene factoren veroorzaakt. De meest voorkomende uitlokkende factoren zijn metabole ontregelingen, infecties en intoxicaties.

Delier
- daling van het bewustzijn
- inhoud van het denken gestoord
- hallucinaties (soms)
- acuut begin
- fluctuaties in de ernst van de symptomatologie

DE HOGERE CEREBRALE FUNCTIES

Oriëntatie

Het testen van de oriëntatie is een onmisbaar onderdeel van het neurologisch onderzoek. Men onderzoekt achtereenvolgens de oriëntatie in tijd (dag, maand, jaar), plaats en persoon. Bij een stoornis in elk van deze categorieën kan men in plaats van 'gestoord' beter noteren wat de patiënt precies heeft geantwoord. Achteraf is dan altijd na te gaan hoe ernstig de stoornis was,

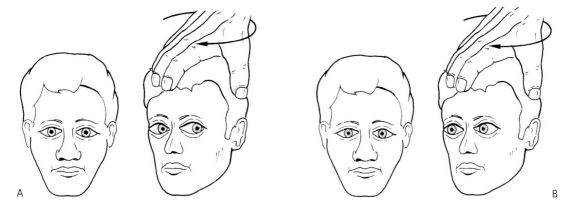

Afbeelding 14.1 A Normale compensatoire oogbewegingen: de ogen draaien reflectoir tegen de draairichting van het hoofd in. B Afwezige compensatoire oogbewegingen.

bijvoorbeeld of alleen de datum er een dag naast zat en de naam van een ander ziekenhuis werd genoemd of dat zelfs het jaartal mis was en de patiënt de stad niet wist te noemen.

Stemming en gedrag

Stemmingsstoornissen zoals een depressie, angst of een verhoogde prikkelbaarheid worden meestal bij het eerste contact al snel duidelijk. Vooral bij de indruk van een depressie moet men bedacht zijn op de mogelijkheid dat er geen stoornis in de stemming is, maar een sterke vertraging van handelen en denken en een vermindering van mimiek, zoals bij de ziekte van Parkinson. Van belang is ook het tempo van het denken. Bij sommige neurologische ziekten, vooral frontale laesies en subcorticale pathologie (hydrocefalus, ziekte van Parkinson en multipele lacunaire infarcten in de basale kernen), is dit ernstig vertraagd (bradyfrenie). Let ook op het spontane gedrag: de mate van initiatief, persevereren (het steeds herhalen van antwoorden of eerder gegeven opdrachten), echolalie (het voortdurend herhalen van woorden van de onderzoeker) en imitatie van de onderzoeker. Deze symptomen kunnen vooral voorkomen bij frontale laesies.

Spraak en taal

Bij een stoornis van de spraak, *dysartrie* genoemd, is de patiënt slecht verstaanbaar, maar is de inhoud van het gesprokene volledig normaal. Dysartrie kent vele oorzaken, zoals een cerebellaire laesie (intoxicatie!) of hersenstamlaesie, een spieraandoening, myasthenie of een extrapiramidale aandoening. De afwijking komt het best aan het licht als men de patiënt vraagt een zinnetje na te zeggen als: 'De koetsier poetst de postkoets met koperpoets', 'Voor was was was was was is', 'Als vliegen vliegen vliegen vliegen vliegen achterna' of 'Liesje leerde Lotje lopen langs de lange lindelaan'.

> **Dysartrie**
> - spraakstoornis
> - articulatie is gestoord
> - inhoud van het gesprokene is normaal

Dysartrie moet worden onderscheiden van een taalstoornis die *afasie* wordt genoemd. Om een taalstoornis te kunnen diagnosticeren moet men achtereenvolgens onderzoeken: het spontane taalgebruik, het benoemen van voorwerpen, en het nazeggen (tezamen: het taalgebruik) en uitvoeren van opdrachten (het taalbegrip). Indien er afwijkingen zijn, moet men de patiënt tevens laten schrijven en voorlezen om een agrafie en alexie op te sporen.

Men onderscheidt verschillende vormen van afasie. Bij de broca-afasie, ook wel expressieve of motorische afasie genoemd, begrijpt de patiënt gesproken taal overwegend goed en kan hij opdrachten goed uitvoeren, maar de patiënt kan zelf niet goed op de woorden komen. De patiënt spreekt spontaan zeer weinig of zegt helemaal niets. Bij de spontane spraak en vooral bij het benoemen van een voorwerp vallen fonematische parafasieën op: in plaats van het gewenste woord zegt de patiënt iets wat er qua klank op lijkt (bijvoorbeeld boes in plaats van boek). Naast fonematische parafasieën zijn er semantische parafasieën (een patiënt zegt bijvoorbeeld tafel in plaats van stoel). Dit soort parafasieën wordt vaker gezien bij een wernicke-afasie, een receptieve of een sensorische afasie. De patiënt begrijpt gesproken taal niet of verminderd. De spontane spraak is overvloedig en vloeiend, maar is onsamenhangend en bevat tal van niet-bestaande woorden (neologismen). Opdrachten worden niet of niet goed uitgevoerd.

Naast deze twee belangrijkste vormen van afasie zijn er nog enkele andere, zoals de amnestische afasie waarbij woordvindstoornissen op de voorgrond staan, en de transcorticale motorische afasie: een combinatie van sterk gestoorde spontane spraak en normaal nazeggen. Bij een afasie bevindt de laesie zich bij vrijwel alle rechtshandigen en bij meer dan de helft van de linkshandigen in de linkerhemisfeer.

> **Afasie**
> - taalstoornis
> - spontane taalproductie gestoord, zich uitend bij het spreken en schrijven, en/of taalbegrip gestoord, zich uitend bij het luisteren of lezen

Geheugen en inprenting

Meestal zijn enkele oriënterende vragen, bijvoorbeeld naar biografische gegevens of algemene nieuwsfeiten, afdoende om uit te maken of er sprake is van een ernstige geheugenstoornis. Om subtielere stoornissen van het geheugen en de inprenting aan te tonen kan uitgebreid neuropsychologisch onderzoek nodig zijn. Men dient een onderscheid te maken tussen het korte- en het langetermijngeheugen. Mist een patiënt een deel van de herinnering, dan spreekt men van een amnesie. Bij een trauma spreekt men van een retrograde amnesie wanneer het de herinnering van gebeurtenissen voorafgaand aan het trauma betreft, en van een antegrade of posttraumatische amnesie van gebeurtenissen wanneer deze op het trauma volgen. De duur van deze laatstgenoemde amnesie is een betrouwbare maat voor de ernst van het trauma.

Om een indruk van de inprenting te krijgen kan men de patiënt vragen een reeks van maximaal zes cijfers na te zeggen. Men moet echter bedenken dat niet alleen het geheugen, maar ook aandacht en concentratie de prestatie kunnen beïnvloeden.

Bij het syndroom van Korsakov, dat vooral bij alcoholisten voorkomt, kan men zogenoemde confabulaties waarnemen: de patiënt tracht defecten in het geheugen te maskeren met verzinsels.

Praxis

Er is sprake van apraxie indien de patiënt een handeling of een serie handelingen niet op verzoek kan verrichten, terwijl er geen stoornis is van de motoriek of het begripsvermogen. Hoewel de afwijking meestal wordt veroorzaakt door eenzijdige cerebrale laesies kan de patiënt met beide armen de gegeven opdrachten niet uitvoeren. Men onderzoekt of er sprake is van een apraxie door de patiënt 'doe-alsof'-opdrachten te geven, zoals: 'Doet u eens alsof u uw haar kamt', of: 'Doet u eens alsof u met een lepeltje in een kopje roert.' Een patiënt met een apraxie zal de handeling niet of slechts zeer onbeholpen kunnen uitvoeren. Men spreekt in dit geval van een ideomotorische apraxie. Bij een ideatorische apraxie kan de patiënt een serie samenhangende, opeenvolgende handelingen niet verrichten, zoals een brief vouwen, in een envelop doen en deze dichtplakken. De ideatorische apraxie leidt vaker tot problemen in het dagelijks leven, de ideomotorische apraxie meestal niet.

Een bijzondere vorm van apraxie is de orofaciale apraxie, waarbij mond- en tongbewegingen niet op verzoek normaal uitgevoerd kunnen worden. Bij de loopapraxie komt de patiënt bij het verzoek om te gaan lopen niet in beweging, maar blijft hij als aan de grond genageld staan. Deze apraxie komt voor bij een normale-druk-hydrocefalus.

Bij de zogenoemde constructieve apraxie kan de patiënt een eenvoudige afbeelding als een kubus of een huis niet natekenen (afbeelding 14.2) en geen patroon leggen met blokken. Ze komt voor bij rechtszijdige pariëtale laesies, waarbij er een stoornis is in de ruimtelijke oriëntatie en ook vaak een verwaarlozing aan één kant van het lichaam. Eigenlijk moet men in dit geval niet spreken van een apraxie, maar de term is nogal ingeburgerd. Hetzelfde geldt voor de kledingapraxie, waarbij de patiënt zich niet aan of uit kan kleden; dit wordt waarschijnlijk veroorzaakt door een stoornis in het ruimtelijk inzicht.

Waarneming

Bij patiënten met hersenletsel kunnen waarnemingsstoornissen voorkomen. Een voorbeeld is de verminderde aandacht voor prikkels in de linker lichaamshelft

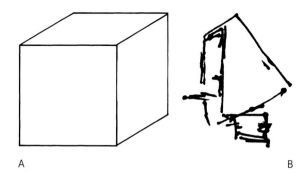

Afbeelding 14.2 Voorbeeld van een stoornis in constructieve vaardigheden. De patiënt heeft geprobeerd het voorbeeld (A) van de kubus na te tekenen (B).

Tabel 14.3 Onderzoek bij meningitis

	Sensitiviteit	Specificiteit
nekstijfheid	30%	68%
teken van Brudzinski	5%	95%
teken van Kernig	5%	95%

of het gezichtsveld ('verwaarlozing') bij laesies in de rechter pariëtale kwab. Het niet goed kunnen herkennen van voorwerpen zonder dat er sprake is van afasie of apraxie noemt men een agnosie, waarbij het kan gaan om visuele, auditieve of tactiele stimuli (respectievelijk visuele, auditieve of tactiele agnosie). Het nietherkennen van vertrouwde gezichten noemt men een prosopagnosie. Er zijn nog vele andere vormen van agnosie, bijvoorbeeld de simultaanagnosie waarbij patiënten de afzonderlijke onderdelen van een voorwerp herkennen, maar het geheel niet.

MENINGEALE PRIKKELING

Bij ontsteking of irritatie van de hersenvliezen, zoals bij een meningitis of subarachnoïdale bloeding, heeft de patiënt hevige hoofd- en/of nekpijn en treedt er reflectoire weerstand op bij het buigen van het hoofd. Men spreekt dan van nekstijfheid of meningisme. In uitzonderlijke gevallen houdt de patiënt het hoofd spontaan in extensie, de zogenoemde opisthotonus. Men kan de aanwezigheid en de mate van nekstijfheid opsporen met verschillende proeven (afbeelding 14.3). Bij meningeale prikkeling lukt het niet of onvoldoende om bij de liggende patiënt de nek te buigen door de kin naar de borst te brengen. Soms worden hierbij de benen reflectoir opgetrokken: het teken van Brudzinski. In sommige gevallen is onderzoek aan de nek onbetrouwbaar (stijve nek) of niet mogelijk (verdenking van cervicaal letsel) en kan alleen het teken van Kernig beoordeeld worden. Daarbij ontstaat bij de poging een in de heup en knie gebogen been te strekken soms hevige pijn en wordt het andere been reflectoir gebogen. Nekstijfheid moet worden onderscheiden van een stijve nek, waarbij alle bewegingen, dus ook de rotatie, beperkt zijn. Bij comateuze patiënten kan nekstijfheid ontbreken, ondanks de aanwezigheid van meningitis. Gedurende de eerste uren na een subarachnoïdale bloeding ontbreekt vrijwel altijd de nekstijfheid. Bij traumapatiënten mag de nek pas worden onderzocht als cervicale pathologie uitgesloten is. Voor kenmerken van de verschillende tests, zie tabel 14.3.

> **Bij meningeale prikkeling**
> - nekstijfheid
> - teken van Brudzinski
> - teken van Kernig

De combinatie van deze tests levert geen betere resultaten. Bij ernstige meningitis zijn de getallen voor Brudzinski en Kernig als hiervóór. Nekstijfheid geeft dan wel meer informatie: sensitiviteit 100%, specificiteit 70%.

DE HERSENZENUWEN

Nervus olfactorius (I)
De nervus olfactorius verzorgt de reuk. Deze hersenzenuw wordt alleen op indicatie onderzocht, bijvoorbeeld als een patiënt klaagt over smaak- en reukproblemen. Elk neusgat wordt afzonderlijk onderzocht door met behulp van speciale flesjes verschillende geuren aan te bieden. Het niet meer kunnen ruiken wordt anosmie genoemd. Bekende oorzaken zijn neusverkoudheid, trauma capitis, meningitis en een tumor in de voorste schedelgroeve.

Nervus opticus (II)
Het begin van deze zenuw, de papil, is met oogspiegelen in de retina te zien. De zenuw loopt tot in het chiasma opticum. De vezels van beide nn. optici die de nasale retinahelft verzorgen, kruisen hier. Na deze hergroepering verloopt de visuele informatie verder in de tractus opticus en radiatio optica om ten slotte te

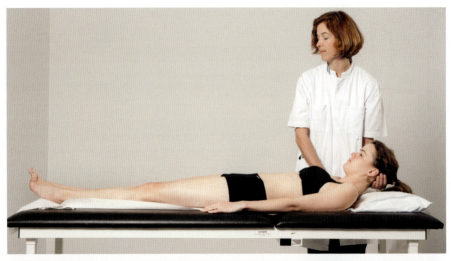
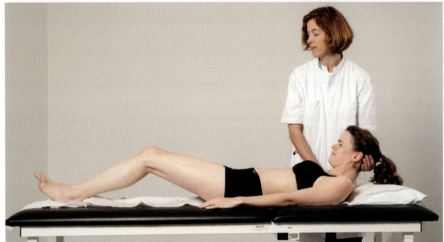
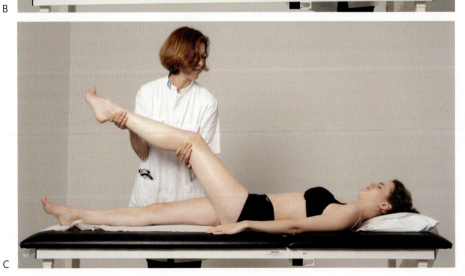

Afbeelding 14.3 Onderzoek naar nekstijfheid. A De nek kan niet passief worden geflecteerd. B Bij de poging tot flexie buigt de patiënt de benen (teken van Brudzinski). C Bij pogingen het in de heup en knie gebogen been in de knie te strekken ontstaat hevige pijn (teken van Kernig).

Tabel 14.4 Onderzoek van de hersenzenuwen

n. olfactorius (I)	reuk (op indicatie)
n. opticus (II)	pupilreacties op licht (afferent)
	visus
	gezichtsvelden
	fundoscopie
n. oculomotorius (III)	inspectie oogstand en ptosis
n. trochlearis (IV)	pupilreacties op licht (efferent) (III)
n. abducens (VI)	pupilreacties op convergentie (III)
	oogvolgbewegingen (III, IV en VI)
n. trigeminus (V)	sensibiliteit van het gelaat
	kracht m. masseter
	corneareflex
	masseterreflex
n. facialis (VII)	kracht aangezichtsspieren
	smaak voorste tweederdedeel van de tong (op indicatie)
n. statoacusticus (VIII) (= n. vestibulocochlearis)	fluisterspraak of wrijven/tappen
	stemvorkproeven van Weber en Rinne
	nystagmus
	kiepproeven (op indicatie)
	proef van Unterberger (op indicatie)
	hoofd-impulstest (op indicatie)
n. glossopharyngeus (IX)	observatie heesheid
	smaak achterste eenderdedeel van de tong (op indicatie)
n. vagus (X)	stand en beweeglijkheid farynxbogen ('Zeg eens a' en 'Zeg eens è')
	wurgreflex
n. accessorius (XI)	spierkracht m. trapezius (schouders optrekken tegen weerstand in)
	spierkracht m. sternocleidomastoideus (hoofd opzij draaien tegen weerstand in)
n. hypoglossus (XII)	inspectie in rust in de mond (atrofie, onwillekeurige bewegingen)
	beweeglijkheid
	kracht

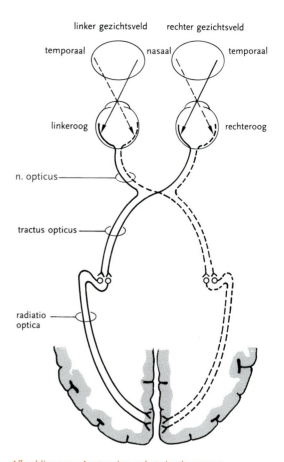

Afbeelding 14.4 Anatomie van het visuele systeem.

eindigen in de occipitale kwab (afbeelding 14.4). Dit verklaart waarom de linkerkant van het gezichtsveld door de rechter occipitale kwab wordt 'waargenomen' en andersom. De n. opticus wordt onderzocht door de visus aan de ogen afzonderlijk te bepalen met bijvoorbeeld de letterkaart. Bij een minder uitgesproken aandoening van de n. opticus kan de visus nog normaal zijn, maar is het zien van kleuren gestoord. Ook de pupilreacties worden onderzocht. Indien bij een directe belichting van het oog de pupil niet vernauwt, maar wel bij indirecte belichting (licht op het contralaterale oog), is er sprake van een relatief afferent pupildefect (RAPD). Dit is een teken dat de n. opticus niet goed functioneert. De oorzaken van visusproblemen aan één oog zijn vóór het chiasma te lokaliseren.

Vervolgens onderzoekt men de gezichtsvelden met de confrontatiemethode volgens Donders. Hierbij vergelijkt men het gezichtsveld van de patiënt met dat van zichzelf, en wel met één oog tegelijk (afbeelding 14.5). Zittend tegenover de patiënt vraagt men de patiënt één oog te sluiten of af te dekken en men sluit bij zichzelf het tegenoverliggende oog. Dan beweegt men de vingers afwisselend in de periferie van alle vier de kwadranten en vraagt aan de patiënt om steeds aan te geven wanneer de beweging wordt gezien.

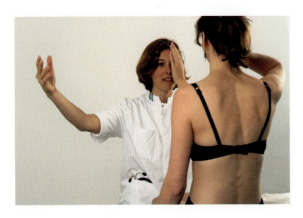

Afbeelding 14.5 Onderzoek van de gezichtsvelden met behulp van de confrontatiemethode volgens Donders.

Bij een hypofyseadenoom, een relatief frequente aandoening ter hoogte van het chiasma opticum, is er druk op de mediale vezels van het chiasma. Dit zijn juist de kruisende vezels; de patiënt zal een visusstoornis hebben in beide temporale gezichtsvelden (corresponderend met de nasale retinahelften). Men spreekt van een bitemporale hemianopsie. Bij elke aandoening achter het chiasma ontstaat uitval van het linker of rechter gezichtsveld, een homonieme hemianopsie. Een aantasting van het bovenste deel van de radiatio optica geeft een homonieme kwadrantanopsie, en wel in het onderste kwadrant. Enkele gezichtsveldafwijkingen zijn weergegeven in afbeelding 14.6.

Ten slotte verricht men fundoscopie met behulp van de oogspiegel. Men let hierbij op de kleur en de begrenzing van de papil, de bloedvaten en op het al dan niet aanwezig zijn van bloedingen of exsudaten (zie hoofdstuk 8).

Nervus oculomotorius (III), nervus trochlearis (IV) en nervus abducens (VI)

De nervus oculomotorius, nervus trochlearis en nervus abducens verzorgen de oogbolmotoriek. De innervatie van de verschillende oogspieren is weergegeven in afbeelding 14.7. Bij het onderzoek van deze hersenzenuwen hoort ook het onderzoek van de oogleden en pupillen.

Men onderzoekt de werking van de verschillende oogspieren door de patiënt de blik te laten fixeren op de duim van de onderzoeker en deze duim afwisselend in een hoek van ongeveer 45° naar links en naar rechts te bewegen en naar boven en beneden. De oogspieren die de ogen in verticale richting bewegen (dus op en neer kijken), kunnen het best worden onderzocht met de blik naar opzij. De volgbewegingen van de ogen moeten glad verlopen en niet met schokken (saccades). Hierna onderzoekt men de snelle fixatiebewegingen door beide duimen in een hoek van ongeveer 45° aan weerszijden van de ogen op te steken en de patiënt te vragen op commando afwisselend naar de neus van de onderzoeker en naar een van beide duimen te kijken.

Bij een centrale stoornis waarbij de centra voor de geconjugeerde oogbewegingen betrokken zijn, vindt men een dwangstand van beide ogen en vaak ook van het hoofd. Bij uitval van de oogzenuwen is er een abnormale stand van de ogen in rust (strabisme), die toeneemt bij het kijken in de werkingsrichting van de aangedane oogspier, in tegenstelling tot aangeboren scheelzien waarbij de afwijkende oogstand in alle blikrichtingen hetzelfde blijft. De patiënt heeft last van dubbelbeelden (diplopie). Soms is de oogstand bij beoordeling normaal, maar heeft de patiënt toch

Afbeelding 14.6 Enkele voorbeelden van visusstoornissen. De visusstoornis is met zwart aangegeven. 1 Blindheid aan één oog; 2 bitemporale hemianopsie; 3 homonieme hemianopsie; 4 homonieme kwadrantanopsie; 5 corticale blindheid, waarbij het centrale zien in dit geval gespaard is gebleven.

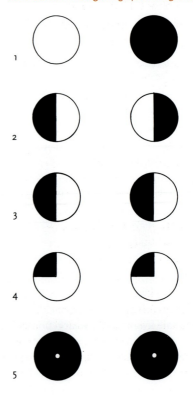

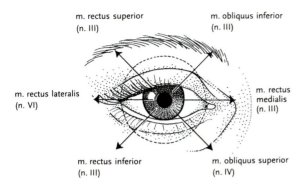

Afbeelding 14.7 Werkingsrichting van de oogspieren en hun innervatie.

last van dubbelbeelden. De dubbelbeelden zullen ontstaan of verder uit elkaar gaan bij het kijken in de werkingsrichting van de aangedane oogspier.

Deze dubbelbeelden kunnen gekruist (uitval n. oculomotorius of n. trochlearis) of ongekruist (uitval n. abducens) zijn. Bij een n.-oculomotoriusparese aan de rechterkant bijvoorbeeld zal een duim die links lateraal wordt aangeboden dubbel worden waargenomen. Indien het linkeroog wordt afgedekt, zal de patiënt merken dat het rechterbeeld verdwijnt. Hier is dus sprake van gekruist dubbelzien.

Bij evidente uitval van de n. oculomotorius staat het oog spontaan naar buiten gedraaid en kan het niet naar binnen, niet naar boven en verminderd naar beneden bewegen. Bij het omlaag kijken zal het aangedane oog een lichte rotatie vertonen indien de n. trochlearis nog wel functioneert. Bij het kijken naar opzij zal het aangedane oog niet naar binnen kunnen bewegen en heeft de patiënt last van horizontale dubbelbeelden, gekruist van aard. Bij uitval van de n. trochlearis beweegt het oog minder goed naar nasaal onder. Omdat het oog ook iets gekanteld is, ervaart de patiënt dubbelbeelden, die afnemen wanneer het hoofd ter compensatie scheef naar de contralaterale zijde wordt gehouden.

Bij uitval van de n. abducens is de m. rectus lateralis verlamd en kan het oog niet goed naar buiten worden bewogen. De patiënt heeft last van horizontale dubbelbeelden, die in dit geval ongekruist zijn.

Nystagmus: ritmische oogbewegingen.

Bij de oogbewegingen let men tevens op de aanwezigheid van een nystagmus: een ritmische beweging van de ogen die vaak een zaagtandvorm heeft, wat wil zeggen dat er sprake is van een snelle beweging van de ogen, waarna ze langzaam terugdraaien. De richting wordt benoemd naar de richting van de snelle fase. Een nystagmus kan zowel horizontaal als verticaal zijn. Indien de snelle component dezelfde richting heeft als de blikrichting, spreekt men van een eerstegraadsnystagmus. Is er een nystagmus aanwezig als de patiënt recht vooruitkijkt, dan spreekt men van een tweedegraadsnystagmus; wanneer de snelle component tegengesteld is aan de blikrichting, wordt gesproken van een derdegraadsnystagmus. Soms heeft de nystagmus een rotatoire component, die wordt aangegeven als *clockwise* (in de richting van de wijzers van de klok) of *anticlockwise* (tegen de wijzers van de klok in). Een fysiologische zaagtandnystagmus is de optokinetische nystagmus, die men kan opwekken door de patiënt te laten fixeren op de cijfers van een meetlint dat men langzaam in horizontale en daarna in verticale richting beweegt. Een ander voorbeeld van een fysiologische nystagmus is de instelnystagmus, die kortdurend optreedt als de patiënt opzij kijkt.

Bij het onderzoek van de oogzenuwen hoort ook het onderzoek van de oogleden en de pupillen. Het afhangen van het ooglid noemt men ptosis. Als het gepaard gaat met een iets nauwere pupil, spreekt men van het syndroom van Horner, waarbij ook nog een homolaterale verminderde zweetsecretie kan voorkomen (afbeelding 8.6). Dit syndroom wordt veroorzaakt door aantasting van het sympathische zenuwstelsel. Bij volledige uitval van de n. oculomotorius is ook de m. levator palpebrae verlamd en is de ptosis veel meer uitgesproken dan bij het syndroom van Horner, waarbij de m. tarsalis superior verlamd is. Men let ook op uitpuilen van het oog, de zogenoemde exophthalmus of proptosis (afbeelding 8.7), die het gevolg kan zijn van een orbitatumor, maar ook van veneuze stuwing bij sinus-cavernosustrombose, van een caroticocaverneuze fistel of van hypertrofie van de oogspieren bij schildklieraandoeningen (ziekte van Graves).

Exophthalmus bij:
- ziekte van Graves
- orbitatumor
- sinus-cavernosustrombose
- caroticocaverneuze fistel

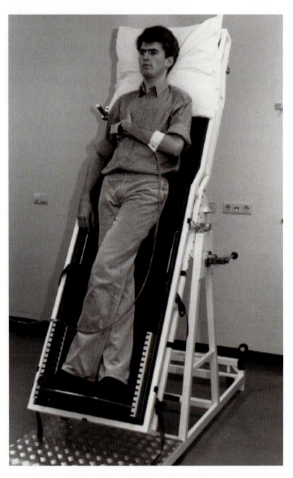

Afbeelding 14.8 De kiepproef waarmee men benigne paroxismale positieduizeligheid en -nystagmus op kan wekken.

Vervolgens onderzoekt men de pupillen. Let op de vorm en grootte. De grootte wordt aangegeven in mm (diameter). Een gering verschil in grootte komt bij ten minste 20% van de bevolking voor. Dan onderzoekt men de pupilreacties, allereerst die op licht. Beschijn de pupil met een sterk lampje iets van opzij. Let op de reactie van de pupil die beschenen wordt. Daarna beschijnt men voor de tweede keer en let men op de reactie van de contralaterale pupil die ook moet vernauwen, de consensuele reactie. Daarna wordt het onderzoek herhaald bij het andere oog. Ook wordt de pupilreactie bij convergentie van de ogen onderzocht. Men laat de patiënt hiertoe de blik fixeren op de duim van de onderzoeker. De duim bevindt zich op een meter afstand en wordt vlot naar de neus van de patiënt bewogen, waarbij de pupil kleiner wordt. Indien de pupilreacties op licht niet, maar op convergentie wel optreden, wordt gesproken van het symptoom van Argyll Robertson. Deze pupillen zijn bij een normale visus pathognomonisch voor lues.

Nervus trigeminus (V)

De trigeminus heeft motore vezels naar de m. masseter en sensibele vezels via drie afzonderlijke takken naar het gelaat. De sensibiliteit onderzoekt men in de drie takken van de n. trigeminus afzonderlijk (afbeelding 14.9). De kracht van de m. masseter wordt onderzocht door de patiënt tussen de kiezen een spatel vast te laten klemmen, waarbij de spier gepalpeerd kan worden en de onderzoeker vervolgens probeert de spatel tussen de kiezen uit te trekken.

Vervolgens onderzoekt men de corneareflex door met de punt van een watje vanaf de conjunctiva over de cornea te bewegen. Zodra de cornea wordt aangeraakt, wordt het oog reflectoir gesloten (dit efferente deel van de reflex verloopt via de n. facialis). Contactlenzen moet men eerst laten uitdoen; meestal vindt men bij contactlensdragers een lage corneareflex.

Ten slotte onderzoekt men de masseterreflex. Men laat de patiënt de mond iets openhangen, plaatst de eigen wijsvinger dwars op de onderkaak, net onder de onderlip, en slaat met de reflexhamer op de wijsvinger in benedenwaartse richting, zodat de onderkaak omlaag beweegt. Bij een positieve masseterreflex veert de onderkaak snel terug. De reflex is bij een deel van gezonde personen aanwezig. Bij corticobulbaire laesies en bij dubbelzijdige piramidebaanlaesies, zoals bij amyotrofe laterale sclerose, is de reflex zeer levendig.

Nervus facialis (VII)

Deze zenuw verzorgt de aangezichtsspieren. Deze worden onderzocht door de patiënt de wenkbrauwen te laten optrekken, de ogen krachtig te laten sluiten (men let op het verdwijnen van de oogharen) en de tanden te laten zien. Ook kan men vragen de wangen op te blazen of te fluiten. Dit laatste zal bij een zwakte van de aangezichtsmusculatuur niet lukken.

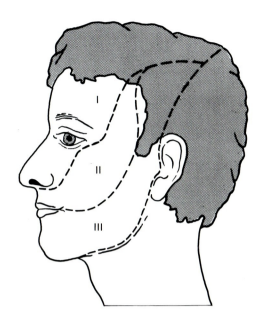

Afbeelding 14.9 De sensibele innervatie van het gelaat door de nervus trigeminus. De huidgebieden die door de drie takken van de zenuw worden verzorgd, zijn aangegeven met I, II en III.

De kern van de n. facialis bestaat uit twee delen, één voor de innervatie van de oogtak en één voor de mondtak. De oogtak wordt vanuit de cortex dubbelzijdig geïnnerveerd. Bij een centrale laesie zal derhalve alleen de mondtak zijn aangedaan (afbeelding 14.10). Bij een perifere laesie daarentegen zal men uitval vinden van zowel de oog- als de mondtak.

De n. facialis verzorgt tevens de smaakperceptie van het voorste tweederdedeel van de tong, maar dit onderzoekt men alleen op indicatie.

Nervus statoacusticus (VIII)

Deze hersenzenuw onderzoekt men door het gehoor en het evenwicht te testen. Eerst wordt het gehoor van beide oren afzonderlijk getest door middel van fluisterspraak of door te bepalen of de patiënt het verschil tussen het over elkaar wrijven of op elkaar tappen van duim en wijsvinger vlak voor het oor kan onderscheiden. Dan voert men de stemvorkproeven uit met een 512Hz-stemvork. Men moet zich realiseren dat gehoorverlies buiten deze frequentie niet wordt opgemerkt met de stemvorkproeven, zoals presbyacusis, die gekenmerkt wordt door verlies van hoge tonen. Bij de proef van Rinne houdt men de trillende stemvork op het mastoïd en vraagt men de patiënt aan te geven wanneer het geluid niet meer wordt waargenomen. Vervolgens houdt men de nog zwak trillende stemvork voor de gehooropening. De proef is positief of normaal wanneer het geluid weer hoorbaar is. Een gestoorde (negatieve) proef van Rinne wijst op een geleidingsstoornis. Deze kan veroorzaakt worden door afwijkingen aan de gehoorgang, het trommelvlies of het middenoor, waaronder de gehoorbeenketen, en dus meestal niet door een neurologische aandoening. Bij de proef van Weber plaatst men de trillende stemvork boven op het hoofd. Indien het geluid niet in het midden wordt gehoord maar lateraliseert, wijst dit op een geleidingsstoornis aan de kant van de lateralisatie of op een perceptiestoornis aan de andere kant. Perceptief gehoorverlies duidt op aandoeningen van het slakkenhuis, de gehoorzenuw of het centrale auditieve zenuwstelsel. Bij de proef van Schwabach vergelijkt men de botgeleiding via het mastoïd van de patiënt met die van zichzelf door de stemvork op het eigen mastoïd te plaatsen nadat de patiënt de stemvork niet meer hoort.

Proef van Rinne negatief
- cerumenprop
- middenoorontsteking

Proef van Weber lateraliseert
- geleidingsstoornis aan de kant van de lateralisatie

of

- perceptiestoornis aan de andere kant

Als een patiënt duizelig is of klachten heeft over het evenwicht, dient onderzocht te worden of er sprake is van nystagmus en of de klachten en de nystagmus via provocatieproeven opgewekt kunnen worden (zie ook eerder in dit hoofdstuk).

Een bijzondere vorm van nystagmus is de positienystagmus, die, zoals het woord al zegt, alleen optreedt als het hoofd zich in een bepaalde stand in de ruimte

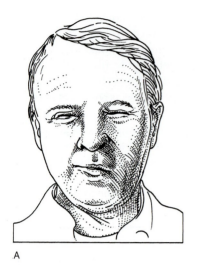 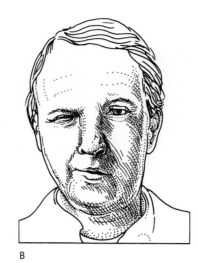

Afbeelding 14.10 A Centrale verlamming van de n. facialis. De patiënt wordt gevraagd de ogen krachtig dicht te knijpen: alleen de mondtak is links verlamd. B Perifere verlamming. De oogtak en de mondtak zijn beide aangedaan.

bevindt. Dit in tegenstelling tot positioneringsnystagmus, die bij positieveranderingen optreedt en vervolgens uitdooft. Een voorbeeld daarvan is de benigne paroxismale positieduizeligheid (BPPD) waarvan de diagnose wordt gesteld met behulp van de kiepproef volgens Dix-Hallpike (afbeelding 14.8), die slechts op indicatie wordt uitgevoerd. Deze nystagmus en de bijbehorende draaiduizeligheid komen vooral voor bij patiënten die langere tijd bedrust hebben gehad; ze verdwijnen volledig met oefeningen of na de epleymanoeuvre, die eenvoudig kan worden uitgevoerd. Hierbij worden deposities verplaatst die bij BPPD de beweging van de vloeistof in de halfcirkelvormige kanalen beperken.

Bij prikkeling van het labyrint aan de ene of uitval van het labyrint aan de andere zijde heeft de patiënt het gevoel naar de kant van uitval te worden geduwd of getrokken. Dit kan worden onderzocht met de proef van Unterberger, waarbij de patiënt met gesloten ogen pas op de plaats maakt. De patiënt zal bij een stoornis een draaiing maken in de richting van het labyrint dat minder werkt.

Ten slotte kan de zogeheten hoofd-impulstest (HIT) worden uitgevoerd. Hierbij gaat men voor de patiënt staan en verzoekt men de patiënt de nek te ontspannen en de blik op de neus van de onderzoeker te fixeren. Vervolgens pakt men het hoofd van de patiënt en draait dit rustig heen en weer. Als de nek goed ontspannen is, draait men het hoofd met een korte ruk naar links of rechts. Kijk goed naar de ogen van de patiënt. Normaliter blijven deze goed op de neus van de onderzoeker gericht, maar bij een stoornis van de vestibulo-oculaire reflex schieten de ogen eerst mee in de richting van de draaiing van het hoofd en volgt een snelle corrigerende saccade. Dan spreekt men van een positieve HIT. Bij een acuut duizelige patiënt sluit een negatieve HIT een perifere oorzaak van de duizeligheid vrijwel uit en moet men sterk denken aan een centrale oorzaak.

Nervus glossopharyngeus (IX) en nervus vagus (X)

Deze hersenzenuwen verzorgen de innervatie van de farynx en larynx. Men onderzoekt de functie door de patiënt de mond te laten openen, indien nodig met een spatel de tongbasis voorzichtig iets omlaag te drukken, en met een lampje de farynx te beschijnen. Men vraagt de patiënt een langgerekt 'èè' te zeggen, waarbij men oplet of de farynx symmetrisch optrekt. Bij eenzijdige uitval zal de uvula naar de gezonde kant bewegen, hetgeen eruitziet als het optrekken van een gordijn (*signe du rideau*; afbeelding 14.11). Dit laatste gebeurt ook als men met een wattenstaafje de achterwand van de farynx voorzichtig aanraakt: de wurgreflex. Bij een aandoening van de n. recurrens (een tak van de n. vagus) is er een stembandverlamming en is de patiënt hees. De smaakperceptie van het achterste eenderdedeel van de tong, geïnnerveerd door de n. glossopharyngeus, wordt alleen op indicatie getest.

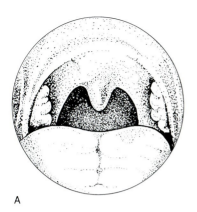 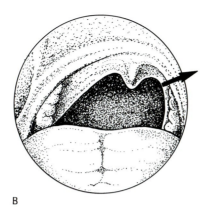

Afbeelding 14.11 Verlamming als gevolg van een eenzijdige uitval van de n. vagus en n. glossopharyngeus. De uvula wordt naar de goede kant getrokken (signe du rideau).

Nervus accessorius (XI)

De m. sternocleidomastoideus onderzoekt men door de patiënt het hoofd tegen weerstand in (de onderzoeker houdt de hand tegen de onderkaak van de patiënt) naar links en naar rechts te laten draaien. Bij eenzijdige uitval van de n. accessorius zal het hoofd niet naar contralateraal gedraaid kunnen worden. Vervolgens onderzoekt men de m. trapezius door de patiënt de schouders tegen weerstand in te laten optrekken.

Nervus hypoglossus (XII)

Deze verzorgt de motoriek van de tong. Bij inspectie met de tong nog in rust en in de mond let men op atrofie en op korte onregelmatige intrekkingen van de huid, zogenoemde fasciculaties, niet te verwarren met de normale schokkerige onrust die de tong in rust vertoont. Men vraagt daarna aan de patiënt de tong rechtuit te steken. Bij uitval van de n. hypoglossus zal de tong naar de aangedane kant worden uitgestoken. De kracht wordt onderzocht door de patiënt de tong in de wang te laten duwen, waarbij door de onderzoeker tegenkracht wordt gegeven aan de buitenkant van de wang. Ten slotte laat men de patiënt de tong enige malen snel heen en weer bewegen of vraagt men de lippen af te likken. Deze bewegingen moeten vlot kunnen worden uitgevoerd.

DE MOTORIEK

Het onderzoek van de motoriek bestaat achtereenvolgens uit inspectie, palpatie en onderzoek van de spiertonus, spierkracht, coördinatie en vaardigheid. Hierbij wordt indien mogelijk gelet op verschillen tussen de kant of gebieden waar de patiënt klachten heeft en de asymptomatische gebieden. De patiënt fungeert als zijn eigen controle.

Inspectie

Bij inspectie zullen evidente verlammingen, zoals een hemiplegie, direct zichtbaar zijn. Minder opvallende verlammingen kunnen ook bij inspectie worden waargenomen, zoals een afhangende mondhoek, een slap afhangende arm, of een klapvoet ten teken van voetheffersczwakte.

Men let op de aanwezigheid van onwillekeurige bewegingen, waarvan diverse vormen bestaan. Fasciculaties zijn korte, kleine trekkinkjes in de spieren, zichtbaar door rimpelingen van de huid, die op een aandoening van de motorische voorhoorn kunnen wijzen. Een tremor is een ritmische beweging, die soms een typische vorm (geld tellen, pillen draaien) heeft, zoals bij de ziekte van Parkinson. Myoklonieën zijn korte, onregelmatige schokjes van enkele spiergroepen. Een dystonie is een langzame, geforceerde, vaak draaiende beweging van het hoofd, de romp of de ledematen. Bij chorea zijn de bewegingen veel sneller en aritmischer. Er kan ook juist een verminderd bewegen zijn, zeker bij de ziekte van Parkinson (let ook op de verminderde mimiek en lidslag).

Vervolgens beoordeelt men of er sprake is van atrofie. Men moet daartoe de patiënt vanuit alle richtingen goed kunnen zien en het liefst gebruik kunnen maken van strijklicht. Voor het onderzoek van de schoudergordel betekent dit dat men de patiënt het best op een kruk kan laten zitten, zodat men om de patiënt heen kan lopen en een goed zicht van bovenaf heeft. Bedenk wel dat zeker bij oudere mensen vooral de kleine handspieren zeer graciel kunnen zijn; men dient dit niet te snel als atrofie te bestempelen. Bij atrofie aan de benen kan een meetlint handig zijn. Men bepaalt daarmee de omtrek van de boven- en onderbenen op een vast punt boven en onder de laterale gewrichtsspleet van de knie.

Palpatie

Men beoordeelt of de spieren een normale consistentie hebben. Daarbij is veel ervaring vereist. Bij sommige spieraandoeningen, zoals een myositis, zijn de spieren pijnlijk bij palpatie, maar dit is een zeer aspecifiek symptoom.

Spiertonus

Belangrijk is het vaststellen van de tonus. Hieronder verstaat men de weerstand die wordt opgewekt door het passief bewegen van de ledematen. De tonus is verhoogd bij piramidale en extrapiramidale laesies en verlaagd bij perifere aandoeningen.

Bij hypertonie op basis van piramidale laesies spreekt men van spasticiteit (tabel 14.5). Het betreft vooral de flexoren van de armen en de extensoren van de benen. Hierdoor heeft de patiënt een typische houding met de arm in een vleugelstand en het been stijf gestrekt. Bij lopen beschrijft het been een halve cirkel naar buiten (circumductie), zodat er voldoende ruimte komt tussen de voet en de vloer om het been naar voren te kunnen bewegen. Kenmerkend voor spasticiteit is het knipmesfenomeen, waarbij bij snel bewegen van de betrokken spiergroep eerst een weerstand ontstaat, die gevolgd wordt door een plotselinge afname.

Bij een verhoogde tonus op basis van extrapiramidale laesies, zoals bij de ziekte van Parkinson, spreekt men van rigiditeit. Het betreft zowel de spieren die de beweging agoneren als de spieren die de beweging antagoneren en de tonus is over het hele traject en in beide richtingen van de beweging gelijk. Het is alsof men een loden pijp heen en weer buigt. Daarbij voelt men vaak over het hele traject kleine schokjes, het zogenoemde tandradfenomeen. Een lage tonus vindt men bij perifere aandoeningen. Dit kan men niet alleen voelen, maar ook zichtbaar maken door de patiënt dwars op de onderzoeksbank te laten zitten en de benen over de rand te laten bungelen. De aangedane ledematen blijven veel langer in beweging.

Tabel 14.5 Onderzoek van verhoogde tonus

spasticiteit	overwegend in flexoren van de arm en in extensoren van het been aanwezig
	weerstand neemt toe bij snel passief bewegen
	bij constante passieve beweging verdwijnt de weerstand plotseling (knipmesfenomeen)
rigiditeit	flexoren en extensoren van arm en been in gelijke mate betrokken
	weerstand blijft over het hele traject, bij toenemende snelheid en in elke richting gelijk (lodenpijpfenomeen)
	soms worden gedurende de beweging ritmische schokjes gevoeld (tandradfenomeen)

Spierkracht en vaardigheid

De spierkracht wordt in eerste instantie onderzocht door de patiënt bewegingen te laten uitvoeren tegen de weerstand van de onderzoeker in en – afhankelijk van de bevindingen – loodrecht op of in het vlak van de zwaartekracht. Vanzelfsprekend is de prestatie afhankelijk van de lichaamsbouw van de patiënt. Bij het standaard neurologisch onderzoek volstaat onderzoek van de belangrijkste spiergroepen. Aan de armen zijn dit spiergroepen die de abductie in de schouder, de flexie en extensie van de elleboog en pols, de extensie en het spreiden van de vingers, en de knijpkracht en oppositie van de duim en pink verzorgen. Aan de benen zijn dit de flexoren en extensoren van de heup, knie, voet en tenen. De spierkracht wordt aangegeven met behulp van de zogeheten Medical Research Council-schaal ofwel MRC-schaal (tabel 14.6).

Om een latente zwakte op te sporen, dat wil zeggen een zwakte die bij het genoemde onderzoek niet aan het licht is gekomen, is een aantal waardevolle proeven beschikbaar. Bij de proef van Barré laat men de patiënt in zittende houding met gesloten ogen de armen gestrekt voor zich uit houden. De proef is positief of afwijkend als de hand proneert en de arm iets uitzakt. Bij psychogene verlammingen zal de arm wel uitzakken, maar is de pronatie vaak afwezig. Bij de proef van Mingazzini flecteert men de benen van de liggende patiënt in het heup- en kniegewricht en vraagt men hem om met gesloten ogen de benen in de lucht te houden. Bij een latente parese zal het been uitzakken en de ondergrond raken. Men kan de patiënt verder nog vragen om op de tenen en op de hielen te staan en te lopen. Bij de trendelenburgproef

Tabel 14.6 MRC-schaal voor de spierkracht

5	normale kracht
4	beweging tegen weerstand van de onderzoeker in
3	beweging tegen de zwaartekracht in
2	beweging, maar alleen in het vlak van de zwaartekracht
1	minimale contractie, maar geen beweging
0	geen contractie

laat men de patiënt op één been staan. Als het bekken scheef wegzakt, duidt dit op zwakte van de heupadductoren. Om proximale zwakte in het heupgewricht op te sporen is het ook nuttig de patiënt te vragen uit hurkzit omhoog te komen.

Onderzoek naar latente spierzwakte
- proef van Barré
- proef van Mingazzini
- lopen op de tenen
- lopen op de hielen
- trendelenburgproef

Bij het onderzoek van de motoriek hoort ook het testen van de vaardigheid. Bij piramidale laesies kan deze gestoord zijn, terwijl de patiënt geen duidelijke verlammingsverschijnselen heeft. Aan de armen onderzoekt men dit door de patiënt de duim zo snel mogelijk op de toppen van elk van de andere vingers van dezelfde hand te laten plaatsen. Ook kan men vragen de hand afwisselend met de palmaire en dorsale kant op de andere hand te plaatsen. Let op de souplesse, de ritmiciteit en de snelheid waarmee deze proeven worden uitgevoerd. Er moet rekening worden gehouden met rechts- of linkshandigheid.

Lopen

Onderzoek van het lopen is meestal eenvoudig uit te voeren en het levert in korte tijd een schat aan informatie op. Hierbij wordt aan de patiënt gevraagd gewoon te lopen, op de tenen, op de hielen en als een koorddanser.

Patiënten met een spastische hemiparese lopen typisch met een vleugelstand van de arm en een gestrekt been dat in een halve cirkelbeweging naar voren wordt geslingerd: spastische circumductie. Parkinsonpatiënten lopen voorovergebogen met kleine schuifelende pasjes en verminderd meebewegen van de armen. Ze gebruiken verscheidene pasjes bij het omdraaien. Patiënten met een ataxie lopen met een breed gangspoor voor de stabiliteit en met een irregulaire paslengte met uitstappen naar links en rechts (dronkenmansgang). De koorddansersgang is niet goed mogelijk. Bij sensorische ataxie treedt dit op of neemt dit toe als visuele correctie niet mogelijk is (met ogen gesloten of in het donker) en bij een cerebellaire ataxie is het constant aanwezig. Bij overheersing van een labyrint (dat wil zeggen: prikkeling van het labyrint aan de ene of uitval aan de andere kant) wordt de patiënt naar de kant van het uitgevallen labyrint 'geduwd'. Patiënten met een voethefferssparese tillen het been ter compensatie hoger op (hanentred) en laten de voet met een klap neerkomen (klapvoet).

COÖRDINATIE

Een gestoorde coördinatie, ofwel ataxie, kan men aan de armen opsporen met een drietal proeven. Men laat de patiënt met gesloten ogen de arm strekken en de punt van de wijsvinger vervolgens met een grote boog op de punt van de neus plaatsen: de vinger-neusproef. Hierna laat men de patiënt met open ogen de punt van de wijsvinger op de punt van de wijsvinger van de onderzoeker houden, die deze vinger na elke aanraking op een andere plaats in de ruimte aanbiedt: de top-topproef. Er is sprake van ataxie als de beweging niet vloeiend is, maar uitschieters (zogenoemde dysmetrie) en slingers (intentietremor) vertoont. Kenmerkend is de intentietremor, waarvan de uitslagen groter worden vlak bij de landing van de vinger. Minder belangrijk is dus of de vinger uiteindelijk wel precies op de neus of de vinger komt. Bij psychogene stoornissen plaatst de patiënt de vinger vaak met grote precisie op de wang of het voorhoofd en is er geen kenmerkende intentietremor. Bij de derde proef test men de diadochokinese en laat men de patiënt met beide handen met de vingers omhoog gericht een draaiende beweging maken, zoals bij het indraaien van een lamp. Dit moet vlot en soepel gebeuren. Het onvermogen om dit goed uit te voeren noemt men dysdiadochokinese. Men moet zich realiseren dat zich een duidelijke overlap bevindt tussen de proeven van de vaardigheid en de coördinatie. In sommige gevallen kan het dus moeilijk zijn te bepalen of het gaat om een cerebellaire (ataxie) of een piramidale (vaardigheid) stoornis.

> **Onderzoek naar ataxie aan de armen**
> - vinger-neusproef
> - top-topproef
> - diadochokinese

> **Onderzoek naar ataxie aan de benen**
> - hiel-knieproef
> - lopen en koorddansersgang

Aan de benen onderzoekt men de coördinatie door de hiel van het ene been met een grote boog op de knie van het andere te laten plaatsen en vervolgens over de tibia omlaag te laten glijden: de hiel-knieproef. Bij ataxie zal de hiel bij het plaatsen niet altijd op de knie komen (dysmetrie) en bij afglijden een slingerend patroon volgen.

Ten slotte laat men de patiënt lopen over een denkbeeldige lijn: de koorddansersgang. De hiel van de ene voet moet daarbij goed aansluiten op de tenen van de andere. Bij een gestoorde coördinatie zal de patiënt hiertoe niet zonder plotselinge zijstappen in staat zijn.

Ataxie kan ook worden veroorzaakt door stoornissen in de sensibiliteit waarbij de proprioceptie aangedaan is. Dit wordt sensorische ataxie genoemd. Sensorische ataxie kan visueel vaak goed gecompenseerd worden. Patiënten hebben meer last van de ataxie als deze compensatie wegvalt (met ogen gesloten of in het donker). Cerebellaire ataxie kan visueel niet gecompenseerd worden. De proef van Romberg (zie verderop) maakt hiervan gebruik.

SENSIBILITEIT

Het onderzoek van de sensibiliteit is zonder twijfel een van de moeilijkste onderdelen van het neurologisch onderzoek en tevens het deel waarbij de samenwerking met de patiënt optimaal moet zijn. Het levert de meeste informatie op als men door middel van anamnese en overig neurologisch onderzoek een hypothese heeft gevormd waarbij men toetst of er sensibele uitval is die daarbij past.

Men onderscheidt twee categorieën vanwege de verschillen in anatomie. Ten eerste de gnostische sensibiliteit, die in het ruggenmerg ipsilateraal via de achterstrengen loopt. Hiertoe behoren de tastzin, vibratiezin, bewegingszin en positiezin. Ten tweede de vitale sensibiliteit die in het ruggenmerg contralateraal via de voor-zijstrengen loopt. Hiertoe behoren de pijnzin en temperatuurzin.

Gnostische sensibiliteit

De tastzin onderzoekt men door de patiënt met een plukje watten aan te raken, zonder het te bewegen.

De vibratiezin wordt onderzocht door een goed trillende stemvork (128 Hz) te plaatsen op de vingers, pols en elleboog, alsook op de grote teen, enkel, knie en bekkenkam. Men vraagt de patiënt om steeds aan te geven of de trilling wordt gevoeld.

De bewegingszin onderzoekt men door met de ene hand de middelvinger van de patiënt bij het proximale kootje te fixeren en met de andere hand het distale kootje van de middelvinger aan de zijkant tussen de eigen duim en wijsvinger vast te pakken en schoksgewijs naar boven en beneden te bewegen. De uitslagen mogen slechts enkele millimeters zijn. Men vraagt de patiënt om met gesloten ogen aan te geven of de vinger omhoog of omlaag wordt bewogen. Is dit onderzoek zonder afwijkingen, dan volstaat men hiermee aan de armen, anders herhaalt men het onderzoek in het polsgewricht of zelfs het ellebooggewricht. Aan de benen onderzoekt men de bewegingszin aan de grote teen (zonder deze bij de basis te fixeren, zoals bij de vinger). De uitslagen mogen hier wat grover zijn. Eventueel breidt men het onderzoek uit naar de enkel of de knie.

De positiezin kan men onderzoeken door met gesloten ogen de armen of de benen in een bepaalde positie te laten houden. Dit lukt niet indien een patiënt een gestoorde positiezin heeft.

Een gestoorde positiezin blijkt ook bij de zogenoemde proef van Romberg. Men laat de patiënt dan met de voeten tegen elkaar staan en met de armen gestrekt naar voren. Men verzoekt de patiënt nu de ogen te sluiten. Bij een gestoorde positiezin zal de patiënt dan hevig gaan wiebelen of zelfs omvallen. De oorzaak hiervan is dat door het ontbreken van visuele controle en het diepe gevoel (de positiezin) onvoldoende afferente informatie aan het cerebellum aangeboden wordt om de balans te bewaren.

> **Gnostische sensibiliteit**
> - tast
> - vibratie
> - beweging
> - positie

Vitale sensibiliteit

De pijnzin wordt onderzocht met een scherp voorwerp, bij voorkeur een schuin afgebroken wattenstaafje. Men raakt de patiënt voorzichtig met de punt aan en vraagt of dit als scherp aanvoelt. Vervolgens raakt men de patiënt met de stompe kant aan; men laat hem ook hieraan even wennen. Dan vraagt men aan de patiënt om met gesloten ogen aan te geven of de aanraking scherp of stomp is. Als er zeer lokaal afwijkingen zijn, bijvoorbeeld in het areaal van één perifere zenuw of één dermatoom, is het nuttig met het naaldje repetitief te prikken. Begin in het gebied waar de pijnzin nog intact is en beweeg geleidelijk naar de aangedane plaats. De patiënt moet dan 'ja' zeggen op het moment dat het pijngevoel afneemt. Op die plaats zet men met een ballpoint een klein streepje. Alle streepjes tezamen geven uiteindelijk een goed beeld van de plaats en uitgebreidheid van de afwijking.

De temperatuurzin wordt meestal alleen op indicatie onderzocht. Men vult twee reageerbuizen, één met ijskoud en één met zeer warm water.

Vitale sensibiliteit
- pijn
- temperatuur

Om het sensibiliteitsonderzoek goed te kunnen interpreteren, is goede anatomische kennis nodig. De verzorgingsgebieden van een aantal belangrijke perifere zenuwen en de dermatomen zijn weergegeven in afbeelding 14.12. Daarnaast bestaan er enkele gemakkelijk te herkennen patronen, zoals de handschoen- of sokvormige gevoelsstoornis bij een polyneuropathie en een halfzijdige stoornis bij intracerebrale laesies. Bij psychogene sensibiliteitsstoornissen houdt de afwijking zich meestal niet aan anatomische grenzen. Zo is bijvoorbeeld vaak één ledemaat in zijn geheel aangedaan, met een scherpe grens ter hoogte van de oksel of de lies.

Onder een gedissocieerde sensibiliteitsstoornis verstaat men het uitsluitend aangedaan zijn van de vitale functies of uitsluitend van de gnostische functies aan één kant van het lichaam. Bij een centrale ruggenmergsaandoening (waar de vezels van de voor-zijstreng kruisen), zoals voorkomend bij syringomyelie, zijn bijvoorbeeld alleen pijn- en temperatuurstoornissen aan beide armen aanwezig. Bij een halfzijdige ruggenmerglaesie zijn er onder het niveau van de laesie ipsilateraal stoornissen van de gnostische sensibiliteit en contralateraal van de vitale sensibiliteit, omdat de vitale banen kruisen bij binnenkomst in het ruggenmerg en de gnostische banen pas kruisen op de overgang van het ruggenmerg en de hersenstam. Een sensibiliteitsstoornis kan ook alternerend zijn, bijvoorbeeld bij het syndroom van Wallenberg: een infarct in de medulla oblongata, waarbij de vitale sensibiliteit homolateraal in het gelaat en contralateraal aan de romp en extremiteiten gestoord is.

DE REFLEXEN

We onderscheiden proprioceptieve reflexen, zoals de spierrekkingsreflexen (ook wel peesreflexen genoemd), en exteroceptieve reflexen, zoals de voetzoolreflex.

De spierrekkingsreflexen worden opgewekt door een slag met de reflexhamer op de pees, waardoor de spier wordt gerekt en de receptoren in de spierspoelen geactiveerd worden. De respons bestaat uit een kortdurende verkorting van de spier. De reflexen die in routinematig neurologisch onderzoek worden onderzocht, staan in tabel 14.7; de beste houdingen om de reflexen op te wekken staan in afbeelding 14.13. Over het algemeen dient de patiënt de betrokken spieren volledig te ontspannen. De reflex van Hoffmann-Trömner kan worden opgewekt door de hand van de patiënt onder de middelvinger omhoog te houden en met de vrije hand van onderaf tegen het distale kootje te tikken. De reflex is positief als er een reflexmatige buiging van de duim optreedt. De reflex kan ook bij gezonde personen met levendige reflexen aanwezig zijn. Alleen een links-rechtsverschil is altijd pathologisch.

Men kan de reflexen aangeven als: afwezig, laag, 'normaal', levendig, subklonisch (nadat de prikkel is toegediend, blijft de reflex spontaan nog een paar slagen ritmisch aanwezig) of klonisch (de reflex dooft niet snel uit, een zogenoemde clonus). Bij patiënten met lage reflexen aan de benen kan de reflex worden versterkt door de patiënt de vingers van beide handen in elkaar te laten haken en vlak voor de tik met de hamer

Tabel 14.7 De belangrijkste spierrekkingsreflexen

Reflex	Zenuw	Wortels
masseterreflex	n. trigeminus	
bicepspeesreflex	n. musculocutaneus	C_5 C_6
tricepspeesreflex	n. radialis	(C_6) C_7 (C_8)
reflex van Hoffmann-Trömner	n. medianus	(C_7) C_8 (Th_1)
kniepeesreflex	n. femoralis	(L_2) L_3 L_4
achillespeesreflex	n. tibialis	S_1 (S_2)

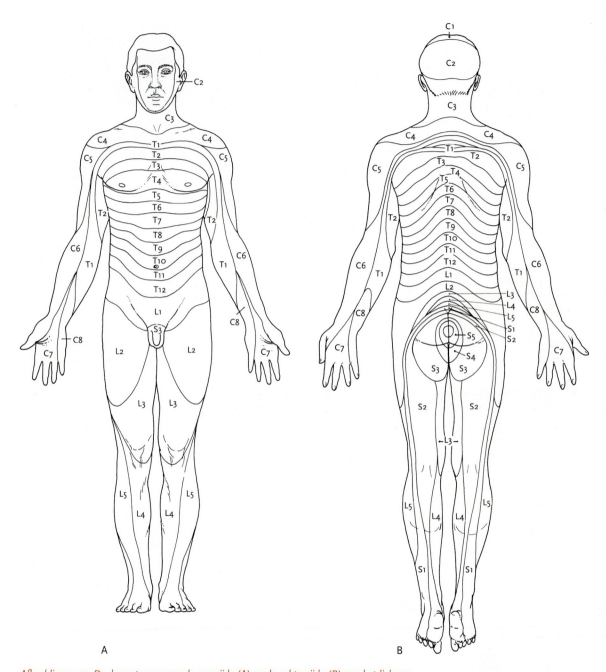

Afbeelding 14.12 De dermatomen aan de voorzijde (A) en de achterzijde (B) van het lichaam.

DE REFLEXEN 203

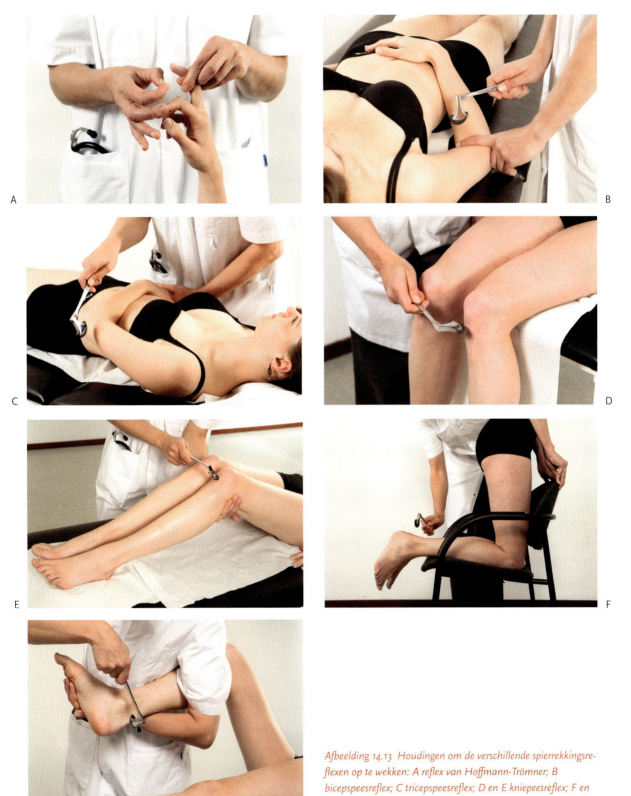

Afbeelding 14.13 Houdingen om de verschillende spierrekkingsreflexen op te wekken: A reflex van Hoffmann-Trömner; B bicepspeesreflex; C tricepspeesreflex; D en E kniepeesreflex; F en G achillespeesreflex.

de patiënt te vragen om de in elkaar gehaakte handen uiteen te trekken: de handgreep van Jendrassik.

De voetzoolreflex is een belangrijke reflex: een afwijking wijst op een stoornis van de piramidebanen. Voordat men deze reflex onderzoekt, moet dit eerst worden aangekondigd bij de patiënt en dient er goed uitleg gegeven te worden over wat er komen gaat.

Piramidale stoornis
- reflex van Babinski
- verhoogde reflexen
- eenzijdige positieve reflex van Hoffmann-Trömner
- verhoogde spiertonus

Met een halfscherp voorwerp (een doormidden gebroken wattenstaafje; gebruik in verband met de hygiëne nooit de achterkant van de reflexhamer en nooit de bij sommige reflexhamers bijgeleverde prikkers) strijkt men over de laterale zijde van de voetzool en maakt men een boog naar mediaal (afbeelding 14.14). De reflex is normaal als er een flexie optreedt van de grote teen. Soms gebeurt er niets. In dat geval wordt de reflex indifferent genoemd. Dit is alleen pathologisch als er een links-rechtsverschil is. De reflex is altijd pathologisch als er extensie optreedt van de grote teen. Dit wordt de reflex van Babinski genoemd. Deze reflex is onderdeel van een uitgebreidere, primitieve en pathologische respons, waarbij ook flexie in de heup, knie en enkel optreedt: de *triple response*. Als de grote teen volledig verlamd is, bijvoorbeeld door een bijkomende perifere laesie, zal men in het geval van een piramidale stoornis wel de *triple response* kunnen waarnemen, maar niet de extensie van de grote teen. Er zijn allerlei varianten bekend om de reflex van Babinski op te wekken, bijvoorbeeld strijken langs de zijkant van de voet, net onder de laterale malleolus.

ROMP EN WERVELKOLOM

Zwakte van de rompspieren leidt er meestal toe dat de patiënt niet goed kan zitten. Men moet ook letten op zwakte van de nekspieren. Deze kan vóórkomen bij myasthenie en spierziekten. De patiënt ondersteunt het hoofd dan vaak onder de kin.

Ataxie van de romp uit zich onder meer door een gestoorde zitbalans bij intacte kracht van de rompspieren. Ze komt voor bij laesies in de vermis van het cerebellum.

Bij patiënten met een mogelijke dwarslaesie is het sensibiliteitsonderzoek van de romp van groot belang, omdat een horizontale bovenbegrenzing van de sensibiliteitsstoornis dit vermoeden versterkt en tevens een indruk geeft van het niveau waarop men de afwijking kan verwachten.

Aan de romp kan men buikhuidreflexen opwekken door met een doormidden gebroken wattenstaafje van lateraal in de richting van de navel te strijken. Als de reflex intact is, zal men de navel reflectoir zien bewegen naar de kant van de prikkel. Men dient de prikkel op horizontale niveaus toe: boven de navel, op navelhoogte en onder de navel.

Het onderzoek van de wervelkolom is vooral nuttig bij patiënten met een radiculair syndroom in het been. Let op standafwijkingen, zoals een scoliose of verminderde lumbale lordose. De beweeglijkheid, die bij een

Afbeelding 14.14 Het onderzoeken van de voetzoolreflex. Flexie van de grote teen is de normale respons (A); extensie van de grote teen is abnormaal (reflex van Babinski; B).

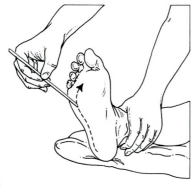
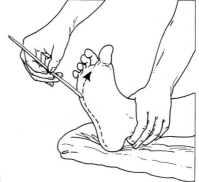

A
B

hernia nuclei pulposi dikwijls verminderd is, kan worden getest door de zogeheten lumbale flexie-index te bepalen (afbeelding 13.14B). Door middel van radiculaire provocatieproeven kan men de aanwezigheid van wortelprikkeling verder onderzoeken. Bij de proef van Kemp gaat men achter de patiënt staan en trekt men de patiënt aan de schouders iets naar achteren en opzij. Bij de proef van Lasègue tilt men bij een liggende patiënt het been gestrekt op. De proeven zijn positief wanneer de patiënt uitstralende pijn in het been aangeeft, niet wanneer de patiënt alleen rugpijn krijgt. Men noteert het aantal graden waarbij de uitstraling voor het eerst optreedt. Bij hernia nuclei pulposi is de sensitiviteit van de proef van Lasègue 80-95% en de specificiteit 30-40%. Wanneer de proef wordt uitgevoerd met het onpijnlijke been en de pijn in het andere been daardoor toeneemt, spreekt men van een positieve gekruiste proef van Lasègue. De sensitiviteit van deze test is laag, maar de specificiteit is hoog. Bij de proef van Bragard laat men het been vanaf het punt waar de uitstraling optreedt iets terugzakken; men brengt vervolgens de voet in extensie. Dit zal bij radiculaire prikkeling opnieuw uitstralende pijn geven. Bij de zogeheten omgekeerde proef van Lasègue laat men de patiënt op de buik liggen en tilt men het been naar achteren op. Deze laatste proef is positief bij prikkeling van de wortel L4, bijvoorbeeld ten gevolge van een hernia L3-L4.

Kijk voor verdieping op www.studiecloud.nl.

15 De geriatrische patiënt

Inleiding 207
Definitie 207
Voorwaarden voor een goed onderzoek 208
De anamnese 209
Het lichamelijk onderzoek 216

INLEIDING

Door de vergrijzing van de bevolking en het veelvuldig voorkomen van ziekten en gebreken op hoge leeftijd krijgt de arts dikwijls te maken met oude en zeer oude patiënten. Bij de anamnese en het onderzoek moet rekening worden gehouden met een aantal klinische tekenen die vaak voorkomen bij oudere patiënten en met de manifestatie van ziekten bij hen. Sommige oudere personen verschillen nauwelijks van mensen uit jongere leeftijdsgroepen, andere daarentegen zijn zodanig geïnvalideerd door meervoudige ziektelast dat gesproken kan worden van geriatrische patiënten. Dit hoofdstuk houdt zich bezig met de geriatrische patiënt. De aspecten die daarbij aan de orde komen, zijn in wisselende mate van toepassing op de veel grotere groep van oudere patiënten.

Het medisch interview en het onderzoek bij de geriatrische patiënt bestaan uit een integratie van de onderzoeksmethoden zoals die eerder werden beschreven, aangevuld met enkele specifieke onderdelen van anamnese en onderzoek. Ziekten kunnen zich immers op oudere leeftijd anders presenteren. De klassieke symptomatologie van vele ziekten is ontleend aan de presentatie op (jong)volwassen leeftijd. Het atypische karakter van klachten en verschijnselen op hoge leeftijd kan leiden tot problemen bij de interpretatie van de bevindingen.

Voor een goed begrip is het nodig eerst een kenschets te geven van de geriatrische patiënt. In deze bespreking wordt de geriatrische patiënt consequent aangeduid met 'hij'. Het is echter goed dat men zich realiseert dat de geriatrische patiënt meestal een vrouw is.

DEFINITIE

Geriatrische patiënten zijn 'biologisch oud', hebben verscheidene chronische aandoeningen en ondervinden beperkingen in hun dagelijks functioneren. Het begrip 'biologisch oud' is een subjectieve inschatting van de resterende levensverwachting of de kwetsbaarheid van de patiënt. Deze inschatting leidt er een enkele keer toe dat ook een 60-jarige wordt gezien als een geriatrische patiënt. In de praktijk zijn het echter vooral 80-plussers die aan de definitie voldoen. Ook in sociaal opzicht doen zich tijdens het verouderen vaak belangrijke veranderingen voor (overlijden van de partner, verhuizing naar een verzorgingshuis enzovoort). De veranderingen die optreden, leiden tot verhoogde kwetsbaarheid of *frailty*. In het algemeen, maar zeker bij de geriatrische patiënt, dient de arts een open oog te hebben voor zowel de medisch-biologische als de psychische en sociale situatie van de patiënt, omdat er een hechte samenhang bestaat tussen deze drie terreinen. Met andere woorden: het is noodzakelijk het biopsychosociale model te hanteren bij de medische probleemanalyse. Zo kan bijvoorbeeld de verhuizing naar een verzorgingshuis tot gevolg hebben dat de patiënt zich terugtrekt op zijn kamer, in een depressie raakt en onvoldoende eet en drinkt, waardoor hij een verhoogde kans heeft op uitdroging of urineweginfecties. Zo'n kettingreactie is kenmerkend voor geriatrische problematiek.

Naast chronische ziekten die ook op middelbare leeftijd veel voorkomen, worden geriatrische patiënten vaak gehinderd door de zogenoemde *geriatric giants*: cognitieve functiestoornissen, depressie, verminderde zintuiglijke functies, loopstoornissen, valneiging en incontinentie voor urine.

Geriatric giants zijn in feite geriatrische syndromen. De term 'syndroom' wordt vaak gebruikt voor het groeperen van verscheidene symptomen met eenzelfde pathogenetische achtergrond. Een geriatrisch syndroom heeft echter betrekking op een veelvoorkomend symptoom (of complex van symptomen) dat het gevolg is van verscheidene ziekten en risicofactoren.

Tezamen met chronische ziekten die op hoge leeftijd frequent ontstaan, leiden de eerdergenoemde verschijnselen tot een verminderde zelfredzaamheid en een toenemende zorgbehoefte. Het gevolg is een toenemende vraag om informele en formele hulp, in een aantal gevallen leidend tot opname in een verpleeghuis.

> **Geriatric giants**
> 1 cognitieve functiestoornissen
> 2 depressie
> 3 verminderde zintuiglijke functies
> 4 loopstoornissen
> 5 valneiging
> 6 incontinentie voor urine

Toch blijkt het heel vaak mogelijk om ervoor te zorgen dat de patiënt zijn zelfstandigheid herwint of behoudt. Naast medische behandeling zijn maatregelen nodig die gericht zijn op het functioneren van de patiënt. Om deze reden dient de arts zich een duidelijk beeld te vormen van het fysieke functioneren (mobiliteit, activiteiten van het dagelijks leven), het psychische functioneren (cognitie en stemming) en het sociale functioneren (woonomstandigheden, sociale ondersteuning). Vanwege het grote aantal gegevens dat verzameld moet worden voordat een plan gericht op herstel van de zelfstandigheid gemaakt kan worden, moet hierbij systematisch gewerkt worden. Deze systematische benadering wordt geschreven als *comprehensive geriatric assessment*, zie ook de gelijknamige richtlijn hierover. In dit hoofdstuk wordt een aantal kenmerkende aspecten van de anamnese en het onderzoek van de geriatrische patiënt achtereenvolgens besproken.

VOORWAARDEN VOOR EEN GOED ONDERZOEK

Het contact met de geriatrische patiënt

Vaak wordt het initiatief om de hulp van een arts in te roepen door een mantelzorger genomen. Het patiënt-artscontact wordt dan gelegd door bemiddeling van de partner, kinderen, andere familieleden of verzorgende(n). Soms is daar een duidelijke reden voor. De patiënt kan bijvoorbeeld een verminderd ziekte-inzicht hebben als gevolg van een delier of dementie. Ook worden niet zelden klachten door de oudere aan de ouderdom toegeschreven.

Bij het eerste bezoek wordt de patiënt dikwijls vergezeld door de partner of een van de kinderen. Het verdient de voorkeur eerst zonder hun aanwezigheid de patiënt naar diens klachten te vragen. De patiënt kan klachten of angsten hebben die hij niet durft te delen met zijn naasten. In sommige gevallen zal de permanente aanwezigheid van een of meer mantelzorgers echter juist gewenst zijn om de patiënt op zijn gemak te stellen. Om alle gegevens van de patiënt te verkrijgen die voor een goede behandeling nodig zijn, is een op de individuele patiënt toegesneden benadering van groot belang.

Plaats, tijd en omstandigheden

De anamnese en het onderzoek bij de geriatrische patiënt vragen veel tijd. De arts zal zich aan moeten passen aan het tempo en uithoudingsvermogen van de patiënt. Het zal niet altijd mogelijk zijn het complete onderzoek in één keer uit te voeren, ook omdat de patiënt dit fysiek of psychisch niet kan opbrengen. Het onderzoek kan bijvoorbeeld zo vermoeiend zijn dat de concentratie van de patiënt afneemt en de betrouwbaarheid van het onderzoek gering wordt. Ook kunnen sommige functionele delen van het onderzoek, zoals het looppatroon, beter worden beoordeeld aan de hand van verscheidene observaties op verschillende tijdstippen.

Voordat men met het interview begint, is het nodig na te gaan of er zintuiglijke stoornissen zijn die een goede communicatie in de weg staan. Men vraagt aan de patiënt of hij de arts kan zien en horen. Voor een patiënt met cataract is het hinderlijk om tegen het licht in te kijken. De werking van een hoortoestel dient gecontroleerd te worden. Het spreken van de arts moet rustig en duidelijk zijn, waarbij ervoor wordt gezorgd dat de patiënt de mond van de arts kan zien, zodat liplezen mogelijk is. De temperatuur in de onderzoekskamer moet hoger dan 20 °C zijn, omdat oudere patiënten gemakkelijk kunnen afkoelen en veelal behoefte hebben aan een warme omgeving.

DE ANAMNESE

Het afnemen van de anamnese bij de geriatrische patiënt is niet uitsluitend gericht op het verzamelen van gegevens waarmee ziekten kunnen worden geïnventariseerd of opgespoord. Het is ook van belang zich op de hoogte te stellen van het functioneren van de patiënt. Op hoge leeftijd kunnen (chronische) ziekten een zeer verschillende uitwerking hebben op het dagelijks functioneren van de patiënt. Een diagnose alleen geeft op zichzelf weinig inzicht in de consequenties voor het dagelijks functioneren van de patiënt. Bij patiënten met bijvoorbeeld de diagnoses 'beginnende ziekte van Alzheimer', 'COPD (*chronic obstructive pulmonary disease*)' en 'coxartrose' kunnen geheel verschillende functieniveaus behoren, variërend van 'zelfstandig' tot 'volledig afhankelijk van zorg'. De arts moet dus tijdens het interview een indruk proberen te krijgen van het functieniveau van de patiënt. Op basis daarvan kunnen gerichte maatregelen worden genomen om het zelfstandig functioneren te bevorderen. In het hiervóór genoemde voorbeeld kunnen deze zijn: het regelen van thuiszorg of het regelen van een dagbehandeling in het verpleeghuis, adviezen met betrekking tot hulpmiddelen bij het lopen en aanpassingen van de woning (zodat gelijkvloerse bewoning mogelijk wordt).

> **Het achterhalen van het niveau van functioneren is minstens zo belangrijk als het vaststellen aan welke aandoeningen de geriatrische patiënt lijdt.**

> **Anamnese bij geriatrische patiënt**
> - hoofdklacht
> - anamnese gericht op de hoofdklacht
> - medische voorgeschiedenis
> - medicatie en intoxicatie
> - algemene anamnese en tractusanamnese/ geriatrische syndromen
> - biografische anamnese en familieanamnese
> - anamnese van de functionele status:
>   – fysiek
>   – psychisch en cognitief
>   – sociaal

Hoofdklacht en anamnese gericht op de hoofdklacht

De klachtpresentatie van een geriatrische patiënt is vaak 'diffuus'. Soms is er geen duidelijke hoofdklacht op basis waarvan men een anamnese gericht op de hoofdklacht kan afnemen. Dit kan samenhangen met het feit dat de patiënt zelf geen probleem ervaart. Bovendien spelen doorgaans meer problemen tegelijkertijd een rol. De verwijzer, familie of verzorgenden presenteren het probleem van de patiënt nogal eens met termen als: toenemende zorgbehoefte, toenemende bedlegerigheid, valneiging, verwardheid, apathie enzovoort. Achter een dergelijke presentatie kunnen vele ziekten schuilgaan. Klassieke ziektesymptomen zijn soms afwezig (bijvoorbeeld de karakteristieke pijn bij het hartinfarct) of kunnen veranderd zijn (bijvoorbeeld delier als belangrijkste symptoom van een urineweginfectie).

Het is belangrijk duidelijk te vermelden wie van de betrokkenen welk probleem naar voren heeft gebracht. Niet zelden zijn er opvallende verschillen tussen de optiek van de patiënt, die van de familie en die van de verwijzer. Bij een patiënt met cognitieve functiestoornissen is een goede heteroanamnese onontbeerlijk. Men dient zich er echter van te vergewissen of het betreffende familielid of de verzorgende de patiënt voldoende kent en daarnaast of de betrokkene in het belang van de patiënt handelt en niet uit eigenbelang (bijvoorbeeld wanneer er financiële belangen in het geding zijn). Naast de subjectieve verwoording van de klachten is het van belang na te gaan of de patiënt of zijn naaste een verklaring voor de oorzaak van de klachten heeft, welke emoties hij erbij heeft (bijvoorbeeld angst om te vallen), welk gedrag hij hanteert om de klacht te beïnvloeden en de reacties van zijn sociale omgeving. Bij het navragen van de heteroanamnese is er expliciete aandacht nodig voor de belasting van de mantelzorger.

Medische voorgeschiedenis

Geriatrische patiënten hebben dikwijls een lange medische voorgeschiedenis. Operaties, ziekten, ziekenhuisopnamen en specialistische behandelingen dienen vermeld te worden met de bijbehorende jaartallen. Niet alle feiten uit het (vaak verre) verleden zijn echter even belangrijk. Het is daarom goed vooral die ziekten en diagnoses te noteren die op het moment van onderzoek van belang kunnen zijn voor de diagnostiek, het functioneren of de behandeling van de patiënt. In dit verband spreekt men wel over passieve en actieve gegevens uit de voorgeschiedenis. Een uterusextirpatie in het verleden is vrijwel steeds een passieve diagnose, terwijl diabetes mellitus altijd een actieve diagnose is. Een vroeger doorgemaakte longtuberculose kan recidiveren, bijvoorbeeld tijdens een behandeling met corticosteroïden, en dient daarom altijd als een actief gegeven beschouwd te worden.

Medicatie

Hoewel de verwijsinformatie van de geriatrische patiënt meestal vergezeld gaat van een overzicht van de gebruikte medicatie, bevat dit overzicht zeer vaak onjuiste informatie. Multimorbiditeit geeft aanleiding tot polyfarmacie. Hoe groter het aantal medicijnen is, hoe meer kans er is op bijwerkingen, interacties en suboptimale therapietrouw. Het verkrijgen van een actueel medicatieoverzicht bij een geriatrische patiënt vereist geregeld enig 'detectivewerk'. Medicijnen worden niet, minder vaak of in een andere dosering dan vermeld ingenomen, of medicijnen worden gebruikt die niet op het apotheek- of huisartsoverzicht voorkomen (bijvoorbeeld die van de partner of van de drogist). In een optimale situatie wordt de patiënt of de mantelzorger gevraagd een baxterrol van een hele dag of de doosjes van alle medicijnen die daadwerkelijk gebruikt worden mee te nemen. Het verkrijgen van een compleet medicatieoverzicht is noodzakelijk om inzicht te krijgen in de tijdsrelatie tussen het begin van de diverse gezondheidsklachten en de start van de gebruikte medicijnen. Veelvoorkomende voorbeelden hiervan zijn het optreden van verwardheid na het voorschrijven van tramadol (een opioïde pijnstiller) of het optreden van orthostatische duizeligheidsklachten na het voorschrijven van tamsulosine (een alfablokker ter bestrijding van mictieklachten bij prostaathyperplasie).

> Het verkrijgen van een volledig medicatieoverzicht vereist 'detectivewerk'.

Algemene anamnese en tractusanamnese

Het afnemen van de algemene anamnese verricht men bij de geriatrische patiënt op de gebruikelijke wijze, maar wel met speciale aandacht voor ziekten en aandoeningen die bij deze patiënten frequent voorkomen. Klachten en symptomen dienen soms anders geïnterpreteerd te worden dan op jongere leeftijd. Het is zeer informatief om actief de aanwezigheid van de eerdergenoemde *geriatric giants*, oftewel de belangrijkste geriatrische syndromen, na te gaan. Van groot belang is te weten dat deze geriatrische syndromen meestal door verscheidene oorzaken verklaard worden. In dit hoofdstuk wordt de arbitraire keuze gemaakt cognitieve functiestoornissen en stemmingsstoornissen te bespreken in de paragraaf Psychisch en cognitief functioneren, even verderop. Het is vanzelfsprekend ook mogelijk de problemen in het psychisch en cognitief functioneren tijdens de tractusanamnese te inventariseren. Hetzelfde geldt voor mobiliteitsstoornissen en valneiging: deze zouden ook uitgevraagd kunnen worden binnen de tractusanamnese, maar in dit hoofdstuk worden ze besproken in het kader van fysiek functioneren. Van groter belang dan de gekozen volgorde is de noodzaak om bij iedere patiënt dezelfde volgorde te hanteren, zodat de gehanteerde routine ertoe leidt dat er geen relevante informatie gemist wordt.

De tractus circulatorius

Hoewel cardiale aandoeningen op hoge leeftijd veelvuldig voorkomen, wijst enkeloedeem eerder op veneuze insufficiëntie dan op hartfalen. Bij een aanzienlijk deel van de oudere patiënten presenteert het myocardinfarct zich zonder de klassieke pijn. In plaats daarvan kunnen verschijnselen optreden van syncope of acute verwardheid. Ook het symptoom nycturie wijst niet altijd op hartfalen, maar komt veelvuldig voor in het kader van *lower urinary tract symptoms* (LUTS). Op oudere leeftijd kan nycturie (bijvoorbeeld twee- tot driemaal per nacht) ook voorkomen als normaal verschijnsel, dat vaak wordt verklaard door afname van de nachtelijke secretie van antidiuretisch hormoon. Overigens kan de toegenomen nachtelijke urineerdrang aanleiding geven tot problemen, zoals vallen (vooral bij patiënten die onvast ter been zijn of een slechte visus hebben), incontinentie (wanneer de wc niet snel genoeg kan worden bereikt) en slaapstoornissen.

De tractus respiratorius

Vanwege de afwezigheid van een antirookbeleid en de grote invloed van de tabaksindustrie was roken tot ver in de jaren zeventig maatschappelijk geaccepteerd, aanvankelijk vooral voor mannen. Dit heeft geleid tot een groot aantal ouderen die de beperkingen van longemfyseem ervaren. De verhoogde ademarbeid kan vanzelfsprekend leiden tot inspanningsbeperking, maar bijvoorbeeld ook tot gewichtsverlies. De symptomatologie van acute aandoeningen kan op hoge leeftijd gewijzigd zijn. Soms is een licht versnelde ademhaling of verwardheid de enige aanwijzing voor een pneumonie. Klassieke symptomen als hoesten, het opgeven van gekleurd sputum en koorts kunnen afwezig zijn bij een longontsteking of pas laat in het ziekteproces optreden.

De tractus digestivus

Een verminderde eetlust en/of gewichtsvermindering is niet altijd een aanwijzing voor een organische aandoening, maar kan ook wijzen op een stemmingsstoornis of zelfs op cognitieve functiestoornissen. Ook andere, schijnbaar triviale oorzaken spelen soms een belangrijke rol. Een slecht passende gebitsprothese of het gebruik van bepaalde medicamenten kan de eetlust doen afnemen. De maaltijden in het verzorgingshuis of van dienstverlenende instanties, niet bereid volgens de smaak van de patiënt, kunnen leiden tot een kwantitatief en/of kwalitatief tekortschieten van de voedselinname. Ook beperkingen in de financiële of sociale situatie kunnen tot gewichtsverlies leiden.

Slik- en passageklachten kunnen worden veroorzaakt door een obstructie (tumor, vernauwing) in het bovenste deel van de tractus digestivus of door een neurologische aandoening. In het geval van een obstructie heeft de patiënt voornamelijk klachten bij gebruik van vast voedsel, in het geval van een neurologische aandoening vooral bij het gebruik van vloeistoffen. Slik- en passageklachten kunnen bijvoorbeeld ontstaan door een extreme cervicale spondylartrose of een grote retrosternale struma.

Klachten over obstipatie zijn zeer vaak aanwezig. Soms zijn hiervoor oorzaken aanwijsbaar, zoals te weinig drinken, te weinig lichaamsbeweging, vezelarme voeding of medicatie (bijvoorbeeld verapamil of morfinomimetica). Wanneer obstipatie en diarree elkaar afwisselen, is er waarschijnlijk sprake van fecale impactie. Hierbij sijpelen feces vanuit een hoger gelegen deel van het colon langs opeengepakte zeer vaste fecesmassa's. Dit wordt overloopdiarree genoemd. Deze situatie komt samen voor met incontinentie voor feces, maar ook voor urine. Over het algemeen is incontinentie voor feces reden voor verder onderzoek.

Vanwege de hoge incidentie bij ouderen is er speciale aandacht nodig voor verschijnselen die passen bij een maligniteit van het colon of rectum, zoals een veranderd defecatiepatroon, bloed in de ontlasting en melena.

Op oudere leeftijd kunnen de verschijnselen van acute buik, zoals loslaat- of drukpijn, geheel ontbreken.

De tractus urogenitalis

De arts zal expliciet naar incontinentie voor urine moeten vragen, omdat veel patiënten daarover niet spontaan klachten uiten. Incontinentie kan leiden tot gevoelens van schaamte, zich terugtrekken in huis, het vermijden van sociale contacten en depressie. Men kan de vraag naar incontinentie voor urine als volgt formuleren: 'Verliest u wel eens ongewild urine?' Door een zorgvuldige anamnese zijn de ernst (frequentie en hoeveelheid) en het type incontinentie (*urge*-incontinentie, stressincontinentie, overloopincontinentie of functionele incontinentie) doorgaans goed vast te stellen (hoofdstuk 16). Klachten passend bij prostaathyperplasie komen veel voor en worden eveneens dikwijls niet spontaan gemeld.

Het is relevant om na te gaan of er problemen bestaan met de seksualiteit. De veronderstelde afwezigheid van seksuele activiteit bij ouderen berust meestal op schroom van de kant van de onderzoeker. Met een enkele open vraag in gepaste, maar heldere termen, bij voorkeur niet in aanwezigheid van kinderen of verzorgenden, biedt men de patiënt de gelegenheid in te gaan op een probleem dat hij wellicht uit zichzelf niet aan de orde durft te stellen. Vanwege de laat optredende symptomatologie van lues en hiv is het expliciet navragen van risicovolle seksuele contacten noodzakelijk.

Het zenuwstelsel

Hoofdpijn is bij ouderen geen veelgehoorde klacht. Deze klacht moet bij ouderen laagdrempelig aanleiding zijn om ernstige oorzaken als een subduraal hematoom of een maligniteit uit te sluiten. Wanneer hoofdpijn samen met klachten over algemene malaise en spierpijn voorkomt, kan de oorzaak een arteriitis temporalis zijn.

Duizeligheid is daarentegen wel een veelvuldig gehoorde klacht, die meestal bijzonder moeilijk te duiden is. Deze klacht kan men in de meeste gevallen tot een van de volgende drie typen herleiden.
- *Een licht gevoel in het hoofd*. Wanneer dit optreedt bij het snel overeindkomen vanuit liggende of zittende positie, wijst deze klacht meestal op orthostatische hypotensie.
- *Een draaierig gevoel bij bewegingsveranderingen*. Dit is een veelvoorkomende klacht, die vaak optreedt bij omhoogkijken of snel omdraaien en doorgaans op benigne paroxismale positieduizeligheid berust.
- *Het gevoel onvast ter been te zijn*. Deze klacht kan wijzen op een verminderde sensibiliteit of proprioceptie, bijvoorbeeld bij polyneuropathie.

Visusbeperkingen of juist onvoldoende compensatie van proprioceptieve beperkingen door een verminderde visus spelen ook nogal eens een rol bij duizeligheid, vooral in de schemering of avond.

Een syncope kan optreden als gevolg van ernstige orthostatische of postprandiale hypotensie, hypersensitiviteit van de sinus caroticus of een vasovagale collaps (tijdens hoesten, slikken, mictie of defecatie). De combinatie van bewustzijnsverlies met prodromale verschijnselen, trekkingen en incontinentie voor urine kan wijzen op een epileptisch insult.

Bij ouderen met klachten over trager bewegen, struikelen, sloffen of verslikken kan er sprake zijn van een hypokinetisch-rigide syndroom. Naast neurodegeneratieve aandoeningen zoals de ziekte van Parkinson kan dit veroorzaakt worden door cerebrovasculaire schade of medicatie (bijvoorbeeld klassieke neuroleptica). Bij deze patiënten is de rigiditeit vaker symmetrisch aanwezig. De karakteristieken van mobiliteitsstoornissen die voorkomen in combinatie met cognitieve functiestoornissen kunnen richting geven aan de differentiaaldiagnose. Een schuifelend looppatroon met frequent struikelen kan in combinatie met orthostatische duizeligheidsklachten een ondersteuning vormen voor Lewy-body-dementie als diagnose. Daarnaast wordt deze vorm van dementie gekenmerkt door een sterk wisselend niveau van functioneren gedurende de dag, visuele hallucinaties en een *REM sleep behaviour disorder*.

Endocrinologische status
Klassieke symptomen van hypothyreoïdie, zoals kouwelijkheid, traagheid, obstipatie, oedeem en huidveranderingen, komen bij ouderen voor zonder dat er sprake is van hypothyreoïdie. Daarnaast geldt voor zowel hyper- als hypothyreoïdie dat deze zich bij ouderen vaak atypisch of symptoomarm presenteert.

Hematologische status
Naast klachten passend bij zeldzamere of minder zeldzame hematologische aandoeningen als myelodysplastisch syndroom, chronische lymfatische leukemie en immuuntrombocytopenie komen bij ouderen frequent bloedingen voor als complicatie van behandeling met trombocytenaggregatieremmers of met medicijnen die ingrijpen in de stollingscascade (vitamine K-antagonisten, factor Xa- of trombineremmers).

Dermatologische status
Van een aantal veelvoorkomende huidafwijkingen is de incidentie geassocieerd met cumulatieve zonblootstelling. Hoewel daardoor de incidentie van onder meer basaalcelcarcinomen hoog is bij ouderen, vermelden deze zelden spontaan dat ze last ondervinden van een groeiend, bloedend of jeukend bultje op de huid. Expliciet navragen is daarom zinvol.

Biografische anamnese en familieanamnese
Over het algemeen is het wenselijk om bij het interview aandacht te geven aan de levensloop van de patiënt. Belangrijke levensgebeurtenissen kunnen immers grote gevolgen hebben voor de psychische en lichamelijke gezondheid. Hiertoe behoren oorlogservaringen, het verlies van werk door een ongeluk of invaliditeit, het verlies van een partner of een kind, het verlies van zelfstandigheid door opname in het verpleeghuis enzovoort.

Het afnemen van de biografische anamnese, mits uitgevoerd met aandacht en belangstelling, is vaak een goede methode om het vertrouwen van de patiënt te winnen. Het geeft daarnaast de gelegenheid enkele cognitieve functies, vooral het langetermijngeheugen en de taalbeheersing, te beoordelen.

Het afnemen van een familieanamnese is van belang om genetisch bepaalde of familiair voorkomende aandoeningen op te sporen. De geriatrische patiënt is vaker dan patiënten van middelbare leeftijd afkomstig uit een groot gezin, waarin soms een opvallende clustering van ziekten voorkomt.

Anamnese met betrekking tot het functioneren
In dit deel van de anamnese worden gegevens verzameld over het fysieke, psychische, cognitieve en sociale functioneren van de patiënt. Het doel daarvan is vast te stellen in welke mate de patiënt in staat is een zelfstandig leven te leiden. Om hiervan een globale indruk te krijgen kan men de patiënt vragen bij welke activiteiten hulp noodzakelijk is. Op deze wijze wordt meestal snel duidelijk welke functies beperkt zijn of niet zelfstandig kunnen worden uitgevoerd. Kan de patiënt zichzelf aankleden, wassen en douchen? Maakt hij het ontbijt klaar? Leest hij de krant? Doet hij boodschappen? Maakt hij zelf een warme maaltijd klaar? Gaat de patiënt wandelen? Kan hij zelfstandig reizen? Is hij in staat zelfstandig de administratie te voeren en de financiën te regelen? Onderneemt de patiënt sociale activiteiten buitenshuis?

Meer systematisch kan men de volgende onderverdeling in functies maken: fysiek functioneren, psychisch en cognitief functioneren en sociaal functioneren.

1 Fysiek functioneren

- *Communicatie.* Stoornissen in de zintuiglijke functies (vooral visus en gehoor) en de mogelijkheden tot verbale communicatie zijn veelvoorkomende redenen van hulpbehoevendheid op oudere leeftijd.
- *Het kunnen uitvoeren van de 'activiteiten van het dagelijks leven' (ADL).* Zich aankleden, zich wassen, eten en de toiletgang zijn basisvoorwaarden voor het zelfstandig kunnen leven.
- *Informatie over de 'instrumentele activiteiten van het dagelijks leven' (IADL).* Bijvoorbeeld telefoneren, de administratie doen, boodschappen halen, reizen, maaltijden klaarmaken en de financiën regelen; deze geven een indruk van het vermogen om complexere handelingen uit te voeren.
- *Mobiliteit.* Hieronder verstaat men de mogelijkheid van de patiënt zich te verplaatsen. Aan het begrip 'mobiliteit' kan men verschillende aspecten onderscheiden, zoals de actieradius (over welke afstand kan de patiënt zich verplaatsen), hulpmiddelen (is de patiënt aangewezen op het gebruik van een stok, rollator of rolstoel) en begeleiding (is de patiënt voor zijn mobiliteit aangewezen op toezicht of ondersteuning van anderen). Het al dan niet optreden van valpartijen is hierbij voor zowel de diagnostiek als de prognose van bijzonder belang. Zowel de aanleiding als de gevolgen moeten bij aanwezigheid van een valneiging goed worden uitgevraagd. Indien blijkt dat zich twee of meer valincidenten in het voorafgaande jaar hebben voorgedaan, heeft de oudere patiënt een sterk verhoogd risico om in de nabije toekomst opnieuw te vallen. Vanwege de grote invloed van de gevolgen van valincidenten op de zelfstandigheid, de sociale participatie en dergelijke dient extra aandacht gegeven te worden aan intrinsieke (bijvoorbeeld visus) en extrinsieke (bijvoorbeeld gevaarlijke trappen in huis) risicofactoren ter preventie van nieuwe valincidenten.

> **Valincidenten in het voorafgaande jaar zijn de beste voorspeller van een nieuw valincident.**

Het is duidelijk dat voor het uitvoeren van een aantal van de hier genoemde functies ook een intact psychisch functioneren noodzakelijk is. Bij patiënten die geestelijk achteruitgaan, ziet men in de loop van de tijd eerst stoornissen optreden in de uitvoering van IADL-functies, later ook in die van ADL-functies en ten slotte in de verbale communicatie (afasie). Bij dementie is er per definitie een zodanige achteruitgang van het cognitief functioneren dat afhankelijkheid in het IADL-functioneren is ontstaan. Om het niveau van functioneren van de patiënt zo objectief mogelijk vast te stellen maakt men wel gebruik van schalen, bijvoorbeeld de ADL-schaal volgens Katz (tabel 15.1).

2 Psychisch en cognitief functioneren

De arts moet een globale indruk krijgen van het psychisch functioneren van de patiënt. Vrijwel iedere arts die zich met geriatrische patiënten bezighoudt, zal worden geconfronteerd met psychische stoornissen die vaker voorkomen bij oudere patiënten, zoals dementie, depressie en delier. Voor een bespreking van deze ziektebeelden en syndromen wordt verwezen naar leerboeken over psychiatrie en geriatrie.

Psychisch functioneren

Hier worden slechts enkele psychische functies beschreven die in de diagnostiek van deze aandoeningen een belangrijke rol spelen.

Bewustzijn

Bij patiënten met een delier (hoofdstuk 14) is het bewustzijn wisselend verlaagd, hetgeen zich kan uiten in slaperigheid, sufheid of een verminderde aandacht. Een delier komt zeer frequent voor, vooral bij ouderen die in het ziekenhuis zijn opgenomen.

Tabel 15.1 ADL-schaal volgens Katz

Deze schaal voor het objectiveren van de onafhankelijkheid in de activiteiten van het dagelijks leven is gebaseerd op een evaluatie van de functionele onafhankelijkheid of afhankelijkheid. Onafhankelijkheid betekent in dit geval dat de patiënt niet aangewezen is op enigerlei menselijke hulp in de vorm van 'toezicht', 'aanwijzingen' of 'persoonlijke hulp'.

A	Onafhankelijk in eten
B	Volledig continent voor urine en feces
C	Onafhankelijk in transfers
D	Onafhankelijk in toiletgebruik
E	Onafhankelijk in zich aan- en uitkleden
F	Onafhankelijk in zich wassen

Eén punt wordt toegekend voor elke activiteit die onafhankelijk kan worden uitgevoerd. Range: 6 punten = volledig ADL-onafhankelijk, 0 punten = volledig ADL-afhankelijk.

Wanneer het bewustzijn normaal is, kunnen er nog wel stoornissen in de aandacht en concentratie zijn. De patiënt kan zijn gedachten bijvoorbeeld niet richten op een vraag, of ze daarop gericht houden. De bijkomende cognitieve stoornissen (vaak aangeduid met 'verwardheid') en geheugenstoornissen doen soms ten onrechte vermoeden dat de patiënt dement is. Tijdens een delirante periode kan dementie echter niet worden vastgesteld, omdat de patiënt op dat moment een gestoord bewustzijn heeft en er meestal sprake is van een onderliggende, omkeerbare, lichamelijke of iatrogene oorzaak van het delier. Het is van groot belang dat men zich realiseert dat het bewustzijn en de aandacht kunnen wisselen bij een delier, zodat bewustzijn en aandacht vaker beoordeeld moeten worden bij de mogelijkheid van een delier. Ook voor deze beoordeling zijn diverse schalen ontwikkeld, waarvan de Delirium Observatie Screening (DOS) in Nederlandse en Belgische ziekenhuizen veel gebruikt wordt.

Geheugen en oriëntatie

Geheugenstoornissen komen vooral voor in het kader van een dementie, maar ook bij patiënten met een delier of een depressie.

Het geheugen is het vermogen om verkregen informatie vast te leggen, te bewaren en te reproduceren. Geheugenproblemen kunnen worden onderscheiden in stoornissen in de inprenting en reproductie van nieuwe informatie (het kortetermijngeheugen) en stoornissen in het reproduceren van reeds opgeslagen informatie (het langetermijngeheugen).

Onder oriëntatie verstaat men de kennis over de tijd waarin men leeft, de plaats waar men is en de personen in de omgeving; ook behoort hiertoe het vermogen zich adequaat in de ruimte te begeven. Oriëntatiestoornissen treft men aan bij zowel patiënten met een delier als bij patiënten met dementie.

Er bestaan vele psychologische testschalen voor de beoordeling van het psychisch functioneren. Als eerste stap in de diagnostiek van dementie wordt vaak gebruikgemaakt van de Mini-Mental State Examination (MMSE, Folstein, 1975). Een score van minder dan 24/30 kan duiden op cognitief functieverval, maar bij de interpretatie van de testscore is voorzichtigheid geboden. De resultaten worden immers mede bepaald door het intelligentieniveau, de aandacht en de concentratie. Het is niet zinvol een MMSE af te nemen bij een patiënt met een delier of kort na het opklaren van het delier. Zelfs vele weken na het herstel van het delier zijn de concentratiestoornissen vaak nog in milde mate aantoonbaar.

Overige cognitieve domeinen

Met behulp van de (hetero)anamnese dient, naast het geheugen en de oriëntatie, een indruk verkregen te worden van de volgende cognitieve domeinen: aandacht, taalvaardigheden, praxis (handvaardigheden), visueel-ruimtelijke vaardigheden (verdwalen?) en het executief functioneren (onder meer de planning en organisatie van complexe taken). In het kader van de etiologische dementiediagnostiek zijn hierbij ook het cognitieve tempo en het gedrag van belang.

In tabel 15.2 worden de belangrijkste differentiaaldiagnostische verschillen samengevat tussen enerzijds het delier en anderzijds dementie zoals deze zich manifesteert bij de ziekte van Alzheimer.

Gedrag

Men spreekt van gedragsstoornissen wanneer het gedrag afwijkt van wat normaal is voor die persoon (zoals hijzelf of anderen dit beoordelen). Gedrag kent motorische, psychische en sociale componenten, die onderstaande afwijkingen kunnen laten zien.

Tabel 15.2 Differentiaaldiagnose van delier en dementie (van het alzheimertype)

Kenmerk	Delier	Dementie
begin	acuut	sluipend, progressief
beloop	fluctuerend, met heldere momenten	stabiel in de loop van de dag
duur	uren tot weken	maanden tot jaren
bewustzijn	verlaagd	helder
alertheid	verminderd of toegenomen	normaal
attentie	verminderd vermogen om de aandacht te focussen of vast te houden	normaal
oriëntatie	wisselend gestoord	vaak gestoord
geheugen	inprenting en kortetermijngeheugen gestoord	korte- en langetermijngeheugen gestoord
waarnemen	illusies en (visuele) hallucinaties	meestal normaal
spraak	incoherent, langzaam of snel	stoornis in woordvinding
slaap-waakritme	omkering	normaal
organische ziekte of geneesmiddelenintoxicatie	meestal aanwezig	afwezig

- Toegenomen motorische activiteit ziet men vaak in het kader van een delier. De patiënt is dan onrustig en plukkerig. Deze verschijnselen gaan vaak gepaard met nachtelijke onrust of zelfs een volledige omkering van het slaap-waakritme. Een verminderde motorische activiteit kan men omschrijven met termen als passiviteit, apathie en traagheid. Men kan dit gedrag waarnemen bij een depressie of vasculaire dementie, maar ook bij een hypoactief delier. In het laatste geval wordt het bijpassende wisselende bewustzijn, en daarmee de diagnose 'delier', vaak gemist, hetgeen tot een slechtere prognose dan het vaker voorkomende hyperactieve delier leidt.
- Een verhoogde of verlaagde emotionaliteit, agressie en achterdocht behoren tot de psychische gedragsstoornissen die in het kader van verschillende aandoeningen kunnen voorkomen.
- Sociale gedragsstoornissen hebben betrekking op de relatie met medemensen. Het vermijden van contact met anderen (zoals bij depressie) of juist ongepast gedrag (zoals bij frontotemporale dementie) zijn hiervan uitingen.

> **Het hypoactieve delier heeft een slechte prognose, mede vanwege de slechte herkenning ervan.**

Stemming
Bij stemmingsstoornissen kan de grondstemming somber zijn (te onderscheiden van invoelbaar verdriet), eufoor (te onderscheiden van normale blijheid en opgewektheid) of geprikkeld (te onderscheiden van normale irritaties). Wanneer deze stemmingsstoornissen langere tijd aanhouden, is er sprake van een ernstige afwijking. Bij een depressie bijvoorbeeld is er sprake van een aanhoudend sombere grondstemming. Bij ouderen komen de zogenoemde vitale kenmerken van een depressie, zoals dagschommeling, anorexie en schuldgevoelens, minder vaak voor. Slaapstoornissen, zowel inslaap- als doorslaapstoornissen, komen bij ouderen zo vaak voor dat ze nauwelijks een aanvullende diagnostische waarde hebben bij het vaststellen van een stemmingsstoornis. Als screeningsinstrument wordt de vijftien items tellende Geriatric Depression Scale gebruikt. Een totaalscore van 6 of meer vormt een aanwijzing voor het bestaan van een depressie.

Denken
Het denkproces kan worden beoordeeld op de inhoud, de samenhang, het tempo en op kritiek en oordeel.

Stoornissen in de denkinhoud kunnen leiden tot waangedachten. Een patiënt reageert bijvoorbeeld achterdochtig op mensen uit zijn omgeving omdat hij hen ervan verdenkt hem te bestelen. Paranoïde wanen kunnen voorkomen in het kader van een beginnende dementie. Stoornissen in de samenhang van het denken, zoals verwardheid en incoherentie, doen zich vooral voor bij patiënten met een delier of een gevorderde dementie.

Het denktempo kan vertraagd of versneld zijn. Traagheid van denken treedt op bij vasculaire dementie, depressie en delier. Bij het delier kan echter ook een versneld en/of sterk associatief denken voorkomen. Een stoornis in kritiek en oordeel kan leiden tot een gebrek aan ziektebesef of ziekte-inzicht. Deze symptomen zijn kenmerkend voor een dementie.

Waarnemen
Stoornissen in de zintuiglijke waarneming kunnen aanleiding geven tot akoestische of visuele hallucinaties. Visuele hallucinaties, die meestal vluchtig en wisselend van aard zijn, ziet men bij patiënten met een delier of een Lewy-body-dementie. Echter, bij navraag hebben oudere mensen met een gestoorde visus soms visuele hallucinaties met een intacte realiteitstoetsing, die niet als een aanwijzing voor een psychotische toestand mogen worden opgevat; dit wordt het syndroom van Charles Bonnet genoemd.

> **De mantelzorger vormt vaak de hoeksteen van het zorgsysteem voor een geriatrische patiënt.**

3 Sociaal functioneren
Omdat er een directe relatie bestaat tussen enerzijds het sociaal functioneren en anderzijds welbevinden, gezondheid en ziekte hoort een evaluatie van de woonsituatie en van de sociale situatie in het algemene onderzoek van de geriatrische patiënt. Aan het sociaal functioneren van de patiënt zijn verschillende aspecten te onderscheiden.

Om een indruk te krijgen van het sociale netwerk van de patiënt gaat men na welke relaties er bestaan (partner, familieleden, vrienden, buren) en wat de aard en frequentie zijn van de sociale contacten. In hoeverre is de patiënt in staat een zelfstandig leven te leiden? Woont de patiënt nog zelfstandig of is er een aangepaste woonvorm (een woning met aanpassingen, serviceflat, aanleunwoning, verzorgingshuis enzovoort)? Is er voldoende professionele ondersteuning of mantelzorgondersteuning van de eerder geconstateerde handicaps? Als de sociale ondersteuning voornamelijk door de partner of de kinderen van de patiënt wordt geleverd, is het ook van belang om bij de verzorgende(n) te informeren naar de belasting die de zorg voor de patiënt met zich meebrengt. De partner van een dementerende patiënt heeft een zeer zware taak, die soms onvoldoende wordt onderkend. Aandacht voor deze 'centrale verzorger' is in veel gevallen noodzakelijk.

HET LICHAMELIJK ONDERZOEK

Het lichamelijk onderzoek van oudere patiënten verschilt in principe niet van het onderzoek zoals dat al eerder is beschreven. Toch zijn er accenten te plaatsen met betrekking tot de uitvoering van het onderzoek en de interpretatie van de bevindingen. Hier wordt alleen het onderzoek besproken in zoverre dit afwijkend of bijzonder is in vergelijking met het onderzoek bij de jongere patiënt.

Bij de observatie van de patiënt tijdens het afnemen van de anamnese kan men zich een indruk vormen van de biologische leeftijd, de ernst van de ziektetoestand en het psychisch functioneren, vooral het bewustzijn, de cognitie en de stemming. De anamnestische gegevens met betrekking tot het ADL-functioneren kunnen worden getoetst door observatie van de transfers en het uit- en aankleden.

Vitale functies

Het meten van de lichaamstemperatuur wordt in de meeste instellingen met een oorthermometer verricht. Foutieve uitslagen kunnen het gevolg zijn van een oortemperatuurmeting die direct volgt op het verwijderen van een hoorapparaat.

De bloeddrukmeting verdient bij ouderen speciale aandacht. Frequent komt een hoge polsdruk voor: een hoge systolische bloeddruk, gecombineerd met een normale of zelfs lage diastolische bloeddruk. Dit is meestal een uiting van een grote arteriële vaatstijfheid als gevolg van jarenlange hypertensie. Daarnaast komt orthostatische hypotensie zeer vaak voor bij geriatrische patiënten. Om orthostatische hypotensie vast te stellen moet de patiënt minstens 5 minuten op de onderzoeksbank liggen voordat de bloeddruk gemeten wordt. De patiënt wordt daarna gevraagd om snel naast de bank te komen staan en wordt daar indien nodig voor de snelheid van handelen of de veiligheid bij geholpen. Binnen 15 seconden na het opstaan en na 1 en 3 minuten wordt de bloeddruk opnieuw gemeten. Een systolische bloeddrukdaling van ≥ 40 mmHg of diastolisch van ≥ 20 mmHg wijst op initiële orthostatische hypotensie. Deze komt veel voor bij ouderen en kan bijvoorbeeld veroorzaakt worden door veneuze insufficiëntie. De klassieke criteria voor orthostatische hypotensie – minstens 20 mmHg systolische of minstens 10 mmHg diastolische bloeddrukdaling na 1 tot 3 minuten – zijn vooral gericht op het ontdekken van orthostatische hypotensie als gevolg van autonome disfunctie, wat bijvoorbeeld bij de ziekte van Parkinson het geval kan zijn.

Het meten van de centraalveneuze druk is bij geriatrische patiënten moeilijk uitvoerbaar wanneer de patiënt niet in een licht overstrekte houding kan liggen, bijvoorbeeld ten gevolge van artrose van de cervicale wervelkolom, thoracale kyfose (afbeelding 15.1) of de ziekte van Parkinson.

> **Initiële orthostatische hypotensie komt zeer vaak voor bij ouderen.**

Dehydratie (uitdroging) komt bij de geriatrische patiënt zeer frequent voor. Het is echter in de meeste gevallen niet mogelijk om door middel van lichamelijk onderzoek een betrouwbare indruk te krijgen van de hydratietoestand. De huidturgor laat zich als gevolg van veroudering van de huid moeilijk beoordelen (afbeelding 15.2A). Door de afname van het intraorbitale vet ligt de oogbol diep verzonken in de orbita (enoftalmie). De oogbolddruk is daarom geen betrouwbare parameter ter beoordeling van de hydratietoestand. Ook de axillaire zweetsecretie neemt met het ouder worden af. Het mondslijmvlies en de tong kunnen eveneens droog zijn (afbeelding 15.2B) vanwege een versnelde ademhaling door de mond en bij gebruik van medicatie met anticholinerge werking (bijvoorbeeld tricyclische antidepressiva). Onderzoek naar de bruikbaarste kenmerken van dehydratie bij ouderen wordt gehinderd door het ontbreken van een goede gouden standaard. Ondanks de beschreven invloed van medicatie lijkt tongdroogte het meest bijdragend te zijn.

> **Dehydratie is bij het lichamelijk onderzoek bij ouderen bijna nooit aan te tonen.**

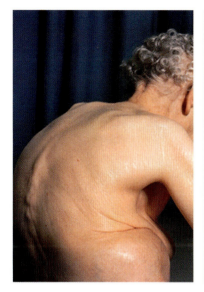 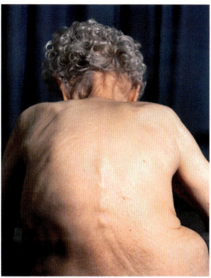

Afbeelding 15.1 Een ernstige verkromming van de wervelkolom in voor-, achter- en zijwaartse richting (thoracolumbale kyfoscoliose) als gevolg van osteoporose met inzakking van verscheidene thoracale en lumbale wervels (A en B). De thorax is dusdanig misvormd dat de meting van de centraalveneuze druk en de bepaling van de hartgrootte niet betrouwbaar kunnen worden uitgevoerd.

Ogen en oren

Bij het standaardonderzoek van de geriatrische patiënt hoort een beoordeling van de visus en het gehoor. De visus wordt op de klassieke wijze met de kaart van Snellen bepaald. De frequentste oorzaken van een verminderde visus zijn cataract, glaucoom en aandoeningen van de retina (maculadegeneratie en diabetische retinopathie), alle met onderscheidende karakteristieken bij anamnese en functieonderzoek van het oog. De oogvolgbewegingen kunnen trager zijn en tonen soms een verticale bewegingsbeperking bij het omhoogkijken. Een evidente verticale blikparese (vooral naar beneden) kan echter duiden op *progressive supranuclear palsy* (PSP).

Men krijgt tijdens het afnemen van de anamnese meestal een redelijke indruk van het functioneren van het gehoor. In het geval van een verminderd gehoor moeten beide gehoorgangen geïnspecteerd worden op het vóórkomen van cerumen. Aanwezigheid van cerumen draagt vaak extra bij tot het op oudere leeftijd algemeen optredend perceptief gehoorverlies van de hoge tonen (presbyacusis). Soms kan het nodig zijn om bij gehoorsvermindering een eenvoudig toon-audiometrisch onderzoek uit te voeren. Een goed gebruik van een hoortoestel kan vaak een positief effect hebben op het psychisch functioneren van de gehoorgestoorde patiënt.

De mondholte

Veel geriatrische patiënten hebben geen adequaat functionerend eigen gebit. Echter, ook een gebitsprothese voldoet niet altijd. Deze kan slecht passend zijn of pijnlijk door een onderliggend ulcus of een schimmelinfectie (candidiasis). De mondholte kan pas na verwijdering van de gebitsprothese goed worden geïnspecteerd. Ernstige cariës en/of gingivitis en veel tandplaque en tandsteen kunnen ook wijzen op verwaarlozing door cognitieve of cerebrovasculaire stoornissen.

Hart en bloedvaten

Percutoir en auscultatoir onderzoek van het hart en de carotiden differentieert niet altijd tussen aandoeningen met hemodynamische consequenties en minder relevante cardiale aandoeningen. Vooral de auscultatoire bevindingen zullen altijd in de context van de klachten beoordeeld moeten worden en bij verdenking van relevante pathologie tot cardiologische vervolgdiagnostiek, meestal minstens bestaand uit echocardiografie, moeten leiden. Zo differentieert een souffle die gehoord kan worden over de carotiden nauwelijks tussen relevante carotisvernauwing, aortaklepstenose of niet-klinisch relevante atherosclerotische veranderingen.

Bij onderzoek van de arteriën let men speciaal op het vóórkomen van brede aortapulsaties in het

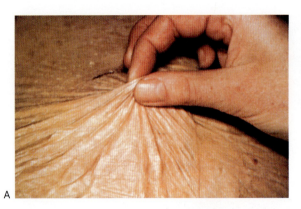 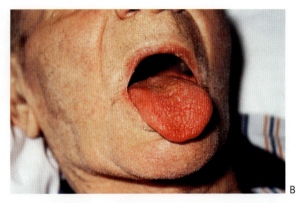

Afbeelding 15.2 Verminderde huidturgor (A) en een droge tong (B) kunnen wijzen op uitdroging. De turgor neemt echter ook af door veroudering van de huid. Een goede beoordeling van de hydratietoestand is bij hoogbejaarde patiënten daardoor soms moeilijk. Bron afbeelding 15.2A: Kamal A, Brocklehurst JC. Geriatrie à vue. Londen: Wolfe, 1983.

abdomen, wijzend op een aneurysma van de aorta abdominalis. Patiënten met hoofdpijn, spierpijn en een verdikte en pijnlijke arteria temporalis kunnen aan een arteriitis temporalis lijden.

De buik

Aandoeningen van het abdomen die bij jongere patiënten aanleiding geven tot verschijnselen van een acute buik, bijvoorbeeld een maagperforatie of een acute cholecystitis, kunnen zich bij de geriatrische patiënt opvallend symptoomarm presenteren. Dit maakt het buikonderzoek, zeker in acute situaties, waarschijnlijk tot het moeilijkste onderzoek van de oudere patiënt. Ook ervaren artsen zijn nogal eens op het verkeerde been gezet door de armoede van klinische tekenen. Een lage drempel voor chirurgisch ingrijpen is hierop waarschijnlijk (net als bij kinderen) het beste antwoord.

> **Acute buik presenteert zich bij ouderen vaak symptoomarm.**

Speciale aandacht is noodzakelijk voor vaste weerstanden in het colon-descendenstraject, die op fecale impactie kunnen wijzen. De aanwezigheid van een verhoogde blaasdemping kan wijzen op urineretentie. Bij het rectaal toucher dient men te letten op tumoren, fecesophoping en, bij mannen, op de grootte, consistentie en symmetrie van de prostaat. Liesbreuken worden vaak gemist bij oudere patiënten.

Het bewegingsapparaat

De doelstelling van geriatrisch onderzoek komt goed tot uitdrukking in de wijze waarop het bewegingsapparaat onderzocht wordt. Het vaststellen van ziekten en aandoeningen enerzijds en de betekenis van de gevonden afwijkingen voor het zelfstandig functioneren van de patiënt anderzijds zijn beide van belang. Het bewegingsapparaat functioneert dankzij het samenspel van zenuwen, spieren, het skelet en gewrichten. Bij de geriatrische patiënt zijn er niet zelden mobiliteitsstoornissen die zowel op neurologisch als op orthopedisch terrein liggen. Een hieruit voorkomende lage loopsnelheid (< 1 m/sec.) is geassocieerd met diverse negatieve prognostische kenmerken.

Het onderzoek wordt zowel liggend als staand en lopend (indien mogelijk) uitgevoerd.

Naast aandoeningen van de zintuiglijke functies (bijvoorbeeld maculadegeneratie, cataract en glaucoom) treden veel stoornissen op in het centrale zenuwstelsel bij patiënten op hoge leeftijd. Al deze stoornissen kunnen invloed op de motoriek hebben. Ze komen tot uitdrukking in de houding, de kracht, het looppatroon en eventuele nevenbewegingen (afbeelding 15.3). Wanneer het looppatroon wordt gekenmerkt door een breder gangspoor, een kortere pas en een vertraging van het tempo, blijkt er meestal cerebrovasculaire of neurodegeneratieve schade aanwezig te zijn. Aan een gestoord looppatroon en een valneiging kunnen vele aandoeningen van het centrale en perifere zenuwstelsel ten grondslag liggen, zowel neurologische als niet-neurologische en niet zelden een combinatie van beide. De neurologische stoornissen zijn bijvoorbeeld cerebrale perfusiestoornissen (wittestofschade, lacunaire infarcten), extrapiramidale stoornissen en polyneuropathie, maar ook de ziekte van Alzheimer en vasculaire dementie blijken vroeg gepaard te gaan met loopstoornissen. De lichaamskracht is bij geriatrische patiënten vaak afgenomen, veelal zichtbaar als spieratrofie (sarcopenie).

Het hypokinetisch-rigide syndroom komt bij geriatrische patiënten veel voor, ook zonder dat er sprake is van de ziekte van Parkinson. Indien er bijvoorbeeld een medicamenteuze oorzaak (antipsychotica) voor de rigiditeit en het tandradfenomeen is, ontbreekt de asymmetrie van de verschijnselen die past bij een beginnende tot matig ernstige ziekte van Parkinson. De achillespeesreflexen zijn bij veel ouderen dikwijls niet opwekbaar.

Het is van belang ook de zogenoemde hersenstamreflexen te onderzoeken: de snoutreflex, de palmomentale reflex, de masseterreflex en de corneomandibulaire reflex. De uitvoering van deze reflexen is als volgt:
- snoutreflex: kloppen op de bovenlip veroorzaakt het spitsen van de lippen;
- palmomentale reflex: strijken over de duimmuis veroorzaakt contractie van de m. mentalis aan dezelfde kant;
- masseterreflex: plotseling uitrekken van de m. masseter veroorzaakt een contractie (zie hoofdstuk 14);
- corneomandibulaire reflex: prikkeling van de cornea van een oog veroorzaakt een beweging van de kaak naar de andere kant.

Sterk positieve hersenstamreflexen wijzen op een dubbelzijdige aandoening van de witte stof. Dit is meestal het gevolg van kleine infarcten of doorbloedingsstoornissen, die bijvoorbeeld bestaan bij oudere patiënten met een lang aanwezige hypertensie. Overigens heeft het vóórkomen van positieve hersenstamreflexen op oudere leeftijd niet altijd een pathologische betekenis.

Voor het systematisch beoordelen van de zit- en stabalans en van het lopen zijn vele observatieschalen en tests ontwikkeld. Instructief maar tijdrovend is de *performance-oriented mobility assessment*. Het hieruit voortkomende meetinstrument is de *Tinetti assessment tool*. Als risicomaat voor het valrisico worden functionele tests als de loopsnelheid, bijvoorbeeld over 4 of 6 meter gemeten, en de Timed Up and Go Test gebruikt.

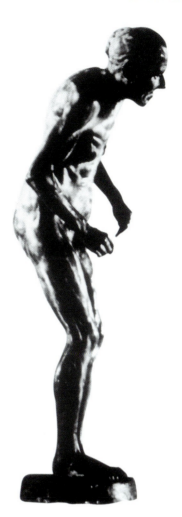

Afbeelding 15.3 De houding van het lichaam kan op hoge leeftijd kenmerken gaan vertonen die doen denken aan de ziekte van Parkinson: het bovenlichaam voorovergebogen en een flexiestand van de armen en benen (sculptuur van Auguste Rodin).

Bij deze laatste test wordt de patiënt gevraagd vanuit een zittende positie zo snel mogelijk op te staan, 3 meter te lopen, om te draaien, terug te lopen en weer te gaan zitten. De tijd die daarover gedaan wordt, geeft een indicatie van het valrisico en kan dienen als follow-upmaat tijdens of na een interventie. Inmiddels worden ook geavanceerde diagnostische hulpmiddelen voor de analyse van de mobiliteit ontwikkeld, zoals de accelerometer, het krachtplatform en de computergestuurde loopband.

Kijk voor verdieping op www.studiecloud.nl.

16 Veelvoorkomende klachten

Inleiding 221
Moeheid 221
Gewichtsverlies 223
Gewichtstoename 224
Koorts 225
Jeuk 229
Dorst en polyurie 230
Verhoogde bloedingsneiging 231
Verwijzing wegens anemie 232
Zwelling in de hals 233

Pijn op de borst 235
Dyspneu 238
Dikke voeten/enkeloedeem 241
Hartkloppingen 242
Pijn in de benen 244
Verwijzing wegens hypertensie 248
Hoesten 249
Hemoptoë 250
Slik- en passageklachten 252
Misselijkheid en braken 252

Buikpijn 254
Obstipatie 259
Diarree 260
Haematemesis en melaena 262
Rectaal bloedverlies 264
Geelzucht 265
Mictieklachten 267
Bewusteloosheid en syncope 271
Hoofdpijn 273

INLEIDING

In dit hoofdstuk worden veelvoorkomende klachten besproken die voor de patiënt dikwijls reden zijn om medische hulp te zoeken en/of voor de huisarts aanleiding zijn tot verwijzing naar een afdeling voor inwendige geneeskunde. Meestal zullen deze onderwerpen thuishoren in de anamnese gericht op de hoofdklacht. In sommige gevallen komt een hier uitgewerkt probleem pas ter sprake bij de algemene anamnese.

Per klacht is een beknopte gestructureerde differentiaaldiagnose (voortaan veelal afgekort tot DD) gegeven. Zo'n DD heeft een drietal ordeningsprincipes:
1. de anatomische ordening (van welk orgaan zou de klacht kunnen uitgaan);
2. de pathofysiologische ordening (op welke wijze komen de klacht en het symptomencomplex tot stand);
3. de epidemiologische ordening (welke oorzaken zijn, gezien de leeftijd, het geslacht van de patiënt en de context, het meest voor de hand liggend).

In de gestructureerde DD wordt primair gekozen tussen een anatomische ordening of een pathofysiologische ordening. De daaropvolgende ordening is dan pathofysiologisch respectievelijk anatomisch, gevolgd door de epidemiologische benadering. Primair uitgaan van een epidemiologische ordening is niet betrouwbaar en leidt in de praktijk nogal eens tot het missen van een minder voor de hand liggende diagnose. Zeker voor de beginnende medicus is uitgaan van de twee eerstgenoemde ordeningen het veiligst. Door ze regelmatig te gebruiken leert men differentiaaldiagnostische 'scripts', die men kan toepassen bij het uitvragen van de anamnese gericht op de hoofdklacht.

MOEHEID

Inleiding

Moeheid is een zeer vaak voorkomende klacht op het spreekuur van de huisarts en internist. Wanneer het gaat om moeheid die relatief kort (bijvoorbeeld enkele weken) bestaat, is er vaak een oorzaak of bevorderende factor te vinden, zoals een emotionele gebeurtenis, een operatie, bevalling of een doorgemaakte infectieziekte. De oorzaak is meestal minder snel duidelijk wanneer het gaat om langer bestaande vermoeidheid. Psychische factoren (zoals angst en depressie) en/of sociale factoren (zoals overbelasting in de thuissituatie of op het werk) spelen dikwijls een belangrijke rol. Dit betekent dus dat het zorgvuldig uitvragen van de SCEGS (hoofdstuk 3) bij deze klacht van groot belang is. Aan de andere kant kan moeheid een uiting zijn van zeer veel interne en neurologische aandoeningen. De huisarts is het best in staat zich een oordeel te vormen van de psychosociale omstandigheden.

Allereerst is het zaak dat de patiënt uitvoerig de gelegenheid krijgt te omschrijven wat hij met moeheid bedoelt. Vaak is het onderscheid tussen moeheid en spierzwakte in de praktijk niet altijd duidelijk. Om die reden is het van belang zowel de oorzaken van vermoeidheid als die van zwakte in de overwegingen te betrekken. Soms klagen patiënten over moeheid, terwijl ze vooral last hebben van dyspneu.

Verwijzing naar een internist zal in de regel pas plaatsvinden als er bijkomende aanwijzingen voor een lichamelijke aandoening zijn. Verwijzing vindt ook wel plaats wanneer de moeheid maanden aanhoudt en de patiënt erop aandringt 'helemaal nagekeken te worden'.

De laatste jaren is ook in de lekenpers veel aandacht besteed aan het zogenoemde chronische-vermoeidheidssyndroom (CVS). Het gaat hierbij om invaliderende moeheid die langer dan zes maanden bestaat (en niet al levenslang aanwezig is), waarvoor geen lichamelijke verklaring te vinden is en waarbij enkele begeleidende klachten (myalgie, artralgie, concentratie- en geheugenstoornissen, slaapstoornissen) aanwezig zijn. Conceptueel wordt ervan uitgegaan dat de klachten door een zogenoemde precipiterende factor (zoals een infectie, operatie, narcose of een psychotrauma) worden bewerkstelligd bij personen die hiervoor een (genetische?) predispositie hebben. Vervolgens zijn er in stand houdende factoren (perpetuerende factoren) – veelal psychologisch van aard. CVS is niet onomstreden, hoofdzakelijk omdat er veel onderzoek van matige kwaliteit naar is verricht, de patiënten nogal eens als 'claimend' worden ervaren en veel charlatans zich op deze patiëntengroep werpen.

Hoewel depressie met chronische vermoeidheid gepaard kan gaan, is CVS geen depressie (neurobiologisch zijn er grote verschillen tussen depressie en CVS).

Over het algemeen is het verstandig het aanvullend onderzoek bij patiënten met langdurige vermoeidheid beperkt te houden: uitbreiding van onderzoek verhoogt de kans op fout-positieve uitkomsten. Dit betekent niet dat men bij de patiënt afziet van een grondig lichamelijk onderzoek.

Moeheid wordt nogal eens ten onrechte in verband gebracht met anemie. Stel dat bij het laboratoriumonderzoek het hemoglobinegehalte in het bloed van een depressieve patiënt licht verlaagd is; dan bestaat het gevaar dat de klachten ten onrechte worden toegeschreven aan anemie en de depressie geen aandacht krijgt. Verder onderzoek naar de aanleiding van de vermoeidheidsklacht moet dan ook zeer zorgvuldig en weloverwogen geschieden.

Oorzaken

Een aantal oorzaken van moeheid is samengevat in tabel 16.1.

Aandachtspunten voor de anamnese

Moeheid is een aspecifieke klacht, zoals blijkt uit tabel 16.1. Om toch een goede differentiaaldiagnose of werkdiagnose te krijgen is het nodig doelbewust te zoeken naar bijkomende klachten of verschijnselen door middel van een uitvoerige anamnese (SCEGS!) en een gedetailleerd lichamelijk onderzoek.

Probeer altijd vast te stellen tot wanneer de patiënt helemaal gezond was. Hiertoe kunnen vragen worden gesteld over sportprestaties en lichamelijke

Tabel 16.1 Differentiaaldiagnose van chronische vermoeidheid

I gelokaliseerd	orgaandisfunctie	
	– endocrien	• hypofyse • bijnier • schildklier • bijschildklier • diabetes mellitus
	– hart – long – lever – nieren	
II gegeneraliseerd	• infectie • niet-infectieuze ontsteking • intoxicatie • stapelingsziekte • neoplasma • anemie	
III neurologisch	• multiple sclerose • narcolepsie • myasthenia gravis	
IV psychologisch/ psychiatrisch	• stemmingsstoornis • slaapstoornis • somatoforme stoornis	
V medicamenteus/ intoxicaties	• bijwerking van een of meer geneesmiddelen (vele mogelijk) • sedativa	
VI idiopathische chronische vermoeidheid/chronischevermoeidheidssyndroom		

activiteiten tijdens het werk, de weekeinden of de vakanties. Een virusinfectie, door de patiënt beschreven als griep, kan het begin zijn van een langdurige periode van moeheid. Bij spierzwakte gecombineerd met pijn en/of stijfheid bij bewegen moet men altijd denken aan polymyalgia rheumatica. Deze aandoening geeft vooral klachten van de proximale spieren van de ledematen, wat betekent dat de patiënt bijvoorbeeld er moeite mee heeft uit een stoel op te staan, een vrouw haar beha niet kan vastmaken en haren kammen moeilijk is. Stijfheid bij het begin van bewegingen, zogenoemde startstijfheid, komt voor bij polymyalgia rheumatica en bij parkinsonisme. Vragen naar de kwaliteit van de slaap kan ook belangrijke informatie opleveren.

> Aan psychosociale factoren moet veel aandacht worden besteed (SCEGS).

Een grondige anamnese van alle orgaansystemen is van groot belang, niet alleen om medische informatie te vergaren, maar ook om een goed contact met de patiënt tot stand te brengen. Wanneer er een goed contact is, moet aan de patiënt de vraag worden gesteld of hij zelf een idee heeft over de oorzaak van zijn klachten. Vaak blijkt dan dat angst voor een levensbedreigende aandoening (kanker of hiv-infectie) een rol speelt, zeker wanneer in de familie of naaste omgeving dergelijke aandoeningen voorkomen. De verzekering van de arts dat aan het vermoeden van de patiënt extra aandacht zal worden besteed, vormt een productieve basis voor de verdere diagnostiek en behandeling.

Aandachtspunten voor het lichamelijk onderzoek
In tabel 16.2 zijn de aandachtspunten voor het lichamelijk onderzoek samengevat.

GEWICHTSVERLIES

Inleiding
Wanneer een patiënt met oedeem tijdens de behandeling gewicht verliest, is dat natuurlijk geen reden tot zorg, integendeel. Ook een succesvol vermageringsdieet bij obesitas is natuurlijk geen reden tot verder onderzoek. Wanneer iemand zich evenwel tot een arts wendt vanwege niet goed verklaarbaar gewichtsverlies of wanneer vermagering een begeleidend symptoom

Tabel 16.2 Aandachtspunten voor het lichamelijk onderzoek

Aandachtspunt	Kan wijzen op
habitus	syndroom van Cushing, hypothyreoïdie, acromegalie
thyreoïdstatus	hyper-, hypothyreoïdie
bloeddruk; orthostatische hypotensie	autonome disfunctie
gebitsstatus	lokale infectie
lymfeklieren	infectie, lymfoproliferatieve ziekte
pigmentaties	bijnierschorsinsufficiëntie
beharing	hypofysaire insufficiëntie
souffles over het hart	infectieuze endocarditis
lever en milt	lymfoproliferatieve ziekte, chronische hepatitis, cirrose
oedeem	decompensatio cordis, nefrotisch syndroom
spierkracht en reflexen	myopathie, multiple sclerose

is bij een andere klacht, moet de klacht over het gewichtsverlies altijd zeer serieus worden opgevat.

Onder normale omstandigheden is er een evenwicht tussen de opname en het verbruik van calorieën door het lichaam. Een tekort aan calorieën met de voeding leidt de eerste dagen tot verlies van elektrolyten en water. Tijdens een streng vermageringsdieet bij obesitas wordt in de eerste week het grootste succes geboekt en kan het gewicht enkele kilogrammen dalen. Daarna worden de voorraden vetweefsel aangesproken en verloopt de vermagering veel langzamer. Om 1 kg vetweefsel kwijt te raken moet er een tekort zijn van circa 7700 kcal (32.000 kJ). Spierweefsel bevat veel meer water dan vetweefsel. Wanneer bij ernstige ondervoeding het lichaam eiwit afbreekt om in de calorieënbehoefte te voorzien, gaat een tekort van circa 1000 kcal gepaard met een gewichtsverlies van circa 1250 gram. Bij een langdurig tekort aan calorieën en eiwit worden skeletspieren afgebroken. Door afbraak van de musculi interossei gaan de ribben uitsteken. Van cachexie wordt gesproken bij extreme magerte, gecombineerd met spieratrofie en zwakte.

> **Cachexie**
> - extreme magerte
> - spieratrofie
> - zwakte

Verlies van vet- en/of spierweefsel kan worden veroorzaakt door een verminderd aanbod of een gestoorde resorptie van voedingsstoffen, verlies van voedingsstoffen via de ontlasting of urine, een verhoogde behoefte van het lichaam aan voedingsstoffen en combinaties van deze factoren. Bij hyperglykemische ontregeling van diabetes mellitus neemt de eetlust af, wordt spierweefsel afgebroken en gaan met elke gram glucose in de urine 4 kcal verloren. Bij maligne aandoeningen heeft het lichaam een grotere behoefte aan voedingsstoffen, maar de verminderde eetlust veroorzaakt een toenemend tekort. Daarnaast kunnen cytokinen die onder invloed van de tumor worden geproduceerd, tot katabolie leiden.

Een tekort aan eiwitten en calorieën gaat op de lange duur meestal ook gepaard met andere deficiënties. Bij verminderde eetlust kunnen tekorten aan diverse vitaminen ontstaan. Bij steatorroe worden de in vet oplosbare vitaminen niet voldoende geresorbeerd. Een patiënt met coeliakie kan zich presenteren met tetanie ten gevolge van hypocalciëmie (vitamine D-gebrek) of een abnormale bloedingsneiging (vitamine K-tekort). Kenmerken van latente tetanie zijn het teken van Trousseau (afbeelding 12.11) en het teken van Chvostek (kloppen op de parotisstreek vóór het kaakgewricht geeft een contractie van de gelaatsspieren aan die kant).

De oorzaken van gewichtsverlies zijn samengevat in tabel 16.3.

Aandachtspunten voor de anamnese
Vraag niet alleen naar de eetlust, maar ook wat en hoeveel er wordt gegeten. Is er van vroeger geen gewicht bekend, vraag dan naar de taillewijdte en veranderingen daarin. Wanneer zeker is dat de patiënt voldoende eet en toch afvalt, moeten malabsorptie, een verhoogde calorieënbehoefte en diabetes mellitus worden overwogen. De diagnose 'coeliakie' kan extra moeilijk zijn wanneer obstipatie in plaats van diarree bestaat; dit komt in zeldzame gevallen voor. Chronisch alcoholmisbruik beschadigt niet alleen het pancreas, maar gaat meestal ook gepaard met onvoldoende of onvolwaardige voeding. Een positief antwoord op de vraag naar koorts en nachtzweten moet doen denken aan een chronische infectie als tuberculose, en aan maligne aandoeningen.

Aandachtspunten voor het lichamelijk onderzoek
Lengte en gewicht, lymfeklierzwellingen, struma en oogsymptomen van de ziekte van Graves, en abnormale pigmentaties van de huid en de slijmvliezen (ziekte van Addison).

Tabel 16.3 Oorzaken van gewichtsverlies

verminderde inname van voedsel
- psychogeen
  - depressiviteit
  - anorexia nervosa
  - boulimie
- psychosociaal
  - armoede, geïsoleerd bestaan
  - alcoholisme
  - drugsverslaving
- geneesmiddelengebruik
- algemeen ziek-zijn (bijvoorbeeld infectie)

verminderde opname van voedsel
- diarree
- malabsorptiesyndroom

verhoogd verbruik (katabolie)
- maligniteit
- endocriene stoornis
  - hyperthyreoïdie, diabetes mellitus, ziekte van Addison
- ontsteking
  - infectieus, niet-infectieus

verlies van calorieën
- glucosurie

GEWICHTSTOENAME

Inleiding
Een gewichtsstijging die in korte tijd is ontstaan (bijvoorbeeld 2 kg in een week), kan alleen maar door retentie van water en natriumchloride worden verklaard. Een stijging van 1 kg in het gewicht ten gevolge van oedeemvorming betekent 1 liter extracellulaire vloeistof extra. Het natriumgehalte van de extracellulaire vloeistof is circa 140 mmol/l. Eén gram NaCl komt overeen met ongeveer 17 mmol natrium. Een normaal westers dieet bevat ongeveer 100 tot 200 mmol/l natrium per dag, dat wil zeggen 6-12 gram NaCl. Een natriumarm dieet bevat toch nog wel circa 20-30 mmol natrium per dag. Wanneer een patiënt zegt dat hij een streng zoutloos dieet houdt en toch 1 kg per dag in gewicht aankomt, klopt er iets niet.

Indien de stijging van het gewicht niet wordt veroorzaakt door oedeem, is obesitas de waarschijnlijkste oorzaak. Als maat hiervoor wordt de *body mass index* gebruikt (afgekort tot BMI, ook wel de queteletindex genoemd). De formule hiervoor is: (gewicht in kilogrammen) : (lengte in meters)^2. Normale waarden zijn 20-25. Boven de 30 wordt gesproken van obesitas en tussen 25 en 30 van overgewicht. In verreweg de meeste gevallen wordt overgewicht veroorzaakt door meer eten dan nodig is. Een endocriene aandoening is maar zelden de verklaring. In dat verband kan worden gedacht aan hypothyreoïdie en aan het syndroom van Cushing.

> **Voor de vorming van oedeem is altijd retentie van natrium nodig.**

Oorzaken

Oorzaken van gewichtstoename:
- oedeem;
- primaire obesitas;
- hypothyreoïdie (zelden);
- syndroom van Cushing (zelden).

Aandachtspunten voor de anamnese

Wanneer oedeem uitgesloten is, zijn een nauwkeurige dieetanamnese en een schatting van de lichamelijke inspanning van belang. Eventueel kan worden gevraagd naar de symptomen van hypothyreoïdie, zoals kouwelijkheid, stemverandering en obstipatie. Wanneer het om oedeem zou kunnen gaan, zijn de vragen die helpen de oorzaak hiervan op te sporen belangrijk (zie pagina 241).

Aandachtspunten voor het lichamelijk onderzoek

Lengte en gewicht, algemene indruk (tekenen van hypothyreoïdie of het syndroom van Cushing), aanwijzingen voor decompensatio cordis en andere oorzaken van oedeem.

KOORTS

Inleiding

Koorts is een van de belangrijkste en meest voorkomende symptomen van ziekte. Sinds de invoering in 1868 van de koortsthermometer in de diagnostiek is koorts een van de weinige symptomen die exact kunnen worden gemeten. Ook voor het beoordelen van het beloop van de ziekte en het genezingsproces bij een koortsige patiënt is het vervolgen van het koortsbeloop van groot belang.

> **Koorts**
>
> **temperatuur stijgt**; de patiënt:
> - heeft het koud
> - is bleek
> - rilt
>
> **temperatuur daalt**; de patiënt:
> - heeft het warm
> - is rood
> - is nat

Met de koortsthermometer tracht men de kerntemperatuur van het lichaam zo nauwkeurig mogelijk te registreren. Het beste resultaat wordt verkregen door meting in het rectum of aan het trommelvlies (hoofdstuk 6). Bij gezonde mensen fluctueert de temperatuur gedurende de dag en onder invloed van de lichamelijke activiteit. De temperatuurgrenzen zijn 36,0 °C en 38,0 °C. Bij zware lichamelijke inspanning kan de temperatuur echter hoger worden. Bij een persoon in rust is de temperatuur het laagst tijdens de slaap in de vroege ochtend en het hoogst in de namiddag. Bij zuigelingen en jonge kleuters is de temperatuur wat hoger (circa 0,5 °C) en bij ouderen is deze in de regel wat lager dan bij volwassenen. Men spreekt van koorts bij een temperatuur boven 38,0 °C bij een persoon in rust. Een temperatuur tussen 37,5 °C en 38,0 °C wordt meestal subfebriel genoemd. Een dergelijke temperatuur hoeft niet abnormaal te zijn.

Koorts komt tot stand door een hogere instelling (*resetting*) van de thermostaat in de hypothalamus. De lichaamstemperatuur wordt dan op een hoger niveau (tussen 38 °C en 41 °C) gereguleerd. Koorts moet niet worden verward met hyperthermie. Dit is een verhoging van de temperatuur bij een normaal *setpoint* van de thermostaat ten gevolge van een excessieve warmteproductie of een belemmerde warmteafgifte. Een patiënt met hyperthermie heeft het warm, heeft een rode huid en transpireert.

De *resetting* bij koorts wordt teweeggebracht door pyrogene cytokinen (vroeger endogene pyrogenen genoemd). Deze cytokinen, zoals interleukine-1, interleukine-6 en andere, worden geproduceerd door gestimuleerde macrofagen en andere cellen (granulocyten, endotheelcellen). De cellen worden gestimuleerd door micro-organismen, microbiële producten, endogene stoffen die vrijkomen bij weefselbeschadiging of antigeen-antilichaamcomplexen. De verhoging van het *setpoint* komt tot stand via een door de pyrogene cytokinen gestimuleerde synthese van prostaglandine E in de hypothalamus. Deze synthese kan worden geremd met antipyretische (koortsdrukkende) geneesmiddelen, zoals de cyclo-oxygenaseremmers. Allerlei verschijnselen die koorts vaak begeleiden, zoals spierpijn, worden ook door de pyrogene cytokinen veroorzaakt.

Een verhoging van het *setpoint* zet via efferente impulsen onmiddellijk twee mechanismen in werking: een vaatvernauwing in de huid om het warmteverlies te beperken en een verhoogde spieractiviteit (rillen) om meer warmte te produceren. De patiënt voelt zich koud en rillerig. De temperatuur stijgt. Als het *setpoint* weer wordt verlaagd, gebeurt het omgekeerde: vaatverwijding en bovendien zweetproductie treden op. De patiënt heeft het warm en is nat. De temperatuur daalt.

Bij een acute, sterke verhoging van het *setpoint* kan de impuls tot rillen zo sterk zijn dat de patiënt met zijn hele lichaam onbedwingbaar rilt en schokt. Ook het klappertanden hoort hierbij. Er is dan sprake van een echte 'koude rilling'.

Bij een patiënt met koorts zijn de dagschommelingen van de lichaamstemperatuur meestal groter dan die bij een gezond persoon. Mogelijkerwijs is de regulatie op een hoger niveau minder fijn dan op het normale niveau. Het is ook mogelijk dat het *setpoint* op en neer gaat ten gevolge van een wisselende productie van pyrogene cytokinen. Sterke schommelingen in de temperatuur kunnen tevens het gevolg zijn van een tijdelijke remming van de prostaglandinesynthese met medicijnen. Meestal is ook tijdens koorts de temperatuur 's ochtends vroeg het laagst en in de namiddag het hoogst. Als de amplitude (verschil tussen het hoogste en laagste punt) groot is, zullen koude en rillerige perioden afgewisseld worden met warme en natte perioden – de laatste meestal 's nachts, het zogenoemde nachtzweten.

Koortstypen

Verschillende koortspatronen kunnen worden onderscheiden. Vroeger werd grote diagnostische waarde aan deze patronen toegeschreven. Door de verbetering van andere diagnostische methoden weet men nu dat van elke ziekte veel atypische vormen voorkomen, die zich niet aan het zogeheten typische of klassieke koortspatroon houden. Bovendien wordt het koortspatroon vaak beïnvloed door vroegtijdig gebruik van medicijnen. Een bepaald koortspatroon wordt dan ook niet meer als bewijs voor een diagnose beschouwd, maar soms kan het wel helpen bij de diagnostiek. De bekendste patronen worden hierna opgesomd (zie ook afbeelding 16.1).

- *Febris continua*. De dagschommeling van de temperatuur is kleiner dan 1 °C. Dit patroon komt voor in het beloop van vele ziekten en is dus weinig typisch. Een uitgesproken hoge continua komt voor bij buiktyfus, psittacose en meningitis.
- *Febris remittens*. De dagschommeling is groter dan 1 °C, maar de temperatuur blijft steeds boven 38 °C. Ook dit betreft een zeer vaak voorkomend, weinig typisch patroon.
- *Febris intermittens*. Er zijn grote dagschommelingen, waarbij elke dag een normale temperatuur wordt bereikt. Dit type komt onder andere voor bij sepsis, abcessen, cholangitis en miliaire tuberculose, maar ook bij niet-infectieuze ziekten zoals de ziekte van Still en lymfoproliferatieve ziekten. Het patroon kan soms worden nagebootst wanneer een patiënt met koorts elke dag een dosis van een antipyreticum neemt. Dit patroon gaat vaak gepaard met een koude rilling.
- *Febris tertiana* (derdedaagse koorts). Er is om de dag een koortspiek, dus op dag 1, op dag 3 enzovoort. Dit patroon is typisch voor malaria tertiana, veroorzaakt door *Plasmodium vivax* of *Plasmodium ovale*.
- *Periodieke koorts*. Enkele dagen met koorts, wat zich steeds herhaalt na langere perioden (weken) zonder koorts. Dit type komt onder andere voor bij familiale mediterrane koorts.
- *Lytische en kritische daling*. Voor het spontaan verdwijnen van de koorts worden van oudsher de termen lytische (geleidelijk, over meer dagen) en kritische (snel, binnen 24 uur) daling gebruikt.

Oorzaken

Koorts komt bij zeer veel ziekten voor. Hierna worden de belangrijkste groepen van oorzaken besproken (zie ook tabel 16.4).

Tabel 16.4 Oorzaken van koorts

infecties	• viraal • bacterieel • schimmels • parasitair
niet-infectieuze ontstekingsziekten	
trombose en embolie	
weefselbeschadiging, groot hematoom	
bloedziekten	
maligne tumoren	
geneesmiddelen	

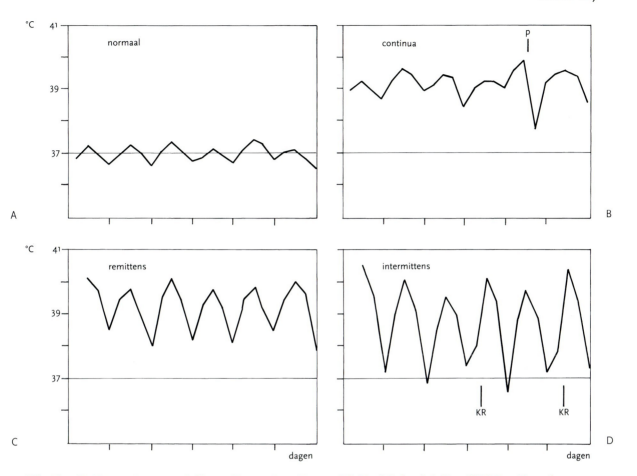

Afbeelding 16.1 Temperatuurcurven. A Normaal temperatuurpatroon met fysiologisch circadisch ritme. B Febris continua: dagschommeling < 1 °C. C Febris remittens: dagschommeling > 1 °C, maar de temperatuur blijft steeds verhoogd. D Febris intermittens: dagschommeling groot, maar elke dag wordt een normale temperatuur bereikt.
KR = een echte koude rilling, p = een dosis paracetamol.

- *Infecties.* Verreweg de meest voorkomende oorzaak van koorts is infectie. Welke infecties het belangrijkst zijn, hangt af van de plaats in de wereld waar men zich bevindt (bijvoorbeeld malaria in Afrika). Hier wordt uitgegaan van de situatie in Nederland en België.
    – *Acute virusinfecties.* Deze vormen de meest voorkomende oorzaak van koorts. Er is een acuut begin. Meestal zijn er geen echte koude rillingen. Er zijn begeleidende algemene verschijnselen, zoals spierpijn, hoofdpijn en moeheid. Vaak zijn er verschijnselen van de bovenste luchtwegen. Bijna altijd is er spontane genezing binnen een week. Een enkele virusinfectie kan veel langer duren, zoals mononucleosis infectiosa.
    – *Acute bacteriële infecties.* Er is een acuut begin, vaak met koude rillingen; kan zowel onschuldig van aard (cystitis, gastro-enteritis) zijn als ernstig (pneumonie) of zelfs levensbedreigend (meningitis, sepsis).
    – *Schimmelinfecties.* Schimmelinfecties gaan dikwijls gepaard met koorts. Vooral schimmelsepsis kan een acuut beeld met hoge koorts geven.
    – *Parasitaire infecties.* Afhankelijk van de plaats van infectie kunnen hierbij ook koorts en andere algemene verschijnselen optreden. Malaria kan verschillende typische koortspatronen veroorzaken.
    – *Chronische infecties.* Het begin is vaak sluipend, de koorts hoeft niet op de voorgrond te

staan (tuberculose, ziekte van Whipple, verborgen abces, infectieuze endocarditis, aids).
- *Niet-infectieuze inflammatoire ziekten.* Auto-immuunziekten, vasculitiden en andere systeemziekten (onder andere SLE, polyarteriitis nodosa, granulomatose met polyangiitis (vroeger ziekte van Wegener genoemd), sarcoïdose, ziekte van Still); allerlei koortspatronen, chronisch beloop.
- *Trombose en embolie.* Meestal is de koorts niet hoog (continua onder 38,5 °C). De koorts is meestal niet de hoofdklacht.
- *Weefselbeschadiging, groot hematoom (hartinfarct, fractuurhematoom).* Hiervoor geldt hetzelfde als voor trombose en embolie.
- *Bloedziekten (maligne lymfomen, leukemie).* Allerlei koortstypen komen voor. Acute leukemie kan zich voordoen als een acute infectie, overigens is er meestal geen acuut begin.
- *Maligne tumoren.* Koorts komt nogal eens voor bij het niercelcarcinoom, bij levermetastasen en bij het coloncarcinoom. Langer bestaande, niet goed te verklaren koorts kan ook door maligniteiten worden veroorzaakt.
- *Geneesmiddelenkoorts.* Overgevoeligheid voor een geneesmiddel kan als belangrijkste uiting koorts veroorzaken.
- *Febris e causa ignota (e.c.i.; koorts door onbekende oorzaak).* Soms komt langdurige koorts voor waarvoor geen oorzaak wordt gevonden. Als na twee weken van intensief diagnostisch onderzoek op een afdeling voor inwendige ziekten geen oorzaak is gevonden, spreekt men van febris e.c.i. In 50-70% van deze gevallen wordt na langere tijd de oorzaak toch duidelijk (verborgen infectie, bloedziekte, maligne tumor, vasculitis).

Aandachtspunten voor de anamnese

Als de patiënt over koorts klaagt, is het allereerst van belang te weten of de temperatuur daadwerkelijk is gemeten. En zo ja: hoe, hoe vaak en op welke tijden? Is er een lijstje aangelegd? De arts tracht zo het koortspatroon te reconstrueren. De tijdsrelaties zijn dus ook van groot belang: wanneer is de koorts precies begonnen? Waren er al eerder klachten (rillerig, spierpijn)? Waren er echte koude rillingen (stond het bed of de stoel te schudden)? Is een antipyreticum gebruikt? Bij een geringe temperatuursverhoging (38 °C) moet men vragen onder welke omstandigheden er gemeten is: in rust of vlak na lichamelijke activiteit.

Voor het opsporen van de oorzaak van de koorts moet men weten of er contact met zieke mensen is geweest. Ook contact met dieren is van belang (psittacose, Q-koorts enzovoort). Heeft de patiënt een reis naar het buitenland gemaakt, in het bijzonder naar een subtropisch of tropisch gebied (importziekten)? Gebruikt de patiënt medicijnen? Heeft hij huiduitslag opgemerkt, die ten tijde van het onderzoek alweer verdwenen kan zijn? Uiteraard zijn begeleidende verschijnselen van groot belang, zoals mictieklachten, keelpijn, hoesten en diarree. Ook moet gevraagd worden naar wisselende seksuele contacten.

Sommige patiënten hebben een uitgesproken idee over hun lichaamstemperatuur. Bijvoorbeeld: 'Mijn temperatuur is altijd lager dan die bij een ander; boven 37,0 °C betekent bij mij al koorts.' Dergelijke ideeën berusten nooit op objectieve waarnemingen. Men moet zich er niet door laten misleiden.

Aandachtspunten voor het lichamelijk onderzoek

Als de oorzaak van de koorts niet direct duidelijk is, is in elk geval een zorgvuldig en volledig lichamelijk onderzoek nodig. Bijzondere aandacht moet men aan de volgende onderdelen besteden.
- *Polsfrequentie.* Wanneer de polsfrequentie minder sterk toeneemt dan men bij de verhoogde temperatuur zou verwachten (relatieve bradycardie), kan dit een teken zijn van verhoogde intracraniële druk of van een infectie met een facultatief intracellulair micro-organisme (S. typhi, C. psittaci, legionella, brucella). Gemiddeld stijgt de frequentie met 10 slagen per minuut per graad verhoging.
- *Nekstijfheid.* Een meningitis mag niet worden gemist (hoofdstuk 14)!
- *De huid.* Is er een exantheem? Dit kan soms nauwelijks zichtbaar of heel vluchtig zijn, bijvoorbeeld roseolen (wegdrukbare rode vlekjes) bij buiktyfus. Zijn er splinterbloedingen (bij vasculitis) onder de nagels en op de slijmvliezen (conjunctivae, mond)?
- *Mond en keel.* Faryngitis, tonsillitis, stomatitis, enantheem.
- *Kloppijn op een neusbijholte bij sinusitis.*
- *Lymfeklieren.* Zowel lokale als gegeneraliseerde zwelling komt voor bij diverse infectieziekten en bloedziekten.

- *Auscultatie van de longen.* Crepitaties, soms op een kleine plek, zijn het eerste verschijnsel van een pneumonie.
- *Auscultatie van het hart.* Een klepgebrek kan wijzen op endocarditis.
- *Palpatie van de milt.* Een vergrote milt beperkt het aantal mogelijke diagnoses aanzienlijk (bepaalde infectie- en bloedziekten).

JEUK

Inleiding

Jeuk of pruritus is een zeer vervelende klacht, die door patiënten vaak als erger wordt ervaren dan pijn. De klacht leidt meestal tot krabben, soms tot bloedens toe.

Het pathofysiologische mechanisme dat tot jeuk leidt, is niet goed bekend. Bij cholestatische leverfunctiestoornissen spelen galzure zouten in het bloed mogelijk een rol in het ontstaan van jeuk; de jeuk gaat dan vaak vooraf aan het ontstaan van icterus. Ook een verhoogd vrijkomen van histamine wordt wel met jeuk in verband gebracht.

Patiënten die geregeld op dezelfde plaats jeuk hebben en daar krabben, kunnen ter plekke een verdikking van de huid ontwikkelen.

Oorzaken

Bij het zoeken naar een oorzaak van de jeuk moet in eerste instantie naar huidaandoeningen worden gezocht. De meeste eczemateuze huidaandoeningen veroorzaken jeuk. Vooral bij ouderen kan ook een droge huid de oorzaak zijn. Psoriasis, urticaria (galbulten) en mycosis fungoides kunnen eveneens jeuk geven. Bij afwezigheid van huidaandoeningen moeten algemene oorzaken worden overwogen. Tabel 16.5 geeft hiervan een overzicht. Daarnaast kan jeuk op psychogene basis voorkomen.

Naast gegeneraliseerde jeuk komen gelokaliseerde vormen van jeuk voor. De bekendste hiervan zijn pruritus ani en pruritus vulvae (tabel 16.6).

Vooral candida vulvovaginitis dan wel candida balanitis komt vaak voor bij patiënten met een slecht ingestelde diabetes mellitus.

Contact van de huid met irriterende stoffen zoals glasvezel en chemicaliën kan ook jeuk veroorzaken. Contactallergie, zoals voor nikkel, is eveneens een bekende oorzaak. Mensen die huisdieren houden, kunnen hiervan vlooien overnemen en zodoende jeuk krijgen.

Tabel 16.5 Oorzaken van jeuk

huidaandoeningen	• urticaria • eczemateuze huidaandoeningen • allergieën • droge huid
cholestatische leverfunctiestoornissen	• virale hepatitis • posthepatische obstructie • medicamenteus geïnduceerde cholestasis, onder andere oestrogenen, fenothiazinen, tolbutamide, erytromycine
nierinsufficiëntie met secundaire hyperparathyreoïdie	
endocriene ziekten	• hyperthyreoïdie • hypothyreoïdie • diabetes mellitus
maligniteiten	• ziekte van Hodgkin • non-hodgkinlymfoom • leukemie, multipel myeloom • polycythaemia vera
tekort aan ijzer	
parasitaire oorzaken	• trichinose • schistosomiasis • onchocerciasis • scabiës
overgevoeligheidsreacties op:	• medicamenten (vooral antibiotica) • toxische stoffen • zeep of deodorant
psychogene oorzaken	

Tabel 16.6 Oorzaken van pruritus ani en pruritus vulvae

Pruritus ani	Pruritus vulvae
anorectale aandoeningen • hemorroïden • anusfissuur • oxyuren	*vulva-afwijkingen* • lichen sclerosis • leukoplakie
lokale huidaandoeningen • psoriasis • atopische dermatitis	*lokale huidaandoeningen* • psoriasis • atopische dermatitis
infecties • candidiasis • worminfecties (enterobiasis)	*infecties* • candidiasis • trichomonas • worminfecties (enterobiasis)

Nachtelijke jeuk moet doen denken aan scabiës (schurft) of dermatitis herpetiformis. Sommige patiënten klagen over jeuk na een bad of een douche (aquagene pruritus). Dit wordt onder andere gezien bij polycythaemia vera.

Aandachtspunten voor de anamnese

Bij de anamnese moet naar huidaandoeningen worden gevraagd, naar het gebruik van medicamenten en naar contact met toxische stoffen.

Ook vraagt men naar speciale omstandigheden waarbij jeuk ontstaat. Als de patiënt overgevoelig is voor allergenen in de omgeving, kan dit jeuk geven op verschillende plaatsen.

Als andere personen in het gezin ook jeuk hebben, dient aan scabiës gedacht te worden.

Bij jeuk aan de penis of vulva moet aan diabetes mellitus worden gedacht.

Aandachtspunten voor het lichamelijk onderzoek

Het lichamelijk onderzoek dient zich in eerste instantie te richten op de huid (eczeem, psoriasis, urticaria, scabiës). Ook een droge, gerimpelde huid kan voldoende verklaring vormen. Bij gelokaliseerde pruritus (penis, anus, vulva) moet uiteraard de diagnostiek daarop worden gericht. Bij afwezigheid van huidafwijkingen dient de patiënt volledig nagezien te worden om onderliggende inwendige ziekten op het spoor te komen.

DORST EN POLYURIE

Inleiding

In de hypothalamus is het dorstcentrum gelokaliseerd. Het ligt vlak bij de productieplaats van antidiuretisch hormoon (ADH). Dorst ontstaat vooral wanneer de osmolariteit van het plasma stijgt. In de regel gaat het dan om ziektetoestanden die gepaard gaan met hypernatriëmie of hyperglykemie. Een verminderd hartminuutvolume, zoals dat voorkomt bij shock, kan ook het dorstcentrum prikkelen. De biologische betekenis van dorst is het handhaven van normale osmotische verhoudingen in het lichaam en het op peil houden van de circulatie. Verlies van de dorstprikkel door hersenaandoeningen leidt tot uitdroging en hypernatriëmie.

Van polyurie is sprake wanneer de diurese 3 liter per dag of meer is. Polyurie moet worden onderscheiden van pollakisurie, wat een frequente mictie inhoudt (zoals voorkomend bij urineweginfecties). Polyurie ontstaat door het drinken van veel water (primaire polydipsie), osmotische diurese of door een verminderd concentratievermogen van de nieren. Dit laatste kan worden veroorzaakt door gebrek aan ADH, nieraandoeningen of stoornissen in het concentratievermogen van de nieren als gevolg van non-renale factoren (hypercalciëmie, hypokaliëmie). Wanneer de polyurie primair is, ontstaat als gevolg daarvan dorst en dan polydipsie. Primaire polydipsie – meestal een uiting van een psychische stoornis – kan moeilijk te onderscheiden zijn van secundaire polydipsie. Bij langdurig overmatig drinken daalt namelijk de osmolariteit in het merg van de nieren, waardoor het vermogen afneemt om water terug te resorberen.

- polydipsie: veel drinken
- polyurie: versterkte diurese
- pollakisurie: frequente mictie
- nycturie: frequente mictie 's nachts

Oorzaken

De oorzaken van dorst en polyurie zijn samengevat in tabel 16.7.

Aandachtspunten voor de anamnese

Bij primaire psychogene polydipsie is er vaak geen sprake van dorst of nycturie. Bij ernstige diabetes insipidus is er ook 's nachts polyurie en dorst. Bij nieraandoeningen zijn de klachten vaak minder uitgesproken. Altijd moet worden gevraagd naar medicijnen, vooral naar tricyclische antidepressiva, lithium en diuretica. Door misbruik van laxantia kan kaliumdepletie ontstaan met beschadiging van de niertubuli. Nefrogene

Tabel 16.7 Oorzaken van dorst en polyurie

dorst

- hypernatriëmie
- hyperglykemie
- shock
- ziekte van Sjögren (zelden), ten gevolge van droge mond en slijmvliezen door verminderde speekselproductie

polyurie

- primaire polydipsie
- diabetes insipidus ten gevolge van ADH-deficiëntie
- onvermogen van de nieren om op ADH te reageren (beschadiging van de tubulusfunctie door lithium, hypercalciëmie, hypokaliëmie, toestand na opheffing van langdurige urinewegobstructie en na acute tubulusnecrose, aangeboren nefrogene diabetes insipidus)
- osmotische diurese (diabetes mellitus)

diabetes insipidus kan in de familie voorkomen als een aan het X-chromosoom gebonden erfelijke aandoening. Misbruik van fenacetine kan een nierbeschadiging veroorzaken, waarbij vooral het interstitium en daarmee het concentratievermogen aangetast zijn. Bij verdenking van diabetes mellitus geeft de familieanamnese vaak aanknopingspunten voor de diagnose. Dorst in combinatie met misselijkheid en obstipatie moet aan hypercalciëmie doen denken, terwijl dorst en daarbij afvallen de gedachten naar diabetes mellitus zullen doen uitgaan.

Aandachtspunten voor het lichamelijk onderzoek
De huidturgor en vochtigheid van de slijmvliezen kunnen een indruk geven van de hydratietoestand, maar zeker bij oudere personen zijn deze gegevens onbetrouwbaar. Een bloeddrukdaling bij de overgang van een liggende in een zittende of staande houding kan een aanwijzing zijn voor ondervulling van de circulatie. Het is van groot belang het gewicht nauwkeurig vast te stellen.

VERHOOGDE BLOEDINGSNEIGING

Inleiding
In het spraakgebruik worden de termen 'bloedstolling' en 'bloedstelping' nogal eens verward. Bij een verwonding komt meteen de hemostase of bloedstelping op gang. De eerste reactie is vasoconstrictie. In de daaropvolgende minuten vormen de bloedplaatjes pluggen om de kapotte bloedvaatjes te dichten. Pas daarna komt het minuten durende proces van de bloedstolling op gang. De hierbij gevormde fibrinedraden verstevigen en verankeren de hemostatische prop. Doordat de bloedstolling in vitro te bestuderen is, en over dit proces veel kennis bestaat, worden de vasculaire en trombocytaire factoren die van belang zijn voor de primaire hemostase nogal eens veronachtzaamd. Normale uitslagen van stollingsonderzoek worden dan geïnterpreteerd als normale bloedstelping. Een stoornis in de functie van de bloedplaatjes komt men op het spoor door een verlengde bloedingstijd. Bij de ziekte van von Willebrand zijn de vonwillebrandfactor en het hieraan gebonden factor VIII-gehalte in het bloed verlaagd. Vitamine C-gebrek, corticosteroïdgebruik en het syndroom van Cushing verzwakken het onderhuidse bindweefsel, waardoor kleine bloedvaten kwetsbaar worden.

> **Bij de bloedstelping zijn van belang:**
> - bloedvaten
> - bloedplaatjes
> - stolling

Oorzaken
De oorzaken van een verhoogde bloedingsneiging zijn samengevat in tabel 16.8.

Aandachtspunten voor de anamnese
Wanneer een patiënt klaagt over een verhoogde bloedingsneiging, is de anamnese belangrijker dan het oriënterend laboratoriumonderzoek. Probeer eerst te achterhalen of de abnormale bloedingsneiging aangeboren of verworven is. Ernstige gevallen van hemofilie manifesteren zich al in de eerste levensjaren. Bij milde hemofilie kan het langer duren voordat de diagnose wordt gesteld. Van belang is te vragen naar abnormaal bloedverlies bij ingrepen zoals tandextracties en tonsillectomie. Lichte vormen van de ziekte van von Willebrand komen soms pas aan het licht bij bijvoorbeeld prostatectomie op hoge leeftijd. De familieanamnese kan nuttige informatie opleveren: bij hemofilie A en B is de afwijking gelokaliseerd op het X-chromosoom. Dit wil zeggen dat de ziekte via de meestal asymptomatische moeder wordt overgedragen

Tabel 16.8 Oorzaken van een verhoogde bloedingsneiging

vasculaire aandoeningen (zelden)	
aangeboren	• ziekte van Rendu-Osler
verworven	• vitamine C-gebrek
	• IgA-vasculitis (vroeger ziekte van Henoch-Schönlein)
	• hypercorticisme
trombocytaire aandoeningen	
trombocytopenie	• ziekte van von Willebrand
trombocytopathie:	• aspirine en andere cyclo-oxygenaseremmers
– aangeboren	
– verworven	• uremie
stollingsstoornissen	
aangeboren	• hemofilie A
	• hemofilie B
	• ziekte van von Willebrand
verworven	• vitamine K-gebrek
	• leverinsufficiëntie
	• antistolling (bijvoorbeeld coumarinen)

op 50% van de zonen. Bij de ziekte van von Willebrand is de overerving autosomaal dominant met wisselende penetrantie. Wanneer iemand in het verleden zonder nabloedingen grote ingrepen heeft ondergaan en sinds kort klaagt over abnormale bloedingsneiging, is dit een aanwijzing voor een verworven oorzaak.

Het tijdstip tussen de verwonding en de abnormale bloeding kan ook een aanwijzing geven voor de aard van de stoornis. Wanneer de primaire hemostase (vasoconstrictie en trombocytenfunctie) gestoord is, blijft de patiënt lang nabloeden na bijvoorbeeld een snijwond. Bij een geïsoleerde stollingsstoornis is de primaire hemostase normaal. Wanneer bijvoorbeeld bij een hemofiliepatiënt een kies wordt getrokken, kan het beloop bij de tandarts eerst normaal zijn. Thuis begint dan het onstelpbaar bloeden, waarvoor tandheelkundige hulp of transfusies nodig zijn.

Altijd moet worden gevraagd naar het gebruik van aspirine en dergelijke middelen. Bloedingen van de huid en de slijmvliezen wijzen meer op een trombocytaire aandoening dan op een stollingsstoornis.

Aandachtspunten voor het lichamelijk onderzoek

De huid en de slijmvliezen worden onderzocht op het vóórkomen van purpura (petechiën hebben een doorsnede van circa 1-3 mm; ecchymosen zijn grotere bloedingen). Petechiën zijn een uiting van een vasculaire of trombocytaire aandoening. Wanneer de kleine bloedingen wat boven het huidoppervlak verheven zijn en palpabel zijn, spreekt men van palpabele purpura. Palpabele purpura is een teken van vasculitis, veroorzaakt door antigeen-antilichaamcomplexen. Bij IgA-vasculitis (vroeger de ziekte van Henoch-Schönlein genoemd) is de purpura vooral gelokaliseerd op de laagste delen van het lichaam (voeten, enkels, onderbenen). Bij de ziekte van Rendu-Osler vindt men de typische teleangiëctasieën vooral in en rond de mond en in de vingers (figuur 7.10). Lymfeklierzwellingen en splenomegalie doen denken aan trombocytopenie ten gevolge van een hematologische aandoening.

Bij stollingsstoornissen zijn de bloedingen vaak dieper gelokaliseerd dan bij vasculaire en trombocytaire aandoeningen. Behalve ecchymosen vindt men dan ook hematomen in het subcutane weefsel, de spieren en – bij hemofiliepatiënten – de gewrichten.

> **Palpabele purpura wijst op vasculitis.**

VERWIJZING WEGENS ANEMIE

Inleiding

Wanneer een huisarts naar aanleiding van bepaalde klachten of verschijnselen laboratoriumonderzoek verricht of aanvraagt, zit daar meestal ook een Hb-bepaling bij. Er moet voor worden gewaakt algemene klachten zoals moeheid en lusteloosheid te snel toe te schrijven aan anemie. Op zichzelf wordt een laag hemoglobinegehalte van het bloed vaak opvallend goed verdragen, zeker als de anemie langzaam is ontstaan. De huisarts zal een patiënt met anemie in de regel verwijzen wanneer de oorzaak niet zonder meer duidelijk is of wanneer bij verdenking van een ijzergebreksanemie het hemoglobinegehalte niet stijgt tijdens gebruik van een ijzerpreparaat. Bij een ijzergebreksanemie zonder duidelijke oorzaak, zoals overmatig menstrueel bloedverlies, moet altijd aan een afwijking in de tractus digestivus, vooral het colon, worden gedacht.

Oorzaken

De oorzaken van anemie zijn samengevat in tabel 16.9.

Aandachtspunten voor de anamnese

Moeheid, duizeligheid, hartkloppingen, kortademigheid en verminderde inspanningstolerantie kunnen symptomen zijn van een ernstige chronische anemie of van een anemie die in korte tijd is ontstaan. IJzergebrek is in onze streken de meest voorkomende oorzaak en is meestal het gevolg van chronisch bloedverlies. Daarom moet nauwkeurig worden gevraagd naar bloedverlies per vaginam (menorragie en metrorragie) en veranderingen in het defecatiepatroon en in het aspect van de feces. Bovenbuikklachten, alcoholisme en NSAID-gebruik kunnen aanwijzingen zijn dat er bloedverlies is

Tabel 16.9 Oorzaken van anemie

verminderde aanmaak
- chronische ziekten
- tekort aan: ijzer, foliumzuur, vitamine B12, erytropoëtine
- afwijkingen van het beenmerg: aplasie, infiltratie door maligne weefsel of bindweefsel

verhoogde afbraak
- congenitaal: thalassemie, sikkelcelanemie, sferocytose, G6PD-deficiëntie
- verworven: auto-immuunziekten, lymfoproliferatieve aandoeningen, hypersplenisme, malaria, intravasale stolling

bloedverlies
- acuut en chronisch

uit het bovenste deel van de tractus digestivus. Alcohol heeft ook een direct toxische werking op het beenmerg, evenals diverse medicamenten (onder andere chlooramfenicol, thyreostatica, cytostatica en fenylbutazon) en chemicaliën (benzeen). Een onvolwaardige voeding kan aanleiding zijn tot foliumzuurgebrek. Bij veganisten en bij patiënten met malabsorptie of een maagoperatie in de voorgeschiedenis kan een vitamine B12-gebrek ontstaan.

> Bij ijzergebreksanemie altijd naar de oorzaak zoeken.

De familieanamnese en de afkomst van de patiënt kunnen aanknopingspunten vormen voor een erfelijke vorm van hemolyse. Galstenen op jonge leeftijd passen bij hereditaire sferocytose. Bij G6PD-deficiëntie is de hemolyse meestal acuut. Diverse medicamenten (zoals sulfapreparaten, nitrofurantoïne en aspirine) of het eten van tuinbonen kunnen hierbij een aanval uitlokken.

Verblijf in de (sub)tropen moet doen denken aan malaria en kala-azar (viscerale leishmaniasis).

Aandachtspunten voor het lichamelijk onderzoek
Bij ernstige anemie kunnen zich verschijnselen van decompensatio cordis voordoen, zeker bij oudere patiënten. Rectaal toucher moet altijd worden uitgevoerd, en bij vrouwen eveneens vaginaal onderzoek als daar ook maar de geringste aanleiding toe is. Speciale aandacht wordt besteed aan de palpatie van de lymfeklieren, lever en milt. Leukemieën, lymfoproliferatieve en andere aandoeningen kunnen langs diverse wegen anemie veroorzaken. Splenomegalie door welke oorzaak dan ook leidt tot een verhoogde afbraak van erytrocyten.

ZWELLING IN DE HALS

Inleiding
Wanneer een patiënt met de klacht van een gezwollen hals komt, gaat het meestal om zwelling van een of meer lymfeklieren of struma (vergrote schildklier). Soms komen laterale halscysten voor, overblijfselen van de kieuwbogen uit de embryonale ontwikkeling. Bij een zwelling in de hals wordt afgeweken van de regel dat de anamnese voorafgaat aan het lichamelijk onderzoek. Wanneer er immers sprake is van gezwollen lymfeklieren (in Nederland vaak met lymfomen aangeduid), moeten bij de anamnese gericht op de hoofdklacht heel andere vragen worden gesteld dan in het geval van struma.

Vergrote lymfeklieren
Wanneer gezwollen lymfeklieren zwelling in de hals veroorzaken, heeft de arts de taak de volgende vragen te beantwoorden.
- Gaat het om een lokale of om een algemene aandoening?
- Gaat het om een benigne of om een maligne aandoening?

Indien ook elders in het lichaam lymfeklierzwellingen worden gevonden of als er tevens een vergrote lever of milt is, ligt een algemene aandoening voor de hand. Een vergrote lymfeklier hoog in de hals moet leiden tot extra zorgvuldig onderzoek van de mond en keel. Lagergelegen lymfeklierzwellingen kunnen een uiting zijn van ziekte in de thorax, mammae en buik. Hoe lager de lymfeklierzwelling in de hals gelokaliseerd is, des te groter is de kans op een kwaadaardige aandoening. Lymfekliermetastasen voelen over het algemeen vast aan. Een elastische consistentie is evenwel geen zeker teken van een benigne aandoening: ook maligne lymfomen (hodgkin- en non-hodgkinlymfoom) kunnen zo aanvoelen. Wanneer de klier bij palpatie erg pijnlijk is, wijst dit meestal op een ontsteking. Het is niet goed mogelijk om aan te geven wanneer er sprake is van een pathologisch vergrote lymfeklier. Wanneer een klier evenwel groter dan 1 cm in doorsnede is en in de loop van vier weken niet duidelijk kleiner is geworden, moet de patiënt worden doorverwezen voor verder onderzoek (bijvoorbeeld een cytologische punctie).

Er zijn enkele factoren die de kans vergroten dat een halslymfklierzwelling kwaadaardig is. Deze factoren zijn onder meer: leeftijd boven 40 jaar, frequent alcoholgebruik, veel roken, bestraling op de hals in het verleden en een Aziatische afkomst.

Wanneer bij het onderzoek niet alleen vergrote lymfeklieren in de hals worden gevonden, maar ook op diverse andere plaatsen van het lichaam en een infectie onwaarschijnlijk is, bestaat er grote kans op een lymfeklierziekte, zoals een hodgkin- of non-hodgkinlymfoom.

De oorzaken van gezwollen lymfeklieren zijn samengevat in tabel 16.10.

Tabel 16.10 Oorzaken van vergrote lymfeklieren
infectieziekten
• virusinfecties: mononucleosis infectiosa, cytomegalovirusinfectie, virale hepatitis
• bacteriële infecties: streptokokken, stafylokokken, kattenkrabziekte, tuberculose
• parasitaire infecties: toxoplasmose
maligne ziekten
• hematologische aandoeningen: (non-)hodgkinlymfoom, leukemieën
• lymfkliermetastasen: carcinoom in mond-keelholte, schildkliercarcinoom, longcarcinoom, gastro-intestinale carcinomen, prostaatcarcinoom, seminoma testis, melanoom
niet-infectieuze inflammatoire ziekten
• SLE
• reumatoïde artritis
• sarcoïdose
• immunologische reacties op geneesmiddelen (bijvoorbeeld sulfasalazine, carbamazepine)
stapeling
• amyloïdose

Tabel 16.11 Oorzaken van struma	
hypertrofie	• ziekte van Graves
ontsteking	• ziekte van Hashimoto
• subacute thyreoïditis (ziekte van De Quervain)
• bacteriële thyreoïditis (zelden)
tumor	
• benigne	• cysten, adenoom (al dan niet toxisch)
• (toxisch) multinodulaire struma (ziekte van Plummer)
• maligne	• cystadenomateuze struma
• schildkliercarcinoom
• metastasen (zelden)

> **Lymfeklier groter dan 1 cm en binnen vier weken niet kleiner: altijd verder onderzoeken.**

Struma

Een zwelling van de hals door een struma wordt soms bij toeval door de omgeving opgemerkt. In andere gevallen is er een jarenlange geleidelijke toename van de zwelling. Bij jonge vrouwen wordt geregeld een geringe diffuse struma gezien zonder tekenen van hyper- of hypothyreoïdie. Dat de zwelling van de schildklier uitgaat, is gemakkelijk vast te stellen omdat deze dan meebeweegt met slikken.

De oorzaken van struma zijn samengevat in tabel 16.11.

Aandachtspunten voor de anamnese

Wanneer de zwelling wordt veroorzaakt door een struma, zal in eerste instantie worden gevraagd naar symptomen van hyper- of hypothyreoïdie. De combinatie van struma met hyperthyreoïdie is een belangrijk kenmerk van de ziekte van Graves, de ziekte van Plummer en het toxisch adenoom. Als er tevens oogklachten zijn, is de ziekte van Graves waarschijnlijk. In de beginfase van subacute thyreoïditis kan ook hyperthyreoïdie bestaan. Bij deze thyreoïditis is er meestal pijn in de hals na een voorafgaande ontsteking van de bovenste luchtwegen. Ook de ziekte van Hashimoto kan in de beginfase aanleiding geven tot hyperthyreoïdie; op den duur kan hypothyreoïdie ontstaan.

Pijn wijst op subacute thyreoïditis of bloeding in een schildkliercyste.

Aandachtspunten voor het lichamelijk onderzoek

Als vergrote lymfeklieren de zwelling van de hals veroorzaken, is het van belang eerst vast te stellen of andere lymfklierstations eveneens zijn aangetast. Indien er alleen onpijnlijke gezwollen halsklieren zijn, moet worden gedacht aan een carcinoom in de mond-keelholte, de schildklier of de longen, maar ook metastasen van een maag-darmtumor, een testis- of een prostaatcarcinoom zijn mogelijk. Bij het lichamelijk onderzoek moet hier bewust naar worden gezocht.

Bij een struma wordt allereerst gezocht naar tekenen van hyper- of hypothyreoïdie. Een diffuse vergroting van de schildklier komt voor bij de ziekte van Graves, de ziekte van Hashimoto, jodiumgebrek en subacute thyreoïditis. Een asymmetrisch of hobbelig aanvoelende struma past bij de ziekte van Plummer, het toxisch adenoom, schildkliercysten of een carcinoom. Exophthalmus in combinatie met een struma is karakteristiek voor de ziekte van Graves. Het symptoom van von Graefe (oogwit te zien tussen het bovenooglid en de iris bij het omlaag kijken) is niet specifiek voor de ziekte van Graves en komt ook voor bij andere vormen van hyperthyreoïdie en bij angsttoestanden.

Een inspiratoire stridor (vooral bij platliggen) geeft aan dat de struma de luchtstroom in de trachea sterk belemmert. Heesheid wijst op verlamming van de nervus recurrens, zoals deze kan voorkomen bij een schildkliercarcinoom.

PIJN OP DE BORST

Inleiding

Pijn in of op de borst ontstaat door prikkeling van de naakte uiteinden van nocisensorische zenuwvezels in de weefsels van de inwendige thoraxorganen of van de thoraxwand. Soms veroorzaken aandoeningen in de bovenbuik pijn die door de patiënt in de thorax wordt aangewezen. Ook het omgekeerde komt voor. Vooral de weefsels die rijk voorzien zijn van de genoemde zenuwvezels zijn pijngevoelig. Dit geldt voor de volgende weefsels:

- hartspier: pijn vooral veroorzaakt door ischemie;
- pleura parietalis: pijn veroorzaakt door ontsteking of doorgroei van een tumor;
- slijmvlies van de grote luchtwegen: pijn veroorzaakt door ontsteking;
- slijmvlies en spierwand van de slokdarm: pijn door ontsteking of spasmen;
- periost van wervels, ribben en sternum: pijn door fractuur of kneuzing, doorgroei van een tumor of door ontsteking;
- synovia van alle gewrichten: pijn door ontsteking;
- huid en skeletspieren: pijn door trauma of ontsteking.

Er zijn ook weefsels die weinig of geen nocisensorische zenuwvezels bevatten:

- longweefsel en de kleine luchtwegen;
- pleura visceralis;
- pericard;
- bot.

Zo kan men begrijpen dat er een uitgebreid ziekteproces in een long kan zijn zonder dat de patiënt pijn heeft. Pijn treedt dan pas op wanneer de pleura parietalis of een van de grote luchtwegen bij het proces betrokken raakt.

De inwendige thoraxorganen worden geïnnerveerd door het viscerale zenuwstelsel, de thoraxwand door het somatische zenuwstelsel. Pijn die ontstaat in het myocard of in de slokdarm heeft dan ook de kenmerken van viscerale pijn: slechte lokaliseerbaarheid en gerefereerde pijn. Pijn in de thoraxwand is daarentegen meestal goed te lokaliseren. Dit geldt ook voor pijn veroorzaakt in de pleura parietalis, die geïnnerveerd wordt door de intercostale zenuwen.

> **Aandoeningen in de buik kunnen pijn in de borst geven. Ook het omgekeerde komt voor.**

Veelvoorkomende oorzaken van pijn

Angina pectoris

De pijn is meestal midden op de borst gelokaliseerd. Er is vaak gerefereerde pijn – vooral in de linkerarm, soms in beide armen (zeker in het gebied dat geïnnerveerd wordt door de n. ulnaris). Pijn in de hals, onderkaak, rechterschouder en -arm, bovenbuik of tussen de schouderbladen kan echter ook voorkomen. De pijn wordt veroorzaakt door tijdelijke ischemie van een stuk van het myocard, meestal ten gevolge van een stenose in een coronaire arterie. De pijn treedt meestal op wanneer van het myocard meer inspanning geëist wordt, zoals bij lichamelijke inspanning, plotselinge afkoeling en heftige emoties. In de regel duurt de pijn kort (enkele minuten) en verdwijnt deze binnen enkele minuten bij rusten. Het karakter van de pijn wordt vaak beschreven als zwaar drukkend ('alsof een zwaar gewicht op de borst drukt' of 'alsof er een band omheen wordt getrokken'), knellend en beangstigend.

Soms komt de pijn ook in rust voor. Als de frequentie van de aanvallen toeneemt, als de pijn steeds bij lichtere inspanning optreedt of als de pijn ook in rust gaat komen, spreekt men van instabiele angina pectoris. Dan dreigt het optreden van een hartinfarct.

Hartinfarct

Het karakter en de plaats van de pijn zijn hetzelfde als bij angina pectoris. De pijn duurt echter meestal veel langer (langer dan 30 minuten) en verdwijnt niet bij rusten. Dikwijls zijn er begeleidende verschijnselen, zoals misselijkheid, braken, zweten, duizeligheid en dyspneu.

> **Hartinfarct**
> - pijn midden op de borst
> - uitstraling naar beide armen en kaken
> - duurt langer dan 30 minuten
> - zweten, misselijkheid, angst

Pleurapijn

Pleurapijn is meestal een scherpe pijn, waarvan de plaats door de patiënt goed kan worden aangewezen. Kenmerkend is dat de pijn 'vastzit aan de ademhaling'. De patiënt kan niet diep zuchten. De pijn varieert van een vaag onaangenaam gevoel tot een hevige stekende pijn. De pijn wordt meestal gevoeld in de borstwand boven de plaats van de ontsteking. De pijn kan ook als *referred pain* alleen in de buik of in de nek en schouders worden gevoeld. Deze pijn berust op prikkeling of ontsteking van de pleura parietalis. Ze komt voor bij:
- alle vormen van pleuritis;
- bij een pneumonie of een longinfarct, wanneer het proces tot de pleura is doorgedrongen;
- bij pneumothorax.

Pericarditis

Hierbij komt een scherpe pijn voor, die meestal midden op de borst is gelokaliseerd. De klachten kunnen erg lijken op die bij een myocardinfarct.

Enkele belangrijke verschillen zijn dat de pijn bij pericarditis vaak vastzit aan de ademhaling en verergert door een verandering van houding (gaan liggen). De pijn kan ook uitstralen naar de kaken en naar de armen en schouders. De pijnklachten ontstaan vaak plotseling. De pijn kan ook continu van karakter zijn en in intensiteit op en neer gaan. Vooroverleunen kan de pijn soms iets verlichten. De pijn wordt veroorzaakt door ontsteking van de pleura parietalis op de plaatsen waar die tegen het pericard aan ligt.

Oesofagitis

De brandende pijn achter het borstbeen wordt veroorzaakt door de inwerking van zure maaginhoud op het ontstoken of zelfs ulcererende slijmvlies van het onderste deel van de slokdarm (zuurbranden). Ook de inname van irriterende stoffen (alcohol, hete dranken) kan de pijn veroorzaken. Chocolade eten kan een luxerend moment zijn voor het ontstaan van zuurbranden. Nicotine heeft een relaxerend effect op de onderste slokdarmsfincter, waardoor reflux wordt bevorderd. De reflux van maaginhoud wordt daarnaast bevorderd door een liggende houding en door bukken. De pijn kan uitstralen naar de hals en naar de rug. Dikwijls zegt de patiënt 's nachts wakker te worden van de pijn.

Tracheïtis

Ontsteking van het tracheaslijmvlies kan pijn of een rauw gevoel achter het bovenste deel van het borstbeen veroorzaken. De pijn verergert bij zuchten en hoesten. Deze pijn komt hoofdzakelijk voor bij influenza, waarbij een necrotiserende ontsteking van het trachea-epitheel bestaat.

Longembolie

Longembolieën kunnen op twee manieren pijn veroorzaken. Wanneer een embolus een longinfarct veroorzaakt, kan pleurapijn optreden. Bij een zeer grote embolus of een groot aantal kleine emboli kan een diepe pijn in de borst ontstaan die het meest op angina pectoris lijkt. Deze pijn is het gevolg van ischemie van het myocard van het rechterventrikel van het hart, veroorzaakt door de acute drukstijging in de a. pulmonalis en overbelasting van het rechterventrikel.

Ribfractuur

Een gebroken rib veroorzaakt een scherpe, goed lokaliseerbare pijn ter plaatse van de fractuur, die verergert bij bewegen, diep zuchten en hoesten. Een ribfractuur wordt veroorzaakt door een uitwendig trauma, door een maligne botproces ('spontane fractuur'), maar soms ook door een heftige hoestbui of een stevige omhelzing. In sommige gevallen ontstaat de hevige pijn pas later, wanneer door een beweging of een hoestbui een dislocatie van de reeds gebroken rib ontstaat. Een contusie van de ribben zonder fractuur kan dezelfde pijn veroorzaken.

Herpes zoster (gordelroos)

Een activering van het varicella-zostervirus dat zich vanuit de sensorische ganglia en achterwortels van de spinale zenuwen verplaatst naar de huid veroorzaakt pijn in het betreffende dermatoom. De pijn gaat enkele dagen vooraf aan het verschijnen van papels en blaasjes, betreft meestal één of twee dermatomen en is meestal eenzijdig (figuur 7.14). Na deze endogene herinfectie kan soms langdurig pijn in het desbetreffende gebied blijven bestaan (postherpetische neuralgie).

Costochondritis

Dit is een ontsteking van de costochondrale overgang, die pijn op de borst kan veroorzaken. Wanneer ter plaatse een zwelling met roodheid bestaat, spreekt men van het syndroom van Tietze. Soms wordt pijn veroorzaakt door mobiliteit van de onderste rib (*slipping rib*).

Angst

Angst of aanvallen van paniek kunnen pijn op de borst veroorzaken waarvoor geen organisch substraat te vinden is. Vaak is dan een combinatie van klachten en verschijnselen aanwezig: een gevoel van kortademigheid, dat kan leiden tot hyperventilatie, pijn (vooral links) op de borst, hartkloppingen en transpireren. Aan combinaties van deze symptomen zijn diverse namen gegeven: hartneurose, *soldier's heart*, neurocirculatoire asthenie. De term 'hyperventilatiesyndroom' is niet altijd terecht omdat eerdergenoemde symptomen ook kunnen voorkomen zonder dat de arteriële pCO_2 verlaagd is. Het betreft meestal lichamelijk gezonde, jonge mensen.

Naast deze veelvoorkomende oorzaken van pijn op de borst (samengevat in tabel 16.12) zijn er natuurlijk ook minder frequente oorzaken, zoals het aneurysma dissecans aortae, processen in de bovenbuik en afwijkingen in de cervicale of thoracale wervelkolom. Op deze oorzaken wordt hier niet verder ingegaan.

Aandachtspunten voor de anamnese

Men moet systematisch vragen naar de acht op pagina 31 beschreven eigenschappen van pijn. Bedenk dat de viscerale pijn niet scherp te lokaliseren is en dat de uitlokkende momenten dan van groter belang zijn dan de exacte locatie. Wanneer bijvoorbeeld een patiënt steeds bij dezelfde inspanning een zwaar gevoel in de linkerarm krijgt, moet ernstig aan angina pectoris worden gedacht, ook al is er in het geheel geen pijn op de borst. Daarentegen zal pijn waarvan de plaats met één vinger kan worden aangewezen, vrijwel nooit op ischemie van het myocard berusten.

Bij klachten die op angina pectoris wijzen, moet men ook vragen naar andere manifestaties van atherosclerose, de aanwezigheid van risicofactoren en het vóórkomen van hart- en vaatziekten en hoge cholesterolspiegels in het bloed bij familieleden.

Hierna zijn de belangrijkste risicofactoren opgesomd die in de literatuur zijn geïdentificeerd voor het krijgen van atherosclerose die zich in het hart manifesteert met als verschijnsel de hier genoemde angina pectoris.

- Leeftijd, voor het merendeel mannen boven de 45 jaar en vrouwen boven de 55 jaar.
- Positieve familieanamnese. Een zeer belangrijk punt is het in de familie vóórkomen van cardiovasculaire aandoeningen, zoals een acuut myocardinfarct vóór het 55e levensjaar bij mannen en vóór 65 jaar bij vrouwen.
- Roken, vooral het roken van sigaretten, is een zeer belangrijke bijdragende factor bij het ontstaan van coronairsclerose en andere uitingen van atherosclerose.
- Diabetes mellitus en een hoge bloeddruk zijn belangrijke risicofactoren.
- Een verhoogd cholesterolgehalte in het bloed vergroot de kans op atherosclerotische afwijkingen.
- De levensstijl van de patiënt bepaalt ook de kans op cardiovasculaire afwijkingen. Vooral een fysiek weinig actieve levensstijl bevordert cardiovasculaire afwijkingen.
- De sociaaleconomische omstandigheden komen in veel studies als een belangrijke risicofactor naar voren – en dan in het bijzonder een lagere sociaaleconomische positie.

Bij aanwezigheid van genoemde risicofactoren zijn de oddsratio's voor het ontwikkelen van atherosclerotische afwijkingen, ook in het hart, sterk verhoogd. Voor roken komt de oddsratio zelfs op 35.

Angst voor een hartinfarct met pijn op de borst komt nogal eens voor bij mensen die het overlijden aan een hartinfarct kortgeleden in hun naaste omgeving hebben meegemaakt. Eventueel kan men daarnaar vragen. Wanneer aan een patiënt al het gebruik van nitraat sublinguaal (onder de tong) bij een aanval is voorgeschreven, is het van belang te vragen hoe de pijn daarop reageert. Het direct verdwijnen van de pijn wijst op angina pectoris. Helpt het niet, dan kan dat wijzen op een (dreigend) hartinfarct, maar het kan ook een gevolg zijn van het te lang bewaren van de tabletten, waardoor de werkzaamheid ervan verminderd is.

Tabel 16.12 Oorzaken van pijn op de borst

hart en bloedvaten	angina pectoris
	hartinfarct
	pericarditis
	massale longembolie
	aortadissectie
pleura parietalis en long	pleuritis
	pneumonie
	longinfarct
	pneumothorax
trachea	tracheïtis
periost	ribfractuur en contusie
	tumor
	costochondritis
zenuwen en huid	herpes zoster
oesofagus	oesofagitis
	spasme
psychogene oorzaken	

Het effect ontbreekt natuurlijk ook bij andere oorzaken van pijn; alleen bij oesofagusspasmen helpt een nitraattablet sublinguaal vaak wel. Zegt de patiënt dat de pijn tijdens rust of na gebruik van nitraat sublinguaal langzaam (bijvoorbeeld na meer dan 15 minuten) verdwijnt, dan wijst dat niet op angina pectoris.

Bij een aortadissectie ontstaat er door atherosclerose van de aorta of een bindweefselziekte een intimascheur, waardoor een dissectie van de aortawand ontstaat met een intimaflap in het lumen, los van de adventitia. Er ontstaat een scheiding van het aortalumen in een vals en een waar lumen. Dit gaat gepaard met een plotselinge, heftige en scheurende pijn in de borst en/of in de rug. Als de klachten niet peracuut zijn begonnen, is de kans kleiner dat het een aortadissectie is. Indien de patiënt ook een syncope doormaakt, is de prognose slecht; deze duidt op hemodynamische instabiliteit. Er kan zich ook een cerebraal hemibeeld voordoen als gevolg van afsluiting van een arteria carotis. Eveneens kan zich acuut hartfalen ontwikkelen. Het onderscheid met een acuut hartinfarct kan hierbij moeilijk zijn.

Bij verdenking van een longembolie dient men te vragen naar trombosebevorderende factoren: recente bedrust, immobilisatie, operatie, bevalling, trauma, eerdere episoden met een longembolie of diepe veneuze trombose.

Brandende retrosternale pijn bij platliggen of bukken kan wijzen op refluxoesofagitis.

Aandachtspunten voor het lichamelijk onderzoek

Al naargelang de aard van de pijnklachten dient aan bepaalde onderdelen van het onderzoek extra aandacht besteed te worden.

- Bij angineuze pijn: bloeddruk en perifere vaten. Bij jonge mensen zoeken naar peesxanthomen en xanthelasmata. Bij een acuut infarct kan een derde toon worden gehoord, en indien zeer ernstig, kan er sprake zijn van hypotensie en crepitaties over de longen. Daarbij kunnen een verhoogde CVD alsook een galopritme en tachycardie worden gevonden. Het lichamelijk onderzoek bij iemand met angina pectoris of een coronair syndroom kan geheel normaal uitvallen.
- Bij verdenking van longembolie: zoeken naar tekenen van trombose aan de benen.
- Bij een aortadissectie kan hypertensie bestaan, er kan zich een duidelijk bloeddrukverschil tussen de linker- en rechterarm voordoen, en indien de situatie heel ernstig is, zijn er daarnaast verschijnselen van shock.
- Bij verdenking van pericarditis: zoeken naar een pericardiaal wrijfgeruis. Dit komt slechts voor bij 17-70% van de gevallen; is het echter aanwezig, dan is het ook 100% specifiek voor pericarditis. Ook een pulsus paradoxus en verhoging van de centraalveneuze druk kunnen bij pericarditis voorkomen.
- Bij pleurapijn: zorgvuldige percussie van de longgrenzen en hun verschuiving bij de respiratie; zoeken naar pleurawrijven, wat een zeer specifiek verschijnsel is van pleuritis; bij de aanwezigheid van pleuravocht ontstaan een gedempte percussie, een verminderde stemfremitus en een verminderd ademgeruis.
- Bij verdenking van een ribfractuur: voor-/achterwaartse en dwarse compressie van de thorax en aftasten van de ribben.

DYSPNEU

Inleiding

Er is sprake van dyspneu of kortademigheid wanneer de patiënt op een onaangename wijze ervaart dat hij ademhaalt, bijvoorbeeld omdat het moeite kost. Dyspneu is niet hetzelfde als hyperventilatie, zuurstoftekort of een snelle ademhaling (tachypneu). Strikt genomen behoort het woord ook niet gebruikt te worden bij de beschrijving van de algemene toestand tijdens het lichamelijk onderzoek. Dan kunnen wel de frequentie en de diepte van de ademhaling worden geregistreerd en het feit of al dan niet hulpademhalingsspieren moeten worden gebruikt, maar voor de conclusie 'dyspneu' is een mededeling van de patiënt nodig.

Het woord 'benauwdheid' moet zeker worden vermeden in de verslaglegging. De meeste patiënten bedoelen hier kortademigheid mee, maar sommige patiënten gebruiken dit woord om hun angineuze klachten te beschrijven. Soms wordt benauwd in de zin van 'angst' gebruikt. Zegt een patiënt: 'Ik ben zo benauwd', vraag dan altijd wat precies wordt bedoeld en noteer het antwoord.

De patiënt ervaart dyspneu wanneer in het dagelijks leven meer werk dan normaal moet worden verzet om adem te halen. Bij een atleet die de 100 meter in 12 seconden loopt en dan naar adem snakt, spreekt men niet over dyspneu. Wanneer de ademhaling wordt bemoeilijkt door een verhoogde weerstand in de luchtwegen, moet meer ademarbeid worden verzet. Bij verschillende longaandoeningen en linkszijdige decompensatio cordis wordt het longweefsel stijver en kost het meer moeite adem te halen. Spieraandoeningen (bijvoorbeeld myasthenia gravis, ernstige kaliumdepletie) en beperkte beweeglijkheid van het thoraxskelet (bijvoorbeeld de ziekte van Bechterew) kunnen de ademhaling ernstig bemoeilijken. Een verhoogde bewustwording van de ademhaling zoals deze bij angsttoestanden kan voorkomen, is een andere oorzaak van subjectief ervaren kortademigheid.

> **Benauwdheid is vaak iets anders dan dyspneu.**

Orthopneu is die vorm van dyspneu die vooral in liggende houding voorkomt en vermindert wanneer de patiënt rechtop gaat zitten. Vaak wijst deze klacht in de richting van linkszijdige decompensatio cordis. De verklaring is als volgt. Wanneer de patiënt gaat liggen, wordt aan het gezonde rechterdeel van het hart meer bloed aangeboden, dat dan door het slecht functionerende linkerventrikel onvoldoende kan worden verwerkt. Er ontstaat longstuwing en dyspneu. Wanneer de patiënt dan gaat zitten met zijn benen buiten het bed, neemt het aanbod van bloed aan het rechterventrikel af, waardoor dit minder bloed uitpompt. Het gevolg is vermindering van de longstuwing.

Orthopneu is niet specifiek voor linkszijdige decompensatio cordis. Deze klacht kan ook voorkomen bij ernstige dubbelzijdige afwijkingen in de longtoppen. In liggende houding neemt bij deze patiënten de perfusie van de onvoldoende geventileerde longtoppen toe, met als gevolg een verminderde oxygenatie van het bloed. Wanneer de patiënt dan weer gaat zitten, worden de relatief goed geventileerde basale delen van de longen weer beter van bloed voorzien. De omgekeerde situatie kan zich voordoen bij longziekten die vooral de ondervelden aantasten. In zittende houding wordt de ventilatie-perfusieverhouding ongunstig en neemt de oxygenatie van het bloed af. Dergelijke patiënten hebben de minste last van dyspneu in liggende houding. Deze zeer zeldzame vorm van dyspneu wordt platypneu of platypnoe genoemd.

Oorzaken
De oorzaken van dyspneu zijn samengevat in tabel 16.13.

Aandachtspunten voor de anamnese
Het is altijd van belang een indruk te krijgen van de mate van inspanning die de dyspneu veroorzaakt (*dyspnée d'effort*). Ook is het belangrijk na te gaan wat voor inspanning een patiënt normaliter leverde.

Tabel 16.13 Oorzaken van dyspneu

luchtwegen en longen

- luchtwegen, obstructie door:
  - corpus alienum
  - spasme/vernauwing: astma, COPD
  - ontsteking: infectieus, niet-infectieus
  - tumor
- longparenchym
  - ontsteking: infectieus, niet-infectieus
  - oedeem
  - restrictieve afwijking
  - doorbloedingsstoornis (embolie)
  - tumor
- pleura
  - pneumothorax
  - ontsteking (pleuritis): infectieus, niet-infectieus
  - tumor

hartfalen

- myocard
  - (oud) infarct, cardiomyopathie, linkerventrikelhypertrofie
  - ischemie
  - ontsteking: infectieus, niet-infectieus
  - ritmestoornis
- pericard
  - ontsteking: infectieus, niet-infectieus
- hartkleppen
  - insufficiëntie, stenose

verminderde ademexcursies

- thoraxwand
  - skelet: vergroeiing, trauma
  - ademhalingsspieren: parese
  - diafragma: parese
- abdomen
  - opgezet abdomen

stoornis van het ademhalingscentrum

- trauma
- CVA
- tumor

stoornis in het zuurstoftransport

- ernstige anemie
- CO-intoxicatie
- overig

psychische oorzaken

Iemand die een sportieve levenshouding heeft, kan bij een totaal andere inspanning eerder last van dyspneu krijgen dan iemand die een min of meer zittend bestaan leidde. De interpretatie van deze gegevens moet dan ook verschillend zijn. De een krijgt klachten na een kilometer hardlopen en de ander na 50 meter wandelen. De inspanning die nog kan worden verricht voordat dyspneu ontstaat, kan als maat dienen voor de ernst en progressie van de veroorzakende long- of hartaandoening. Bij patiënten met hartziekten wordt wel de New York Heart Association Classification gebruikt om de ernst van de klachten aan te geven (tabel 16.14). Deze indeling wordt ook gehanteerd bij andere symptomen van hartziekten, zoals hartkloppingen, angina pectoris en moeheid.

Een voorafgaand hartinfarct vergroot de kans dat de kortademigheid wordt veroorzaakt door linkszijdige decompensatio cordis. Ook lang bestaande hypertensie is een risicofactor voor de ontwikkeling van hartfalen. Een acute ernstige linkszijdige decompensatio cordis kan hevige dyspneu veroorzaken met een verlengd exspirium, een zogenoemd asthma cardiale. Plotselinge dyspneu met lokale pijn bij de ademhaling doet denken aan longinfarct of pneumothorax. Bij het hyperventilatiesyndroom zijn er andere symptomen, zoals pijn rond de hartpunt en tintelingen in de vingers en om de mond.

> **Linkszijdige decompensatio cordis**
> - orthopneu
> - naar links vergroot hart
> - derde harttoon/galopritme
> - crepitaties over de longen

Verder moet worden gevraagd naar uitlokkende factoren, de anamnese van allergie, roken, koorts, de beroepsanamnese (contact met asbest, inhalatie van stof, boerenlong als reactie op schimmel in hooi), vrijetijdsbesteding (duivenmelkerslong) en huisdieren (allergie voor honden of katten, psittacose). Als kind astma of dyspneuklachten gehad?

Tabel 16.14 Indeling van hartklachten volgens de New York Heart Association

I	hartaandoening, maar geen klachten
II	in rust geen klachten; wel klachten tijdens normale lichamelijke inspanning
III	in rust geen klachten; wel klachten tijdens lichte lichamelijke inspanning
IV	klachten in rust

Aandachtspunten voor het lichamelijk onderzoek

Een inspiratoire stridor wijst op een vernauwing hoog in de luchtwegen, een expiratoire stridor geeft aan dat de obstructie laag in de luchtwegen gelokaliseerd is, zoals het geval is bij asthma bronchiale. Inspectie van de thorax kan veel informatie opleveren. Bij een ernstig longemfyseem of een aanval van asthma bronchiale maakt de patiënt gebruik van zijn hulpademhalingsspieren. De thorax vertoont dan een inspiratiestand, dat wil zeggen: een stompe epigastrische hoek, laagstaande longgrenzen die weinig bewegen, een verminderde of verdwenen hartdemping en een toegenomen voor-/achterwaartse diameter.

De mate van zijdelingse uitzetting bij inspiratie neemt af. Bij ernstig longemfyseem kan de onderste thoraxwand door het aanspannen van het vlakke diafragma zich zelfs intrekken in plaats van uitzetten (paradoxale adembeweging). Ook is er dan het aantrekken van de hulpademhalingsspieren. Expiratoir piepen is karakteristiek voor asthma bronchiale, maar niet specifiek. Bij een ribfractuur of pleuraprikkeling blijft de aangedane thoraxhelft achter bij de ademhaling. Wanneer een thoraxhelft achterblijft bij de ademhaling zonder dat pijn in het spel is, moet worden gedacht aan een pleurazwoerd of een resorptieatelectase aan die kant.

Bij het onderzoek van het hart wordt speciaal gelet op andere tekenen van linkszijdige decompensatio cordis: ictus cordis buiten de medioclaviculaire lijn, een derde toon of galopritme dat toeneemt bij de expiratie. Crepitaties over een groot deel van de achtervelden van de longen, zich beiderzijds uitbreidend tot in de flanken, kunnen passen bij linkszijdige decompensatio cordis, maar ook bij uitgebreide longinfiltraten. Een verlengd exspirium is in de regel een uiting van asthma bronchiale of longemfyseem, maar kan ook voorkomen bij linkszijdige decompensatio cordis ten gevolge van oedeem van het slijmvlies van de kleine bronchi en bij longembolie. Een patiënt met rechtszijdige decompensatio cordis heeft een verhoogde CVD en ook vaak perifeer oedeem.

Een snelle diepe ademhaling kan een teken zijn van het hyperventilatiesyndroom. Ook een patiënt met een acuut hartinfarct of een decompensatio cordis gaat echter vaak hyperventileren. Voordat men zo'n patiënt in een zak laat uit- en inademen, moet hyperventilatie als bijkomend verschijnsel bij deze aandoeningen of als compensatie voor metabole acidose (bijvoorbeeld diabetische ketoacidose) met zekerheid uitgesloten zijn, omdat anders een fatale afloop dreigt.

Soms wordt de dyspneu veroorzaakt door een hoge stand van het diafragma als gevolg van ascites of ruimte-innemende processen in de buik (bijvoorbeeld een uitgezette urineblaas bij een bedlegerige oude patiënt).

DIKKE VOETEN/ENKELOEDEEM

Inleiding

Zwelling van de voeten en onderbenen ontstaat meestal door oedeem. De oorzaken van oedeem zijn weergegeven in tabel 16.15.

Bij de patiënt met dubbelzijdig gezwollen voeten en/of enkels zijn van de in tabel 16.15 genoemde oorzaken een verhoogde hydrostatische druk (zoals bij rechtszijdige decompensatio cordis) en een verlaagde colloïd-osmotische druk (hypoalbuminemie) het meest voorkomend.

Een verhoogde vaatdoorlaatbaarheid is ook een oorzaak van oedeem, maar dan is de patiënt meestal ernstig ziek (zoals bij sepsis) en ligt hij in bed, zodat het oedeem zich niet bij voorkeur in de benen ophoopt.

Een lokale oorzaak is in de eerste plaats diepe veneuze trombose, waardoor stuwing ontstaat. Ook bij uitgebreide varicosis van de benen met insufficiëntie van de veneuze kleppen ontstaat veneuze stuwing. Oedeem door een verhoogde doorlaatbaarheid van bloedvaten ontstaat bij lokale infecties, zoals erysipelas en cellulitis. Obstructie van de lymfeafvoer in de benen is een zeldzame oorzaak van zwelling, evenals myxoedeem. In dergelijke gevallen is de zwelling niet goed indrukbaar. Wanneer na druk met een vinger een putje in het weefsel blijft staan, is dat een teken van oedeem veroorzaakt door ophoping van extracellulaire vloeistof (*pitting oedema*).

Vooral bij vrouwen kan een vorm van oedeem voorkomen die niet goed kan worden verklaard (zogenoemd idiopathisch oedeem). Meestal is er sprake van overmatig gebruik van diuretica. Verondersteld wordt dat bij deze patiënten het renine-angiotensine-aldosteronsysteem abnormaal sterk reageert na verlies van natrium via de urine door een diureticum.

Aandachtspunten voor de anamnese

Gevraagd moet worden naar symptomen van linkszijdige decompensatio cordis en naar longaandoeningen, de frequentste oorzaken van rechtszijdige decompensatio cordis. Chronische diarree kan hypoalbuminemie veroorzaken. Na diepe veneuze trombose kan de functie van de kleppen in de beenvenen verloren gaan, met oedeem als gevolg.

Tabel 16.15 Oorzaken van oedeem

pitting oedema

- verhoogde hydrostatische druk
  - lokaal
    - veneuze insufficiëntie
    - trombose
    - andere veneuze obstructie
  - algemeen
    - hartfalen
    - pericarditis constrictiva
    - nierinsufficiëntie
    - Na-retentie (NSAID's, steroïden, drop)
- verlaagde colloïd-osmotische druk
  - verminderd eiwit (albumine) in het bloed
    - verminderde inname voeding
    - verminderde aanmaak in lever
    - verhoogd verlies
      - via nier
      - via darm
- verhoogde vaatdoorlaatbaarheid
  - ontsteking
    - lokaal
      - erysipelas/cellulitis
    - algemeen
      - niet-allergisch (onder andere vasculitis)
      - allergisch

non-pitting oedema

- lymfoedeem
- myxoedeem

Aandachtspunten voor het lichamelijk onderzoek

Eerst wordt gekeken of in de zwelling een putje te drukken is. Oedeem aan beide benen wijst op een algemene aandoening, stuwing ter hoogte van de vena cava inferior of dubbelzijdige veneuze insufficiëntie aan de benen. Een hoge centraalveneuze druk toont een (peri)cardiale oorzaak aan: bij de andere oorzaken van oedeem aan de benen is de CVD normaal. Eenzijdig oedeem heeft praktisch altijd een lokale oorzaak, tenzij een patiënt met gegeneraliseerd oedeem langdurig op één zijde heeft gelegen. Bij eenzijdig oedeem is het altijd van belang diepe veneuze trombose als diagnose te overwegen. De klassieke symptomen (roodheid, zwelling, symptoom van Homans) laten ons helaas vaak in de steek. De sensitiviteit van deze symptomen is circa 50%. Dit betekent dat in ongeveer de helft van de gevallen van veneuze trombose de diagnose gemakkelijk kan worden gemist. Verder is de specificiteit van deze klinische verschijnselen zo'n 60-70%: de fout-positieve uitkomsten worden in 30-40% van de gevallen door andere aandoeningen veroorzaakt, zoals erysipelas, cellulitis of een gebarsten bakercyste.

Als het enigszins mogelijk is, moet de patiënt ook staande worden onderzocht om naar varices te kijken.

> Bij oedeem aan beide benen is meting van de centraalveneuze druk belangrijk.

HARTKLOPPINGEN

Inleiding
Wanneer een patiënt klaagt over hartkloppingen, betekent dat niet zonder meer dat hij last heeft van tachycardie: ook een onregelmatige hartslag geeft dergelijke symptomen. Bij hartkloppingen of palpitaties is de patiënt zich bewust van de werking van zijn hart. In een aantal gevallen blijkt dit inderdaad te berusten op tachycardie (hartfrequentie van meer dan 100 slagen per minuut). Veel vaker is de hartfrequentie normaal, maar wordt de patiënt zich bewust van een hapering in het hartritme of van abnormaal sterke hartslagen. Bij extrasystolen[1] worden de ventrikels gedepolariseerd vanuit een buiten de sinusknoop gelegen ectopische focus. De abnormale slag komt dan te vroeg, maar deze wordt meestal niet als abnormaal ervaren omdat de vullingstijd van de ventrikels korter dan normaal is en de hartslag dus minder krachtig is. De daaropvolgende slag kan wel als een abnormale, onaangename sensatie worden ervaren omdat de vulling van het ventrikel groter dan normaal was. Extrasystolen komen ook bij normale personen frequent voor. Wanneer die zich zorgen maken over de toestand van hun hart, kan de toegenomen bewustwording van onregelmatigheden de angst voor een hartziekte aanwakkeren. Vooral vlak voor het slapengaan en in linker zijligging kunnen deze onschuldige extrasystolen angstige vermoedens oproepen.

> Een hartklopping is niet hetzelfde als tachycardie.

Voor de beoordeling van hartritme- en geleidingsstoornissen is het van belang onderscheid te maken tussen oorzaken die buiten het hart zijn gelegen en afwijkingen van het hart zelf. Onder normale omstandigheden is de sinusknoop de gangmaker van de hartactie. De sinusknoop staat op zijn beurt weer onder invloed van het autonome zenuwstelsel. Bij overheersing van de vagotonus (bijvoorbeeld bij getrainde atleten in rust) kan een bradycardie ontstaan. Sympathicusprikkeling (emoties, lichamelijke inspanning) veroorzaakt een sinustachycardie. Van belang voor de differentiële diagnostiek is dat bij sinusbradycardie en sinustachycardie de hartfrequentie wordt beïnvloed door de activiteit van het autonome zenuwstelsel. Bij sinusbradycardie verhoogt lichamelijke inspanning de frequentie, in rust daalt de frequentie bij een sinustachycardie. Bètablokkers kunnen een sinusbradycardie veroorzaken, bètareceptorstimulerende middelen (bij asthma bronchiale) een sinustachycardie. Door hoge doses digoxine kunnen atrioventriculaire geleidingsstoornissen ontstaan. Verder kan digoxine ectopische prikkelvorming in de ventrikels veroorzaken. Hyperthyreoïdie veroorzaakt een sinustachycardie en bevordert verder de ectopische prikkelvorming in de atria met als gevolg boezemfibrilleren. Bij aandoeningen van het hart zelf speelt de coronaire aandoening de hoofdrol. Ischemie kan zowel ectopische prikkelvorming als stoornissen in de elektrische geleiding veroorzaken. Zeldzame oorzaken zijn myocarditis en cardiomyopathie. Bij mitralisklepstenose kan de wand van het linkeratrium sterk worden uitgerekt, wat het ontstaan van boezemfibrilleren bevordert.

Oorzaken
De oorzaken van hartkloppingen zijn samengevat in tabel 16.16.

---

1 Het woord 'extrasystole' is in de meeste gevallen waarin het wordt gebruikt letterlijk niet juist. Meestal gaat het niet om een extra slag, maar om een ventrikelcontractie die te vroeg plaatsvindt. De Engelse benaming *premature beat* is dan ook beter. Alleen wanneer de ectopische slag tussen twee normale slagen in valt (*interpolated beat*), kan van een echte extrasystole worden gesproken. Hier wordt evenwel het in Nederland en België gangbare spraakgebruik gevolgd.

Tabel 16.16 Oorzaken van hartkloppingen

hartkloppingen bij normale hartfrequentie

regulair hartritme	bewustwording van de normale hartactie
	vergroting van het slagvolume bij sinusritme of ectopisch ritme
irregulair hartritme	ectopisch ritme
	• supraventriculaire extrasystolen
	• boezemfibrilleren
	• ventriculaire extrasystolen
	geleidingsstoornissen
	• sinoauriculair blok
	• atrioventriculair blok

tachycardieën

regulair ritme	sinustachycardie
	paroxismale supraventriculaire tachycardie
	boezemfladderen
	ventriculaire tachycardie
totaal irregulair hartritme	boezemfibrilleren

Aandachtspunten voor de anamnese

Wanneer de patiënt zich meldt, is de klacht vaak niet meer aanwezig. De patiënt kan in de regel wel een indruk geven van de hartfrequentie en eventuele irregulariteit. Vraag de patiënt om door middel van kloppen met de vingers op de tafel aan te geven wat tijdens een aanval van hartkloppingen wordt gevoeld.

Verder moet worden gevraagd naar de omstandigheden en het moment van de dag waarop de hartkloppingen optreden. De duur van de klacht kan variëren van enkele seconden tot uren. Aanwijzingen voor een hartaandoening in de voorgeschiedenis zijn uiteraard van belang. Overmatig gebruik van koffie kan extrasystolen veroorzaken. Ook het roken van sigaretten en overmatig alcoholgebruik kunnen het ontstaan van ritmestoornissen bevorderen. Altijd moet nauwkeurig worden gevraagd of de patiënt medicamenten gebruikt, en zo ja, welke.

Wanneer de patiënt aangeeft dat hij zo nu en dan last heeft van een regulaire tachycardie, is de anamnese van belang voor het onderscheid tussen een sinustachycardie en een paroxismale supraventriculaire tachycardie. Een sinustachycardie begint meestal geleidelijk en zakt dan ook weer langzaam af. Bij een paroxismale supraventriculaire tachycardie is het begin abrupt, als een donderslag bij heldere hemel. Het einde van de aanval wordt vaak gemarkeerd door een extrasystole die de patiënt dan voelt als abrupte overgang naar een normaal ritme. In sommige gevallen van paroxismale supraventriculaire tachycardie ontstaat polyurie aan het eind van de aanval. In veel gevallen heeft de patiënt zelf al gemerkt hoe hij zo'n aanval kan stoppen, bijvoorbeeld door hoesten, persen of het opwekken van braakbewegingen.

Aandachtspunten voor het lichamelijk onderzoek

Wanneer aan de pols een irregulair ritme wordt gevoeld, is het van groot belang vast te stellen of er toch niet een grondritme aanwezig is. Een totaal irregulaire hartactie wordt meestal veroorzaakt door boezemfibrilleren. Bij boezemfibrilleren moet worden gedacht aan aandoeningen die deze ritmestoornis kunnen uitlokken, zoals hyperthyreoïdie, luchtweginfectie, longembolie of stenose van de mitralisklep. Wanneer bij een irregulair hartritme nog een grondritme te herkennen is, komen extrasystolen of geleidingsstoornissen in aanmerking. Palpatie van de pols moet bij een irregulair ritme altijd worden gecombineerd met een gelijktijdige auscultatie van het hart. Bij boezemfibrilleren kan de hartfrequentie aanmerkelijk hoger zijn dan de polsfrequentie. Ook bij extrasystolen kan een dergelijk polsdeficit ontstaan. Bij bigeminie kan de extrasystole zo kort op de normale slag volgen dat het linkerventrikel onvoldoende gevuld wordt en geen polsgolf waarneembaar is. In zulke gevallen wordt aan de pols een rustig regulair ritme waargenomen, terwijl de bigeminie wel aan het hart te horen is.

Inspectie van de halsvenen kan informatie geven over de contractie van het rechteratrium. Bij atrioventriculaire dissociatie wordt zo nu en dan een positieve venapols waargenomen; dat wil zeggen dat de vena jugularis externa vanuit het rechteratrium wordt gevuld. Op zo'n moment contraheren de rechterboezem en de rechterkamer gelijktijdig. Doordat de tricuspidalisklep dan gesloten is, stroomt het bloed onder invloed van de boezemcontractie terug.

Prikkeling van de sinus caroticus kan van belang zijn voor de diagnostiek en behandeling van tachycardieën.

> Zoek bij een irregulair hartritme altijd naar een grondritme. Is dit afwezig en is het ritme totaal irregulair, dan is boezemfibrilleren de waarschijnlijkste diagnose.

De sinus caroticus bevindt zich in de bifurcatie van de arteria carotis communis en is te lokaliseren door krachtige arteriële pulsaties ter hoogte van de bovenrand van de cartilago thyroidea vlak onder de kaakhoek. De patiënt wordt neergelegd met een iets overstrekte hals en een wat naar links gewend gezicht. Met twee of drie vingers wordt de rechterarterie gedurende 5 seconden zo nodig enkele malen gemasseerd of gedrukt in de richting van de wervelkolom. Door deze ingreep ontstaat prikkeling van de nervus vagus. Op deze wijze kan een aanval van paroxismale supraventriculaire tachycardie worden beëindigd. De hartfrequentie daalt dan abrupt van bijvoorbeeld 180 naar 70 slagen per minuut. Bij een sinustachycardie is het effect geleidelijk en veel geringer. Bij een aanval van boezemfladderen kan tijdens druk op of massage van de sinus caroticus het atrioventriculaire blok tijdelijk toenemen. Bij een 2:1-atrioventriculair blok en een hartfrequentie van 150 slagen per minuut kan bij prikkeling van de sinus caroticus een 3:1-blok ontstaan. Het hartritme zakt dan plotseling van 150 naar 100 slagen per minuut. Omdat bij hartpatiënten overmatige vagusprikkeling ernstige geleidingsstoornissen tot gevolg kan hebben, mag sinus-caroticusprikkeling niet zonder meer bij iedere patiënt met een tachycardie worden uitgevoerd. Elektrocardiografische controle is noodzakelijk. In geen geval mag deze proef worden verricht bij een vernauwing of afsluiting van een arteria carotis.

PIJN IN DE BENEN

Inleiding

Pijn kan haar oorsprong hebben in vrijwel alle weefsels waaruit het been is opgebouwd. Rijk voorzien van nocisensorische zenuwvezels zijn vooral het periost, de gewrichtskapsels, banden en pezen en hun aanhechtingen aan bot. Kraakbeen is niet pijngevoelig, bot maar weinig. In de regel kan de plaats waar de pijn in het been ontstaat, door de patiënt precies worden aangewezen (somatische pijn). Hierop bestaan echter de volgende twee uitzonderingen.
- Druk op een zenuw of een achterwortel op een hoger niveau kan uitstralende pijn in het been veroorzaken. Soms wordt de pijn alleen in het been gevoeld.
- Pijn die in het heupgewricht wordt veroorzaakt, wordt nogal eens het eerst in de knie gevoeld, waarschijnlijk doordat beide gewrichten geïnnerveerd worden door dezelfde zenuw, de n. obturatorius. Pijn in het heupgewricht wordt tevens meestal als pijn in de lies aangegeven.

Pijn in de huid en subcutis kan ontstaan door een lokaal proces (trauma, ontsteking, ischemie), maar ook door prikkeling van sensorische zenuwvezels op afstand (druk, ontsteking). Druk op een achterwortel geeft pijn in het overeenkomstige dermatoom. Meestal betreft dit de dermatomen L4, L5 en S1. Prikkeling van een perifere zenuw kan pijn geven in het verzorgingsgebied van die zenuw.

Pijn in spierweefsel kan optreden bij ischemie, necrose, ruptuur van spiervezels en acute zwelling van een spier binnen zijn omhullende fascie. De prikkeling van de pijngevoelige zenuwuiteinden vindt daarbij waarschijnlijk plaats door ophoping van toxische stofwisselingsproducten, drukverhoging en rekking van de fascie.

Het zeer pijngevoelige periost wordt vooral beschadigd bij traumata. Ook bij ontsteking van een gewricht (artritis) of van een bot (osteomyelitis) draagt de ontsteking van het aangrenzende periost bij aan de pijn. Bij artritis komt de pijn voornamelijk tot stand door ontsteking en rekking van het fibreuze gewrichtskapsel en de ligamenten die ertegenaan liggen. De binnenbekleding van gewrichten (synovia, kraakbeen) is weinig of niet pijngevoelig.

Oorzaken

De oorzaken van pijn in de benen zijn samengevat in tabel 16.17. Pijn als direct gevolg van een trauma komt zeer veel voor (sportbeoefening), maar wordt hier buiten beschouwing gelaten.
- *Arteriële vaataandoening*. Vernauwing van een of meer grote arteriën, vrijwel altijd door atherosclerose, kan pijn veroorzaken in de spieren van het been. De pijn treedt op na een bepaalde afstand lopen (toegenomen metabolisme in de spiercellen) en zakt bij stilstaan binnen enkele minuten: claudicatio intermittens.
- Een acute afsluiting van een grote arterie door een embolus kan heftige pijn in het been veroorzaken. Bij een ernstige, chronische belemmering van de arteriële bloedstroom kan pijn in rust optreden, vooral in de voeten.
- *Veneuze vaataandoening*. Diepe veneuze trombose veroorzaakt dikwijls pijn in de kuit door zwelling van de spieren. Een oppervlakkige flebitis geeft pijn ter plaatse van de ontstoken en getromboseerde ader. Chronische veneuze insufficiëntie

(vaak posttrombotisch) kan een moe, pijnlijk gevoel in de onderbenen veroorzaken.

- *Artritis*. Men spreekt van artritis als er naast pijn nog andere ontstekingsverschijnselen aan het gewricht zijn. Pijn zonder duidelijke ontsteking wordt artralgie genoemd. Artritis en artralgie komen voor bij veel verschillende ziekten, die hier niet allemaal kunnen worden besproken. Artritis kan acuut of chronisch zijn en kan één gewricht (monoartritis), twee, drie of vier gewrichten (oligoartritis) of vijf of meer gewrichten (polyartritis) betreffen. Bij een acute, sterke zwelling van het gewricht kan de pijn zeer heftig zijn. Tabel 16.18 geeft een aantal ziekten waarbij artritis optreedt, met enkele kenmerken.
- *Spieraandoeningen*. Spierpijn kan worden veroorzaakt door overmatig gebruik van ongetrainde spieren. Waarschijnlijk wordt deze pijn veroorzaakt door, of gaat ze gepaard met, enig verval van spierweefsel. Ernstig verval van spierweefsel (rabdomyolyse) kan optreden na zeer excessieve inspanning, bij virusinfecties (mogelijk juist bij een combinatie van beide) of bij patiënten die langdurig in coma in dezelfde houding hebben gelegen (druk op spieren). Er is dan hevige pijn en zwelling van de spieren. Bij bepaalde infecties komen spierpijnen veel voor (influenza, leptospirose).
- Enkele chronische ziekten met onbekende oorzaak kunnen pijn in de spieren geven: polymyositis en polymyalgia rheumatica betreffen vooral de proximale spieren (schouder- en bekkengordel, dijbenen). De naam 'fibromyalgie' wordt gegeven aan een onduidelijk afgegrensd syndroom van diffuse pijnen in spieren en pezen, waarbij er bepaalde drukpijnlijke punten zijn.
- *Prikkeling van zenuwen*. Een hernia nuclei pulposi (discusprolaps) en arthrosis deformans van de lumbale wervelkolom (spondylartrose) kunnen door druk op achterwortels uitstralende pijn in een been veroorzaken. Meestal betreft het de disci L4-L5 en L5-S1. De pijn wordt gevoeld in de overeenkomstige dermatomen of in het innervatiegebied van de n. ischiadicus (bil, laterale zijde been en voet). Ook zonder aantoonbare oorzaak kan deze pijn voorkomen: ischias.

In het verloop van tal van ziekten, en soms ook zonder duidelijke oorzaak, kunnen perifere zenuwen worden aangetast: neuropathieën. Men onderscheidt de volgende ziektebeelden: mononeuropathie (één zenuw), mononeuritis multiplex (meer zenuwen), polyneuropathie (diffuus, symmetrisch, voortschrijdend van distaal naar proximaal) en radiculopathie (zenuwwortels). Deze aandoeningen kunnen naast sensibiliteitsstoornissen en motorische uitval ook pijn veroorzaken.

Neuropathieën komen onder andere voor bij diabetes mellitus, na infecties, als bijwerking van geneesmiddelen en bij maligne tumoren (paraneoplastisch).

Een bekende mononeuropathie is de meralgia paraesthetica. Hierbij voelt de patiënt een brandende pijn en prikkeling aan de laterale zijde van het bovenbeen in het gebied dat verzorgd wordt door de n. cutaneus femoris lateralis. Deze zenuw wordt waarschijnlijk beklemd onder het ligamentum inguinale (Poupart).

Aandachtspunten voor de anamnese

Gevraagd moet worden naar de acht aspecten van pijn die op pagina 31 genoemd zijn.

Wat de *lokalisatie* betreft, is het van belang of de bron van de pijn al dan niet een gewricht is. Patiënten hebben nogal eens de neiging een gewricht te noemen, terwijl dat niet precies de plaats blijkt te zijn. Men laat de patiënt de plaats van de pijn zo mogelijk met één vinger aanwijzen. Dit kan al tijdens de anamnese gebeuren. Vaak heeft de lokalisatie namelijk consequenties voor wat men verder moet vragen.

Het *karakter* van de pijn wordt door patiënten vaak zeer verschillend beschreven, zodat er niet te veel

Tabel 16.17 Oorzaken van pijn in de benen

arteriën	acute afsluiting
	chronische insufficiëntie
venen	trombose
	flebitis
	chronische insufficiëntie
gewrichten of bot	artralgie
	artritis
	arthrosis deformans
	osteomyelitis
spieren	inspanning, virusinfectie
	rabdomyolyse
	polymyalgia rheumatica
	polymyositis
zenuwen	hernia nuclei pulposi
	meralgia paraesthetica
	neuropathieën

Tabel 16.18 De belangrijkste ziekten met artritis

Naam van de ziekte	Aard van de ziekte	Klinische kenmerken
reumatoïde artritis	oorzaak onbekend; synovitis, secundair verlies van kraakbeen en erosie van bot	bij 1% van de volwassenen, man:vrouw = 1:3; chronische, symmetrische polyartritis; vooral kleine hand- en voetgewrichten
arthrosis deformans (artrose, Engels: *osteoarthritis*)	primaire degeneratie van kraakbeen en vorming van nieuw bot aan gewrichtsranden; secundaire ontsteking (hydrops)	chronisch progressief boven 40 jaar; voorkeur voor de volgende gewrichten: eerste carpometacarpale, distale interfalangeale, heup, knie, cervicale en lumbale wervelkolom
arthritis urica (jicht, Engels: *gout*)	reactie op vorming uraatkristallen in gewricht, verminderde uitscheiding of verhoogde vorming van urinezuur	vooral bij mannen op middelbare leeftijd; acuut: heftige ontsteking, meestal in één gewricht (70% in eerste metatarsofalangeale), recidiverend met vrije intervallen; chronisch: verscheidene gewrichten, blijvende beschadiging, uraatafzetting in kraakbeen en subcutis (tophi)
reactieve artritis	immunologische reactie op voorafgaande infectie van darm, urethra of prostaat (*Yersinia, Campylobacter, Salmonella, Shigella*, gonokok, chlamydia, *Mycoplasma*) of tijdens de ziekte van Crohn of colitis ulcerosa	vooral bij jonge mannen; (sub)acuut; vrijwel alleen voeten, enkels, knieën, soms sacro-iliitis; geneest meestal spontaan; soms conjunctivitis (ziekte van Reiter); soms fasciitis plantaris (hielpijn)
spondylitis ankylopoetica (ziekte van Bechterew)	oorzaak onbekend; artritis van sacro-iliacale, intervertebrale en costovertebrale gewrichten	vooral bij jonge mannen; chronisch progressief; rugklachten op de voorgrond, soms ischias; artritiden aan benen kunnen optreden als bij reactieve artritis; vaak uveïtis
infectieuze artritis (septische artritis)	bacteriële infectie van gewricht; meestal hematogeen; onder andere door stafylokokken, gonokokken	meestal één groot gewricht, soms enkele grote gewrichten; heftige acute ontsteking, hoge koorts; kan reeds beschadigd gewricht betreffen, bijvoorbeeld bij reumatoïde artritis
acuut gewrichtsreuma (acuut reuma, Engels: *rheumatic fever*)	immunologische reactie op infectie met β-hemolytische streptokok groep A, die ongemerkt kan verlopen	bij kinderen en jongvolwassenen; nu zeldzaam in Nederland en België; acute, verspringende polyartritis; koorts, relatieve tachycardie, het hart kan aangedaan zijn: pericarditis, myocarditis, endocarditis
arthritis psoriatica	oorzaak onbekend; synovitis bij 5-10% van de patiënten met psoriasis	psoriasis is een veelvoorkomende huidziekte; chronische polyartritis met patroon van reumatoïde artritis of vooral gelokaliseerd in de distale interfalangeale gewrichten

diagnostische waarde aan toegekend kan worden. Neuropathische pijn wordt dikwijls brandend genoemd.

De *ernst* van de klacht is van groot belang, zowel voor de diagnostiek als voor het verdere beleid. Bij een jichtaanval is de pijn hevig; de patiënt kan beslist geen schoen aan en kan evenmin op de aangedane voet staan. Bij chronische pijn moet men nagaan in hoeverre de patiënt in het dagelijks leven beperkt wordt. Zo mogelijk wordt dit gekwantificeerd om het verdere beloop te kunnen beoordelen, bijvoorbeeld: hoe ver kan de patiënt lopen zonder pijn?

Informeer naar *tijdsrelaties*. Bij pijn die geleidelijk is ontstaan, kan de patiënt het begin niet precies aangeven. Vaak legt hij dan een verband met een trauma in het verleden. Dit hoeft echter niet relevant te zijn. Het kan ook zijn dat hij bij het trauma de pijn van de al bestaande aandoening voor het eerst bewust heeft gevoeld. Bij plotseling begonnen pijn kan het van belang zijn of deze tijdens een bepaalde beweging of inspanning is ontstaan: draaien op vaststaande voet bij meniscuslaesie, scheurtje in kuitspier (zweepslag) tijdens hardlopen. Het optreden of verergeren van de pijn in de loop van de dag wordt veelal bepaald door de activiteit van de patiënt. Nachtelijke pijn in de voeten moet doen denken aan een ernstige perifere vaataandoening of aan neuropathie. Een acute jichtaanval begint vaak in de nacht of vroege ochtend.

Begeleidende verschijnselen kunnen een sleutel tot de diagnose zijn. Er moet dus gericht naar worden gevraagd. Hoge koorts bij een acuut pijnlijk en gezwollen gewricht wijst op een infectieuze artritis. Stijfheid na rust (ochtendstijfheid) is een belangrijk symptoom van reumatoïde artritis en polymyalgia rheumatica. Het komt ook voor bij artrose, maar duurt dan in de regel maar enkele minuten (startstijfheid). De ochtendstijfheid wordt gekwantificeerd door te vragen hoelang het na het opstaan duurt totdat de patiënt zich weer maximaal soepel voelt. Bij reumatoïde artritis en polymyalgia is dit vaak langer dan een halfuur. Neuropathische pijn wordt meestal begeleid door paresthesieën (tintelen, doof gevoel), terwijl ook krachtsverlies kan optreden. Bij gewrichtsaandoeningen gaat de pijn vaak gepaard met ophoping van vocht in de gewrichtsholte hydrops), die intermitterend kan zijn. Men moet dus steeds naar zwelling van het gewricht vragen. Hierbij moet echter worden opgemerkt dat de patiënt meestal geen geoefende waarnemer is die rechts en links zorgvuldig vergelijkt. Mededelingen over zwelling zijn daarom niet altijd betrouwbaar. Een ontsteking van enige betekenis gaat gepaard met lokale en algemene ontstekingsverschijnselen. Bij arteriële insufficiëntie voelt de patiënt vaak een koude voet aan de aangedane kant.

Verergerende en verzachtende factoren kunnen ook van grote diagnostische waarde zijn. Bij artritis en ernstige artrose neemt de pijn toe bij het belasten van het gewricht. Bij lichtere graden van artrose kan bewegen de pijn juist geleidelijk laten afnemen. Het ontstaan van pijn in de spieren na een bepaalde afstand lopen, terwijl de pijn bij stilstaan direct verdwijnt, is vrijwel zeker een sluitend bewijs voor een arteriële aandoening. De patiënt kiest vaak bewust of onbewust voor een plaats waar hij zonder op te vallen even kan blijven staan, bijvoorbeeld voor een etalage. Dit is de reden dat sommige patiënten met claudicatio intermittens klagen over etalagebenen. Bij een hernia nuclei pulposi (HNP) ontstaat of verergert de pijn vaak door hoesten, niezen of persen, doordat hierbij de liquordruk wordt verhoogd. De nachtelijke pijn in de voeten bij een arteriële aandoening ontstaat wanneer de voeten warm worden onder het dekbed; verlichting wordt verkregen door het dekbed weg te slaan of door de voeten omlaag te laten hangen.

Informatie over het *beloop* van de klacht is belangrijk voor het schatten van de ernst en voor de diagnostiek: chronisch progressief (artrose, reumatoïde artritis), acuut intermitterend (jicht), geleidelijk verbeterend na aanvankelijke verergering (vorming collateralen bij claudicatie). Bij acuut reuma verspringt de ontsteking met tussenpozen van enkele dagen van het ene gewricht naar het andere, waarbij de verschijnselen in het eerst aangedane gewricht geheel verdwijnen. Bij andere polyartritiden blijven er meestal langer ontstekingsverschijnselen in de eenmaal aangedane gewrichten. Dit onderscheid kan men alleen maken door er zorgvuldig naar te vragen.

Bij verdenking van artritis moet niet worden verzuimd te vragen naar voorafgaande infecties:
- keelpijn bij acuut reuma;
- darminfecties of urethritis bij reactieve artritis;
- de mogelijkheid van besmetting met gonorroe en tekenen van urethritis of vaginitis bij een artritis door gonokokken;
- een andere *porte d'entrée* voor bacteriën (huidinfecties) bij infectieuze artritis.

Het vragen naar het gebruik van geneesmiddelen is om diverse redenen van belang. Het gebruik van antiflogistische analgetica kan het beloop van de klacht beïnvloeden. Als men weet van welk geneesmiddel de patiënt geen baat heeft gehad, zal men dit later niet voorschrijven. Het gebruik van een diureticum is zeer vaak een causale factor voor het ontstaan van jicht (door remming van de uitscheiding van urinezuur).

Aandachtspunten voor het lichamelijk onderzoek
Bij klachten over de benen moet men niet alleen de liggende patiënt onderzoeken, maar hem ook ontkleed laten staan en laten lopen, om afwijkingen op te sporen aan de wervelkolom, de bekkenstand en de gang. Varices zijn vaak alleen in staande houding zichtbaar.

Bij verdenking van een arteriële vaataandoening aan de benen moeten ook de andere predilectieplaatsen voor atherosclerose worden onderzocht door auscultatie en palpatie: a. carotis, aorta, a. iliaca. Gelet wordt op trofische stoornissen aan de voeten.

Bij het beeld van een kuitvenentrombose moet ook aandacht worden besteed aan het kniegewricht, omdat ruptuur van een bakercyste (knieuilcyste) precies hetzelfde beeld kan geven. Er is dan meestal ook een hydrops van het kniegewricht (chronische artritis of artrose).

Ontstekingen worden gekenmerkt door de van oudsher bekende verschijnselen calor, rubor, dolor en functio laesa (tabel 16.19).

Bij symptomen van artritis wordt uiteraard ook extra aandacht gegeven aan de andere gewrichten: reumatoïde artritis tast vooral de kleine handgewrichten aan: bij artritis van de knieën of enkels schenkt men ook speciale aandacht aan de wervelkolom, de sacro-iliacale gewrichten en de conjunctivae (ziekte van Bechterew,

Tabel 16.19 Klassieke lokale ontstekingsverschijnselen

calor	warmte
rubor	roodheid
dolor	pijn
functio laesa	functiestoornis

ziekte van Reiter). Bij oudere patiënten met klachten over de knieën moet men de heupgewrichten zorgvuldig onderzoeken op bewegingsbeperking en pijn bij bewegen (artrose).

Bij arthritis psoriatica zijn vrijwel altijd de nagels aangetast; verder moet men naar de huidlaesies van psoriasis zoeken (ellebogen, knieën, hoofdhuid).

Bij verdenking van acuut gewrichtsreuma wordt aan het hart zorgvuldig geluisterd naar souffles.

Bij ischiadicuspijn wordt beiderzijds de proef van Lasègue uitgevoerd, de lumbale wervelkolom onderzocht, gezocht naar hypesthesie aan het onderbeen en de voet, naar een verzwakte achillespeesreflex en naar krachtsvermindering bij plantaire flexie of dorsale flexie van de voet (zie ook het einde van hoofdstuk 14).

VERWIJZING WEGENS HYPERTENSIE

Inleiding

De meeste patiënten bij wie hypertensie wordt ontdekt, worden onderzocht en behandeld door hun huisarts. Deze zal de patiënt doorverwijzen wanneer de hoge bloeddruk ernstige schade heeft aangericht (bijvoorbeeld aan nieren, hart, hersenen of bloedvaten), wanneer de bloeddruk onvoldoende daalt tijdens medicamenteuze therapie of wanneer het vermoeden bestaat dat de hoge bloeddruk wordt veroorzaakt of versterkt door een andere aandoening, bijvoorbeeld nierarteriestenose of feochromocytoom. Omdat de huisarts patiënten doorverwijst bij wie iets bijzonders aan de hand is of kan zijn, moeten de volgende vragen altijd worden beantwoord.

- Hoelang bestaat de hypertensie en hoe groot is de orgaanschade?
- Zijn er andere risicofactoren voor het ontstaan van hart- en vaatziekten?
- Zijn er aanwijzingen voor een (behandelbare) oorzaak van de hypertensie?

Bij verreweg de meeste patiënten met hypertensie is er geen oorzaak voor de verhoogde bloeddruk te vinden (primaire hypertensie). Vaak wordt dan ook gesproken van essentiële hypertensie, een verkeerd uit het Engels vertaalde term (*essential hypertension* = hypertensie zonder duidelijke oorzaak). Wanneer de bloeddrukverhoging door een andere aandoening wordt veroorzaakt, spreekt men van een secundaire hypertensie. In een huisartsenpraktijk is de prevalentie van secundaire hypertensie minder dan 1%; in een polikliniek voor inwendige geneeskunde kan deze frequentie wel 5% zijn.

> **Hoge bloeddruk geeft pas klachten bij ernstige orgaanschade.**

Oorzaken

De oorzaken van secundaire hypertensie zijn samengevat in tabel 16.20.

Aandachtspunten voor de anamnese en het lichamelijk onderzoek

Duur en ernst van de hypertensie. Is de hypertensie bij toeval ontdekt of waren er bepaalde klachten? Wanneer is de hypertensie voor het eerst vastgesteld en wat waren de uitkomsten van militaire of andere keuringen? Komt hypertensie in de familie voor? Zijn er klachten die de patiënt toeschrijft aan de hypertensie?

De meest gevreesde vorm van hypertensie is de zogenoemde hypertensieve *crise*. Hieronder verstaat men een acute sterk verhoogde bloeddruk (meestal boven 120-130 mmHg diastolisch en boven 200-230 mmHg systolisch), die gecompliceerd wordt of binnen afzienbare tijd gecompliceerd kan worden door orgaanschade. Hierbij maakt men een onderscheid tussen de *hypertensive emergency* (hypertensief spoedgeval), waarbij er een sterk verhoogde bloeddruk is met ernstige of levensbedreigende orgaanschade, en de *hypertensive urgency* (hypertensieve urgentie), die gekenmerkt wordt door een sterk verhoogde bloeddruk met ernstige orgaanschade die evenwel niet direct levensbedreigend is.

Maligne hypertensie werd gedefinieerd als een diastolische bloeddruk boven 130 mmHg en fundusafwijkingen graad 3 (dubbelzijdige bloedingen en/of exsudaten) of graad 4 (papiloedeem). Er bestaat dan

Tabel 16.20 Oorzaken van secundaire hypertensie

nieraandoeningen	• acute en chronische nierinsufficiëntie • nierarteriestenose door atherosclerose of fibromusculaire dysplasie
bijnieraandoeningen	• primair hyperaldosteronisme (syndroom van Conn) • syndroom van Cushing • feochromocytoom
coarctatio aortae	
diversen	• drop, zoethout, anticonceptiepil, glucocorticosteroïden, neurologische aandoeningen die verhoogde hersendruk veroorzaken

fibrinoïde necrose van arteriolen. Diverse organen lopen het gevaar beschadigd te worden, vooral de hersenen, de ogen, het hart en de nieren. Tegenwoordig wordt deze hypertensie niet meer als een aparte entiteit beschouwd maar als een *hypertensive emergency* en ook als zodanig behandeld.

In het geval van een *hypertensive emergency* moet onmiddellijk de (intraveneuze) behandeling worden ingesteld; bij een *urgency* heeft men iets meer tijd en kan met orale therapie worden gestart. Bij de anamnese moet speciaal worden gevraagd naar visusklachten, neurologische uitvalsverschijnselen, *dyspnée d'effort* en orthopneu. Bij een sterk verhoogde bloeddruk met hevige hoofdpijn, misselijkheid, braken, verminderd bewustzijn en eventueel focale neurologische afwijkingen is er zeer waarschijnlijk sprake van hypertensieve encefalopathie, een *hypertensive emergency*.

Bij lichamelijk onderzoek moet altijd de eerste keer de bloeddruk aan beide armen worden gemeten: hypertensie kan het ontstaan van arteriosclerose bevorderen, wat zich onder andere kan uiten door verminderde druk in de arteriën van een arm. De hoogst gemeten waarde is dan de waarde die men als de actuele bloeddruk beschouwt. De oogfundi worden onderzocht om papiloedeem, bloedingen en exsudaten bijtijds op te merken. Dit is dus in het bijzonder en vrijwel alleen geïndiceerd als er sprake is van een acuut ernstig verhoogde bloeddruk. Oriënterend neurologisch onderzoek is bedoeld om te zoeken naar tekenen van hersenschade. Vergroting van het hart naar links met een heffende verbrede ictus, een galopritme en uitgebreide crepitaties over de longvelden zijn tekenen van linkszijdige decompensatio cordis. Optredend bij een sterk verhoogde bloeddruk wordt dit ook beschouwd als een *hypertensive emergency*.

> **Bij hypertensie altijd de volgende vragen beantwoorden:**
> - is er schade aan het hart, de ogen en de nieren?
> - zijn er andere risicofactoren voor hart- en vaatziekten?
> - wordt de hypertensie door een andere aandoening veroorzaakt?

Andere risicofactoren voor het ontstaan van hart- en vaatziekten. Wanneer een patiënt met hypertensie een verstokte sigarettenroker is, neemt de kans op hart- en vaatziekten sterk toe. De familieanamnese is belangrijk, omdat hart- en vaatziekten die zich vóór het 55e levensjaar bij een van de ouders, broers of zusters manifesteren, moeten doen denken aan een erfelijke vetstofwisselingsstoornis of homocystinemie. Diabetes mellitus is ook een factor die in combinatie met hypertensie het ontstaan van arteriosclerose zeer sterk bevordert. Het belang van deze inventarisatie van risicofactoren is dat een patiënt met hypertensie en een of meer andere risicofactoren eerder en intensiever moet worden behandeld dan wanneer hoge bloeddruk de enige afwijking is.

Aanwijzingen voor een oorzaak. Drop kan een vorm van hypertensie veroorzaken die lijkt op primair hyperaldosteronisme (syndroom van Conn). Ook zoethout en zoethoutthee kunnen op deze wijze een verhoogde bloeddruk veroorzaken. Overmatig gebruik van sympathicomimetica zoals neusdruppels of eetlustremmers wordt nogal eens verzwegen, als daar niet specifiek naar wordt gevraagd. Zweetaanvallen met bleekheid en tachycardie moeten doen denken aan een feochromocytoom. Wanneer een patiënt vanwege hypertensie wordt behandeld met een bètablokker en de bloeddruk stijgt, is dat eveneens een aanwijzing voor een feochromocytoom.

Hypertensie die in korte tijd ontstaat of verergert bij een patiënt in wiens familie hoge bloeddruk niet opvallend vaak voorkomt, kan worden veroorzaakt door een nierarteriestenose. Bij het lichamelijk onderzoek is de inspectie van belang, waarbij gedacht moet worden aan het syndroom van Cushing. Meting van de bloeddruk aan de armen en benen kan een aanwijzing voor coarctatio aortae opleveren; de bloeddruk aan de armen is daarbij namelijk veel hoger dan die aan de benen. (Aan het been kan de systolische bloeddruk worden bepaald door de manchet om de kuit aan te brengen en een voetarterie te palperen.) Een systolisch geruis over de nierstreek is een aspecifiek symptoom, maar wanneer dit wordt gehoord bij een relatief jonge patiënt bij wie de hypertensie in korte tijd is ontstaan en bij wie de familieanamnese voor hypertensie negatief is, moet zeker aan een nierarteriestenose worden gedacht.

HOESTEN

Inleiding

De hoestreflex is een nuttig mechanisme om ongerechtigheden uit de luchtwegen te verwijderen. Hoest ontstaat door prikkeling van het slijmvlies van de tractus respiratorius. De meeste receptoren bevinden zich in de bovenste luchtwegen en de grotere bronchi. Bij langdurig hoesten wordt vaak te snel aan afwijkingen van de lagere luchtwegen en de longen gedacht. Een ontsteking van de paranasale sinus moet evenwel altijd worden overwogen. Chronische sinusitis kan vooral 's nachts hoesten veroorzaken, doordat ontstekingsvocht vanuit de sinus achter in de keel druipt (*postnasal drip*). Gastro-oesofageale reflux kan bij een liggende houding hoesten veroorzaken door aspiratie van maaginhoud. Langdurig hoesten gaat vaak gepaard met het opgeven van sputum. Ook bij normale personen produceert het slijmvlies van trachea en bronchi slijm, dat door trilhaarbewegingen naar de keel wordt voortbewogen en ongemerkt wordt doorgeslikt. Bij prikkeling van het slijmvlies ontstaat een overmatige hoeveelheid slijm, eventueel vermengd met ontstekingsexsudaat dat dan als sputum wordt opgehoest. De meest voorkomende oorzaak van prikkeling van de slijmvliezen is roken, met als gevolg de welbekende rokershoest.

Oorzaken
De oorzaken van hoesten zijn samengevat in tabel 16.21.

Aandachtspunten voor de anamnese
Hoesten zonder opgeven van sputum (improductieve of droge hoest) komt voor bij sinusitis, laryngitis en het gebruik van *angiotensin-converting-enzyme*-remmers (ACE-remmers). Bloed in het sputum is altijd een belangrijk symptoom (zie Hemoptoë hierna). Grote hoeveelheden sputum worden geproduceerd bij bronchiëctasieën en longabces. Vraag specifiek naar: roken,

Tabel 16.21 Oorzaken van hoesten

luchtwegen

- ontsteking (rinitis, sinusitis, laryngitis, tracheïtis, bronchitis)
  – infectieus
  – niet-infectieus: roken, prikkelende stoffen, geneesmiddelen (ACE-remmers), asthma bronchiale, COPD, aspiratie (corpus alienum, achalasie, gastro-oesofageale reflux)
- bronchiëctasieën
- tumor: bronchuscarcinoom

longen

- ontsteking
  – infectieus: pneumonie, longabces
  – niet-infectieus: sarcoïdose
  – oedeem: linkszijdige decompensatio cordis
- tumor
- longembolie

blootstelling aan andere prikkelende stoffen en naar corpora aliena, zoals afgebroken gebitselementen of pinda's.

> **Een persoon met chronische hoestbuien krijgt meer last: denk aan longcarcinoom.**

Wanneer een roker meldt dat hij meer en anders hoest dan tevoren, moet serieus aandacht aan deze klacht worden besteed in verband met de kans op een longcarcinoom. ACE-remmers kunnen een langdurige hoest veroorzaken. Hinderlijke hoest 's nachts kan een symptoom zijn van linkszijdige decompensatio cordis. Vraag daarom ook naar orthopneu. Hoest veroorzaakt door asthma bronchiale gaat meestal gepaard met aanvallen van kortademigheid. Bij achalasie kan het opgehoopte voedsel 's nachts in liggende houding worden geaspireerd. Vraag daarom naar passageklachten.

Aandachtspunten voor het lichamelijk onderzoek
Bij een longabces kan er een zeer sterke foetor ex ore zijn. Inspectie van het sputum is van belang. Hoeveelheden boven de 200-300 ml per dag wijzen op bronchiëctasieën of een longabces. Bloedbevattend sputum is altijd een reden voor verder onderzoek (zie Hemoptoë). Wanneer hoesten gepaard gaat met een inspiratoire stridor, wijst dat op laryngitis. Inspiratoir en expiratoir geruis komen voor bij ontsteking van de trachea en grote bronchi, terwijl crepitaties tekenen kunnen zijn van longoedeem, longfibrose of pneumonie.

HEMOPTOË

Inleiding
Hemoptoë, het ophoesten van bloed, is voor de patiënt een verontrustend symptoom. De hoeveelheid bloed kan sterk variëren: van een streepje bloed in een sputumfluim tot een grote hoeveelheid, waarin de patiënt dreigt te stikken. Dit laatste is gelukkig zeldzaam.

Het bloed kan afkomstig zijn uit arteriën, capillairen en venen van het bronchiale en pulmonale vaatstelsel en uit anastomosen tussen beide vaatstelsels. Ook kan bloed uit de neus, neusbijholten, nasofarynx of mond tijdens de slaap in de trachea lopen en vervolgens worden opgehoest.

Een ontsteking die gepaard gaat met hyperemie van het bronchusslijmvlies of van het longweefsel, is vaak de oorzaak van kleine capillaire bloedingen. Dit kan worden bevorderd door geforceerd hoesten en door een gestoorde hemostase. Een verhoogde druk in de longvenen en capillairen kan tot capillaire bloeding leiden, vooral in combinatie met bronchitis, die ook door longstuwing wordt bevorderd. Maar ook kan in die omstandigheden soms een grote bloeding ontstaan door de ruptuur van een uitgezette anastomose (bijvoorbeeld bij mitralisklepstenose).

> **Hemoptoë is altijd een indicatie voor verder onderzoek.**

Ulceratie van bronchusslijmvlies (carcinoom, tuberculose) geeft capillaire bloedingen. Grote bloedingen kunnen in de long ontstaan door het aanvreten of barsten van een groot, uitgezet bloedvat in de wand van een holte (tuberculeuze caverne, bronchiëctasie).

Ook ontsteking van de bloedvaten zelf (vasculitis) kan tot bloeding in het longparenchym en hemoptoë leiden. De afsluiting van een longarterie, gevolgd door het zich met bloed vullen van het achterliggende stuk long (longinfarct), kan hemoptoë veroorzaken.

Oorzaken
De oorzaken van hemoptoë zijn samengevat in tabel 16.22.

Aandachtspunten voor de anamnese
Allereerst moet men proberen erachter te komen waar het bloed precies vandaan kwam: mond-neus-keelholte, uit de slokdarm-maag of echt uit de lagere luchtwegen. Als de patiënt het heeft over het 'opgeven' van bloed, is niet direct duidelijk of hij hoesten, overgeven of de keel schrapen bedoelt. Bij afkomst uit de lagere luchtwegen is er altijd sprake van hoesten. Ook de kleur van het bloed is van belang: helderrood in het begin van de symptomen pleit voor een afkomst uit de luchtwegen; bloed uit de maag is meestal donker (vorming van zure hematine). Tevens moet worden gevraagd naar neusbloedingen en bloedend tandvlees.

Om de oorzaak van een hemoptoë op te sporen is het van belang te weten of de patiënt een roker is. Roken veroorzaakt zowel chronische bronchitis (COPD) als bronchuscarcinoom. Men moet daarnaast vragen naar chronisch of periodiek hoesten, naar symptomen van linksdecompensatie, naar vroeger doorgemaakt acuut reuma (mitralisklepstenose) of vroeger doorgemaakte tuberculose, naar verschijnselen van een abnormale bloedingsneiging, naar symptomen van een trombosebeen (longembolie) en naar factoren die trombose bevorderen (voorafgaande bedrust, trauma, operatie, bevalling, aanwezigheid van een maligne tumor).

Aandachtspunten voor het lichamelijk onderzoek
Speciale aandacht moet worden besteed aan de inspectie van de neus, de mond en de keel. Uiteraard worden de longen zorgvuldig onderzocht (chronische bronchitis, longembolie, pneumonie). Men moet zoeken naar de tekenen van linksdecompensatie (crepitatie over de ondervelden van de longen, galopritme aan het hart), van mitralisklepstenose en van trombose aan de benen.

Tabel 16.22 Oorzaken van hemoptoë

infectie
- bronchitis
- bronchiëctasieën
- pneumonie
- tuberculose
- aspergillose, bijvoorbeeld na beenmergtransplantatie
- andere bacteriën, virussen, schimmels en parasieten

vasculitis
- polyarteriitis nodosa
- granulomatose met polyangiitis (ziekte van Wegener)
- syndroom van Goodpasture
- andere vasculitiden

tumor
- bronchuscarcinoom en andere longtumoren

longinfarct
- longembolie

longstuwing
- linkszijdige decompensatio cordis, mitralisklepstenose

verminderde hemostase
- trombocytaire aandoening
- stollingsstoornis

SLIK- EN PASSAGEKLACHTEN

Inleiding
Het slikken begint min of meer bewust door voedsel met de tong naar de farynx te brengen, maar is verder een reflexmatig gebeuren, dat onder neurologische controle staat met 'slikcentra' in de medulla oblongata en pons. Slikklachten kunnen niet alleen ontstaan door lokale veranderingen in de mond, farynx of slokdarm, maar ook door centrale of perifere neurologische stoornissen, waarbij vooral een disfunctie van tong- en farynxspieren ontstaat. Ook een verminderde speekselsecretie kan slikklachten veroorzaken.

De term 'passageklachten' wordt gebruikt wanneer de passage van voedsel vanaf het moment van doorslikken tot aan de aankomst ervan in de maag problemen geeft. Daarbij kan het gevoel ontstaan dat vast voedsel niet wil zakken. Het voedsel kan daadwerkelijk blijven steken en terugkomen in de mond (regurgitatie). Er is dan vaak sprake van een mechanische obstructie, al dan niet gepaard gaande met pijn. Vloeibare substanties kunnen aanvankelijk nog wel passeren. Als vast voedsel gemakkelijker passeert dan vloeibaar voedsel, kan dit wijzen op achalasie (een functionele stoornis van de onderste slokdarmsfincter). In dat geval kan het de patiënt opvallen dat hij 's nachts vloeistof uit de mond op het kussen 'kwijlt'.

Een globusgevoel is een sensatie alsof iets in de weg zit ('een brok in de keel'), ook als men niet eet; soms is daarbij een drukkend gevoel om de hals aanwezig. Deze klacht wordt in de regel door psychische spanningen veroorzaakt.

> Een gestoorde passage van vast voedsel, vermagering en hoestbuien zijn symptomen van oesofaguscarcinoom.

Oorzaken
De oorzaken van slik- en passageklachten zijn samengevat in tabel 16.23.

Aandachtspunten voor de anamnese
Het zorgvuldig vragen naar de aard van de slikklachten kan belangrijke informatie geven over de oorzaak. Het gevoel bij de patiënt dat het voedsel niet naar de farynx kan worden gebracht of zich verslikken wijst vaak op een neurologische stoornis. Een dysfagie voor zowel vast als vloeibaar voedsel wijst eerder op een motorische stoornis dan op een mechanische obstructie. Als men herhaalde malen moet slikken, daarbij moet persen of veel water moet gebruiken, of rechtop moet gaan zitten om het voedsel te voelen passeren, is een motorische stoornis het waarschijnlijkst. Een progressie van de klachten en vermagering zijn zeer verdacht voor een mechanische obstructie.

Pijn gedurende het slikken wijst vooral op oesofagitis. Daarbij kan ook zuurbranden (pyrose) voorkomen.

Slikklachten overdag kunnen gepaard gaan met regurgitatie en 's nachts met hoestbuien en kortademigheid door aspiratie.

Aandachtspunten voor het lichamelijk onderzoek
Gericht neurologisch onderzoek is noodzakelijk bij verdenking van neuromusculaire stoornissen. Hoe is de voedingstoestand? Zijn er lokale slijmvliesafwijkingen? Onderzoek of er abnormale structuren in de hals zijn. Het fenomeen van Raynaud en tekenen van sclerodermie kunnen wijzen op het bestaan van motorische stoornissen van de oesofagus.

MISSELIJKHEID EN BRAKEN

Inleiding
Misselijkheid (nausea) en braken kunnen weliswaar als afzonderlijke symptomen voorkomen, maar meestal wordt braken voorafgegaan door misselijkheid,

Tabel 16.23 Oorzaken van slik- en passageklachten

intraluminaal
- verminderde speekselsecretie (syndroom van Sjögren)
- ontsteking
  - infectieus (Candida, herpes simplex)
  - niet-infectieus (peptische oesofagitis)
- stenose
  - adhesie
  - corpus alienum

in de wand
- strictuur
- divertikel
- neoplasma
- motiliteitsstoornis (sclerodermie, achalasie, myasthenia gravis, hersenstamlaesies)
- spasme

extraoesofageaal
- benigne proces (struma, aorta, lymfeklier, abces)
- maligne proces (tumor, lymfoom)

waarbij vaak ook andere symptomen als duizeligheid, bleekheid, zweten, speekselvloed en tachycardie optreden. Daarbij kan zelfs een hartritmestoornis ontstaan. Braken wordt ook vaak voorafgegaan door kokhalzen.

Het is nuttig te beseffen dat braken een reflex is die wordt gecontroleerd en gecoördineerd door twee centra in de hersenstam. Een van deze centra, de zogenoemde chemoreceptor-triggerzone, kan door toxinen en geneesmiddelen direct worden geprikkeld. Elders in het lichaam bevinden zich op zeer veel plaatsen – binnen en buiten het maag-darmkanaal – receptoren van waaruit deze centra eveneens gestimuleerd kunnen worden door allerlei verschillende soorten prikkels. Dit zorgt ervoor dat een vrijwel eindeloos aantal oorzaken voor misselijkheid en braken op te noemen is. Beide symptomen zijn dan ook eerder belangrijk door hun hoge incidentie dan door hun diagnostische betekenis.

Oorzaken

De oorzaken van misselijkheid en braken zijn samengevat in tabel 16.24.

Tabel 16.24 Oorzaken van misselijkheid en braken

abdominaal
- maag en duodenum
    - ulcus, stenose, gastritis, gastro-enteritis, postgastrectomiesyndroom
- darm
    - ontsteking (infectieus, niet-infectieus), ileus
- lever en galwegen
    - hepatitis, cirrose, cholelithiase, cholecystitis
- pancreas
    - pancreatitis, tumor
- peritoneum
    - peritonitis (infectieus, niet-infectieus)

buiten het abdomen
- neurologisch: migraine, intracerebrale processen met drukverhoging, ziekte van Ménière; reflectoir bij koliekpijn
- medicamenteus
    - vrijwel alle medicamenten komen in aanmerking
- metabool
    - stoornissen in elektrolyten (hyponatriëmie, hypercalciëmie), acidose (metabole acidose bij ontregelde diabetes mellitus), lever- en nierinsufficiëntie
- zwangerschap
- psychogeen

Aandachtspunten voor de anamnese

Ondanks het aspecifieke karakter van misselijkheid en braken zijn er soms karakteristieke kenmerken, waardoor deze symptomen toch richtinggevend zijn.

- Een relatie met de maaltijd. Braken, direct na of tijdens de maaltijd: vooral bij een ulcus pylori en bij psychogeen braken. Eén uur of langer na de maaltijd met herkenbare voedselresten: retentiebraken door obstructie in de maag of proximaal in de dunne darm. Het treedt ook op bij motorische stoornissen (na vagotomie, bij autonome neuropathie). Braken van volledig onverteerd voedsel past bij een lage slokdarmobstructie, bijvoorbeeld achalasie of carcinoom.
- Ochtendbraken: bij zwangerschap en alcoholmisbruik, ook bij intracraniële drukverhoging.
- Projectielbraken: explosief braken, niet voorafgegaan door misselijkheid of kokhalzen. Bij intracraniële processen.
- Bloedbraken: haematemesis (pagina 262).
- Galbraken: betekent dat er een open verbinding tussen de maag en het duodenum bestaat, zonder obstructie.
- Fecaal braken: bij darmobstructie (meestal in het ileum of lager).
- Psychogeen braken: periodiek optredend, bij normale eetlust, zonder nausea, onderdrukbaar.

Naast naar het tijdstip van het ontstaan, de duur en de ernst is het vragen naar de eerdergenoemde karakteristieken dus van belang. Denkend aan intestinale oorzaken moet men ook vragen naar pijn, een opgezette buik, diarree en obstipatie.

Met betrekking tot niet-intestinale oorzaken is informatie over de voorgeschiedenis en over alcohol- en medicijngebruik wezenlijk. Vraag ook naar hoofdpijn en pijn elders, naar duizeligheid, koorts en gewichtsverlies. De vele oorzaken van misselijkheid en braken zorgen ervoor dat eigenlijk vrijwel alle onderdelen van de anamnese van belang zijn.

Aandachtspunten voor het lichamelijk onderzoek

Maakt de patiënt een zieke indruk? Hoe is het bewustzijn? Is er een acetonfoetor zoals deze bij het ketoacidotisch diabetisch coma kan voorkomen? Let op tekenen van vermagering, van uitdroging, van anemie en icterus. Is er koorts? Volledig onderzoek van de buik is uiteraard aangewezen. Bij verdenking van een intracerebrale oorzaak is fundoscopie (stuwingspapillen?) aangewezen.

BUIKPIJN

Inleiding

Buikpijn is een zeer vaak voorkomende klacht, die kan berusten op een in de buikholte gelegen oorzaak, maar ook haar oorsprong kan vinden in de wervelkolom, in het retroperitoneum of in de borstholte. Onderscheid dient gemaakt te worden tussen viscerale pijn en pariëtale (somatische) pijn.

Viscerale pijn wordt gegenereerd door type C-pijnvezels, die via sympathische zenuwen het ruggenmerg bereiken. De intreeplaats in het ruggenmerg komt overeen met het lichaamssegment waaruit het betreffende orgaan zich embryologisch heeft ontwikkeld. De viscerale pijnvezels maken hier contact met neuronen die ook pijnvezels uit de huid van een geheel ander lichaamssegment ontvangen. Wanneer de viscerale pijnvezels worden gestimuleerd, worden ook pijnsensaties voortgeleid door neuronen die de huid innerveren. De pijnsensatie kan dan in de huid zelf worden gevoeld. Dit betekent dat het ontstaan van een pijnprikkel in de ingewanden gevoeld kan worden op een heel andere plaats op het lichaamsoppervlak dan waar de oorspronkelijke prikkel vandaan kwam. Dit heet dan: gerefereerde pijn.

Het klassieke voorbeeld is de ontstoken appendix. De sympathische viscerale pijnvezels stijgen op in de sympathische grensstreng en komen het ruggenmerg binnen op niveau Th 10 of 11. De pijnsensatie wordt door de patiënt eerst gevoeld als gerefereerde pijn boven de navel. Wanneer de appendicitis het peritoneum parietale bereikt, wordt de pijn scherp en brandend en aangegeven op het punt van McBurney, gelegen op een derde van de lijn van de spina iliaca anterior superior naar de navel (somatische pijn).

Viscerale pijn is vaak moeilijk exact te lokaliseren en is meestal dof of krampend van karakter.

> **Bij beginnende appendicitis wordt doffe pijn in de bovenbuik gevoeld.**

Viscerale pijnvezels kunnen worden gestimuleerd door:
- overrekking of uitzetting van de weefsels, bijvoorbeeld door dilatatie van darmlissen;
- ischemie van de ingewanden met necrosevorming en vrijkomen van zure metabole eindproducten;
- chemische schade, bijvoorbeeld door gal of maagzuur;
- spasmen van gladde musculatuur van holle organen, zoals de darm, galblaas, galwegen of ureters;
- rekking van ligamenten.

Pariëtale pijn vindt haar oorsprong in het peritoneum parietale, dat in tegenstelling tot het viscerale peritoneum rijkelijk voorzien is van pijnvezels. De pijn is meestal gelokaliseerd direct boven het ontstoken peritoneum en vaak scherp, stekend of brandend van karakter. Deze soort pijn komt voor bij de verschillende oorzaken van peritonitis.

Spasmen van gladde musculatuur van holle organen geven vaak krampende pijn, die ritmisch van karakter is en meestal gepaard gaat met bewegingsdrang, misselijkheid en braken. Deze pijn wordt ook wel koliekpijn genoemd en kan voorkomen bij gastro-enteritis, obstipatie, menstruatie, galwegobstructie en ureterobstructie. Ook bij een mechanische ileus (bijvoorbeeld door een bindweefselstreng, een invaginatie of een obstructie van het lumen van de darm) kan koliekpijn voorkomen.

De plaats waar de patiënt de buikpijn aangeeft, kan behulpzaam zijn bij het lokaliseren van de oorzaak van de pijn (afbeelding 4.1).

Bij aandoeningen van de distale oesofagus, de maag en het proximale duodenum, alsmede van de lever, de galblaas, de galwegen en het pancreas, wordt de pijn meestal aangegeven boven in de buik (regio epigastrica). Aandoeningen van het distale duodenum, jejunum, ileum, caecum, colon ascendens en colon transversum en de appendix veroorzaken pijn rond de navel (afbeelding 16.2).

Aandoeningen van de flexura lienalis, het colon descendens, het sigmoïd en het rectum geven pijn middenonder in de buik (regio suprapubica). Wanneer er, zoals eerder gezegd, sprake is van peritonitis, is de pijn gelokaliseerd direct boven het ontstoken orgaan. Dit betekent bij cholecystitis een circumscripte pijn onder de rechter ribbenboog, bij appendicitis rechtsonder in de buik, bij diverticulitis linksonder in de buik en bij adnexitis links- en/of rechtsonder in de buik. Bij een pancreatitis is de pijn in het begin in epigastrio gelokaliseerd, maar deze kan zich later over de hele buik uitbreiden.

Hetzelfde geldt voor een openmaagperforatie, die meestal acute pijn boven in de buik veroorzaakt, maar

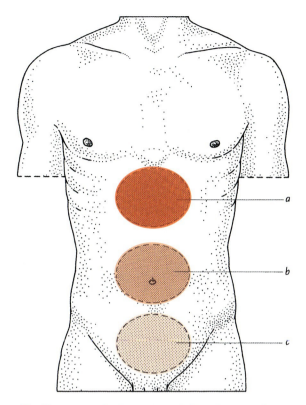

Afbeelding 16.2 Gebieden waarin vaak door de patiënt de pijn wordt aangegeven bij aandoeningen van: a de distale oesofagus, de maag, het proximale duodenum, de lever, de galblaas, de galwegen en het pancreas; b het duodenum descendens, jejunum, ileum, caecum, colon ascendens en colon transversum en de appendix; c de flexura lienalis, het colon descendens, het sigmoïd en het rectum.

door een chemische peritonitis ook een heftige diffuse buikpijn geeft.

Bij alle vormen van peritonitis is beweging extra pijnlijk, zodat de patiënt deze zal vermijden. Schokkende bewegingen door lopen ofwel veroorzaakt door vervoer per fiets, auto of ambulance verergeren de pijn. Vaak neemt de patiënt een voorkeurshouding aan die zo weinig mogelijk pijn geeft.

Bij appendicitis, adnexitis of diverticulitis zal de patiënt vaak de benen iets optrekken om de spanning op het ontstoken orgaan te verminderen. Bij een pancreatitis ligt de patiënt graag met opgetrokken benen op de linkerzij; bij een maagperforatie ligt de patiënt doodstil op de rug en zal hij zo oppervlakkig mogelijk ademen.

Oorzaken en specifieke aandachtspunten bij de anamnese en het lichamelijk onderzoek

De oorzaken van acute buikpijn zijn samengevat in tabel 16.25.

Het begrip 'acute buik' wordt gebruikt bij hevige acute buikpijn waarvoor met spoed verder onderzoek nodig is. Vaak zijn er tekenen van peritoneale prikkeling en moet een operatieve ingreep worden overwogen.

Bij een *acuut ontstekingsproces* in de buik is er meestal sprake van pariëtale pijn, dat wil zeggen: pijn die direct boven of onder (pancreas) het ontstoken orgaan wordt aangegeven. Kenmerkend voor deze ontstekingsprocessen is dat beweging de klachten doet verergeren. Begeleidende verschijnselen zijn koorts of een subfebriele temperatuur, misselijkheid, anorexie en soms braken.

De klachten van appendicitis zijn vaak subtiel. De initiële klachten kunnen bestaan uit: flatulentie, misselijkheid en braken en algemene malaise. Er zijn in

Tabel 16.25 Oorzaken van acute buikpijn

acute ontstekingen	lokalisatie pijn
• appendicitis	• rechtsonder
• cholecystitis	• rechtsboven
• pancreatitis	• epigastrium/diffuus
• diverticulitis	• linksonder
• enterocolitis	• diffuus
• adnexitis	• links- of rechtsonder
• pyelonefritis	• links of rechts in de flank

acute obstructieve oorzaken

- mechanische (sub)ileus
- streng, invaginatie, volvulus, lumenobstructie (tumor, ziekte van Crohn, galsteen)
- galsteenkoliek (ductus cysticus, ductus choledochus)
- niersteenkoliek

acute perforaties

- maagperforatie (gedekt of open)
- darmperforatie (appendicitis, darmtumor, diverticulitis, traumatisch)

vaatafwijkingen

- aneurysma abdominale aorta
- mesenteriale trombose
- miltinfarct of -ruptuur

diverse oorzaken

- psoasbloeding bij antistolling
- bloeding in schede m. rectus abdominis

de literatuur maar weinig positief en negatief voorspellende elementen in de anamnese beschreven. Het kenmerkendste symptoom is pijn die zich verplaatst (*likelihood ratio+* ongeveer 2,1). *Défense musculaire* heeft een *likelihood ratio+* rond 3,0 en is vooral een belangrijk gegeven als de appendix geperforeerd is.

Diverticulitis kan gepaard gaan met de volgende klachten.
- Pijn linksonder in de buik (bij 70%).
- Vaak al enige dagen wat toenemende pijn in de buik, waarmee de diverticulitis zich niet vanaf het begin als acute pijn manifesteert.

Misselijkheid en braken komen bij 20-60% van de patiënten voor en obstipatie komt bij 50% voor. Dysurie en andere mictieklachten kunnen zich bij 10-15% van de patiënten voordoen. Bij het lichamelijk onderzoek kunnen drukpijn linksonder in de buik en een palpabele massa worden gevonden. Dit laatste gebeurt bij 20% van de patiënten.

Bij een *acute obstructie* van een hol orgaan (galblaas, darm, ureter) is de pijn koliekachtig van karakter. De pijn gaat in vlagen op en neer en gaat gepaard met bewegingsdrang (bijvoorbeeld heen en weer rollen in bed) en met misselijkheid en soms braken. De patiënt kan de plaats van de pijn dikwijls niet scherp aanwijzen (viscerale pijn).

Galstenen komen veel voor bij adipeuze vrouwen van middelbare leeftijd, maar geven lang niet altijd klachten. Kolieken worden soms uitgelokt door vet eten. Bij een galblaaskoliek (afsluitende steen in de ductus cysticus) is de pijn maximaal onder de rechter ribbenboog, met uitstraling naar de rug en de schouder.

Enkele klachten tonen een verhoogde kans op de aanwezigheid van galstenen. Koliekaanvallen hebben voor deze diagnose een *likelihood ratio+* van 2,6. De oddsratio van misselijkheid en braken is 1,4; deze klachten zijn dus niet goed bruikbaar voor de DD. Drukpijn in de bovenbuik is bij ruim 50% van de patiënten aanwezig tijdens een koliek of cholecystitis. Indien er sprake is van een cholecystitis, komen er bij de pijn andere verschijnselen, zoals koorts, tachycardie, soms peritoneale prikkeling en het teken van Murphy (pagina 151).

Bij kolieken veroorzaakt door een pyelum- of uretersteen is de pijn meestal gelokaliseerd in de flank, met uitstraling naar de lies en bij mannen soms tot in het scrotum. Dit wordt ook wel een niersteenkoliek genoemd. Kenmerkende elementen in de anamnese bij een patiënt met een niersteenkoliek zijn:
- koliekpijn in de flank en nierregio – 99% specifiek met een *likelihood ratio+* van 34,0;
- hematurie – macroscopisch en microscopisch bij meer dan 90% aanwezig;
- dysurie en strangurie;
- misselijkheid en braken;
- koorts en koude rillingen indien er tevens sprake is van infectie.

Bij het lichamelijk onderzoek hebben de volgende bevindingen een variabele klinische betekenis: pijnlijke palpatie van de flank en nierregio kent een sensitiviteit van 19-99% en een specificiteit van 75-99%.

Indien koliekpijn, drukpijn in de nierloge en hematurie als klinische score worden samengevoegd, heeft deze combinatie een sensitiviteit van 84% en een specificiteit van 99% voor de aanwezigheid van een niersteenkoliek.

Perforaties van een hol orgaan (maag, darm, galblaas, appendix) geven acuut heftige pijn en veroorzaken gelokaliseerde of gegeneraliseerde peritonitis door lekkage van zuur, gal of darminhoud naar de vrije buikholte. Een maagperforatie kan zich voordoen bij personen zonder voorgeschiedenis van een ulcus pepticum en geeft in het begin de maximale pijn in epigastrio. Later kan de pijn zich verder in de buik uitbreiden.

De verschijnselen bij patiënten met een maagperforatie kunnen in drie fasen worden onderscheiden.
1. *Initieel* (< 2 uur na ontstaan). Acute buikpijn, collaps of syncope.
2. *Tweede fase* (2-12 uur na ontstaan). Gegeneraliseerde buikpijn, ontwikkelen van een acute buik met peritoneale prikkeling.
3. *Derde fase* (> 12 uur na ontstaan). Opgezette buik, minder pijn en minder peritoneale prikkeling. Er ontstaat koorts.

Bij een patiënt die bekend is met een ulcus pepticum moet bij acute buikpijn altijd aan een perforatie van de maag of het duodenum worden gedacht.

Acute pancreatitis veroorzaakt een scherpe pijn in epigastrio en ook op de borst door de uitstraling van de pijn. De patiënt heeft vaak een wat voorovergebogen houding, omdat deze de pijn iets verlicht. De pijn straalt ook door naar de rug. De patiënt is dikwijls misselijk en geeft over. Al naargelang de ernst van de pancreatitis kunnen daar verschijnselen van ernstig ziek zijn en shock bij komen.

Vaatafwijkingen. Een symptomatisch aneurysma van de abdominale aorta kan aanleiding geven tot hevige buikpijn, maar ook tot pijn in de rug. Tevens kunnen er tekenen zijn van shock: de patiënt is bleek, misselijk en transpireert. Er bestaat tachycardie en hypotensie.

Mesenteriale trombose en ischemische colitis zijn ziektebeelden die op oudere leeftijd voorkomen. Meestal is er sprake van acuut ontstane buikpijn. Predisponerende factoren zijn atherosclerose, diabetes, atriumfibrilleren en roken. De buik zet meestal op en er is sprake van koorts en eventueel shock. Bij ischemische colitis ontstaat bloederige diarree.

Een miltinfarct kan vóórkomen bij patiënten met een pre-existente grote milt (chronische lymfatische of myeloïde leukemie, myelofibrose) of bij polycythaemia vera. Een miltruptuur kan optreden in het beloop van een mononucleosis infectiosa of sepsis of kan door een trauma ontstaan.

Pyelonefritis is een acuut koortsend ziektebeeld met koude rillingen. De buikpijn ontstaat vaak in de flank/rug of in de bovenbuik. De pijn kan uitstralen naar de lies. Meestal is er sprake van dysurie en een verandering van het aspect en de geur van de urine.

De oorzaken van chronische buikpijn zijn samengevat in tabel 16.26.

Tabel 16.26 Oorzaken van chronische buikpijn

ulcus pepticum	gerelateerd aan Helicobacter pylori
	gerelateerd aan medicatie, bijvoorbeeld NSAID's
chronische ontstekingen	pancreatitis
	diverticulitis
	ziekte van Crohn
	colitis ulcerosa
vaatafwijkingen	stenose mesenteriële arteriën
	vasculitis (zeldzaam)
tumoren/metastasen	maag (lokale druk of doorgroei)
	pancreas (lokale druk of doorgroei)
	colon (lokale druk of doorgroei)
	lymfomen
	levermetastasen (kapselrekking)
overige oorzaken	prikkelbaredarmsyndroom
	motiliteitsstoornissen
	oorzaken in de buikwand
	porfyrie (zeldzaam)
	familiale mediterrane koorts (zeldzaam)

Een *ulcus pepticum* (ventriculi of duodeni) geeft meestal een knagende, brandende pijn in epigastrio. De pijn is vaak erger als de maag leeg is. Patiënten worden dan ook wakker in het begin van de nacht. Voedsel heeft een verlichtende invloed op de pijn bij een ulcus duodeni, maar wil bij een ulcus ventriculi de klachten nog wel eens doen verergeren. Sommige patiënten met ulcus pepticum merken soms dat hun mond plotseling vol speeksel loopt. Dit verschijnsel heet 'hartwater'. Een positieve familieanamnese, roken en NSAID-gebruik zijn predisponerende factoren voor een ulcus pepticum.

Chronische inflammatoire darmaandoeningen (Engels: *inflammatory bowel disease*, IBD) omvatten onder andere de ziekte van Crohn en colitis ulcerosa. De ziekte van Crohn kan zich presenteren als de klassieke ileitis terminalis met chronische buikpijn rechtsonder in de buik, al dan niet met subileusklachten, of als crohncolitis met darmkrampen, diarree en bloedverlies per anum. Een colitis ulcerosa presenteert zich met een toegenomen defecatiefrequentie tot 10-20 keer per dag en met krampende buikpijn onder of midden in de buik. De feces zijn vermengd met bloed en slijm.

Bij angina abdominalis, vallend onder de *vaatafwijkingen,* is de bloedvoorziening naar de darm belemmerd door atherosclerose van de mesenteriale arteriën. Binnen 15-30 minuten na de maaltijd ontstaat pijn in de buik rond de navel ten gevolge van relatieve darmischemie. De pijn veroorzaakt anorexie, waardoor gewichtsverlies ontstaat.

Een maagcarcinoom veroorzaakt meestal pijn in epigastrio. Door lokale *metastasering* naar regionale lymfeklieren en de lever kunnen icterus en pijnlijke hepatomegalie ontstaan. Begeleidende verschijnselen zijn anorexie, misselijkheid en vermagering. De aandoening komt meestal voor bij personen ouder dan 50 jaar.

De pijn van een pancreascarcinoom zit ook in epigastrio of in de linker of rechter buikhelft, al naargelang de plaats van de tumor. Er kan uitstralende pijn naar de rug voorkomen door infiltratie van de tumor in het ganglion coeliacum.

Een coloncarcinoom kan door obstructie buikpijn met krampen veroorzaken. Ook kan er hevige pijn rechtsboven in de buik ontstaan door levermetastasen.

Leverparenchym heeft geen pijnreceptoren. Het leverkapsel daarentegen is voorzien van vrije pijnvezeluiteinden.

Rek van het leverkapsel door hepatitis, metastasering of stuwing veroorzaakt pijn rechtsboven in de buik en in de flank.

Het prikkelbaredarmsyndroom (ook wel spastisch colon genoemd), een van de *overige oorzaken*, combineert klachten van buikpijn met een opgezet, gespannen gevoel in de buik en defecatieveranderingen van diarree tot obstipatie, soms afwisselend. Karakteristiek is de afwezigheid van klachten 's nachts en het afnemen van de klachten na de defecatie. De defecatiefrequentie is tot 4-6 keer per dag, waarbij de consistentie van de feces bij elke defecatie zachter wordt. Af en toe wordt slijmbijmenging waargenomen, maar nooit bloed.

> **Bloed bij de ontlasting kan niet worden verklaard door het prikkelbaredarmsyndroom.**

Het onderscheid met de klachten die voorkomen bij een lactasedeficiëntie is soms moeilijk.

Motiliteitsstoornissen van de maag of darm geven aanleiding tot buikpijn door distensie van deze organen door ophoping van lucht en darminhoud.

Vaak is er tevens sprake van misselijkheid, braken en een vol, opgezet, opgeblazen gevoel dat zich bandvormig over de buik uitbreidt.

Naast oorzaken in de buik kan ook de buikwand aanleiding geven tot buikpijnklachten.

Een hernia epigastrica, een hernia umbilicalis of een hernia inguinalis kan pijn veroorzaken, respectievelijk in epigastrio, rond de navel en in de onderbuik of in de liesregio. Bij beklemde breuken kan ischemie van de darm optreden door strangulatie; dit geeft hevige, niet-aflatende pijn, die onmiddellijk chirurgisch ingrijpen vereist.

Een buikwandhematoom, bijvoorbeeld op traumatische basis of door doorgeschoten antistolling, kan eveneens aanzienlijke buikpijn veroorzaken.

Ook herpes zoster kan hevige, brandende pijn veroorzaken. Vaak gaat de pijn vooraf aan het verschijnen van de blaasjes en de dermatoomsgewijze roodheid.

Familiale mediterrane koorts komt vooral voor bij patiënten die afkomstig zijn uit landen rond de Middellandse Zee. Periodiek zijn er enige dagen met buikpijn, koorts, obstipatie en algemeen ziek-zijn.

Vasculitis en porfyrie zijn zelden de oorzaak van buikpijn.

Een myocardinfarct kan uitstralende pijn naar de bovenbuik veroorzaken.

Ook een longembolie kan zich met pijn in epigastrio presenteren.

Algemene aandachtspunten voor de anamnese

Vooral bij buikpijn is de anamnese uiterst belangrijk. De pijnklacht moet in al zijn dimensies worden uitgevraagd (tabel 16.27).

Een acuut begin van de pijn met koorts en bewegingspijn doet een acute ontsteking vermoeden. Een peracuut begin met shock en zeer heftige pijn doet denken aan een perforatie. Kolieken wijzen in de richting van galstenen, nierstenen of een mechanische ileus.

Wanneer de klachten al langer bestaan en een op en neer gaand beloop hebben of gepaard gaan met defecatieveranderingen, kan dit wijzen op bijvoorbeeld een ulcus pepticum (pijn in epigastrio) of een spastisch colon (darmdistensie met diarree of obstipatie).

Algemene aandachtspunten voor het lichamelijk onderzoek

Algemene indruk van de patiënt: ziek of niet ziek. Circulatoire toestand: polsfrequentie, bloeddruk. Temperatuur. Voorkeurshouding patiënt. Ademhaling: oppervlakkig bij peritonitis. Bewegingsonrust bij

Tabel 16.27 Aandachtspunten bij de anamnese van buikpijn

lokalisatie	waar, precies aan te geven of diffuser
	uitstraling
karakter	wat voor soort pijn
	viscerale pijn: dof zeurend, knagend, niet goed te lokaliseren
	pariëtale pijn: scherp, brandend, vastomlijnd
	koliekpijn
ernst	hoe erg is de pijn
tijdsbeloop	eerder gehad, acuut begin of geleidelijk aan
	bij vrouwen: relatie met menstruatie
omstandigheden waaronder de pijn optreedt	bij inspanning, bewegen, 's nachts
	invloed van voeding, mictie, defecatie
factoren die van invloed zijn	rust, voeding, drank, houding, medicamenten
begeleidende verschijnselen	transpiratie, misselijkheid, braken, diarree, borborygmi, vermagering

kolieken. Hoog klinkend peristaltisch geruis en gootsteengeluiden en soms zichtbare peristaltische golven bij ileus. Aanwijzingen voor peritoneale prikkeling: afwezige peristaltiek, *défense musculaire*, drukpijn, (contralaterale) loslaatpijn. Pijn, vooral slingerpijn bij rectovaginaal toucher. Aandacht voor littekens (ileus door adhesies), hernia's, hematomen.

OBSTIPATIE

Inleiding

Bij obstipatie zijn de frequentie en meestal ook de hoeveelheid van de ontlasting afgenomen. De consistentie is eveneens veranderd en de feces zijn meestal zeer vast. Verder bestaat bij de patiënt vaak het gevoel dat de defecatie niet compleet is geweest. Patiënten verschillen onderling nogal in wat ze precies onder obstipatie verstaan, afhankelijk van wat ieder voor zich als een normale frequentie beschouwt. Maar wat is nog normaal? Als ondergrens wordt drie keer per week beschouwd, hoewel een gezond iemand zelden een lagere frequentie heeft dan vijf keer per week. Obstipatie komt vaker voor naarmate de leeftijd toeneemt, en komt ook vaker voor bij vrouwen. Obstipatie kan gepaard gaan met pijn en een opgezette buik.

In het colon bevinden zich de haustra, de insnoeringen, die zorgen voor het kneden van de feces, waardoor terugresorptie van water en zout wordt bevorderd; dit vindt vooral plaats in het caecum en colon ascendens. Het sigmoïd heeft voornamelijk een opslagfunctie. Wanneer de feces in het rectum zijn aangekomen, wordt een proces in gang gezet waarbij door verhoging van intra-abdominale druk en door relaxatie van bekkenbodemspieren en sfincters een vrijwillige defecatie kan volgen. Niet-verteerbare voedselbestanddelen, vooral vezelrijke producten, vergroten de fecesmassa en versnellen de passage.

De voornaamste oorzaken van obstipatie kunnen uit deze gesimplificeerde fysiologie worden afgeleid. Bij de benadering van het probleem is het goed een onderscheid te maken in acute en chronische obstipatie.

- Bij acute obstipatie gaat het om ziekten die een lage mechanische of paralytische ileus kunnen veroorzaken. Dat zijn onder andere obstructieve processen als tumoren en stricturen, maar ook fecale impactie en ontstekingsprocessen van darm en peritoneum. Acute obstipatie kan ook door een lange rij van medicijnen worden veroorzaakt. Voorbeelden zijn opiaten, ijzerpreparaten, parkinsonmiddelen en antidepressiva. En voorts kan elke plotselinge en ingrijpende verandering van dagelijkse omstandigheden aanleiding geven tot obstipatie; de arts ziet dat dagelijks bij patiënten die om wat voor reden dan ook in het ziekenhuis worden opgenomen.
- Chronische obstipatie kan men onderverdelen in intestinale en niet-intestinale oorzaken. Bij niet-intestinale oorzaken moet men vooral denken aan hypothyreoïdie en aan medicamenten. Bij een grote groep mensen met obstipatie kan geen organische verklaring worden gevonden. Dit wordt wel 'functioneel' genoemd. Het betreft vooral vrouwen. Bij een deel van hen blijkt er sprake te zijn van anisme, waarbij tijdens de defecatiedrang de bekkenbodemspieren en de externe anale sfincter in plaats van relaxeren juist contraheren. Men noemt dit ook wel het spastischebekkenbodemsyndroom. Er zijn echter verscheidene typen van stoornissen in de functie van de musculatuur van het kleine bekken beschreven die ook een dergelijke *outlet*-obstructie veroorzaken. Bij vrouwen met functionele obstipatie – en speciaal met anisme – moet ook seksueel misbruik in het verleden worden overwogen.

  Bij intestinale oorzaken van chronische obstipatie kan worden gedacht aan lokale processen in het colon en rectum die de passagetijd verlengen. Pijnlijke fissuren aan de anus kunnen de oorzaak zijn van defecatieangst. Ook een tekort aan onverteerbare bestanddelen in de voeding kan obstipatie veroorzaken.

Vooral bij de oudere mens, maar ook bij patiënten met een verstandelijke beperking en in het algemeen bij patiënten die in een slechte conditie verkeren, is het vaak een combinatie van factoren die obstipatie veroorzaakt: inactiviteit, eetgewoonten (weinig vochtinname), depressie of verwardheid, medicijnen en neuromusculaire aandoeningen.

Oorzaken

De oorzaken van obstipatie zijn samengevat in tabel 16.28.

Aandachtspunten voor de anamnese

Uiteraard is nauwkeurige informatie nodig over de frequentie, hoeveelheid en consistentie van de feces. Als bijkomende klachten kunnen buikpijn, rommelingen en een opgezet gevoel bestaan. Bij een stenose in

Tabel 16.28 Oorzaken van obstipatie

	acuut	chronisch
intestinaal	• lage ileus (obstructie, paralytisch)	• colon: tumoren, stricturen, fecale impactie, hernia • rectum: fissuren, abces, *outlet*-obstructie • voeding • neurogeen: ziekte van Hirschsprung, ziekte van Parkinson, spierdystrofie
niet-intestinaal	• veranderde omstandigheden • medicijnen	• inactiviteit • hypothyreoïdie • medicijnen • functioneel

het colon kan obstipatie worden afgewisseld met paradoxale diarree oftewel overloopdiarree. Boven de stenose hoopt zich dan dunne ontlasting op, die na verloop van tijd plotseling de stenose passeert.

Heel belangrijk is het tijdstip van het ontstaan van de obstipatie. Patiënten met congenitale afwijkingen zullen van kinds af aan klachten hebben. Bij op latere leeftijd ontstane obstipatie is de kans op een organische oorzaak (maligniteit) veel groter bij kort bestaande klachten.

Bij chronische obstipatie is het vragen naar (veranderingen in) het voedingspatroon, de activiteiten, de dagelijkse omstandigheden alsook het medicijngebruik belangrijk. Er kan sprake zijn geweest van een gebeurtenis die een grote psychische spanning heeft veroorzaakt.

> Bij obstipatie die op latere leeftijd is ontstaan en met bloedverlies bij de ontlasting: eerst denken aan coloncarcinoom.

Aandachtspunten voor het lichamelijk onderzoek

Het onderzoek van de buik met inbegrip van het rectaal toucher dient grote aandacht te krijgen. Bij fecale impactie (ophoping van vaste feces in het colon) is de buik vaak opgezet met palpabele feces. Bij uitwendige inspectie van de anus moet worden gelet op fissuren, infecties en trauma. Uit de mate van sfincterspanning bij de introductie van de vinger bij het rectaal toucher kan weinig worden geconcludeerd. Wel kan men aan de patiënt vragen om te persen terwijl de vinger in het rectum is; bij anismus wordt de sfincter dan juist gecontraheerd.

Zoek ten slotte naar tekenen van hypothyreoïdie (onder andere traagheid, bradycardie en een vertraagde relaxatie van de achillespeesreflex).

DIARREE

Inleiding

Bij diarree is er een toename van de hoeveelheid ontlasting; de frequentie van de defecatie is eveneens toegenomen, maar de consistentie van de feces is afgenomen tot brijachtig of vloeibaar. Een hoeveelheid van meer dan 200-300 gram feces per dag wordt als abnormaal beschouwd. Er zijn geen scherpere definities te geven. Bij acute diarree lijkt dat ook overbodig, omdat de afwijking van het normale patroon evident is. De klachten bestaan hierbij niet langer dan twee à drie weken. De oorzaak is meestal infectieus (tabel 16.29), met opvallende symptomen als frequente, waterdunne tot brijachtige ontlasting, gepaard gaande met misselijkheid, braken, koorts, buikpijn en tenesmi (tenesmus betekent een pijnlijke aandrang tot defeceren, waarbij er weinig of geen ontlasting komt). Diarree die één tot enkele uren na de maaltijd ontstaat, is meestal veroorzaakt door gepreformeerde toxinen (*Staphylococcus aureus, Bacillus cereus*).

Bij infectieuze diarree is de incubatietijd altijd langer (1-3 dagen), aangezien het inoculum eerst moet uitgroeien tot een ziekmakend aantal.

Ook door medicijngebruik kan acute diarree ontstaan, maar vaak minder heftig dan bij infectieuze oorzaken. Antibiotica als amoxicilline,

Tabel 16.29 Verwekkers van acute, toxisch-infectieuze diarree

toxisch	*Staphylococcus aureus*
	Bacillus cereus
	Clostridium perfringens
	Escherichia coli
	Vibrio cholerae (buiten Nederland en België)
infectieus	*Salmonella*
	Shigella
	Escherichia coli
	Campylobacter jejuni
	Yersinia enterocolitica
	rotavirus, norovirus, enterovirus, adenovirus en andere
	Giardia lamblia
	Entamoeba histolytica (buiten Nederland en België)
	Cryptosporidium
	Microsporidium

clindamycine, chinolonen (zoals ciprofloxacine of norfloxacine) en cefalosporinen zijn berucht, omdat hierdoor de darmflora zodanig kan worden verstoord dat sommige bacteriestammen, zeker *Clostridium difficile*, kunnen gaan overheersen en pathogeen kunnen worden (pseudomembraneuze colitis). Cytostaticagebruik is een andere oorzaak van ernstige acute diarree.

Van chronische diarree wordt gesproken als de klachten langer dan drie weken bestaan. Er is een groot aantal oorzaken. Daarom is het belangrijk een indeling te gebruiken in min of meer grote groepen die bepaalde karakteristieken hebben. Praktische hanteerbaarheid is daarbij belangrijker dan het streven naar volledigheid. In de eerste plaats is er een onderscheid te maken in intestinale en niet-intestinale oorzaken. Onder niet-intestinale oorzaken valt bijvoorbeeld hyperthyreoïdie.

Bij intestinale oorzaken moeten eerst infecties worden uitgesloten. Bij mensen met een normale afweer gaat het na drie weken eigenlijk niet meer om de bacteriële of virale oorzaken (de parasitaire oorzaken dienen dan nog wel onderzocht te worden). *Clostridium difficile* vormt hierop een uitzondering: hardnekkige chronische diarree komt voor. Bij mensen met een gestoorde afweer, zoals bij aids of bij andere immunodeficiënties, kan chronisch een infectieuze diarree bestaan (meestal veroorzaakt door *Giardia*, *Cryptosporidium* of *Microsporidium*).

Ook medicijnen kunnen chronische diarree veroorzaken; hieronder valt ook laxantiagebruik of -misbruik, maar in feite moet men zich bij elk medicament de vraag stellen of dit als oorzaak in aanmerking komt.

Ontstekingsprocessen in de dikke darm veroorzaken meestal diarree met bijmenging van rood bloed. Colitis ulcerosa is hiervan een voorbeeld. Ontstekingsprocessen in de dunne darm, zoals de ziekte van Crohn, kunnen natuurlijk ook diarree veroorzaken, maar dan meestal zonder bloed (wel soms met slijm of zelfs pus).

Een coloncarcinoom kan eveneens macroscopisch bloedverlies per anum veroorzaken. Hierbij kan diarree afwisselend met obstipatie optreden: een wisselend defecatiepatroon of paradoxale diarree. Meestal komt de patiënt bij de arts met veel subtielere veranderingen in het defecatiepatroon (een wisselend defecatiepatroon kan overigens ook bij het prikkelbaredarmsyndroom voorkomen). Andere tumoren van het colon, zoals een villeus adenoom, gaan gepaard met veel waterige en slijmerige ontlasting.

Steatorroe kan een andere karakteristiek van chronische diarree zijn. Typische steatorroe is een volumineuze, brijachtige, vettige en lichtgekleurde (gele tot grijze) ontlasting, die 'aan de pot plakt'. Er is daarbij sprake van malabsorptie van vet (en van vetoplosbare stoffen). Er zijn vele oorzaken voor dit malabsorptiesyndroom, die gemakkelijk te bedenken zijn als men zich het fysiologische proces van vetvertering en -absorptie herinnert: stoornissen in de galsecretie, exocriene pancreasinsufficiëntie, een pathologische dunnedarmflora, diffuse slijmvliesafwijkingen van de dunne darm, waaronder spruw (coeliakie) en de (zeldzame) ziekte van Whipple.

Een andere karakteristieke vorm van diarree wordt veroorzaakt door malabsorptie van osmotisch actieve stoffen als lactose, waardoor water en zouten in het darmlumen blijven en de zogenoemde osmotische diarree veroorzaken, wat meestal gepaard gaat met veel rommelingen in de buik (borborygmi). Het belangrijkste kenmerk van osmotische diarree is dat de diarree stopt als de patiënt niet eet. Absolute en relatieve enzymdeficiënties kunnen de oorzaak zijn, maar ook diffuse darmslijmvliesafwijkingen. Diabetespatiënten, die veel sorbitol als vervangmiddel voor suiker gebruiken, kunnen ook deze vorm van diarree krijgen.

Ten slotte is er een restgroep met veelal zeldzame ziektebeelden, die gepaard kunnen gaan met diarree.

De oorzaken van diarree zijn samengevat in tabel 16.30.

Aandachtspunten voor de anamnese

Het opsporen van de eerdergenoemde typische karakteristieken is een anamnestische vaardigheid, die in belangrijke mate richtinggevend is voor het verdere beleid. Er zijn nog wel enkele aanvullingen te geven.

Bij acute diarree zal men vragen naar verdachte maaltijden: opgewarmd voedsel (*Staphylococcus aureus*/*Bacillus cereus*), ongare kip (*Campylobacter jejuni*), rauwe eieren (*Salmonella enteritidis*) of rauwe melk (*Yersinia enterocolitica*). Verdacht water kan vele pathogenen herbergen, vooral in de tropen. Men vraagt verder naar diarree in de omgeving, naar hygiënische omstandigheden, naar een recent verblijf in het buitenland en naar medicijnengebruik (antibiotica). Bij chronische diarree door *Giardia* en amoeben kan het (sub)tropenbezoek wel een jaar geleden zijn geweest.

Tabel 16.30 Oorzaken van diarree

acute diarree

- intestinaal
  - toxisch-infectieus: zie tabel 16.29
  - niet-infectieus: voedsel, medicijnen

chronische diarree

- intestinaal
  - ontsteking, infectieus:
    - als bij acute diarree (zelden bacterieel, uitgezonderd *C. difficile*)
  - ontsteking, niet-infectieus:
    - dikke darm (colitis ulcerosa, diverticulitis, tumor)
    - dunne darm (ziekte van Crohn)
  - malabsorptie:
    - steatorroe (pancreasinsufficiëntie, spruw, pathologische darmflora, ziekte van Whipple)
    - osmotische diarree (onder meer lactasedeficiëntie)
- niet-intestinaal
  - hyperthyreoïdie
  - diabetes mellitus
  - medicijnen

> **Bij chronische diarree vragen naar:**
> - frequentie
> - aard (waterdun, brijachtig)
> - tekenen van steatorroe
> - bijmenging van bloed en slijm
> - samenhang met eten en aard van het voedsel
> - medicijngebruik
> - verblijf in de (sub)tropen

Gebruikers van maagzuursecretieremmende medicijnen hebben een verhoogde kans op een bacteriële darminfectie.

De mate van gewichtsverlies zegt over het algemeen iets over de ernst van de diarree. Diarree na eten wijst op osmotische diarree en diarree ook 's nachts past bij secretoire diarree. Bij acute diarree wordt een groene kleur van de feces ('als erwtensoep') wel in verband gebracht met een *Salmonella*-infectie. Overigens gaat een ernstige darminfectie als typhus abdominalis meestal niet gepaard met diarree; deze infectieziekte kan juist obstipatie veroorzaken.

Acute darminfecties kunnen een reactieve artritis veroorzaken, maar ook bij chronische ontstekingsprocessen van de darm kunnen gewrichtsklachten optreden. Tevens zijn gegevens over de psychosociale situatie en over de seksuele activiteit soms van belang (bij verdenking van aids).

Aandachtspunten voor het lichamelijk onderzoek

Uiteraard gaat de meeste aandacht uit naar het onderzoek van de buik. Bij het rectaal toucher moet men ook letten op fistels en abcessen. Men zoekt verder naar aanwijzingen die niet alleen iets zeggen over de oorzaak, maar ook over de gevolgen van de acute of chronische diarree.

Bij acute diarree let men op het bewustzijn, koorts, tekenen van dehydratie en huidafwijkingen (roseolen), bij chronische diarree op oedeem (hypoalbuminemie), anemie en gewrichtsafwijkingen (reactieve artritis bij colitis ulcerosa en de ziekte van Crohn). Verder let men op de polsfrequentie (relatieve bradycardie bij *Salmonella*-infecties). De bloeddruk wordt liggend en staand gemeten (orthostatische hypotensie bij hypovolemie). Zijn er tekenen van icterus? Van hyperthyreoïdie? Bij patiënten met een langdurige diabetes mellitus kan chronische diarree optreden door autonome zenuwfunctiestoornissen. Daarbij bestaan meestal ook andere tekenen van neuropathie.

HAEMATEMESIS EN MELAENA

Inleiding

Haematemesis betekent het braken van bloed uit het bovenste deel van de tractus digestivus. Het moet worden onderscheiden van hemoptoë, het ophoesten van bloed uit de hogere of lagere luchtwegen.

De oorzaak van haematemesis is altijd een acute bloeding in de slokdarm, de maag of het duodenum. Het braaksel kan puur bloed zijn of door inwerking van zure maaginhoud op de hemoglobine een donkerbruin aspect hebben. Bloedingen die ontstaan op een lager niveau in het maag-darmkanaal geven aanleiding tot melaena, ook wel teerfeces genoemd, of tot verlies van rood bloed per anum. Melaena is een weeïg ruikende, zwart glanzende, taaie, kleverige fecesbrij ('als zwarte appelstroop'). Haematemesis hoeft niet altijd gepaard te gaan met melaena.

Afhankelijk van de ernst van de bloeding kunnen tekenen van hypovolemie ontstaan: eerst ontstaat tachycardie en orthostatische hypotensie, eventueel gevolgd door een hypovolemische shock (tabel 16.31).

Tabel 16.31 Klinische verschijnselen bij acuut bloedverlies

Bloedverlies in % van bloedvolume	Algemene verschijnselen
10%	geen
20%	liggend: geen
30-40%	staand: tachycardie, bloeddrukdaling
	ernstige orthostatische hypotensie
	liggend: bloeddrukdaling en tachycardie
50%	diepe shock

Tabel 16.32 Oorzaken van haematemesis

oesofagus	oesofagusvarices
	syndroom van Mallory-Weiss
	barrettulcus
maag	ulcus ventriculi
	gastritis
	maagslijmvlieserosie
	maagcarcinoom (zelden)
	dieulafoylaesie (zelden)
	varices in de maag
duodenum	ulcus duodeni
	aortoduodenale fistel (zelden, bij aortabroekprothese)

Oorzaken

In ongeveer 50% van de gevallen is de oorzaak van haematemesis (tabel 16.32) een bloedend ulcus pepticum (ventriculi of duodeni). Deze bloeding kan arterieel of veneus zijn.

Door het toenemende gebruik onder de bevolking van acetylsalicylzuur en andere NSAID's is vooral bij oudere leeftijdsgroepen de incidentie van bloedingen uit de maag (gastritis, micro-ulceraties, ulcera) de laatste decennia aanmerkelijk toegenomen.

Bloedingen uit oesofagusvarices zijn meestal geassocieerd met levercirrose (oesofagusvarices zijn in Nederland en België in circa 5-10% van de gevallen de oorzaak van haematemesis). Door de hierbij ontstane portale hypertensie ontwikkelt zich een veneuze collaterale circulatie in de richting van de navel- en buikhuidvenen, rond de maag en distaal in de slokdarm. Varicesbloedingen zijn over het algemeen ernstiger van aard dan ulcusbloedingen. De kans erop wordt bepaald door de grootte van de varices en de ernst van de onderliggende leveraandoening.

Gastritis met erosies en micro-ulceraties (erosieve hemorragische gastritis) is in Nederland en België in ongeveer 10% van de gevallen de oorzaak van haematemesis. Uitlokkende factoren hierbij zijn NSAID-gebruik, alcoholgebruik en stress. Meestal is de bloeding hieruit niet van ernstige aard.

Bij het syndroom van Mallory-Weiss zijn er longitudinale scheuren in het slijmvlies op de overgang van de slokdarm naar de maag. Ze ontstaan door hevig braken; vaak speelt alcohol een uitlokkende rol.

Het barrettulcus in de slokdarm is een uiting van ernstige oesofagitis.

Maligniteiten van de slokdarm of maag veroorzaken zelden acute bloedingen. Veel vaker geven deze afwijkingen aanleiding tot langdurig chronisch matig bloedverlies (sijpelen), met ijzergebrek als gevolg.

Een dieulafoylaesie is een ulceratie van een oppervlakkig verlopende arterie in het maagslijmvlies. Een dergelijke afwijking kan intermitterend heftig bloeden.

Een aortoduodenale fistel ontstaat door druknecrose van de proximale inhechting van een aortabroekprothese op het duodenum. Hierdoor kan een ernstige bloeding ontstaan.

Melaena duidt meestal op bloedverlies uit de oesofagus, de maag of het duodenum. Wanneer de patiënt in korte tijd enkele keren achtereen profuse melaena produceert, wijst dit meestal op een ernstige bloeding, die dan ook vaak tevens aanleiding is voor haematemesis. Heftige bloedingen geven ook roodbloedverlies per anum. Ook kan dit voorkomen bij een bloeding uit een meckeldivertikel, een congenitale afwijking van de tractus digestivus en een overblijfsel van de ductus omphalomesentericus. De binnenbekleding van dit divertikel kan normaal dunnedarmslijmvlies bevatten, maar ook maagzuurproducerend maagslijmvlies, waaruit de patiënt kan bloeden (peptisch ulcus). Ook bij een caecumcarcinoom, bij de ziekte van Crohn en bij vaatanomalieën in de darm kan wel eens een grote bloeding met melaena optreden. Grote bloedingen lager dan het caecum geven meestal verlies van rood bloed (pagina 264).

De oorzaken van melaena zijn samengevat in tabel 16.33.

> **Bij een patiënt met een aortabroekprothese en haematemesis en/of melaena eerst denken aan een aortoduodenale fistel.**

Tabel 16.33 Oorzaken van melaena

- oorzaken hoog in de tractus digestivus (zie tabel 16.32)
- meckeldivertikel
- bloeding bij carcinoom in caecum of colon ascendens
- angiodysplasie van colon en dunne darm
- ziekte van Crohn

Aandachtspunten voor de anamnese

Eerst moet men weten of de patiënt circulatoir in gevaar is. Helaas zijn de mededelingen van de patiënt over de hoeveelheid gebraakt bloed zeer onbetrouwbaar: één mondje bloed kleurt de toiletpot al rood. Vraag of de patiënt gecollabeerd is of duizelig is bij staan.

Vraag altijd naar het gebruik van medicamenten, vooral naar corticosteroïden, acetylsalicylzuur en andere NSAID's, en orale antistollingsmiddelen. IJzerpreparaten en bismut doen de feces zwart kleuren. De consistentie van de feces is dan niet teerachtig zoals bij melaena. Ook alcoholgebruik is van belang (aantal eenheden per dag). Oesofagitis geeft dikwijls pijn en een branderig gevoel laag achter het sternum. Wanneer een patiënt eerst hevig braakt zonder bloed en daarna haematemesis krijgt, kan dit wijzen op het syndroom van Mallory-Weiss. Een maagulcus of ulcus duodeni kan tevoren dyspepsieklachten hebben gegeven: zuurbranden (pyrose), een opgezet gevoel en pijn in epigastrio, nachtelijke pijn. Het is van belang te weten of de patiënt bekend is met een leveraandoening of geopereerd is aan de buikaorta. Anorexie en gewichtsverlies kunnen wijzen in de richting van een maligniteit. Een horror carnis (tegenzin in vlees) kan op een maagcarcinoom wijzen.

Aandachtspunten voor het lichamelijk onderzoek

Meet de bloeddruk in liggende en zittende houding (cave orthostatische hypotensie), meet de polsfrequentie en let op het uiterlijk van de patiënt (bleek, klam). Zijn er tekenen van levercirrose (spider naevi, erythema palmare, gynaecomastie, testisatrofie, ascites, splenomegalie)? Het buikonderzoek moet volledig worden verricht, inclusief rectaal toucher (melaena). Wanneer de peristaltiek erg levendig is, betekent dit dat zich nog veel bloed in de darm bevindt.

RECTAAL BLOEDVERLIES

Inleiding

Met rectaal bloedverlies wordt hier bedoeld: zichtbaar bloedverlies per anum en meestal op of vermengd met de feces.

Melaena, duidend op bloedverlies hoog in de tractus digestivus (oesofagus, maag en duodenum), wordt op pagina 263 behandeld.

Oorzaken

Helderrood bloedverlies betekent vrijwel altijd een bloedingsbron in het rectum of het colon sigmoideum. Bij een bloedingsbron hogerop in het colon is het bloed donkerrood gekleurd. Ook kan dit vóórkomen bij een zeer hevige bloeding van meer proximale herkomst (zelfs vanuit de maag).

Hemorroïden zijn een van de belangrijkste oorzaken van helderrood bloedverlies per anum. Ze kunnen zowel uitwendig als inwendig aanwezig zijn. Er kan bloed bij de feces worden geloosd, maar ook daarna, meestal in kleine hoeveelheden. Vaak wordt bloed waargenomen op het toiletpapier.

Angiodysplasieën zijn abnormale bloedvaten in het colon en komen het meest voor in het rechtergedeelte van het colon (caecum en colon ascendens). Ze kunnen intermitterend bloeden en aanleiding geven tot anemie. Er is een duidelijke associatie met de aanwezigheid van een aortaklepstenose en met een chronisch obstructieve longaandoening. De aandoening komt vooral voor bij personen ouder dan 50 jaar.

Intestinale ischemie (mesenteriale trombose) komt hoofdzakelijk voor bij ouderen. Door de acute afsluiting van een mesenteriaal vaatgebied, bijvoorbeeld door een atheromateuze plaque of een trombusmassa, kan een gedeelte van de darm (zowel de dikke als de dunne darm) ischemisch worden. In het geval van een ischemische colitis (flexura splenica en colon descendens) kan daarbij bloederige diarree worden geloosd. Vaak is er tevens buikpijn.

Als infectieuze oorzaken voor bloedverlies per anum kunnen de amoebendysenterie en de bacillaire dysenterie worden genoemd.

Bij patiënten bij wie macroscopisch bloedverlies op of bij de feces gepaard gaat met buikpijn, buikkrampen en een veranderd defecatiepatroon met tenesmi (peracute defecatiedrang) moet worden gedacht aan een inflammatoire darmziekte, zoals colitis ulcerosa of de ziekte van Crohn. Meestal is dan ook de defecatiefrequentie duidelijk verhoogd en is de consistentie van de feces veranderd naar brijachtig of diarree.

Colonpoliepen of colonmaligniteiten kunnen ook aanleiding geven tot chronisch of acuut bloedverlies per anum. Een carcinoom in het rechtergedeelte van het colon (caecum of colon ascendens) kan chronisch sijpelen en tot een soms ernstige ijzergebreksanemie leiden. Een carcinoom in het colon descendens, sigmoïd of rectum veroorzaakt dikwijls intermitterend roodbloedverlies op de feces, al dan niet met grofvlokkig slijm. In het laatste geval is er ook nogal eens sprake van een verandering van het defecatiepatroon met klachten van loze aandrang, potloodvormige feces (potloodfeces) en paradoxale diarree als uiting van obstructie van het lumen.

Divertikels van het colon komen het frequentst voor in het sigmoïd en het colon descendens. Het betreft herniaties van mucosa en submucosa door de wand van de dikke darm. Op jonge leeftijd zijn ze zeldzaam, maar boven de leeftijd van 70 jaar heeft ongeveer 50% van de bevolking divertikels. Divertikels kunnen aanleiding geven tot hevige bloedingen uit het colon.

Van de anorectale afwijkingen zijn de hemorroïden al genoemd. Ook anale fissuren en lokale rectumlaesies, bijvoorbeeld door een kort tevoren ingebrachte thermometer, kunnen roodbloedverlies op of bij de feces veroorzaken.

NSAID's zijn het beruchtst als oorzaak voor bloedverlies uit de maag. Ze kunnen echter ook aanleiding geven tot bloedingen uit het colon.

De oorzaken van bloedverlies per anum zijn samengevat in tabel 16.34.

Aandachtspunten voor de anamnese

Vraag naar het gebruik van geneesmiddelen (NSAID's, aspirine, orale antistolling) en naar bezoeken aan het buitenland (infectieuze oorzaken). Informeer ook naar buikpijn, buikkrampen en defecatieveranderingen. Weet de patiënt of hij aan een bepaalde darmziekte lijdt? Zijn er klachten die wijzen op anemie (moeheid, hartkloppingen, duizeligheid, licht in het hoofd, oorsuizen, zwarte vlekken voor de ogen)?

Tabel 16.34 Oorzaken van bloedverlies per anum

vaatafwijkingen	hemorroïden
	angiodysplasieën
	intestinale ischemie
ontstekingen	infectieus
	niet-infectieus: colitis, ziekte van Crohn
tumoren	benigne: poliepen
	maligne: coloncarcinoom
andere oorzaken	diverticulosis coli
	anorectale afwijkingen
	medicamenten (NSAID's)
	traumatische beschadigingen

Aandachtspunten voor het lichamelijk onderzoek

Let op tekenen van anemie (bleke huid, bleke slijmvliezen, snelle pols). Verricht een volledig onderzoek van het abdomen; let op drukpijn, palpabele weerstanden, hepatomegalie. Is het leveroppervlak glad of hobbelig? Voer een anale inspectie uit (hemorroïden, fissuur) en een rectaal toucher (poliepen, tumoren). Zijn er tekenen van een aortaklepstenose?

GEELZUCHT

Inleiding

Bij geelzucht of icterus verdient het aanbeveling te denken aan de vorm van bilirubine die in het bloed verhoogd kan zijn (afbeelding 16.3).

Icterus die berust op voornamelijk geconjugeerd bilirubine ontstaat vooral door een uitscheidingsstoornis van bilirubine naar de galwegen of door een obstructie in de intra- of extrahepatische galwegen. Geconjugeerd bilirubine komt daarbij, omdat het wateroplosbaar is, ook in de urine terecht. Naarmate de uitscheidingsstoornis of obstructie vollediger is, raakt de ontlasting meer ontkleurd en wordt ook geen urobiline meer gevormd. Urobiline is dan niet meer in de urine aantoonbaar. Door de verminderde galafvoer naar de darm raakt ook de absorptie van vet en van vetoplosbare stoffen gestoord. De uitscheiding van galzure zouten wordt eveneens verstoord, waardoor deze stoffen in een verhoogde concentratie in het bloed kunnen circuleren. Dit is mogelijk de oorzaak van jeuk bij galwegobstructie.

De oorzaken van deze vorm van icterus staan in tabel 16.35. Er zijn intrahepatische oorzaken (aangeboren of verworven), maar het frequentst zijn de extrahepatische oorzaken. Dan wordt gesproken van posthepatische icterus. Het gaat daarbij vooral om een tumor van of in de buurt van de galwegen (pancreas, papil van Vater) of om stenen in de ductus choledochus (een steen in de ductus cysticus veroorzaakt natuurlijk geen icterus). Een belangrijk differentieel diagnosticum is daarbij de aan- of afwezigheid van pijn, die immers vooral bij tumoren vaak afwezig is (de zogenoemde stille icterus), terwijl pijn door galstenen het karakter kan hebben van koliekpijn.

Icterus door een verhoging van niet-geconjugeerd bilirubine ontstaat door een absoluut of relatief te groot aanbod van (aan albumine gebonden) bilirubine aan de lever, waarbij de conjugatie- en de excretiecapaciteit worden overschreden. De ontlasting is dus zeker niet ontkleurd, integendeel. De urine is donker door

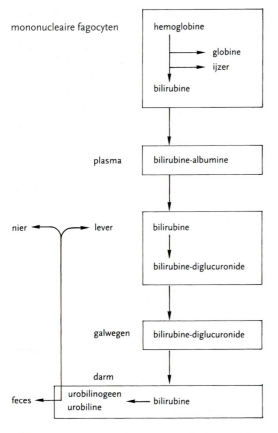

Afbeelding 16.3 *Het metabolisme en de uitscheiding van bilirubine.*

urobiline en niet door bilirubine; niet-geconjugeerd bilirubine kan de glomerulus niet passeren, doordat het aan albumine is gebonden. De oorzaak van deze vorm van icterus kan een tekort aan het enzym glucuronyltransferase zijn, dat de conjugatie moet bewerkstelligen.

Bij de icterus neonatorum moet het conjugatieproces onder invloed van het enzym glucuronyltransferase nog op gang komen. Een lichte vorm van glucuronyltransferasetekort op volwassen leeftijd staat bekend als het syndroom van Gilbert, een volkomen onschuldige aandoening, die soms leidt tot een zeer lichte icterus, vooral bij vasten, stress, vermoeidheid en alcoholgebruik. De voornaamste oorzaak van icterus door niet-geconjugeerd bilirubine is echter hemolyse, vandaar de term 'hemolytische icterus' of ook wel 'prehepatische icterus'. Hierbij staat de anemie doorgaans meer op de voorgrond dan de icterus, die soms nauwelijks zichtbaar is. De vele oorzaken van hemolytische anemie kan men in twee groepen indelen (tabel 16.35). De eerste groep (extravasculaire oorzaken) betreft stoornissen van de erytrocyt zelf – meestal vrij zeldzame ziektebeelden, die vaak erfelijk zijn bepaald en familiaal in bepaalde etnische bevolkingsgroepen voorkomen. Tot deze groep zou men echter ook foliumzuur- en vitamine B12-deficiëntie kunnen rekenen, waarbij immers eveneens abnormale erytrocyten worden gevormd met als gevolg intramedullaire hemolyse.

De tweede groep oorzaken van hemolytische anemie omvat aandoeningen waarbij de erytrocyt intravasculair wordt geattaqueerd, bijvoorbeeld door antilichamen (auto-immuun-hemolytische anemie) of mechanisch door een kunstklep in het hart.

Icterus waarbij zowel een verhoging van geconjugeerd als van niet-geconjugeerd bilirubine aanwezig is, wordt veroorzaakt door primaire stoornissen in de levercel zelf. Vroeger noemde men dit intrahepatische icterus. Hierbij zijn dus zowel de opname en conjugatie van bilirubine als de uitscheiding ervan naar de galcanaliculi gestoord. De ontlasting kan enigszins ontkleurd zijn en de urine kan bilirubine bevatten. Het klinische beeld wordt verder bepaald door de oorzaak (tabel 16.35), maar natuurlijk ook door de ernst, variërend van een nauwelijks merkbaar, subklinisch beloop tot een levensbedreigende totale leverinsufficiëntie. Ook de duur van de onderliggende stoornis bepaalt de symptomatologie en het klinische beeld. Chronische hepatitis en levercirrose, leidend tot portale hypertensie, kunnen langzaam maar zeker de patiënt compleet veranderen, zowel in voorkomen als in gedrag.

Achter het symptoom icterus kunnen vele tientallen oorzaken schuilgaan, maar daarnaast moet worden opgemerkt dat ernstige leverafwijkingen aanwezig kunnen zijn zonder icterus. Dit is bijvoorbeeld soms het geval met levermetastasen of leverabces(sen). Ook chronische hepatitis en levercirrose hoeven niet gepaard te gaan met icterus.

Aandachtspunten voor de anamnese

Wanneer de arts bij een patiënt met icterus denkt aan verhoogd geconjugeerd bilirubine als oorzaak, zijn de kleur van de urine en de ontlasting, de aan- of afwezigheid van pijn (koliekpijn), algemene malaise, vermagering en jeuk belangrijke differentiaaldiagnostische gegevens.

Denkend aan een verhoogd niet-geconjugeerd bilirubine als oorzaak zijn symptomen van anemie van belang, evenals gegevens over koorts en mogelijke infecties, en gedetailleerde informatie over het geneesmiddelengebruik.

Tabel 16.35 Oorzaken van icterus

icterus door voornamelijk niet-geconjugeerd bilirubine
- hemolyse: extravasculaire oorzaken
  - hereditaire sferocytose
  - thalassemie
  - sikkelcelanemie
  - G6PD-deficiëntie
  - vitamine B12- en foliumzuurdeficiëntie
- hemolyse: intravasculaire oorzaken
  - auto-immuun-hemolytische anemie
  - mechanisch (kunstklep in hart)
  - geneesmiddelen
  - toxinen, infecties, hoge temperatuur
- gestoorde conjugatie
  - icterus neonatorum
  - erfelijk

icterus door voornamelijk geconjugeerd bilirubine
- galwegobstructie
  - posthepatisch
    - tumor van galwegen, papil van Vater, pancreassteen of stenen in de ductus choledochus
  - intrahepatisch
    - primaire scleroserende cholangitis (zelden)
- gestoorde excretie van bilirubine
  - erfelijk
  - (beginnende) hepatitis
  - intrahepatische cholestase (geneesmiddelen)
  - postoperatief

icterus door geconjugeerd en niet-geconjugeerd bilirubine
- acute hepatitis
  - infectieus
    - hepatitisvirussen, epstein-barrvirus, cytomegalovirus
    - andere micro-organismen
  - niet-infectieus
    - alcohol
    - geneesmiddelen en toxinen
- chronische hepatitis
- cirrose
  - alcohol
  - postviraal
  - metabool
    - ziekte van Wilson, hemochromatose
  - biliair
    - primaire biliaire cirrose
  - cardiovasculair
    - decompensatio cordis
    - pericarditis
    - trombose van de levervenen, syndroom van Budd-Chiari (zelden)

Zoekend naar intrahepatische oorzaken gaat het vooral om verschijnselen van hepatitis: anorexie, misselijkheid en braken, koorts en andere griepachtige verschijnselen, die in het prodromale stadium kunnen optreden. Pijn in de leverstreek ontstaat vaak pas daarna.

Bij het nadenken over de mogelijke oorzaken van hepatitis zijn gegevens over parenterale besmettingsmogelijkheden (bloedtransfusies, intraveneus druggebruik), seksueel gedrag, geneesmiddelen en vooral die over alcoholgebruik van groot belang. Daarnaast is de familieanamnese (hemochromatose) en informatie over de voorgeschiedenis zoals altijd wezenlijk, vooral als men denkt aan chronische hepatitis en cirrose als mogelijke oorzaak.

Aandachtspunten voor het lichamelijk onderzoek

Ongeacht de oorzaak van icterus staat het onderzoek van de buik centraal. Is de lever vergroot? Is de milt palpabel? Een vergrote milt past bij levercirrose, hepatitis en hemolytische icterus. Een vergrote, niet-pijnlijke galblaas bij een icterische patiënt wijst op een afsluiting van de ductus choledochus door een carcinoom (regel van Courvoisier).

Belangrijk is natuurlijk ook om te zoeken naar tekenen van anemie, leverinsufficiëntie (leverstigmata) en portale hypertensie (afbeelding 16.4).

MICTIEKLACHTEN

Inleiding

De mictie (blaaslediging) is een actie die onder aangeleerde, willekeurige controle staat. De mictie komt tot stand door de contractie van de blaaswandspier (m. detrusor) bij gelijktijdige verslapping van de inwendige (glad spierweefsel) en de uitwendige (dwarsgestreept spierweefsel) sfincters. In de vullingsfase wordt de blaas geleidelijk met urine gevuld, terwijl de intravesicale druk niet toeneemt. Pas als de maximale vulling (400 ml) wordt benaderd, stijgt de druk sterk. De mictiereflex treedt dan in werking: contractie van de m. detrusor en verslapping van de interne sfincter. Tegelijkertijd ontstaat in de hersenen het gevoel van aandrang om te urineren. De reflex wordt willekeurig geremd en de tonus van de externe sfincter wordt verhoogd: het ophouden van de urine. Wil men urineren, dan wordt de remming van de reflex omgezet in een facilitatie en verslapt de externe sfincter. De blaaslediging wordt eventueel nog geholpen door de buikpers.

Met een hoofdklacht over de mictie zal een patiënt niet frequent bij de internist komen, wel bij de huisarts.

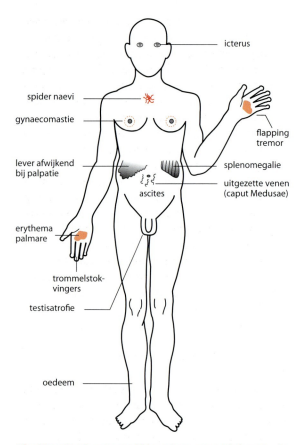

Afbeelding 16.4 Symptomen bij levercirrose en portale hypertensie.

Mictieklachten komen echter veel voor en zullen ook bij de interne geneeskunde vaak ter sprake komen bij de tractus urogenitalis in de algemene anamnese.

Klachten worden bijna altijd veroorzaakt door een infectie, die via de urethra opstijgt, of door stoornissen in het mechanisme van de mictie. Infectie van de urinewegen komt veel vaker voor bij vrouwen dan bij mannen – begrijpelijk, gezien de veel kortere urethra. De verwekkers zijn meestal darmbacteriën, die aanwezig zijn in het gebied van perineum en vulva. Er kan ook sprake zijn van een seksueel overdraagbare infectie: *Gonococcus*, *Chlamydia trachomatis*. Het ontstaan of onderhouden van infecties wordt bevorderd door seksuele activiteit, het bestaan van een blaasresidu, anatomische afwijkingen en urinestenen. De ontsteking van het slijmvlies van de blaas en urethra veroorzaakt pijn of een branderig gevoel tijdens de mictie: dysurie.

De stoornissen in het mechanisme van de mictie zijn: een belemmering van de blaaslediging, leidend tot urineretentie, en het onwillekeurig verliezen van urine, incontinentie voor urine genoemd.

Een gestoorde lediging kan neurogeen of obstructief zijn of het gevolg zijn van een insufficiëntie van de m. detrusor. Neurogeen is het geval bij een aantasting van zenuwen of zenuwbanen (dwarslaesie, diabetische neuropathie, multiple sclerose), bij parkinsonisme en door sommige geneesmiddelen (parasympathicolytica). Een veelvoorkomende oorzaak van obstructie is de benigne prostaathyperplasie. Een zeldzamere oorzaak is een urethrastrictuur (congenitaal, door infectie of door mechanische beschadiging). Incontinentie kan de volgende oorzaken hebben: een zwak sfinctermechanisme, niet te remmen blaascontracties, het overlopen van een overvulde blaas en een abnormale weg die de urine naar buiten volgt (congenitale afwijking of blaasfistel).

Oorzaken

Dysurie. Vooral de acute infecties geven mictieklachten. Bij vrouwen komt een acute cystitis veel voor. De ontsteking van het blaasslijmvlies veroorzaakt pijn tijdens de contractie van de blaas. De pijn heeft een branderig karakter en is het hevigst aan het einde van de mictie: dysurie. Als dysurie gepaard gaat met moeizaam urineren, spreekt men van stranguria. Vaak is de blaasmusculatuur bij een infectie verhoogd prikkelbaar, zodat mictiedrang al optreedt bij onvolledige vulling. Frequent plassen is het gevolg: pollakisurie.

Een ongecompliceerde cystitis gaat in de regel niet met koorts gepaard. Koorts bij een urineweginfectie wijst op de infectie van een parenchymateus orgaan: nier of prostaat. Bij de man ontstaat meestal een urethritis-prostatitis. Behalve pijn bij de mictie treedt hierbij dikwijls een pijnlijk, drukkend gevoel op in het perineum en de onderbuik.

Bemoeilijkte mictie. De blaas moet worden geledigd tegen een grote weerstand in: verhoogde sfinctertonus of obstructie. Dit leidt tot het achterblijven van een residu in de blaas. Bij een groot residu is de functionele capaciteit van de blaas afgenomen en ontstaat pollakisurie. Uiteindelijk ontstaat acute of chronische urineretentie: mictie is niet meer mogelijk. In deze situatie kan de druk in de overrekte blaas zo hoog zijn dat de uitstroomweerstand af en toe wordt overwonnen en urine uit de urethra druppelt: overloopblaas of paradoxale incontinentie. Het doen van kleine plasjes bij een volle blaas wordt ischuria paradoxa (paradoxaal weinig urineren) genoemd. Als de complete urineretentie acuut optreedt, zijn er hevige pijn in de onderbuik, een sterke aandrang tot urineren en onrust. Als de retentie geleidelijk ontstaat, merkt de patiënt er niet veel van; uiteindelijk zijn de ischuria paradoxa en de overloopblaas de belangrijkste symptomen.

Prostaathyperplasie komt zeer veel voor bij oudere mannen. Wordt de blaaslediging erdoor belemmerd, wat lang niet altijd het geval is, dan zijn de typische symptomen: moeilijk op gang komen van de mictie (Engels: *hesitancy*), een minder krachtige straal, de noodzaak tot persen, nadruppelen, pollakisurie en uiteindelijk complete urineretentie. Deze symptomen werden vroeger samengevat met de naam 'prostatisme', omdat ze werden toegeschreven aan benigne prostaathyperplasie. Deze klachten komen evenwel ook veel voor bij oudere vrouwen. Daarnaast is gebleken dat bij oudere mannen een vergrote prostaat lang niet altijd de oorzaak van een bemoeilijkte blaaslediging is. Vaak is er een insufficiënte m. detrusor, waardoor de blaas onvoldoende kan worden geledigd. Ook een instabiliteit van de m. detrusor kan tot symptomen als bij een obstructie leiden: contractie terwijl de blaas nog onvoldoende gevuld is, zodat de patiënt aandrang krijgt, maar niet kan plassen. Ook bij vrouwen komt een *bladder outlet obstruction* voor. Meestal is deze een gevolg van operaties wegens incontinentie, maar ze kan ook berusten op een onvoldoende relaxatie van de spieren van het bekken. De term 'prostatisme' voor dit syndroom moet dan ook worden vermeden. In de internationale literatuur spreekt men nu van *lower urinary tract symptoms* (LUTS); in Nederland wordt ook de term 'bemoeilijkte mictie' gebruikt. Om onderscheid tussen de verschillende oorzaken te maken moeten de anamnese en het lichamelijk onderzoek meestal met specialistisch urodynamisch onderzoek worden aangevuld.

Lower urinary tract symptoms
- zwakke straal
- persen bij mictie
- nadruppelen
- verhoogde aandrang
- pollakisurie

Incontinentie. De volgende vormen zijn door de aard van de klachten van elkaar te onderscheiden.
- *Permanente incontinentie*: blaasfistel (bijvoorbeeld naar vagina) of congenitale afwijking. De urine loopt continu af, ook tijdens de slaap.
- *Stressincontinentie*: verlies van urine bij verhoging van de intra-abdominale druk zonder activiteit van de m. detrusor. Treedt op bij bukken, persen, hoesten, niezen, tillen enzovoort, en nooit tijdens de slaap. Er is een te zwak sfinctermechanisme, vaak door een prolaps van de voorwand van de vagina en door een verslapping van de bekkenbodemspieren. Komt vooral voor bij vrouwen die verscheidene kinderen hebben gebaard en bij vrouwen na de menopauze, soms bij mannen na beschadiging van de sfincter bij een prostaatoperatie.
- *Urge-incontinentie*: al in de vullingsfase van de blaas treden heftige, niet tegen te houden contracties van de m. detrusor op, met een gevoel van hevige aandrang. Wordt ook wel 'instabiele blaas' genoemd. Kan tevens tijdens de slaap optreden. Komt vooral voor bij vrouwen. Meestal wordt er geen oorzaak gevonden; mogelijk spelen psychische factoren (angst?) een rol. Komt ook voor bij cystitis en bij neurologische ziekten (multiple sclerose, parkinsonisme).
- *Overloopincontinentie*: is eerder al besproken.

Het bedplassen bij kinderen (enuresis nocturna) wordt hier niet besproken.

Pollakisurie. Te frequente mictie (bijvoorbeeld meer dan acht keer per dag) kan een uiting zijn van polyurie (pagina 230). Bij een normale urineproductie (tot 3 liter per dag) treedt pollakisurie op bij een verkleinde functionele blaascapaciteit (urineretentie, druk van een zwangere uterus) en bij een abnormaal prikkelbare blaas (infectie, *urge*-incontinentie).

Nycturie. Gezonde volwassenen urineren niet of hoogstens eenmaal gedurende de nacht. Gebeurt dit vaker, dan is er sprake van nycturie. Nycturie kan een uiting zijn van pollakisurie. Ook kan nycturie een gevolg zijn van de nachtelijke horizontale houding bij het bestaan van oedeem dat overdag in de benen is gelokaliseerd, bijvoorbeeld bij decompensatio cordis. Nycturie is meestal niet een spontaan geuite klacht.

Rode urine. De urine kan roodgekleurd zijn na het eten van rode bieten en na het gebruik van een laxeermiddel dat fenolftaleïne bevat. Tijdens het gebruik van het antibioticum rifampicine ziet men roodoranje urine. Macroscopische hematurie kan een gevolg zijn van een ontsteking, een trauma, een tumor, een steen, cystenieren of een overdosering van anticoagulantia. Als de urine alleen rood is aan het begin van de mictie, is er sprake van initiële hematurie: bloed afkomstig uit de urethra of prostaat. Terminale hematurie (alleen in het laatste deel van de plas) komt voor bij cystitis (pijnlijk) en bij een blaastumor (niet-pijnlijk), met vooral lokalisatie in het trigonum en de blaashals (deze contraheren het laatst). Totale hematurie (in de hele plas) wijst op een afkomst uit de blaas, de ureters of de nieren.

Pneumaturie. Het lozen van lucht met de urine komt voor bij een fistel tussen de blaas en een darmlis (ziekte van Crohn, diverticulitis coli of carcinoom). Deze klacht wordt vaak niet spontaan gemeld.

Troebele urine. Is meestal een gevolg van het neerslaan van fosfaten in alkalische urine. Dit heeft geen pathologische betekenis. Ook bij een infectie kan de urine troebel zijn (leukocyten, erytrocyten, bacteriën); de urine kan dan stinken.

De oorzaken van mictieklachten zijn samengevat in tabel 16.36.

Aandachtspunten voor de anamnese

Bij klachten die op infectie wijzen, moet worden gevraagd of ze al vaak voorgekomen zijn (bevorderende factoren?). Informeer tevens naar de seksuele activiteit, naar urinewegstenen in het verleden en naar spontane afscheiding uit de urethra (urethritis). Bij oudere mannen wordt gevraagd naar *lower urinary tract symptoms* (LUTS).

Vraag bij klachten over bemoeilijkte mictie naar de andere tekenen van LUTS, naar incontinentie, naar het gebruik van medicijnen (parasympathicolytica), naar het vóórkomen van diabetes in de familie en naar andere neurologische symptomen. Wanneer de (hetero)anamnese oplevert dat een patiënt al geruime tijd (bijvoorbeeld langer dan twaalf uur) niet heeft geplast, moet gedifferentieerd worden tussen urineretentie en anurie. Vraag dan naar voorafgaande symptomen van LUTS, medicijnen, ischuria paradoxa en druppelende incontinentie.

Patiënten schamen zich meestal erg voor incontinentie en durven de klacht veelal niet zelf ter sprake te brengen. Men kan incontinentie op het spoor komen door een urinegeur of vlekken in het ondergoed. Vraag bij ouderen altijd naar incontinentie voor urine: 'Kunt u de plas goed ophouden of hebt u wel eens een ongelukje?'

Informeer bij incontinentie naar de activiteiten op de momenten waarop incontinentie plaatsvindt, naar het vóórkomen tijdens de slaap, naar het al dan niet gepaard gaan met aandrang en krampen, naar het continu ofwel intermitterend zijn, naar tekenen van retentie en naar zwangerschappen alsook operaties op dat gebied, voornamelijk wegens prostaathyperplasie.

Tabel 16.36 Oorzaken van mictieklachten

Klacht	Oorzaken
dysurie	• cystitis
	• prostatitis
	• urethritis
bemoeilijkte mictie	• neurogeen: dwarslaesie, diabetische neuropathie, multiple sclerose, parkinsonisme, geneesmiddelen
	• obstructief: prostaathyperplasie, urethrastrictuur
	• insufficiëntie m. detrusor
incontinentie	• zwakke sfincter
	• niet te remmen blaascontracties
	• overvulde blaas
	• fistel
	• congenitale afwijking
polyurie	• pagina 230
pollakisurie	• polyurie
	• urineretentie
	• nervositeit
	• zwangerschap
	• cystitis
	• prikkelbare blaas
	• *lower urinary tract symptoms*
nycturie	• versterkte diurese
	– oedeem
	– osmotisch (glucosurie)
	– diabetes insipidus
	• mictieprobleem
	– afwijkingen aan blaas(hals), prostaat, urethra
rode urine	• rode bieten
	• geneesmiddel
	• bloed
	– ontsteking urinewegen
	– trauma urinewegen
	– urinesteen
	– tumor urinewegen
	– glomerulonefritis
	– cystenieren

Bij pollakisurie moet men weten of de plassen groot of klein zijn en of er ook nycturie is. Die is meestal afwezig bij een nerveuze pollakisurie en aanwezig bij polyurie en bij een organische oorzaak. Vergeet bij nycturie niet te vragen naar kortademigheid bij inspanning (decompensatio cordis) en naar dikke voeten 's avonds.

Als de patiënt rode urine heeft gezien, moet worden gevraagd in welk deel van de plas deze voorkwam en of het slechts een enkele maal was of in elke plas. Vraag verder naar pijn, naar het gebruik van anticoagulantia en naar LUTS (zelden komt initiële hematurie voor bij een benigne prostaathyperplasie). Als de hele plas rood is, moet men tevens vragen naar het gebruik van bieten, laxeermiddelen dan wel rifampicine en naar het vóórkomen van cystenieren in de familie.

Aandachtspunten voor het lichamelijk onderzoek

Een volle blaas kan worden vastgesteld door percussie en palpatie in de regio suprapubica. Een overvulde blaas kan tot de navel reiken. Bij acute retentie veroorzaakt drukken op de blaas pijn en aandrang tot mictie.

Bij LUTS moet een rectaal toucher worden verricht. Daarbij moet men letten op de grootte, consistentie en drukpijnlijkheid van de prostaat. Een zeer vaste of harde plek kan op een prostaatcarcinoom wijzen. Bij incontinentie bij een vrouw moet vaginaal onderzoek worden verricht: vesicovaginale fistel, prolaps? Bij aanwijzingen voor een urineweginfectie bij een man moet de urethra van proximaal naar distaal worden leeggedrukt om te zien of er pus uitkomt (zoals bij urethritis). Als er sprake is van pus, moet dit materiaal bacteriologisch worden onderzocht (vooral op gonokokken en chlamydia; dit vereist speciale transportmedia!). Verricht bovendien een rectaal toucher om vast te stellen of de prostaat drukpijnlijk is.

Probeer bij een totale hematurie beide nieren te palperen: een vergrote nier kan op een niertumor wijzen, twee vergrote nieren op cystenieren. Bij urineretentie en bij *urge*-incontinentie moet een zorgvuldig neurologisch onderzoek plaatsvinden.

BEWUSTELOOSHEID EN SYNCOPE

Inleiding

Stadia van verminderd bewustzijn werden voorheen beschrijvend ingedeeld.

- *Somnolentie*. De patiënt valt gemakkelijk in slaap wanneer hij met rust wordt gelaten, maar hij is normaal wekbaar en reageert dan normaal.
- *Sopor* (in België *stupor*). Met behulp van sterke prikkels (luid toespreken, pijnprikkels) is de patiënt te wekken, maar wanneer hij met rust wordt gelaten, valt hij meteen weer in slaap.
- *Coma*. Ondanks krachtige prikkels is de patiënt niet wekbaar. Hoogstens zijn er onwillekeurige bewegingen als reactie op sterke pijnprikkels.

Deze benamingen zijn echter verlaten met de komst van de Glasgow Coma Scale. Hiermee wordt de bewustzijnsgraad in een getal uitgedrukt en kan er geen verschil van interpretatie ontstaan (tabel 7.2).

Het bewustzijn kan worden gestoord door diverse zaken, zie hierna.

Onvoldoende voeding van de hersenen. Ontstaat door vermindering van de arteriële bloedvoorziening of door hypoglykemie. Bij vermindering van de *cardiac output* reageert het lichaam met een herverdeling van het circulerend volume, en wel zodanig dat de circulatie van de hersenen zo weinig mogelijk gevaar loopt. Dit uit zich onder andere als vasoconstrictie van de huid. De lage pCO_2 bij het hyperventilatiesyndroom veroorzaakt vasoconstrictie van de cerebrale arteriën en daardoor bewustzijnsverlies. Bij lokale stoornissen in de bloedvoorziening van de hersenen (cerebrovasculair accident) zullen meestal ook andere neurologische afwijkingen te vinden zijn. Hypoglykemie wordt in de regel veroorzaakt door een relatief te hoge insulinedosis bij de behandeling van diabetes mellitus. Sulfonylureumpreparaten die de endogene productie van insuline door het pancreas bevorderen, kunnen ook hypoglykemieën veroorzaken. Vooral de langwerkende sulfonylureumpreparaten zijn een gevreesde oorzaak van langdurige hypoglykemieën bij oudere patiënten met diabetes mellitus type 2. In zeldzame gevallen wordt hypoglykemie veroorzaakt door een bètaceltumor van het pancreas (insulinoom). De hypoglykemie ontstaat dan in nuchtere toestand.

Intoxicaties. Slaapmiddelen, morfinepreparaten en alcohol laten het bewustzijn dalen. De hersenfunctie kan ook worden gestoord door toxische stoffen die in het lichaam ontstaan, zoals bij het coma hepaticum. Bij terminale nierinsufficiëntie blijft het bewustzijn vaak lang op peil.

Processen in de hersenen. Processen zoals encefalitis, meningitis, tumor, subduraal hematoom en subarachnoïdale bloeding kunnen de functie van de hersenen en daarmee het bewustzijn verminderen.

> **Syncope: in elkaar zakken ten gevolge van kortdurend bewustzijnsverlies.**

Plotseling, kortdurend bewustzijnsverlies is het belangrijkste kenmerk van syncope of collaps. Het Nederlandse woord hiervoor is: flauwvallen. Een tijdelijke vermindering van de bloedstroom naar de hersenen is meestal de oorzaak. Orthostatische hypotensie met als gevolg collaps komt nogal eens voor bij ouderen die vaatverwijdende middelen gebruiken en 's nachts het warme bed uit moeten om te urineren. Syncope bij ouderen kan ook worden veroorzaakt door een bloeddrukdaling in de eerste uren na een maaltijd; het mechanisme is onbekend. Bij hypoglykemie zijn er meestal verschijnselen zoals zweten en hartkloppingen, gevolgd door verwardheid en abnormaal gedrag, eventueel gevolgd door een coma; meestal komt het niet tot een echte collaps. Bij patiënten met epilepsie kan een zogenoemde grand-malaanval een plotseling verlies van bewustzijn veroorzaken. Epilepsie wordt ook wel 'vallende ziekte' genoemd.

Oorzaken

De oorzaken van bewusteloosheid en syncope zijn samengevat in tabel 16.37.

Aandachtspunten voor de anamnese

Bij patiënten met verminderd bewustzijn is de heteroanamnese van het grootste belang. Hierbij wordt speciaal gevraagd naar het gebruik van medicamenten, drugs, suïcidaliteit, depressie, behandeling met insuline en het gebruik van alcohol. Zijn er toevallen en incontinentie voor urine?

Ook bij syncope is de heteroanamnese van belang. Heeft iemand de collaps gezien? Is er een pols geteld? (Het vaststellen van een bradycardie is van groot belang om vasovagale collaps als diagnose te kunnen stellen.) Essentieel is verder om te vragen of het bewustzijnsverlies in een bepaalde houding ontstaat, en voorts om te informeren naar het gebruik van medicamenten, het verband met emoties, het moment van de dag, het verband met mictie of maaltijden, voorafgaande verschijnselen, de geschatte duur van de bewusteloosheid, opgelopen verwondingen en symptomen van een hyperventilatiesyndroom (dyspneu, tintelingen aan de vingers en mond, pijn ter hoogte van de hartpunt). Indien de patiënt de aanval niet voelt aankomen en een verwonding oploopt tijdens het vallen, is dit suggestief voor een hartritmestoornis. Een vasovagale collaps voelt de patiënt vrijwel altijd aankomen. Indien de patiënt na de syncope nog lang een verminderd bewustzijn heeft, past dit bij epilepsie. Bij een hartritmestoornis of vasovagale collaps is de patiënt na bijkomen direct weer helder. Trekkingen

Tabel 16.37 Oorzaken van bewusteloosheid

oorzaken van sopor (stupor) en coma
- metabole stoornissen
  - intoxicaties (geneesmiddelen, koolmonoxide, heroïne, alcohol)
  - hypoglykemie
  - ketoacidose
  - nierinsufficiëntie
  - leverinsufficiëntie
  - hypothyreoïdie
  - CO_2-intoxicatie (respiratoire insufficiëntie)
- stoornissen in de bloedtoevoer naar de hersenen
  - shock
  - cerebrovasculair accident
- hersenaandoeningen
  - meningitis, encefalitis, subduraal hematoom, subarachnoïdale bloeding, tumor, abces, intracerebrale bloeding, infarct, trauma, epilepsie

oorzaken van syncope
- verminderde bloedtoevoer naar de hersenen
  - verminderde vaatvulling
    – vasovagale collaps (redistributie naar splanchnicusgebied)
    – orthostatische hypotensie
    – hypotensie na de maaltijd (bij ouderen)
    – hyperventilatie
    – overgevoeligheid van de sinus caroticus (zelden)
    – verminderde veneuze return (lang staan; bij hoesten of mictie)
  - cardiale oorzaken
    – ritme- en geleidingsstoornissen van het hart
    – aortaklepstenose
- metabole stoornis
  - hypoglykemie (zelden)
  - hypocalciëmie (zelden)

van de armen of benen en urineverlies kunnen bij andere vormen van syncope vóórkomen en wijzen zeker niet specifiek op epilepsie.

Aandachtspunten voor het lichamelijk onderzoek (zie ook tabel 7.1 en tabel 7.2)

Onderzoek de toestand van de circulatie en de ventilatie. Is de ademweg vrij? Zijn er traumata, vooral van het hoofd? Onderzoek pupilgrootte, papiloedeem, bloeddruk en hartfrequentie (bradycardie of juist snelle pols?); bij syncope bloeddruk en hartfrequentie in liggende en staande houding. Zoek naar tekenen van meningeale prikkeling, hemiparese, tongbeet, incontinentie en injectieplaatsen. Meet de lichaamstemperatuur en onderzoek de peesreflexen.

HOOFDPIJN

Inleiding

Over de pathofysiologie van de meeste vormen van hoofdpijn is maar weinig met zekerheid bekend. De volgende pijngevoelige structuren zouden aan het ontstaan van hoofdpijn kunnen bijdragen: binnen de schedel de grote arteriën, de veneuze sinussen en de basale hersenvliezen, buiten de schedel het periost, de spieren, de fascies, de grote bloedvaten, de neusbijholten, de ogen en het gebit. Het hersenweefsel en het grootste deel van de hersenvliezen zijn niet pijngevoelig.

Een aanval van migraine zou beginnen met een vasoconstrictie in (een deel van) de hersenen onder invloed van plaatselijk vrijkomende vasoactieve stoffen. De sterke vasoconstrictie kan tot voorbijgaande verschijnselen van ischemie leiden. Daarna volgt een vaatverwijding. De hoofdpijn ontstaat al in de fase van vaatvernauwing. Hoofdpijn door vaatverwijding kan optreden bij het gebruik van vaatverwijdende stoffen. Veelvoorkomende vormen van hoofdpijn worden samengevat onder de naam 'spanningshoofdpijn', een vaag omschreven begrip, waarvan de pathogenese niet bekend is.

Ruimte-innemende processen binnen de schedel zouden hoofdpijn geven door tractie aan of druk op de grote vaten en hersenvliezen aan de hersenbasis. Bij andere oorzaken van een verhoogde hersendruk is waarschijnlijk een soortgelijk mechanisme in het spel.

Hoofdpijn bij acute koortsige ziekten moet waarschijnlijk worden gezien als onderdeel van de zogenoemde acutefasereactie, die veroorzaakt wordt door het in de circulatie komen van bepaalde cytokinen.

Oorzaken en vormen van hoofdpijn

Hoofdpijn is een zeer vaak voorkomende klacht. Ieder gezond mens heeft wel eens hoofdpijn. Meestal is hoofdpijn geen symptoom van een lichamelijke ziekte. Wanneer een patiënt zich wegens hoofdpijn tot de dokter wendt, is er meestal sprake van chronische of frequent recidiverende of zeer hevige, acute hoofdpijn.

Hoofdpijn zonder organische ziekte. Men onderscheidt bepaalde vormen van hoofdpijn waaraan een naam gegeven is: migraine, spanningshoofdpijn en clusterhoofdpijn. Deze zijn echter niet scherp begrensd, en in de praktijk zijn veel gevallen niet bij deze vormen onder te brengen.

- *Migraine.* Aanvallen van heftige, bonzende hoofdpijn met misselijkheid en/of braken en meestal lichtschuwheid. De aanval duurt tussen de 4 en 24 uur. In een deel van de gevallen ('klassieke migraine' of 'migraine met aura') wordt eenzijdige hoofdpijn voorafgegaan door voorbijgaande verschijnselen van netvlies- of hersenischemie, vaak van visuele aard (aura): het zien van sterretjes, strepen, lichtflitsen, zwarte vlekken, zelden afasie, hemianopsie, oogspierverlamming of hemiparese. Erfelijke factoren spelen waarschijnlijk een rol.
- *Spanningshoofdpijn.* Minder hevige pijn, drukkend of bandgevoel, zonder misselijkheid, soms lang achtereen bestaand.
- *Clusterhoofdpijn.* Aanvallen van heftige pijn, eenzijdig of boven het oog, 1-2 uur durend, 's nachts optredend, vaak met loopneus en tranend oog aan die zijde, gedurende enkele dagen zich herhalend, gevolgd door een langdurige klachtenvrije periode. De pathogenese is niet bekend.

Hoofdpijn bij een organische ziekte. De ziekten die hoofdpijn veroorzaken, variëren van onschuldig tot levensbedreigend.

Koorts gaat vaak gepaard met hoofdpijn. Dit komt het meest voor bij acute virusinfecties. Bij sommige infectieziekten is de hoofdpijn opvallend zwaar en langdurig, bijvoorbeeld bij buiktyfus, Q-koorts en leptospirosen.

Meningitis gaat gepaard met zware hoofdpijn, beginnend in het achterhoofd.

Een ruimte-innemend proces binnen de schedel (hersentumor, abces) en intracraniële drukverhoging (hersenoedeem) veroorzaken hoofdpijn die vooral aanwezig is in de vroege ochtend en verergert bij een acute verhoging van de intracraniële druk (hoesten, niezen, persen).

Hevige, zeer acuut ontstane hoofdpijn wordt vaak, maar lang niet altijd, veroorzaakt door een intracraniële bloeding. In zeker de helft van de gevallen is er geen ernstige oorzaak.

Na een schedeltrauma bestaat vaak hoofdpijn. Deze is niet altijd goed verklaard, zoals de soms weken durende hoofdpijn na een hersenschudding. Bij oudere mensen ontstaat na een vrij gering schedeltrauma nogal eens een subduraal hematoom, dat progressieve hoofdpijn geeft in de loop van dagen tot weken.

Arteriitis temporalis is een reuzencelarteriitis van vooral de extracraniële arteriën aan het hoofd, voorkomend bij mensen boven 55 jaar, nogal eens gepaard gaand met polymyalgia rheumatica. Er is bijna altijd hoofdpijn, voornamelijk in het gebied van de ontstoken arteriën, hoofdzakelijk de a. temporalis.

Ook aan andere aandoeningen aan het hoofd en de nek wordt vaak hoofdpijn toegeschreven. Voor acuut glaucoom en sinusitis is dit wel verantwoord, maar voor een aantal andere is het onvoldoende gefundeerd, zoals voor ontstekingen aan het gebit, artrose van het kaakgewricht en artrose van de cervicale wervelkolom.

Dikwijls wordt hoofdpijn ten onrechte aan hypertensie toegeschreven. Ongecompliceerde hypertensie veroorzaakt echter geen hoofdpijn. Bij *hypertensive emergency* (maligne hypertensie) en hypertensieve crisis bij feochromocytoom treedt wel vaak hoofdpijn op, waarschijnlijk door vaatspasmen en hersenoedeem.

Toxisch-metabole oorzaken van hoofdpijn: hoofdpijn als gevolg van toxische stoffen, metabolieten en dergelijke wordt hiermee aangeduid, bijvoorbeeld koolmonoxidevergiftiging, kooldioxideretentie, vaatverwijdende geneesmiddelen (hydralazine), hypoxie, overmatig alcoholgebruik, hypoglykemie en zware inspanning. Ook onthouding van een stof kan hoofdpijn veroorzaken: bij de overgang van het gebruik van gewone naar cafeïnevrije koffie klagen sommige personen enkele dagen over hoofdpijn. Waarschijnlijk speelt intracraniële vaatverwijding een rol bij de meeste van deze oorzaken.

De oorzaken van hoofdpijn zijn samengevat in tabel 16.38.

Aandachtspunten voor de anamnese

Bij het nader uitvragen naar aanleiding van de hoofdklacht kan men weer de op pagina 31 beschreven acht aspecten van pijn volgen.

De lokalisatie van de pijn is bij de meest voorkomende vormen van hoofdpijn niet van veel diagnostisch belang. Migraine kan zowel eenzijdig als dubbelzijdig zijn. Pijn constant op één plaats kan wijzen op een van de zeldzamere vormen: clusterhoofdpijn, acuut glaucoom, arteriitis temporalis.

Wat het karakter betreft, is vooral van belang of de pijn duidelijk als bonzend, bij elke hartslag, wordt gevoeld. Dit wijst op intracraniële vaatverwijding.

De ernst van de hoofdpijn is moeilijk in te schatten. Bij de meeste oorzaken kan zowel lichte als zware hoofdpijn voorkomen. Een indruk van de subjectief ervaren ernst van de pijn is echter van belang voor een eventueel in te stellen therapie. Bij heftige, acute hoofdpijn moet eerst nekstijfheid worden uitgesloten alvorens met de anamnese wordt verdergegaan. Bij een subarachnoïdale bloeding of een meningitis is namelijk spoedige actie vereist.

De tijdsrelaties zijn, zoals bij vrijwel alle klachten, van groot belang en moeten dus nauwkeurig in beeld worden gebracht. Wanneer begonnen? Continu, periodiek of in aanvallen? Frequentie en duur van de aanvallen? Tijd van de dag? Bij intracraniële drukverhoging is de hoofdpijn vooral aanwezig in de vroege ochtend. Bij diabetespatiënten, die insuline spuiten, moet bij hoofdpijn bij het ontwaken aan nachtelijke hypoglykemie worden gedacht. Ook kan hoofdpijn in de nacht of ochtend een gevolg zijn van overmatig alcoholgebruik de vorige avond. Meestal zal de patiënt dat niet spontaan vertellen of zelf het verband niet leggen. Vaak blijkt de hoofdpijn al gedurende vele maanden tot jaren regelmatig terug te komen; een organische oorzaak is dan vrijwel uitgesloten. Bij het uitvragen van hoofdpijn zijn de SCEGS (zie tabel 3.1) van groot belang.

Begeleidende verschijnselen doen zich vooral voor bij migraine: misselijkheid, braken, visuele en focale neurologische symptomen. Bij neurologische uitval moet naar de duur hiervan worden gevraagd; is de uitval langer dan een uur aanwezig, dan moet men aan

Tabel 16.38 Oorzaken van hoofdpijn

intracraniële oorzaken	vaatvernauwing
	vaatverwijding
	arteriitis temporalis
	ruimte-innemend proces
	verhoogde druk
	meningitis
	na schedeltrauma
extracraniële oorzaken	arteriitis temporalis
	acuut glaucoom
	sinusitis
metabole en overige oorzaken	CO-intoxicatie
	CO_2-retentie
	hypoxie
	alcoholintoxicatie
	hypoglykemie
	cafeïneonthouding

een cerebrovasculair accident denken, zeker bij oudere patiënten die niet eerder migraine hebben gehad.

> **Bij hoofdpijn niet vergeten**
> - nekstijfheid
> - oogspiegelen
> - arteriitis temporalis
> - acuut glaucoom
> - alcohol
> - geneesmiddelen
> - hypoglykemie

Bij een acuut glaucoom komt ook braken voor; er is daarbij echter altijd een sterke visusdaling van het aangedane oog. Bij verdenking van arteriitis temporalis moet men tevens vragen naar spierpijn en stijfheid (polymyalgia) en naar pijn in de kaakspieren bij kauwen (zogenoemde claudicatie van de kauwspieren).

De heteroanamnese is vooral van belang bij verdenking van een hersentumor (veranderingen in karakter of gedrag) dan wel een subduraal hematoom bij ouderen (wisselingen in bewustzijnsgraad). Bij langer bestaande hoofdpijn moet men zich een indruk vormen van het beloop in de tijd.

Een geleidelijke verergering kan wijzen op een progressieve ziekte, zoals een hersentumor.

Aandachtspunten voor het lichamelijk onderzoek

Bij alarmerende hoofdpijnklachten moet altijd worden gezocht naar tekenen van nekstijfheid (meningitis, subarachnoïdale bloeding) en moet fundoscopie plaatsvinden (papiloedeem bij verhoogde intracraniële druk, zachte exsudaten (Engels: *cotton-wool spots*) en bloedingen bij maligne hypertensie).

Speciale aandacht krijgt uiteraard het onderzoek van het hoofd. Bij palpatie van de schedel kan een pijnlijke, gezwollen, niet-pulserende a. temporalis worden gevoeld. De ogen worden onderzocht: inspectie van de oogbewegingen, pupilreflexen, visus. De symptomen van een acuut glaucoom mogen niet worden gemist: rood oog, wijde pupil, doffe cornea (pagina 86). De sinus maxillaris en sinus frontalis worden onderzocht: drukpijn, doorlichting met lampje. Bij verdenking van een intracranieel proces dient een uitvoerig neurologisch onderzoek plaats te vinden.

Kijk voor verdieping op www.studiecloud.nl.

17 Het patiëntendossier

Inleiding 277
De anamnese 277
Het lichamelijk onderzoek 278
De probleemanalyse 278
Plannen voor verder onderzoek en behandeling 280
Het ziektebeloop 280

INLEIDING

In het patiëntendossier (in Nederland: ook de status) wordt alle belangrijke medische informatie vastgelegd. Aan deze verslaglegging, elektronisch of op papier, worden nu veel hogere eisen gesteld dan vroeger. De tijd dat een clinicus zijn patiënten praktisch continu vervolgde en met beknopte aantekeningen in het patiëntendossier kon volstaan, is voorgoed voorbij. De wisseling van artsen tijdens nachten en weekeinden en de toegenomen complexiteit van de klinische geneeskunde vereisen een zorgvuldige documentatie. Verder dwingt een schriftelijk verslag de arts tot het nauwkeurig weergeven van zijn waarnemingen en overwegingen, wat de kwaliteit van het klinisch handelen ten goede komt. Daarnaast wordt het dossier ook steeds meer juridisch van belang. Patiënten die klachten hebben over de behandeling kunnen inzage krijgen in hun dossier, waarvan de inhoud dan nauwkeurig wordt geanalyseerd door advocaten en rechtsprekende instanties. Ten slotte dient het dossier ook een belangrijk didactisch doel. Een uitvoerige verslaglegging van de anamnese en het lichamelijk onderzoek leert de coassistent structuur aan te brengen in het onderzoek aan het ziekbed.

Het verdient aanbeveling om voor de opbouw van het dossier een vaste volgorde aan te houden. Meestal bestaat het patiëntendossier uit de anamnese, het lichamelijk onderzoek oftewel de status praesens, de diagnostische conclusies of lijst van problemen, de probleemanalyse, plannen voor verder onderzoek en behandeling, en het ziektebeloop oftewel de decursus.

DE ANAMNESE

Voorgedrukte anamneseformulieren of gestructureerde elektronische pagina's hebben als voordeel dat gegevens op een vaste plaats terug te vinden zijn. Als bijvoorbeeld tijdens een nachtdienst de toestand van een patiënt plotseling achteruitgaat, is het voor de dienstdoende arts van belang snel te kunnen opzoeken hoe de gezinssamenstelling is.

Meestal zullen alle spontaan en bij navraag geuite klachten worden vermeld. Moeilijker is het om vast te stellen in welke mate ontkennend beantwoorde vragen moeten worden opgeschreven. Een mededeling als 'tractus digestivus geen bijzonderheden' heeft onvoldoende informatieve waarde als niet bekend is welke vragen zijn gesteld. De afwezigheid van buikpijn en icterus moet altijd worden vermeld, evenals de defecatiefrequentie. Meestal is het niet nodig op te schrijven dat een patiënt geen bloedtransfusies heeft gehad. Bij een icterische patiënt is dit wél een mededeling van belang omdat gedacht moet worden aan virushepatitis. Wanneer een patiënt wordt verwezen vanwege hypertensie, is het niet nodig te noteren dat de patiënt geen last heeft van jeuk. Bij een patiënt met icterus is dit negatieve gegeven wel nodig, omdat de combinatie van geelzucht plus jeuk een argument voor galstuwing is. In het geval van abnormale bloedingsneiging moeten het laatste bezoek aan de tandarts en eventuele kiesextracties worden genoemd: een ongecompliceerd verlopen grote tandheelkundige ingreep maakt een belangrijke aangeboren stoornis in de hemostase onwaarschijnlijk.

Bij de familieanamnese kan het verhelderend zijn de gegevens in de vorm van een kleine stamboom weer te geven (afbeelding 17.1).

HET LICHAMELIJK ONDERZOEK

Ook voor het verslag van het lichamelijk onderzoek kan gebruik worden gemaakt van een voorgedrukt formulier of een gestructureerde elektronische pagina. De grootte van abnormale weerstanden en vergrote organen zoals de lever en de milt wordt in centimeters aangegeven. Het gebruik om de grootte van bijvoorbeeld een sinaasappel, erwt of okkernoot te noemen bij de beschrijving van lymfeklieren en tumoren is uit den boze. Wanneer de leverrand onder de ribbenboog palpabel is, moet de afstand niet in vingerbreedten, maar in centimeters worden beschreven.

In het papieren patiëntendossier kan gemakkelijk door middel van een schets van het menselijk lichaam (de 'pop') veel informatie worden verschaft. In het elektronisch patiëntendossier is dit minder eenvoudig. In zo'n tekening wordt matte percussie met arcering aangegeven. De hoogte van de longgrenzen wordt aan de achterzijde ten opzichte van de thoracale wervels en aan de voorzijde ten opzichte van de ribben of intercostale ruimten in de medioclaviculaire lijn aangegeven. Door middel van pijltjes wordt aangegeven of de longgrenzen verschuiven.

De stand van de trachea wordt ingetekend. Vesiculair ademgeruis wordt met een 'V' aangeduid. Plaatsen waar de percussie of auscultatie afwijkend is, worden in de afbeelding aangegeven. Operatielittekens worden getekend. Wanneer zo'n operatie ongecompliceerd is verlopen, kan worden volstaan met een pijl naar het litteken, de naam van de operatie en het jaartal (in zo'n geval hoeft de operatie niet in de anamnese vermeld te worden). Informatie die goed via de schets kan worden gegeven, hoeft niet tekstueel weergegeven te worden. Hartgeruis moet apart worden getekend, met de relatie ten opzichte van de eerste en tweede harttoon, de luidheid, frequentie en eventuele andere kwaliteiten. De puntstoot van het hart wordt met een kruisje aangeduid. Een voorbeeld wordt gegeven in afbeelding 17.2.

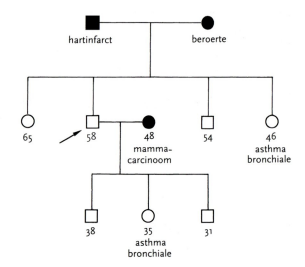

Afbeelding 17.1 Stamboom bij familieanamnese.

DE PROBLEEMANALYSE

De gegevens die tijdens de anamnese en het lichamelijk onderzoek naar voren zijn gekomen, worden gebruikt in de klinische probleemanalyse. Tijdens het afnemen van de anamnese en het verrichten van lichamelijk onderzoek worden al diagnoses overwogen (de zogeheten vroege hypothesen; hoofdstuk 2), die aanleiding zijn tot doorvragen en eventueel meer aandacht voor bepaalde onderdelen van het lichamelijk onderzoek.

Alle gegevens die tijdens de anamnese en bij lichamelijk onderzoek de medicus aan het denken zetten (meestal doordat ze afwijkend zijn), zijn potentieel belangrijk in het diagnostisch proces. Deze gegevens worden wel relevante of activerende gegevens genoemd. Voor de student is het nuttig deze gegevens nauwkeurig te identificeren.

De volgende stap is moeilijker: de relevante gegevens die zeker met elkaar samenhangen (bij elkaar horen), kunnen worden vertaald in een probleem. Het gaat hierbij dus om een interpretatie en weging van de gegevens; het besluit relevante gegevens bij elkaar te voegen tot een probleem wordt vaak ingegeven doordat ze in de tijd geclusterd zijn of naar lokalisatie bij elkaar horen. Zo zal men donkerbruine urine en ontkleurde ontlasting met toenemende jeuk en een gele huid bij elkaar voegen en het probleem labelen als 'icterus door galobstructie'. Voor dit probleem zal men vervolgens een differentiaaldiagnose (DD) opstellen (waarvoor onderdelen van bijvoorbeeld tabel 16.35 kunnen worden gebruikt).

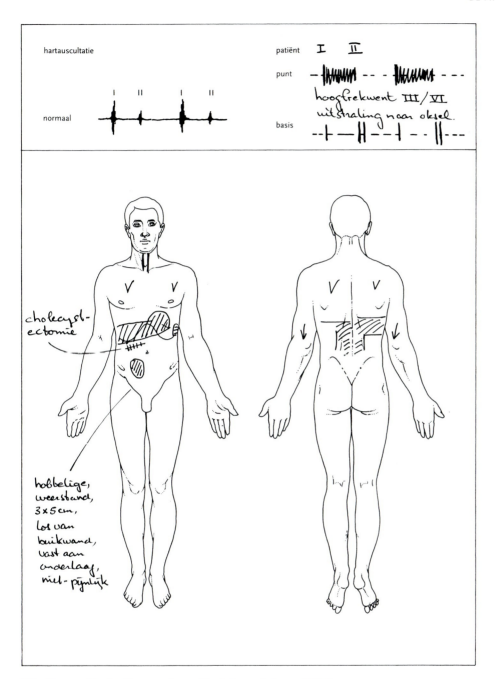

Afbeelding 17.2 Voorbeeld van een ingevulde schets van het menselijk lichaam.

Wanneer men er niet zeker van is of relevante gegevens bij elkaar horen (bijvoorbeeld doordat ze op verschillende momenten in de tijd zijn ontstaan), is het veiliger ze als aparte problemen weer te geven en per probleem een DD te maken. Nadien kijkt men waar deze DD's elkaar overlappen (er rekening mee houdend dat het wellicht toch om één probleem gaat). Ook is het verstandig – zeker als beginner – om niet dusdanig veel relevante gegevens in één probleem onder te brengen dat men voor het probleem geen differentiaaldiagnose meer kan maken. In zo'n geval is het handiger twee problemen te formuleren. De problemen die men zo bij de patiënt vaststelt, vormen de probleemlijst.

Een voorbeeld moge dit verduidelijken: een patiënt presenteert zich met klachten over koorts, voorafgegaan door een koude rilling, kort daarna gevolgd door hoesten met daarbij roestkleurig sputum, en pijn in de flank, vastzittend aan de ademhaling. Bij onderzoek is er een demping op de thorax met scherp ademgeruis ter plekke. De onervaren diagnosticus zou twee problemen kunnen noteren:
1 koortsende ziekte (met koude rilling);
2 pulmonaal probleem met hoesten, bruin sputum, pijn en tekenen van infiltraat.

De DD van probleem 1 is: waarschijnlijk infectie, veroorzaakt door een bacterie; eventueel viraal.

De DD van probleem 2 is: a. pneumonie; b. longembolie met longinfarct.

Wanneer probleem 1 en 2 bij elkaar horen, gaat het dus om een pneumonie, waarschijnlijk bacterieel (het waarschijnlijkst door pneumokokken veroorzaakt). De ervaren clinicus zal dit herkennen als het beeld van een lobaire pneumonie. Hij of zij herkent het patroon op grond van 'ziektescripts' die in het geheugen opgeslagen liggen.

Om problemen uit te werken in DD's kan men gebruikmaken van de informatie uit hoofdstuk 16. Soms zal men echter relevante gegevens tegenkomen waar men geen raad mee weet. Een dergelijk relevant gegeven is vanzelfsprekend een apart probleem. Het kan ook zijn dat men bij een patiënt verschillende problemen tegenkomt waarvan men zich afvraagt of die op de een of andere wijze bij elkaar horen. Dan volgt een zoekproces, waarbij moderne zoeksystemen nuttig kunnen zijn.

Een voorbeeld: een 55-jarige vrouw heeft sinds vijf jaar gegeneraliseerde urticaria en in toenemende mate koortsaanvallen, met een frequentie van een- à tweemaal per week. In een ander ziekenhuis is ongeveer tien jaar geleden een paraproteïne gevonden en is de diagnose MGUS (*monoclonal gammopathy of undetermined significance*) gesteld. Voert men de activerende gegevens 'fever', 'urticaria' en 'paraprotein' in PubMed in, dan komt de diagnose van het zeldzame syndroom van Schnitzler als vanzelf tevoorschijn. Deze diagnostische methode wordt *knowledge coupling* genoemd.

Het is van groot belang de gedachtegang in het diagnostisch proces zorgvuldig in het patiëntendossier vast te leggen. Juist aan deze denkprocessen ontleent de geneeskunde haar kracht.

PLANNEN VOOR VERDER ONDERZOEK EN BEHANDELING

Op grond van de diagnostische conclusies of de lijst van problemen en differentiaaldiagnostische mogelijkheden wordt het aanvullend diagnostisch onderzoek genoteerd. Meestal zal dit bestaan uit laboratoriumonderzoek, vaak aangevuld met een elektrocardiogram en beeldvormende diagnostiek. Door per differentiaaldiagnostische mogelijkheid aan te geven welk onderzoek men zou willen doen om verder te komen ontstaat een heldere verantwoording voor het verdere diagnostisch proces en voorkomt men overdiagnostiek.

In deze fase is het meestal ook al mogelijk afspraken voor de behandeling te maken. Zonder aanvullend onderzoek kan bij decompensatio cordis al bedrust en een natriumarm dieet worden voorgeschreven, eventueel ondersteund door een diureticum.

HET ZIEKTEBELOOP

Het ziektebeloop wordt in Nederland ook wel decursus genoemd. In de kliniek wordt dagelijks de toestand van de patiënt beoordeeld en worden belangrijke uitkomsten van onderzoek genoteerd. Overwegingen voor verder diagnostisch onderzoek en het instellen van behandelingen worden schriftelijk vastgelegd. Wanneer onverhoopt complicaties ontstaan als gevolg van de diagnostiek of behandeling, moeten in het dossier de argumenten voor het gekozen beleid terug te vinden zijn. Het is een goede regel om tijdens een klinische opname ten minste eenmaal per week de lijst van diagnostische conclusies te actualiseren en het verdere diagnostisch en therapeutisch beleid voor de komende dagen vast te leggen. Zo'n samenvatting wordt bij voorkeur vlak voor het weekeinde gemaakt, omdat de dienst dan vaak wordt overgenomen door artsen die de patiënt minder goed kennen.

Een belangrijk en dikwijls verwaarloosd onderdeel in het dossier is de weergave van de mededelingen aan de patiënt. Dit is vooral van groot belang bij een multidisciplinaire behandeling. Wanneer meer artsen bij de behandeling betrokken zijn, is eenduidigheid in de communicatie met de patiënt essentieel. Bovendien is een dergelijke verslaggeving wettelijk verplicht.

Kijk voor verdieping op www.studiecloud.nl.

18 De samenvatting van het onderzoek

Inleiding   281
De anamnese   281
Het lichamelijk onderzoek   282
Diagnostische conclusies   282
Plannen voor verder onderzoek   282
De behandeling   282
Voorbeelden van samenvattingen   283

INLEIDING

Deze aanwijzingen zijn bedoeld voor de coassistent die een volledige anamnese heeft afgenomen en een compleet lichamelijk onderzoek heeft verricht. Vervolgens moeten de gegevens in het patiëntendossier schriftelijk worden samengevat. Dit kan in de vorm van het zichtbaar maken van de relevante gegevens met een daaropvolgende probleemlijst en differentiaaldiagnose (hoofdstuk 17). Een andere mogelijkheid is een wat meer narratieve samenvatting, zoals hier verder wordt besproken.

Het maken van samenvattingen is een belangrijke didactische oefening. Beheersing van de kunst van het samenvatten is meer dan ooit nodig: er zijn meer dokters rond het ziekbed, en kortere werktijden veroorzaken meer momenten waarop gegevens moeten worden overgedragen.

De arts zal, afhankelijk van de situatie, behalve schriftelijk ook verschillende mondelinge samenvattingen van dezelfde patiënt moeten kunnen geven. Bij de grote visite of bij een probleemoplossende bespreking zal over het algemeen een uitgebreide samenvatting worden gegeven. Voor een ochtendrapport of bij een röntgenbespreking zal men beknopter presenteren en dit geldt in de meeste gevallen ook bij een presentatie aan het bed (enkele voorbeelden zijn aan het eind van dit hoofdstuk gegeven).

Het is de bedoeling dat een samenvatting alle informatie bevat die relevant is voor de diagnostiek en de behandeling van een bepaalde patiënt. In de samenvatting wordt dus niet verwezen naar wat in het patiëntendossier is genoteerd. De nadruk ligt op positieve antwoorden op gestelde vragen en uitkomsten van lichamelijk onderzoek. Negatieve gegevens worden vermeld voor zover ze van belang zijn voor de diagnostiek of behandeling. Zo zal bij een patiënt met diabetes mellitus het resultaat van het oogfundusonderzoek worden vermeld en bij een hypertensiepatiënt of hij al dan niet rookt. Bij een levercirrosepatiënt is een ontkennend antwoord op de vraag naar veelvuldig alcoholgebruik van belang. Bij asthma cardiale is het ontbreken van retrosternale pijn vermeldenswaard.

DE ANAMNESE

In de regel begint de anamnese met de hoofdklacht van de patiënt of de reden van opname. Daarna volgen gegevens die voor de differentiële diagnostiek van deze klacht en de daaropvolgende behandeling van belang zijn. Begin dus niet met een tonsillectomie uit 1942 als de patiënt vanwege haematemesis komt. Naast de uitwerking van de hoofdklacht kan de anamnese andere elementen bevatten, voor zover die voor het beleid van een patiënt van belang kunnen zijn. Stel dat de patiënt vanwege icterus komt. Bij lichamelijk onderzoek wordt hypertensie gevonden. In de anamnese moet dan in elk geval worden vermeld of de patiënt al dan niet rookt, omdat roken en hypertensie beide risicofactoren zijn voor atherosclerose (om die reden zal bij het laboratoriumonderzoek een cholesterolbepaling worden aangevraagd).

Het is niet de bedoeling dat de anamnese in de samenvatting de volgorde van het patiëntendossier slaafs volgt. De informatie moet zo zinvol mogelijk worden gebundeld. Wanneer vermeld wordt dat de patiënt aan diabetes mellitus lijdt, zal op die plaats moeten worden aangegeven met welk medicament hij daarvoor wordt behandeld (dus niet in een aparte paragraaf met allerlei medicamenten).

HET LICHAMELIJK ONDERZOEK

Altijd wordt vermeld hoe de algemene toestand van de patiënt is. Verder ontbreken nooit: de bloeddruk, de polsfrequentie en polskwaliteiten (eventueel de hartfrequentie bij een irregulaire polsslag), de lichaamstemperatuur, en zodra de patiënt gemobiliseerd kan worden de lengte en het gewicht. Van de bloeddruk wordt steeds aangegeven of die links en/of rechts, liggend en/of staand is gemeten. Er wordt zo veel mogelijk gebruikgemaakt van een schets van het menselijk lichaam.

DIAGNOSTISCHE CONCLUSIES

Hier worden alleen conclusies vermeld die op grond van de in de samenvatting vermelde anamnese en het lichamelijk onderzoek logischerwijs kunnen worden getrokken. Soms is de conclusie een diagnose zoals: links- en rechtszijdige decompensatio cordis op basis van boezemfibrilleren met hoge kamerfrequentie bij een patiënt met de ziekte van Graves. In zo'n geval moeten in de voorafgaande tekst alle argumenten voor deze diagnose kunnen worden gevonden. Vraagtekens of woorden als 'mogelijk' of 'waarschijnlijk' horen hier niet thuis. In veel gevallen is het niet meteen haalbaar een diagnose te stellen. Dan maakt men een lijst van activerende gegevens en een lijst van problemen die verdere diagnostiek of behandeling vereisen (hoofdstuk 17).

Wat betreft de medische voorgeschiedenis is het zaak de ziekten of ingrepen te vermelden die nog steeds de gezondheid of het beleid zouden kunnen beïnvloeden. Zo is het in de regel niet van belang een jaren geleden uitgevoerde appendectomie te vermelden. Een maagresectie moet evenwel altijd onder de conclusius worden vermeld, omdat deze veel gevolgen op de lange termijn kan hebben. Mastectomie vanwege mammacarcinoom moet eveneens altijd worden genoemd, omdat ook jaren later toch nog metastasering kan ontstaan. Een voorgeschiedenis van tuberculose is altijd vermeldenswaard, omdat deze aandoening elk moment weer kan opflikkeren.

PLANNEN VOOR VERDER ONDERZOEK

Het gaat hier niet alleen om laboratoriumonderzoek. Bij een patiënt bij wie voor de eerste keer hypertensie is gevonden, zal onder andere het voorstel zijn om de bloeddrukmeting een aantal malen te herhalen. Het voorgestelde onderzoek moet altijd in relatie kunnen worden gebracht met de probleemlijst, de diagnostische conclusies en de differentiaaldiagnostische overwegingen.

DE BEHANDELING

Ook de voorgestelde behandeling moet logisch voortvloeien uit de conclusies.

De kwaliteit van een samenvatting kan onder andere worden getoetst door van achteren naar voren te lezen en onderstaande vragen te stellen.
- Berust de voorgestelde behandeling op diagnostische conclusies die voldoende zeker zijn?
- Kan elk onderzoeksvoorstel worden beargumenteerd op grond van de diagnostische conclusies en de differentiaaldiagnostische overwegingen? Welke invloed zullen de uitkomsten van het voorgestelde onderzoek hebben op het diagnostisch en/of therapeutisch beleid?
- Zijn de diagnostische conclusies voldoende gebaseerd op gegevens uit de anamnese en het lichamelijk onderzoek?
- Bevatten de anamnese en het lichamelijk onderzoek gegevens die van belang zijn voor de diagnostiek of behandeling, maar nog niet onder de diagnostische conclusies zijn vermeld?

VOORBEELDEN VAN SAMENVATTINGEN

Samenvatting voor grote visite

Mevrouw M. is een 63-jarige huisvrouw. Eergisteren opgenomen via de polikliniek wegens moeheid sinds twee maanden.

Sinds enkele weken ook doof gevoel in de voeten. Er zijn geen angineuze klachten.

In de voorgeschiedenis behalve cholecystectomie wegens steenlijden (2002) geen bijzonderheden.

Verdere anamnese: geen bijzonderheden.

Bij onderzoek: bleekgele vrouw, die een voor haar leeftijd te oude indruk maakt. RR 132/84, pols 76 regulair en equaal, centraalveneuze druk R-5, temperatuur 37,2 °C, lengte 163 cm, gewicht 60 kg.

Op de romp vitiligo. Milt net palpabel.

Vibratiezin aan de voeten gestoord. APR niet op te wekken.

Op grond van deze gegevens werd primair gedacht aan pernicieuze anemie met gecombineerde strengziekte.

Het Hb bleek 3,7 mmol/l (6,0 g/dl), MCV 118 fL. Hypersegmentatie in de bloeduitstrijk. Het ecg liet geen tekenen van ischemie zien.

Na afname van bloed voor methylmalonzuur en homocysteïne werd hydroxycobalamine 1 mg i.m. gegeven. Vandaag zijn de reticulocyten en het Hb bepaald.

Ons verdere plan met haar is ...

Samenvatting voor ochtendrapport

Mevrouw M. is een 63-jarige huisvrouw, opgenomen via de poli.

We stelden bij haar de volgende diagnose: pernicieuze anemie met gecombineerde strengziekte.

Ze heeft vitiligo en een net palpabele milt.

Het Hb bleek 3,7 mmol/l (6,0 g/dl), MCV 118 fL. Op het ecg was geen ischemie te zien.

Na afname van bloed werd hydroxycobalamine 1 mg i.m. gegeven.

Samenvatting voor röntgenbespreking

Mevrouw M. is een 63-jarige vrouw met pernicieuze anemie. De vraag bij de thoraxfoto is of het hart vergroot is en of er tekenen van linksdecompensatie zijn.

Weekendoverdracht

Mevrouw M. is een 63-jarige vrouw met pernicieuze anemie. Ze heeft hydroxycobalamine gekregen. Graag morgen de uitslagen van Hb en reticulocyten controleren.

Kijk voor verdieping op www.studiecloud.nl.

Literatuur

Folstein MF, Folstein SE, McHugh PR. "Mini-mental state". A practical method for grading the cognitive state of patients for the clinician. J Psychiatr Res 1975 Nov;12(3):189-198.

Groopman J. How doctors think. New York: Houghton Mifflin, 2007.

Gyssens IC, Kullberg BJ, Meer JWM van der. Broeksriem en bretellen. Medisch jargon in Nederland en Vlaanderen. Ned Tijdschr Geneeskd 1994;138(52):2625-2626.

Leeuw PW de. Het meten van de centraalveneuze druk aan de jugulaire polsgolf. Ned Tijdschr Geneeskd 1999;143:1692-1696.

Oosterhuis HJGH. Artikelenreeks over nut en onnut van fysische diagnostiek. Ned Tijdschr Geneeskd 1999;143:141-142.
> Deze serie is gepubliceerd in de rubriek Voor de praktijk van de jaargangen 1999-2002. Diverse auteurs bespreken een aantal onderdelen van het lichamelijk onderzoek en verstrekken gegevens over de sensitiviteit, specificiteit en reproduceerbaarheid. De artikelen zijn te vinden via de website van het NTvG: www.ntvg.nl.

De voetzoolreflex (1999:142-145), Loslaatpijn (1999:300-303), Lumbosacrale radiculaire prikkelingsverschijnselen (1999:617-620), De spierrekkingsreflexen (1999:848-851), Percussie van de thorax (1999:1812-1815), Het teken van Homans (1999:1861-1863), Pulsus paradoxus (1999:2045-2048), Percussie en palpatie van de lever (2000:835-837), De bandjesproeven bij varices (2000:1267-1272), Slagpijn in de nierloge (2001:208-210), Ascites (2001:260-264), Het vaginaal toucher (2001:2115-2120), Rectaal toucher (2002:508-512).

Sanders L. Every patient tells a story. Medical mysteries and the art of diagnosis. New York: Random House, Inc., 2009.

Sapira JD. The art and science of bedside diagnosis. Baltimore: Urban & Schwarzenberg, 1990.
> Een boek voor gevorderden, met aandacht voor literaire en (kunst)historische bijzonderheden. Van veel tests worden de sensitiviteit en specificiteit vermeld. De hoofdstukken worden afgesloten met uitgebreide literatuurlijsten.

Schneiderman H. Bedside diagnosis. An annotated bibliography of literature on physical examination and interviewing. Philadelphia: American College of Physicians, 1992.

Dit boek is een compilatie van literatuurverwijzingen met betrekking tot de klinische betekenis van symptomen en afwijkingen die bij de anamnese en het lichamelijk onderzoek kunnen worden gevonden. Elke verwijzing wordt in enkele regels besproken.

Talma H, Schonbeck Y, Bakker B, HiraSing RA, Buuren S van. Groeidiagrammen: handleiding bij het meten en wegen van kinderen en het invullen van groeidiagrammen; 2e herziene druk. TNO, 2010. ISBN: 9789059863477.

Tate P. The doctor's communication handbook. Oxford, Seattle: Radcliffe Publishing, 2007.

Verheugt FWA. Het systolisch hartgeruis. Ned Tijdschr Geneeskd 1998;142:1184-1187.

Kijk voor verdieping op www.studiecloud.nl.

Register

Kijk voor verdieping op www.studiecloud.nl.

aambeien 155
achondroplasie 73
acromegalie 74
activiteiten van het dagelijks leven (ADL) 213
acute buik 218, 255
acuut reuma 246
Adams-Stokes, syndroom van 122
Addison, ziekte van 77
ademgeruis 108
   amforisch 109
   bronchiaal 108
   vesiculair 108
ademhaling 67
   ademhalingstype van Biot 68
   cheyne-stokesademhaling 68
   kussmaulademhaling 68
   paradoxale adembeweging 240
adipositas. *Zie* obesitas
ADL (activiteiten van het dagelijks leven) 213
ADL-functies 213
adolescenten 245
Adson, proef van 164
afasie 187
   broca-afasie 187
   wernickeafasie 188
aften 92
agnosie 189
Allen, test van 164
allochtonen 246
alopecia 74

amforisch ademgeruis 109
amnesie 188
anal tags 155
anamnese
   familieanamnese 278
   gericht op de hoofdklacht 19, 29
   speciële anamnese 19, 29
   tractusanamnese 19, 35
   ouderen 210
anemie 222, 232
   hemolytische anemie 266
aneurysma aortae 143
aneurysma van de abdominale aorta 257
angina abdominalis 257
angina pectoris 235
angiodysplasieën van het colon 264
angulus Ludovici 55
anhidrose 85
anisme 259
anisocorie 86
anosmie 189
aortadissectie 238
aortaklep-
   insufficiëntie 120
   stenose 119
aortoduodenale fistel 263
apneu 68
appendicitis 254, 255
apraxie 188
arachnodactylie 73
arcus corneae 86

Argyll Robertson, symptoom van 194
aritmie
   respiratoire aritmie 71
   sinusaritmie 71
arteriële bloeddruk 51, 271
arteriële insufficiëntie aan de benen 166
arteriitis temporalis 83, 273
arterioveneuze kruising 89
arthritis psoriatica 246
arthritis urica (jicht) 91, 180, 246
arthrosis deformans 246
artralgie 245
artritis 172, 246
   reactieve artritis 246
   reumatoïde artritis 175, 246
   septische artritis 246
arts-patiëntrelatie. *Zie* patiënt-artsrelatie
ascites 140, 147, 150
asthene habitus 73
asthma bronchiale 240
asthma cardiale 126
ataxie 199, 204
atelectase 108, 111
atletische habitus 73
atrioventriculair blok 108
atrioventriculaire dissociatie 243
atrioventriculair geleidings-blok (AV-blok) 71, 122

atriumfibrilleren 54
atriumseptumdefect 121
atrofie
   spieratrofie 197
   tongpapillen 92
auditieve informatie 206
auscultatie 47, 204, 268
   arteria carotis 96
   auscultatory gap 54
Austin Flint, geruis 120
AV-blok. *Zie* atrioventriculair geleidingsblok

Babinski, reflex van 204
backward failure 125
bakercyste 166
balanitis 153
ballottement rénal 146
Barré, proef van 198
bartholinitis 158
Bechterew, ziekte van 182, 246
bedside manners 42, 198, 262
beharing 74
belofte 21, 27
belroos 80
benauwdheid 238
bewegingszin 200
bewusteloosheid 271
bewustzijn 185, 213
bewustzijnsgraad 65
bidknie 178

bigeminie 54, 274
bijnierschorsinsufficiëntie 77
bijziendheid 89
bimanuele palpatie 144
bimanuele percussie 267
biopsychosociaal ziektemodel 23, 68
Biot, ademhalingstype van 68
blaas
  overvulde blaas 140, 150
blefaritis 86
blikparese 217
bloeddruk, arteriële 51
bloeddrukmeter 34, 51
  elektronische 53
bloeddrukmeting 271
bloedingsneiging 231
bloedverlies
  rectaal 264
BMI. *Zie* body mass index
body mass index (BMI) 58, 225
boezemfibrilleren 54, 122, 124
boezemfladderen 123
Bonnet, stand van 172, 178
borborygmi 261
Bouchard, noduli van 176
bovenstroom 242
bradycardie 121
  relatieve 228
bradyfrenie 187
bradypneu 68
Bragard, proef van 205
braken 221, 252
  bloedbraken 253
  fecaal braken 253
  galbraken 253
  ochtendbraken 253
  projectielbraken 253
  retentiebraken 253
breuk. *Zie* hernia
broca-afasie 187
bronchiaal ademgeruis 108
bronchofonie 109
Brudzinski, teken van 189
buffalo hump 74
buikhuidreflex 204
buikpijn 254
buikwand-
  breuk 137, 147
  hematoom 258
bulla 75

cachexie 18, 72, 223
capillaire pols 120, 164
capillaire refill 164
carotenemie 67
carotisgeruis 121
carpaletunnelsyndroom 175
centraalveneuze druk (CVD) 54
chemose 86

cherry spots 77
cheyne-stokesademhaling 68
chloasma gravidarum 77
cholecystitis 151
chondrodystrofie 73
chorea 197
chronischevermoeidheids-
  syndroom 222
Chvostek, teken van 224
cicatrix 76
circumductie 198, 199
claudicatio intermittens 244
clonus 201
clubbing 163
clusterhoofdpijn 273
colitis ulcerosa 257
collaps 272
colon
  carcinoom 257, 261
  divertikels 265
coma 271
communicatiekanalen 21
compos mentis 65
compressieatelectase 111
confabulaties 188
confrontatiemethode volgens Donders 191
conjunctivitis 86
contractuur van Dupuytren 162
coördinatie 199
corneareflex 194
corneomandibulaire reflex 219
cor pulmonale 127
costochondritis 236
cotton-wool spots 90, 275
Courvoisier, regel van 145, 267
crepitaties 109
cretinisme 73
Crohn, ziekte van 257
crusta 76
cryptorchisme 153
Cullen, teken van 137
cultuur
  andere culturen 26
  verschillen 26
Cushing, syndroom van 73, 83, 137
CVD. *Zie* centraalveneuze druk
cyanose 67, 92
cyste 75
cystokèle 157

dactylitis 180
danse patellaire 178
DD. *Zie* differentiaaldiagnose
decompensatio cordis 125, 126
  linkszijdig 126, 239
  rechtszijdig 126

défense musculaire 141
dehydratie 66, 216
delier 186, 214
dementie 214
De Quervain, ziekte van 175
derdedaagse koorts 226
dermatomen 202
diabetische retinopathie 90
diabetische voet 167
diadochokinese 199
diagnose
  diagnostische conclusies 282
  diagnostische hypothese 17, 19, 33
  diagnostisch proces 17, 58
  differentiaaldiagnose 18, 32
  waarschijnlijkheidsdiagnose 18
diarree 138, 260
  osmotische diarree 261
diastase van de mm. recti 138
dicrote pols 70
differentiaaldiagnose (DD) 18, 32
dimpling 129
diplopie 192
directe percussie 267
diverticulitis 256
divertikels van het colon 265
Donders, confrontatiemethode volgens 191
doostoon 103
dorst 230
downsyndroom 73
Dressler, syndroom van 125
dronkenmansgang 199
dubbelbeelden 192
dubbelgeruis van Duroziez 120
dubbelzien 193
duizeligheid 196, 211
Dupuytren, contractuur van 162
Duroziez, dubbelgeruis van 120
dwerggroei 61, 73
dysartrie 187
dysdiadochokinese 199
dysfagie 252
dysmetrie 199
dyspepsie 264
dyspnée d'effort 126, 239
dyspnée de repos 126
dyspneu 238
dystonie 197
dysurie 268

ecchymose 76, 232
échappement rénal 146
echolalie 187
ecoulement 37, 153
eed 21, 27

efflorescentie 75
ejectiegeruis 116
elektronisch patiëntendossier (EPD) 20
elleboog
  studentenelleboog 175
  tenniselleboog 175
emotionele uiting 25
enantheem 76
enkeloedeem 241
enoftalmie 85
enthesitis 172
enthesopathie 172
EPD (elektronisch patiënten-dossier) 20
epididymitis 154
erosie 76
erotische gevoelens 15
erysipelas 80
erythema nodosum 80
erythema palmare 161, 164
erytromelalgie 162
etalagebenen 247
exantheem 76
  geneesmiddelenexantheem 79
excoriatie 76
exophthalmus 85, 193
externalisatie 26
extrasystole 71, 122, 242

facialisverlamming 195
facies abdominalis 79
familieanamnese 258, 278
fasciculaties 197
febris continua 226
febris e causa ignota 228
febris intermittens 226
febris remittens 226
febris tertiana 226
fecaal braken 253
fecale impactie 211, 260
fenomeen (van)
  Gallavardin 119
  knipmesfenomeen 198
  Raynaud 162
  tandradfenomeen 198
fibromyalgie 245
fimose 153
Finkelstein, test van 175
fissuur 76
Fitz-Hugh-Curtis, syndroom van 138
fixed split 114
flapping tremor 80
flauwvallen 272
fluctuatie 50
fluisterspraak 91
fluisterstem 109
foetor 68
forward failure 125
frémissement 49

fundoscopie 88
fysische diagnostiek 41

galactorroe 128
galblaas 145
galblaaskoliek 256
galbraken 253
Gallavardin, fenomeen van 119
galopritme 115, 126
galstenen 151
ganglion 163
gedrag 187
    gedragsstoornis 214
geelzucht 265
geheimhouding 15
Geheimratsecken 74
geheugen 188, 214
gemoedstoestand 65
geneesmiddelenexantheem 79
gerefereerde pijn 175
geriatric giants 208
geur 68
gevoelig onderwerp 25
gewicht 58
    toename 224
    verlies 223
gezichtsvelden 191
gibbus 181
Gilbert, syndroom van 266
Glasgow Coma Scale 65
glaucoom 86
gootsteengeruis 138
gordelroos 79, 236
gottronpapels 164
Graefe, symptoom van von 85, 234
Graves, ziekte van 85
Grey-Turner, teken van 137
groeidiagram
    jongens 59
    meisjes 60
gynaecomastie 131

haaruitval 74
habitus
    asthene 73
    atletische 73
    leptosome 73
    pycnische 73
haematemesis 262
halitose 68
hallucinatie 215
hallux valgus 181
halslymfeklier 94
hamertenen 180
handgreep van
    Jendrassik 204
    Thomas 177
handlijnen 164
hanentred 199

hart-
    falen 125
    geruis 115, 121
    grootte 106
    infarct 235
    klepgebreken 117
    klopping 242
    ritme 121
    tamponnade 125
    tonen 112
hartwater 257
Heberden, noduli van 164, 176
hemangioom 77
hematurie 269
hemianopsie 192
hemochromatose 77
hemolytische anemie 266
hemoptoë 250
hemorroïden 155, 264
hemosiderose 77
hepatitis 266
hepatojugulaire reflux 58
hernia 137, 147
    cicatricialis 138, 150
    epigastrica 150
    femoralis 150
    inguinalis lateralis 148
    inguinalis medialis 148
    paraumbilicalis 150
    scrotalis 148
    umbilicalis 150
herpes labialis 81
herpes zoster 79, 236
hersenzenuwen 189
hirsutisme 75
hoek van Louis 55
hoesten 249
Hoffmann-Trömner, reflex van 201
Homans, symptoom van 168, 241
homo pulsans 120
hoofd-impulstest 196
hoofdklacht 19, 189
hoofdpijn 273
    clusterhoofdpijn 273
    spanningshoofdpijn 273
horlogeglasnagels 161, 163
Horner, syndroom van 85, 193
horror carnis 264
houding van Trendelenburg 56
housemaid knee 178
huid
    bloeding 76
    huidziekte 79
    kleur 66
    turgor 49, 66, 216
hydrokèle 154
hyperpigmentatie 77
hyperpneu 68

hypertensie 88, 248
    hypertensieve crise 88, 248
    hypertensive emergency 248
    hypertensive urgency 248
    maligne hypertensie 248
    wittejashypertensie 53
hyperthermie 225
hyperthyreoïdie 95
hyperventilatie 68, 101
    syndroom 237, 240
hypogonadisme 61, 73, 75
hypokinetisch-rigide syndroom 212, 219
hypotensie
    orthostatische hypotensie 52, 66, 216
hypothese
    diagnostische hypothese 17, 33
hypothyreoïdie 83

IADL (instrumentele activiteiten van het dagelijks leven) 213
icterus 67, 265
ictus cordis 99, 102, 103
ileus 151
    mechanische ileus 138, 151
    obstructie-ileus 151
    paralytische ileus 138, 151
impingement 174
incontinentie
    feces 211
    stressincontinentie 269
    urge-incontinentie 269
    urine 211, 269
indirecte percussie 267
informatie
    auditieve informatie 22
    informatieplicht 21, 26
    non-verbale informatie 21
    paraverbale informatie 22
    verbale informatie 21
inprenting 188
inspectie 46
instrumentele activiteiten van het dagelijks leven (IADL) 213
insufficiëntie
    arteriële insufficiëntie 166
    insufficiëntiegeruis 117
    veneuze insufficiëntie 78, 166
intentietremor 199
intestinale ischemie 264
ischemische colitis 257
ischuria paradoxa 268
Jendrassik, handgreep van 204

jeuk 229
jicht 246

kaposisarcoom 92
keloïd 76
Kemp, proef van 205
Kernig, teken van 189
kieproef 194, 196
kikkerbuik 148
kippenborst 100
klachtdimensies 31
klapvoet 199
knipmesfenomeen 198
knowledge coupling 280
koliek 256
    galblaaskoliek 256
    niersteenkoliek 256
    pijn 254
koorddansersgang 199, 200
koorts 225
    derdedaagse koorts 226
    febris continua 226
    febris e causa ignota 228
    febris intermittens 226
    febris remittens 226
    febris tertiana 226
    oorzaken 226
    periodieke koorts 226
    typen 226
koperdraadfenomeen 89
korotkovtonen 52
kortademigheid 238
koude rilling 226
krop 234
kussmaulademhaling 68
kwadrantanopsie 192
kwiksfygmomanometer 51
kyfoscoliose 100
kyfose 100, 180

Lasègue, proef van 205
lengte 58
lepeltjesnagels 163
leptosome habitus 73
leukoplakie 92
lever-
    abces 144
    cirrose 151, 266
    demping 140, 141
    grootte 144
    pols 121, 145
    span 100, 105, 140
lichaamsbouw 73
lichaamstemperatuur 61
likelihood ratio (LR) 42
lingua geographica 92
linksdecompensatie 126
littekenbreuk 138, 150
livedo reticularis 168

long
  embolie 127, 236
  emfyseem 112
  infiltraat 109
  kwabben 98
  long-levergrens 46
  oedeem 126
loopstoornis 218
lordose 180
loslaatpijn 142
Louis, hoek van 55
lower urinary tract symptoms (LUTS) 269
LR. *Zie* likelihood ratio
Ludovici, angulus 55
lumbale flexie-index 182
lupus erythematodes 83
LUTS. *Zie* lower urinary tract symptoms
lymfeklier
  halslymfeklier 94
  oksel 130
  vergroting 93, 233
  zwelling 93, 130, 233
lymfoedeem 72, 166
lymfoom 233

maagcarcinoom 257
maagperforatie 256
macroglossie 92
macula 75
maligne hypertensie 248
Mallory-Weiss, syndroom van 263
mamma 127
  carcinoom 128
manometer
  kwiksfygmomanometer 51
  veermanometer 51
Marfan, syndroom van 73
mariske 155
masseterreflex 194, 219
mastitis 128
mastopathie 130
McBurney, punt van 254
mechanische ileus 138, 151
medische brief 20, 204
melaena 262
Menell, test van 182
meningeale prikkeling 189
meningisme 189
meningitis 189
meralgia paraesthetica 245
mesenteriale trombose 257
meteorisme 136, 151
microaneurysmata 90
mictieklachten 267
migraine 273

milt
  demping 140
  grootte 145
Mingazzini, proef van 198
Mini-Mental State Examination (MMSE) 214
miose 85
misselijkheid 252
mitralisklep-
  insufficiëntie 117
  prolaps 117
  stenose 119
moeheid 221
Mondor, ziekte van 102
Murphy, teken van 151, 256
mydriasis 87
myoklonie 197
myxoedeem 72

nachtzweten 226
nagels
  horlogeglasnagels 161, 163
  lepeltjesnagels 163
  putjesnagels 163
nausea 252
navelbreuk 150
nekstijfheid 189
neologisme 188
neuropathie 245
neusseptum, perforatie 91
New York Heart Association Classification 240
niergrootte 147
nierloge 136
niersteenkoliek 256
noduli van
  Bouchard 176
  Heberden 164, 176
nodus 75
non-verbale informatie 205
noteren 32
nycturie 269
nystagmus 193, 195

O-benen 177
obesitas 58, 61, 136, 150, 224
obstipatie 259
obstructie-ileus 151
obturatortest 150
ochtendbraken 253
ochtendstijfheid 246
oedeem 72, 241
  enkeloedeem 241
  lymfoedeem 72
  myxoedeem 72
oesofagitis 236

oesofagus
  carcinoom 252
  varices 263
onderzoek
  samenvatting 281
  screenend onderzoek 44
  uitslag 24
ontkleden 42
ontstekingsverschijnselen 247
oog
  bewegingen 185
  oogbolmotoriek 192
  oogspiegelen 88
opdrukpijn 159
opening snap 119
opisthotonus 189
orchitis 154
oriëntatie 186, 214
orthopneu 68, 101, 127, 239
orthostatische hypotensie 52, 66, 216
osmotische diarree 261
otitis 91
ovariumcyste 140, 151
overgewicht 58
overloopblaas 268
overloopdiarree 211
overvulde blaas 140, 150

palmomentale reflex 219
palpabele purpura 232
palpatie 49, 205, 269
palpitaties 242
pancreascarcinoom 257
pancreatitis 256
papiloedeem 88
papula 75
parafasie 188
paralytische ileus 138, 151
paraverbale informatie 22
pariëtale pijn 254
parotitis 92
paroxismale supraventriculaire tachycardie 123
passageklachten 252
patiënt-artsrelatie 13
patiëntendossier 19, 277
  elektronisch patiëntendossier (EPD) 20
Patrick, test van 184
peau d'orange 128
pectus carinatum 100
pectus excavatum 100
peesreflex 201
peesxanthomen 162
Pemberton, test van 95
percussie 46, 202, 266
  indirecte 267
  tonen 47
perforatie van neusseptum 91
pericarditis 236

perihepatitisch wrijven 138
periodieke koorts 226
perisplenitisch wrijven 138
peristaltiek 138, 139, 140
peristaltische golven 137
peritoneale prikkeling 141
peritonitis 151
perlèche 92
persevereren 187
Perthes, test van 166
petechie 76
Phalen, test van 175
pigmentatie 77
pijn 31
  dimensies 31
  gerefereerde pijn 31
  loslaatpijn 142
  pijn in de benen 244
  pijnklacht 31
  pijn op de borst 235
  pijnzin 201
  somatische pijn 31
  viscerale pijn 31
pingueculae 86
platypnoe 239
plessimeter 46
pleura
  exsudaat 111
  pijn 236
  transsudaat 111
  wrijven 109
  zwoerd 112
Plummer, ziekte van 95
pneumaturie 270
pneumothorax 112
pollakisurie 268, 269
pols 70
  deficit 72, 121, 243
  dicrote pols 70
  pulsus celer 70
  pulsus inaequalis 72
  pulsus irregularis totalis 71
  pulsus paradoxus 54
  pulsus tardus 70
polydipsie 230
polymyalgia rheumatica 223
polyurie 230
poppenkopfenomeen 186
positieduizeligheid 196
positienystagmus 195
positiezin 200
postnasal drip 250
potloodfeces 265
praxis 188
prayer sign 163
premature closure 17
presbyacusis 217
prikkelbaredarmsyndroom 258
probleemanalyse 278
probleemlijst 203

proef (van). *Zie ook* test (van)
  Adson *164*
  Barré *198*
  Bragard *205*
  Kemp *205*
  Lasègue *205*
  Mingazzini *198*
  Rinne *195*
  Romberg *200*
  Schwabach *195*
  stemvorkproef *195*
  top-topproef *199*
  Trendelenburg *166, 198*
  Unterberger *196*
  vinger-neusproef *199*
  Weber *195*
prognathie *83*
projectielbraken *253*
proptosis (exophthalmus) *85, 193*
prosopagnosie *189*
prostaat
  carcinoom *156*
  hyperplasie *155, 269*
prostatisme *269*
prostatitis *156*
protrusio bulbi (exophthalmus) *85, 193*
pruritus *229*
  pruritus ani *229*
  pruritus vulvae *229*
psoastest *150*
psychiatrische symptomen *258*
pterygium *86*
ptosis *85, 193*
pulmonalisklep-
  insufficiëntie *120*
  stenose *120*
pulsus alternans *54*
pulsus celer *70*
pulsus deficiens *121*
pulsus inaequalis *72*
pulsus irregularis totalis *71*
pulsus paradoxus *54*
pulsus tardus *70*
puntstoot *99, 102, 103*
punt van McBurney *254*
pupilreactie *87, 191, 194*
purpura *76*
  palpabel *77*
pustula *75*
putjesnagels *163*
pycnische habitus *73*
pyelonefritis *257*

queteletindex *58, 225*

rabdomyolyse *245*
ragaden *92*

Raynaud, fenomeen van *162*
reactiemogelijkheden *21*
reactieve artritis *246*
rechtsdecompensatie *126*
rectaal bloedverlies *264*
rectaal toucher *154*
rectokèle *157*
rectum
  carcinoom *156*
  poliep *156*
  prolaps *155*
referred pain *31*
reflex (van) *201*
  achillespeesreflex *203*
  Babinski *204*
  bicepspeesreflex *203*
  buikhuidreflex *204*
  cornea *194*
  corneomandibulaire reflex *219*
  Hoffmann-Trömner *201*
  kniepeesreflex *203*
  masseterreflex *219*
  palmomentale reflex *219*
  peesreflex *201*
  snoutreflex *219*
  spierrekkingsreflex *201*
  tricepspeesreflex *203*
  voetzoolreflex *204*
reflux, hepatojugulaire *58*
regel van Courvoisier *145, 267*
regurgitatie *252*
regurgitatiegeruis *117*
relatie arts-patiënt *13*
relatie, seksuele *15*
relatieve bradycardie *228*
Rendu-Osler, ziekte van *77*
Riedel, kwab van *145*
resorptieatelectase *103, 104, 111*
respiratoire aritmie *71*
retentiebraken *253*
retroflexie *158*
retroversie *158*
reuma *246*
  noduli *162*
  reumatoïde artritis *175, 246*
reusgroei *73*
rhonchi *109*
ribfractuur *236*
rigiditeit *198*
Rinne, proef van *195*
Romberg, proef van *200*
roseolen *228*
ruimte van Traube *106, 135*

saccades *192*
samenvatting van onderzoek *281*

sausage toe *180*
SCEGS *24, 31*
Scheuermann, ziekte van *100*
Schober, test van *182*
schoenmakersborst *100*
schuifladefenomeen *179*
Schwabach, proef van *195*
sclerodactylie *161, 164*
sclerodermie *83*
scoliose *180*
screenend onderzoek *44*
seksualiteit *14*
seksuele relatie *15*
sensibiliteit *200*
sensitiviteit *42*
septische artritis *246*
shifting dullness *17, 147*
siccasyndroom *85*
signe du rideau *196*
silent gap *54*
sinusaritmie *71*
sinusbradycardie *71*
sinus-caroticusmassage *244*
sinusitis *92*
sinustachycardie *123*
slikklachten *252*
slingerpijn *159*
snoutreflex *219*
somatische pijn *31*
somnolentie *271*
sopor *271*
souffles *115*
spanningshoofdpijn *273*
spanwijdte *61*
spasticiteit *198*
spastischebekkenbodemsyndroom *259*
speciële anamnese *19, 29*
specificiteit *42*
spider naevus *77, 164*
spieratrofie *197*
spierkracht *198*
spierrekkingsreflex. *Zie* reflex (van)
spiertonus *198*
spinvingers *73*
splinterbloedinkjes *163*
spondylitis ankylopoetica *182, 246*
spraak *187*
spreekstem *109*
squama *76*
standaardvraag *38*
stand van Bonnet *172, 178*
startstijfheid *246*
status *19, 277*
steatorroe *261*
steensnedehouding *155*
stemfremitus *49, 281*
stemming *187*
  stemmingsstoornis *215*

stemvorkproef *195*
stethoscoop *47*
stijfheid
  ochtendstijfheid *246*
  startstijfheid *246*
stoornis
  gedragsstoornis *214*
  loopstoornis *218*
  stemmingsstoornis *215*
strabisme *192*
strangurie *268*
stressincontinentie *269*
striae *137*
stridor *68*
struma *94, 102, 234*
studentenelleboog *175*
stupor *271*
sturen *23*
symptoom (van). *Zie ook* teken (van)
  Argyll Robertson *87, 194*
  Homans *168, 241*
  puilsymptoom *178*
  von Graefe *85, 234*
syncope *271*
syndroom (van)
  Adams-Stokes *122*
  carpaletunnelsyndroom *175*
  chronischevermoeidheidssyndroom *222*
  Cushing *73, 83*
  Down *73*
  Dressler *125*
  Fitz-Hugh-Curtis *138*
  Gilbert *266*
  Horner *85, 193*
  hyperventilatiesyndroom *237, 240*
  hypokinetisch-rigide syndroom *212, 219*
  Mallory-Weiss *263*
  Marfan *73*
  prikkelbaredarmsyndroom *258*
  siccasyndroom *85*
  spastischebekkenbodemsyndroom *259*
  Tietze *97, 102, 236*
  vena-cava-superiorsyndroom *83*
  Wallenberg *201*

taal
  barrière *26*
  stoornis *187*
tachycardie *123, 242*
  paroxismale supraventriculaire tachycardie *123*
  sinustachycardie *123*
  ventriculaire tachycardie *124*
tachypneu *67, 101*

tandradfenomeen 198
tastzin 200
teerfeces 262
teken (van). Zie ook symptoom (van)
  Brudzinski 189
  Chvostek 224
  Cullen 137
  Grey-Turner 137
  Kernig 189
  Murphy 151, 256
  Trousseau 164
teleangiëctasieën 77
temperatuur 208
  lichaam 61
temperatuurzin 201
tendinitis 172
tendinopathie 172
tenesmus 260, 264
tenniselleboog 175
test (van). Zie ook proef (van)
  Allen 164
  Finkelstein 175
  Menell 182
  obturatortest 150
  Patrick 184
  Pemberton 95
  Perthes 166
  Phalen 175
  psoastest 150
  Schober 182
  Tinel 175
testiscarcinoom 154
tetanie 164
thermometer 61
Thomas, handgreep van 177
thoraxvormen 100
thrill 49, 103
thyreoïditis 95
Tietze, syndroom van 97, 102, 236
Tinel, test van 175
toetsen 23
tonsillitis 92

ton-thorax 100, 112
tophi 91, 162
top-topproef 199
torsio testis 154
toucher
  rectaal 154
  vaginaal 157
tracheïtis 236
tractusanamnese 191, 203, 210
Traube, ruimte van 106, 135
tremor 79, 197
  flapping tremor 80
trendelenburghouding 56
trendelenburgproef 166, 198
tricuspidalisklep-
  insufficiëntie 121
  stenose 121
triple response 204
troebele urine 270
trombose
  mesenteriale trombose 257
  veneuze trombose 241, 244
trommelstokvingers 163
trommelvlies 91
Trousseau, teken van 164
turgor 49, 66, 216

uitdroging 66, 216
uitslag onderzoek 24
ulcus 76
  ulcus cruris 166
  ulcus pepticum 257
undulatie 147
Unterberger, proef van 196
urethritis 153
urge-incontinentie 269
urineretentie 271
urtica 75
uterus
  myoom 160
  prolaps 158
  zwangere 140, 150

vaatgeruis 138
vaginaal toucher 157
valincident 213
varices 166
varicokèle 154
veermanometer 51
vegetatie 75
vena-cava-superiorsyndroom 83
venapols 121
veneuze insufficiëntie 78, 166
  benen 166
veneuze trombose 241, 244
ventriculaire tachycardie 124
ventrikelfibrilleren 124
ventrikelseptumdefect 121
verbale informatie 21
verhaal, verduidelijking van het 30
vermagering 223
verziendheid 89
vesiculair ademgeruis 108
vesikel 75
vibratiezin 200
vinger-neusproef 199
virilisatie 75
viscerale pijn 31, 254
vitiligo 78
voedingstoestand 72
voetzoolreflex 204
volgen 23
vollemaansgezicht 74, 83
volumen pulmonum auctum 99
vraag
  standaardvraag 38
  verheldering 21, 23

waangedachte 215
waarneming 188
waarschijnlijkheidsdiagnose 18

Wallenberg, syndroom van 201
Weber, proef van 195
wegraking 272
wernickeafasie 188
Wet betreffende de rechten van de patiënt 26
Wet op de geneeskundige behandelingsovereenkomst (WGBO) 26
WGBO Zie Wet op de geneeskundige behandelingsovereenkomst
wheezing 68, 102
wittejashypertensie 53, 274
wondroos 80
woordvindstoornissen 188
wrijfgeruis
  pericardiaal 117, 124
  perihepatitisch 138
  perisplenitisch 138

xanthelasmata 85
xanthomen 162
X-benen 177
xerostomie 92

zelfwaarneming 22
ziektebeloop 280
ziekte van
  Addison 77
  Bechterew 182, 246
  Crohn 257
  De Quervain 175
  Graves 85
  Mondor 102
  Plummer 95
  Rendu-Osler 77
  Scheuermann 100
zilverdraadfenomeen 89
zuurbranden 236, 252
zwangere uterus 140, 150
zwangerschap 77

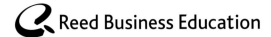

Bedankt voor uw aankoop!

Dit boek is een uitgave van Reed Business Education. Een van de grootste aanbieders van wetenschappelijke uitgaven en (studie)boeken in Nederland en Vlaanderen.
Met onze (digitale) boeken, e-books en apps dragen wij kennis over aan studenten en professionals in de volgende vakgebieden: medisch, paramedisch, verpleging en verzorging, zorgmanagement, kinderopvang, basisonderwijs, welzijn, overheid en politie.

Onze redacties en auteurs hebben een goede naam binnen het eigen vakgebied en zijn bedreven in het overdragen van hun kennis aan studenten en de diverse beroepsgroepen.
Reed Business Education besteedt de grootste zorg aan het beschikbaar stellen van deze kennis in een vorm die aansluit bij uw informatiebehoefte.

Reed Business Education is onderdeel van Reed Elsevier en geniet grote bekendheid met belangrijke titels voor het basiscurriculum geneeskunde, leerboeken verpleegkunde, Stapel & De Koning, Coëlho, Pedagogisch Kader en de serie Medische beeldvorming en radiotherapie.

Wij wensen u veel plezier met het verrijken van uw kennis met dit boek.

Met vriendelijke groet,

Het team van Reed Business Education
www.reedbusinesseducation.nl